Hefte zur Unfallheilkunde
Beihefte zur Zeitschrift „Unfallheilkunde/
Traumatology“
Herausgegeben von J. Rehn und L. Schweiberer

138

42. Jahrestagung

der Deutschen Gesellschaft
für Unfallheilkunde e.V.

23. bis 25. November 1978, Berlin

Kongreßthemen: Offene Verletzungen – Infektionen nach offenen Verletzungen – Begleitbehandlung von Verletzungen in der Früh- und Spätphase – Experimentelle Unfallchirurgie

---

Kongreßbericht
im Auftrage des Vorstandes zusammengestellt von

J. Probst

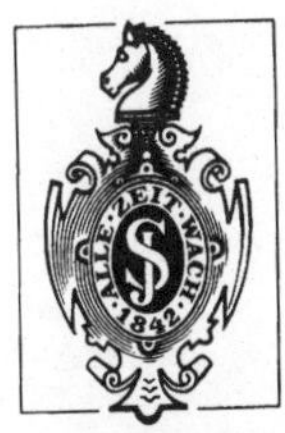

Springer-Verlag
Berlin Heidelberg New York 1979

Reihenherausgeber:

Prof. Dr. Jörg Rehn, Chirurgische Universitätsklinik und Poliklinik der Berufsgenossenschaftlichen Krankenanstalten „Bergmannsheil", Hunscheidtstraße 1, 4630 Bochum

Prof. Dr. Leonhard Schweiberer, Direktor der Abteilung für Unfallchirurgie der Chirurgischen Universitätsklinik, 6650 Homburg

Deutsche Gesellschaft für Unfallheilkunde e. V.

Geschäftsführender Vorstand 1978:

Präsident: Prof. Dr. S. Weller, Tübingen
1. stellv. Präsident: Prof. Dr. G. Dotzauer, Köln
2. stellv. Präsident: Prof. Dr. H. Tscherne, Hannover
1. Schriftführer: Prof. Dr. J. Probst, Murnau
2. Schriftführer: Dr. W. Arens, Ludwigshafen/Rh.
Schatzmeister: Dr. G. Dorka, Berlin

Zusammenstellung des Berichts:

Prof. Dr. J. Probst. Ärztlicher Direktor
der Berufsgenossenschaftlichen Unfallklinik Murnau
Prof. Küntscher-Straße 8, 8110 Murnau

Mit 143 Abbildungen

ISBN-13:978-3-540-09494-4 e-ISBN-13:978-3-642-81364-1
DOI: 10.1007/978-3-642-81364-1

CIP-Kurztitelaufnahme der Deutschen Bibliothek
Deutsche Gesellschaft für Unfallheilkunde: Jahrestagung der Deutschen Gesellschaft für Unfallheilkunde e. V.: Kongreßbericht/im Auftr. d. Vorstandes zsgest. – Berlin, Heidelberg, New York: Springer.
Früher u. d. T.: Deutsche Gesellschaft für Unfallheilkunde, Versicherungs-, Versorgungs- und Verkehrsmedizin: Jahrestagung der Deutschen Gesellschaft für Unfallheilkunde, Versicherungs-, Versorgungs- und Verkehrsmedizin e. V. Titeländerung zwischen 38. 1974 u. 40. 1976.
42. 1978. 23. bis 25. November 1978, Berlin. 1979.
(Hefte zur Unfallheilkunde; 138)
ISBN-13:978-3-540-09494-4

2124/3140-543210

Inhaltsverzeichnis

Referentenverzeichnis

Arens, W., Dr.; Ärztlicher Direktor der BG-Unfallklinik Ludwigshafen, Pfennigsweg 13, D-6700 Ludwigshafen

Bartels, H., Dr.; Unfallchirurgische Klinik der Medizinischen Hochschule Hannover, Karl-Wiechert-Allee 9, D-3000 Hannover-Kleefeld

Bauer, J., Dr.; Chirurgische Universitätsklinik, Nußbaumstraße 20, D-8000 München

Becker, H.M., Dr.; Chirurgische Universitätsklinik, Nußbaumstraße 20, D-8000 München

Bedacht, R., Prof. Dr.; Chirurgische Universitätsklinik, Nußbaumstraße 20, D-8000 München

Behrens, S., Dr.; Unfallchirurgische Klinik der Medizinischen Hochschule Hannover, Karl-Wiechert-Allee 9, D-3000 Hannover-Kleefeld

Bergmann, G., Dipl.-Ing.; Biomechanik-Labor, Orthopädische Klinik und Poliklinik der Freien Universität, Oskar-Helene-Heim, Clay-Allee 229, D-1000 Berlin 33

Bichler, K.-H., Prof. Dr.; Ärztlicher Direktor, Lehrstuhl und Abteilung für Urologie, Eberhard-Karls-Universität, Calwer Straße 7, D-7400 Tübingen 1

Bilow, H., Dr.; Abt. f. Querschnittsgelähmte, BG-Unfallklinik, Rosenauer Weg 95, D-7400 Tübingen

Braun, A., Dr.; Orthopädische Klinik und Poliklinik der Universität Heidelberg, Schlierbacher Landstr. 200 a, D-6900 Heidelberg

Brost, F.; Insitut für Anaesthesiologie der Universitätsklinik, Langenbachstr. 1, D-6500 Mainz

Brug, E., Dr.; Chirurgische Klinik und Poliklinik der Westfälischen Wilhelms-Universität, Jungblodtplatz 1, D-4400 Münster

Bruns, H., Dr.; Orthopädische Klinik der Universität, Joseph-Stelzmannstr. 9, D-5000 Köln 41

Buck-Gramcko, D., Prof. Dr.; Leiter der Abt. f. Hand- und Plastische Chirurgie, BG-Unfallkrankenhaus, Bergedorfer Str. 10, D-2000 Hamburg 80

Burri, C., Prof. Dr.; Leiter der Abteilung für Unfallchirurgie, Department für Chirurgie der Universität Ulm, Steinhövelstraße 9, D-7900 Ulm/Donau

Chapman, M.W., Dr.; University of California, School of San Francisco, General Hospital, San Francisco/California, 94110, USA

Claes, L., Dr.; Department für Chirurgie der Universität Ulm, Steinhövelstraße 9, D-7900 Ulm/Donau

Clauberg, G., Prof. Dr.; Chefarzt der Abt. f. Anästhesie und Intensivpflege, BG-Unfallklinik, Rosenauer Weg 95, D-7400 Tübingen

Contzen, H., Prof. Dr.; Ärztlicher Direktor der BG-Unfallklinik, Friedberger Landstraße 430, D-6000 Frankfurt a.M. 60

Dambe, L.T., Dr.; Universitätsklinikum Homburg/Saar, Unfallchirurgische Abteilung, D-6650 Homburg/Saar

Domres, B., Priv.-Doz. Dr.; Chirurgische Universitätsklinik, Calwer Straße 7, D-7400 Tübingen 1

Dotzauer, G., Prof. Dr.; Direktor des Gerichtsmedizinischen Institutes der Universität zu Köln, Melatengürtel 60-62, D-5000 Köln 30

Draenert, K., Dr.; Klinik und Poliklinik für Orthopädie und Chirurgie des Bewegungsapparates der Universität, CH-3008 Bern

Dürr, W., Prof. Dr.; Chefarzt d. Unfallchir. Abt. und der BG-Sonderstation f. Schwerunfallverletzte, Krankenhaus Ev. Stift St. Martin, Johannes-Müller-Straße 7, D-5400 Koblenz 1

Egkher, E., Dr.; II. Universitätsklinik für Unfallchirurgie, Spitalgasse 23, A-1097 Wien 9

Eitel, F., Dr.; Universitätsklinikum Homburg/S., Unfallchirurgische Abt., D-6650 Homburg/Saar

Enes-Gaiao, F., Dr.; Abt. f. Unfallchirurgie u. Wiederherstellungschirurgie, Klinikum Steglitz der Fr. Univ. Berlin, Hindenburgdamm 30, D-1000 Berlin 45

Erasmi-Körber, H., Dr.; Chirurgische Universitätsklinik, Abteilung f. Unfallchirurgie, Joseph-Stelzmann-Straße 9, D-5000 Köln 41

Feldkamp, G., Dr.; Chirurgische Klinik und Poliklinik der BG-Krankenanstalten „Bergmannsheil", D-4630 Bochum

Feneis, J., Dr.; Chirurgische Universitätsklinik, Calwer Straße 7, D-7400 Tübingen 1

Fitzer, E., Dr.; Department für Chirurgie der Universität Ulm, Steinhövelstraße 9, D-7900 Ulm/Donau

Frenzel, I., Dr.; I. Universitätsklinik für Unfallchirurgie Wien, Alserstraße 4, A-1090 Wien

Friedebold, G., Prof. Dr.; Direktor der Orthopädischen Klinik und Poliklinik d. Freien Universität Berlin im Oskar-Helene-Heim, Clayallee 229, D-1000 Berlin 33

Friedrich, B., Priv.-Doz. Dr.; Direktor der Unfallchirurgie, Zentralkrankenhaus, St.-Jürgen-Straße, D-2800 Bremen

Füllenbach, H.J., Dr.; Chirurgische Universitätsklinik, Calwer Straße 7, D-7400 Tübingen 1

Ganster, P., Dr.; Abteilung für Traumatologie am Zentrum für Chirurgie d. Johann-Wolfgang-Goethe-Univ., Theodor-Stern-Kai 7, D-6000 Frankfurt a.M.

Ganzoni, N., Priv.-Doz. Dr.; Chirurgische Abteilung, Kantonsspital, CH-8208 Schaffhausen

Gaudin, B., Dr.; Orthopädische Klinik und Poliklinik d. Freien Universität Berlin, Oskar-Helene-Heim, Clayallee 229, D-1000 Berlin 33

Gehrke, K., Dr.; Chirurgische Universitätsklinik, Nußbaumstraße 20, D-8000 München

Gronert, H.J., Dr.; Abteilung für Orthopädie und Traumatologie, Krankenhaus Am Urban, Dieffenbachstraße 1, D-1000 Berlin 61

Groß, E., Dr.; Chirurgische Klinik, Stadtkrankenhaus, D-6450 Hanau

Günther, B., Dr.; Chirurgische Klinik der Universität, Nußbaumstraße 20, D-8000 München

Habekost, H.J., Dr.; BG-Unfallklinik, Rosenauer Weg 95, D-7400 Tübingen

Haering, M., Dr.; Unfallchirurgische Abt. an der Chirurgischen Universitätsklinik, Hugstetter Straße 55, D-7800 Freiburg/Brg.

Havemann, D., Priv.-Doz. Dr.; Chirurgische Universitätsklinik, Unfallchirurgie, Hospitalstraße 40, D-2300 Kiel

Heine, W.D., Priv.-Doz. Dr.; Pathologisches Institut der Universität Würzburg, Luitpoldkrankenhaus, D-8700 Würzburg

Helbing, G., Dr.; Department für Chirurgie der Universität Ulm, Steinhövelstraße 9, D-7900 Ulm/Donau

Hempelmann, G., Dr.; Unfallchirurgische Klinik der Medizinischen Hochschule Hannover, Karl-Wiechert-Allee 9, D-3000 Hannover-Kleefeld

Hertel, P., Dr.; Abt. Unfallchirurgie, Chirurgische Universitätsklinik, D-6650 Homburg/Saar

Hesse, I., Dr.; Unfallchirurgische Klinik der Medizinischen Hochschule Hannover, Karl-Wiechert-Allee 9, D-3000 Hannover-Kleefeld

Hesse, W., Dr.; Unfallchirurgische Klinik der Medizinischen Hochschule Hannover, Karl-Wiechert-Allee 9, D-3000 Hannover-Kleefeld

Hesoun, P., Dr.; Abt. Unfallchirurgie, Chirurgische Universitätsklinik, D-6650 Homburg/Saar

Hierholzer, G., Prof. Dr.; Ärztlicher Direktor der BG-Unfallklinik, Großenbaumer Allee 28, D-4100 Duisburg-Buchholz

Hinterberger, J.; Biomechanisches Labor, Orthopädische Klinik und Poliklinik der Universität München, Harlachinger Straße 51, D-8000 München 90

Hörster, G., Dr.; BG-Unfallklinik, Großenbaumer Allee 28, D-4100 Duisburg-Buchholz

Hoffmeister, H.E., Prof. Dr.; Ärztlicher Direktor d. Thorax-, Herz- und Gefäßchirurgie an der Chirurgischen Universitätsklinik, Calwer Straße 7, D-7400 Tübingen 1

Holz, U., Dr.; BG-Unfallklinik, Rosenauer Weg 95, D-7400 Tübingen

Hopf, H., Dr.; Abteilung für Traumatologie am Zentrum für Chirurgie d. Johann-Wolfgang-Goethe-Universität, Theodor-Stern-Kai 7, D-6000 Frankfurt a.M.

Jacoby, H., Dr.; BG-Unfallklinik, Handchirurgische Abteilung, Rosenauer Weg 95, D-7400 Tübingen

Janković, R., Dr.; Orthopädische Klinik „Banjica", YU-Belgrad

Jochheim, K.A., Prof. Dr.; Leiter des Rehabilitationszentrums der Universität zu Köln, Lindenburger Allee 44, D-5000 Köln 41

Jung, K.H., Dr.; Chirurgische Universitätsklinik, D-6900 Heidelberg

Jungbluth, K.H., Prof. Dr.; Direktor der Abteilung für Unfallchirurgie, Universitäts-Krankenhaus Eppendorf, Martinistraße 52, D-2000 Hamburg 20

Kaufner, H.K., Dr.; Chirurgische Universitätsklinik, Josef-Schneider-Straße 2, D-8700 Würzburg

Kehr, H., Dr.; Abteilung für Unfallchirurgie, Universitätsklinikum, Hufelandstraße 55, D-4300 Essen 1

Kern, E., Prof. Dr.; Direktor der Chirurgischen Universitätsklinik, Josef-Schneider-Straße 2, D-8700 Würzburg

Kiesinger, A., Brahmsstraße 12, D-7500 Karlsruhe 21

Kirschner, P., Prof. Dr.; Unfallchirurgische Universitätsklinik, Langenbeckstraße 1, D-6500 Mainz 1

Klapp, F., Dr.; Abteilung Unfallchirurgie, Chirurgische Universitäts-Klinik, D-6650 Homburg/Saar

Kleining, R., Dr.; BG-Unfallklinik, Großenbaumer Allee 28, D-4100 Duisburg-Buchholz

Klemm, K., Dr.; Leitender Arzt d. Abt. f. posttraumatische Osteomyelitis, BG-Unfallklinik, Friedberger Landstraße 430, D-6000 Frankfurt a.M. 60

Knapp, U., Dr.; BG-Unfallklinik, Rosenauer Weg 95, D-7400 Tübingen

Köhler, A., Dr.; Chirurgische Universitätsklinik, Calwer Straße 7, D-7400 Tübingen

Kölbel, Priv.-Doz. Dr.; Biomechanik-Labor, Orthopädische Klinik und Poliklinik der Freien Universität, Oskar-Helene-Heim, Clay-Allee 229, D-1000 Berlin 33

Konold, P., Dr.; Abteilung für Traumatologie am Zentrum für Chirurgie d. Johann-Wolfgang-Goethe-Universität, Theodor-Stern-Kai 7, D-6000 Frankfurt a.M.

Kox, W., Dr.; Chirurgische Klinik und Poliklinik d. Westfälischen Wilhelms-Universität, Jungblodtplatz 1, D-4400 Münster

Krause, P., Dr.; Klinik und Poliklinik für Allgemeinchirurgie der Universität, D-3400 Göttingen

Krebs, H., Prof. Dr.; Chirurgische Universitätsklinik, D-6900 Heidelberg

Kröger, M., Dr.; Städt. Krankenanstalten, Neurochirurgische Klinik, D-6800 Mannheim 1

Kuck, W., Dr.; Unfallchirurgische Abteilung, Department für Chirurgie, Steinhövelstraße 9, D-7900 Ulm/Donau

Kuner, E., Prof. Dr.; Ärztlicher Direktor d. Unfallchir. Abteilung an der Chirurgischen Universitätsklinik, Hugstetter Straße 55, D-7800 Freiburg/Brg.

Kurock, W., Dr.; Unfallchirurgische Klinik, Universitätsklinikum, Langenbeckstraße 1, D-6500 Mainz 1

Labitzke, R., Dr.; Chirurgische Klinik, Abteilung Unfallchirurgie, Universitätsklinikum, Hufelandstraße 55, D-4300 Essen

Lang, D., Dr.; Berufsgenossenschaftliche Unfallklinik, Postfach 1380, D-8110 Murnau/Obb.

Lies, A., Dr.; Chirurgische Klinik, BG-Krankenanstalten „Bergmannsheil", D-4630 Bochum

List, M.; Ausbildungsleiterin, Staatl. Schule für Krankengymnastik, Ziemssenstraße 1, D-8000 München 2

Lob, G., Dr.; Chirurgische Universitätsklinik, Nußbaumstraße 20, D-8000 München 2

Ludolph, E., Dr.; BG-Unfallklinik, Großenbaumer Allee 28, D-4100 Duisburg-Buchholz

Malottke, R., Dr.; Unfallchirurgische Klinik, Institut für Mikrobiologie, Med. Hochschule Hannover, Karl-Wiechert-Allee 9, D-3000 Hannover-Kleefeld

Martin, K., Dr.; Neurochirurgische Klinik, Städt. Krankenanstalten, D-6800 Mannheim 1

Martinek, H., Dr.; II. Universitätsklinik für Unfallchirurgie, Spitalgasse 23, A-1097 Wien 9

Matter, P., Priv.-Doz. Dr.; Chefarzt d. Chirurgischen Abteilung, Krankenhaus Davos, CH-7270 Davos

Mayer, M.H., Dr.; Chirurgische Universitätsklinik, Calwer Straße 7, D-7400 Tübingen 1

Meffert, O., Dr.; Klinik und Poliklinik für Allgemeinchirurgie der Universität, D-3400 Göttingen

Mellerowicz, H., Dr.; Abteilung für Orthopädie und Traumatologie, Krankenhaus Am Urban, Dieffenbachstraße 1, D-1000 Berlin 61

Michel, D., Dr.; Berufsgenossenschaftliche Unfallklinik, Pfennigsweg 13, D-6700 Ludwigshafen

Mohr, W., Prof. Dr.; Abteilung für Pathologie der Universität Ulm, Steinhövelstraße 9, D-7900 Ulm/Donau

Mommsen, U., Dr.; Chirurgische Klinik, Abt. f. Unfallchirurgie d. Universitätskrankenhauses Eppendorf, Martinistraße 52, D-2000 Hamburg 20

Müller, K.H., Dr.; Chirurgische Klinik der BG-Krankenanstalten „Bergmannsheil", D-4630 Bochum

Rittmann, W.W., Dr.; Chirurgische Abteilung, Krankenhaus Davos, CH-7270 Davos

Ritter, G., Prof. Dr.; Unfallchirurgische Klinik, Langenbeckstraße 1, D-6500 Mainz

Rohlmann, A., Dipl.-Ing.; Biomechaniklabor, Orthopädische Klinik und Poliklinik der Freien Universität Berlin, Oskar-Helene-Heim, Clay-Allee 229, D-1000 Berlin 33

Rojczyk, M., Dr.; Unfallchirurgische Klinik, Institut für Mikrobiologie, Medizinische Hochschule Hannover, Karl-Wiechert-Allee 9, D-3000 Hannover-Kleefeld

Rudigier, J., Dr.; Unfallchirurgische Klinik des Universitätsklinikums, Langenbeckstraße 1, D-6500 Mainz

Rudolph, H., Dr.; Chefarzt, Chirurgische Abteilung II, Diakonie-Krankenhaus, Postfach, D-2130 Rotenburg/Wümme

Ruidisch, M.H., Dr.; Berufsgenossenschaftliche Unfallklinik, Postfach 1380, D-8110 Murnau/Obb.

Rüter, A., Prof. Dr.; Unfallchirurgische Abteilung, Department für Chirurgie der Universität, Steinhövelstraße 9, D-7900 Ulm/Donau

Samii, M., Prof. Dr.; Chefarzt d. Neurochirurgischen Klinik im Krankenhaus Nordstadt d. Landeshauptstadt Hannover, Haltenhoffstraße 41, D-3000 Hannover 1

Saur, H.D., Dr.; Chirurgische Klinik, Abteilung f. Unfallchirurgie, Universitätskrankenhaus Eppendorf, Martinistraße 52, D-2000 Hamburg 20

Saur, K., Dr.; Abteilung für Unfallchirurgie, Chirurgische Universitätsklinik, D-6650 Homburg/Saar

Scharizer, E., Dr.; Leitender Arzt d. Handchirurgischen Abteilung, Oststadt-Klinik, Erzbergerstraße, D-6800 Mannheim

Schauwecker, F., Prof. Dr.; Chefarzt d. Unfallchirurgischen Klinik, Kliniken der Landeshauptstadt, Schwalbacher Straße 62, D-6200 Wiesbaden

Schindler, H.G., Dr.; Chirurgische Klinik und Poliklinik d. Westfälischen Wilhelms-Universität, Jungblodtplatz 1, D-4400 Münster

Schilling, H., Dr.; Chefarzt der Unfallchirurgischen Abteilung des St.-Marien-Hospitals Lünen, Alstadtstraße 23, D-4670 Lünen

Schlegel, K.F., Prof. Dr.; Direktor d. Orthopädischen Klinik und Poliklinik, Universitätsklinikum, Hufelandstraße 55, D-4300 Essen 1

Schlosser, L., Dr.; BG-Unfallklinik, Großenbaumer Allee 28, D-4100 Duisburg-Buchholz

Schmelzeisen, H., Dr.; BG-Unfallklinik, Rosenauer Weg 95, D-7400 Tübingen

Schmit-Neuerburg, K.P., Prof. Dr.; Direktor der Abt. f. Unfallchirurgie, Universitätsklinikum, Hufelandstraße 55, D-4300 Essen 1

Schott, H., Priv.-Doz. Dr.; Chirurgische Universitätsklinik, Josef-Schneider-Straße, D-8700 Würzburg

Schumacher, G., Priv.-Doz. Dr.; Orthopädische Klinik und Poliklinik der Universität Heidelberg, Schlierbacher Landstraße 200 a, D-6900 Heidelberg

Schweiberer, L., Prof. Dr.; Direktor d. Abt. Unfallchirurgie an der Chirurgischen Universitätsklinik im Landeskrankenhaus, D-6650 Homburg/Saar

Schweikert, C.-H., Prof. Dr.; Direktor der Unfallchirurgischen Klink der Universität, Langenbeckstraße 1, D-6500 Mainz

Schwenzer, N., Prof. Dr.; Ärztlicher Direktor, Abteilung für Kiefer- und Gesichtschirurgie, Zentrum f. Zahn-, Mund- und Kieferchirurgie, Universität, D-7400 Tübingen

Seboldt, H., Dr.; Chirurgische Universitätsklinik, Calwer Straße 7, D-7400 Tübingen 1

Müller, O., Dr.; Unfallchirurgische Klinik im Klinikum Mannheim der Universität Heidelberg, Postfach 23, D-6800 Mannheim

Müller, W., Dr.; Unfallchirurgische Klinik, Universitätsklinikum, Langenbeckstraße 1, D-6500 Mainz

Müller-Färber, J., Dr.; Chirurgische Universitätsklinik und Poliklinik, BG-Krankenanstalten „Bergmannsheil", Hunscheidtstr. 1, D-4630 Bochum

Muhr, G., Prof. Dr.; Unfallchirurgische Klinik, Medizinische Hochschule Hannover, Karl-Wiechert-Allee 9, D-3000 Hannover-Kleefeld

Nedeljković, J., Dr.; Orthopädische Klinik „Banjica", YU-Belgrad

Neugebauer, R., Dr.; Department für Chirurgie der Universität Ulm, Steinhövelstraße 9, D-7900 Ulm/Donau

Noack, W., Dr.; Orthopädische Klinik und Poliklinik der Freien Universität Berlin, Oskar-Helene-Heim, Clayallee 229, D-1000 Berlin 33

Nonnenmann, H.C., Dr.; Leitender Arzt der Unfallchir. Abt. d. St.-Joseph-Krankenhauses I, Bäumerplan 24, D-1000 Berlin 42

Oellers, B., Dr.; Unfallchirurgische Klinik im Klinikum Mannheim der Universität Heidelberg, Postfach 23, D-6800 Mannheim

Oestern, H.-J., Dr.; Unfallchirurgische Klinik der Medizinischen Hochschule Hannover, Karl-Wiechert-Allee 9, D-3000 Hannover-Kleefeld

Opitz, A., Dr.; Arbeitsunfallkrankenhaus, Webergasse, A-1097 Wien

Pannike, A., Prof. Dr.; Leiter der Abt. f. Traumatologie am Zentrum für Chirurgie d. Johann-Wolfgang-Goethe-Universität, Theodor-Stern-Kai 7, D-6000 Frankfurt a.M.

Perret, W., Dr.; Königinstraße 61, D-8000 München 22

Petracic, B., Dr.; Unfallchirurgische Abt., Krankenhaus Ev. Stift St. Martin, Johannes-Müller-Straße 7, D-5400 Koblenz 1

Pia, H.W., Prof. Dr.; Direktor der Neurochirurgischen Universitätsklinik, Klinikstraße 29, D-6300 Gießen

Pinter, H., Dr.; Universitätsklinik für Chirurgie, Landeskrankenhaus, Auenbruggerplatz, A-8036 Graz

Plaue, R., Prof. Dr.; Unfallchirurgische Klinik im Klinikum Mannheim der Universität Heidelberg, Postfach 23, D-6800 Mannheim

Plenk, H. jr., Univ.-Doz. Dr.; I. Universitätsklinik für Unfallchirurgie in Wien, Alserstraße 4, A-1090 Wien

Probst, J., Prof. Dr.; Ärztlicher Direktor der BG-Unfallklinik, Postfach 1380, D-8110 Murnau/Obb.

Rader, W., Dr.; Univ.-Klinik für Chirurgie, Department für Thorax- und Hyperbare Chirurgie, Auenbruggerplatz 5, A-8036 Graz

Radulović, B., Prof. Dr.; Orthopädische Klinik „Banjica", YU-Belgrad

Rahmanzadeh, R., Prof. Dr.; Direktor d. Abteilung f. Unfall- und Wiederherstellungschirurgie im Klinikum Steglitz d. Freien Universität Berlin, Hindenburgdamm 30, D-1000 Berlin 45

Refior, H.J., Priv.-Doz. Dr.; Staatl. Orthopädische Klinik München, Harlachinger Str. 51. D-8000 München 90

Rehn, J., Prof. Dr.; Chefarzt d. Chirurgischen Univ.-Klinik und Poliklinik BG-Krankenanstalten „Bergmannsheil", D-4630 Bochum

Reill, P., Dr.; BG-Unfallklinik, Handchirurgie, Rosenauer Weg 95, D-7400 Tübingen

Reschauer, R., Dr.; Universitätsklinik für Chirurgie, Landeskrankenhaus, Auenbruggerplatz, A-8036 Graz

Seemann, K., Dr.; Chirurgische Universitätsklinik, Hospitalstraße 40, D-2300 Kiel

Siebert, H., Dr.; Abteilung für Traumatologie am Zentrum für Chirurgie, Johann-Wolfgang-Goethe-Universität, Theodor-Stern-Kai 7, D-6000 Frankfurt a.M.

Šijaković, Lj., Dr.; Orthopädische Klinik „Banjica", YU-Belgrad

Skuginna, A., Dr.; Großenbaumer Allee 28, D-4100 Duisburg-Buchholz

Spier, R., Dr.; BG-Unfallklinik, Pfennigsweg 13, D-6700 Ludwigshafen/Rh.

Spier, W., Prof. Dr.; Abteilung für Unfallchirurgie, Department für Chirurgie, Steinhövelstraße 9, D-7900 Ulm/Donau

Stanković, P., Dr.; Klinik und Poliklinik für Allgemeinchirurgie, Universität, D-3400 Göttingen

Stenzel, R., Dr.; Orthopädische Klinik und Poliklinik d. Freien Universität Berlin, Oskar-Helene-Heim, Clayallee 229, D-1000 Berlin 33

Stiller, H., Prof. Dr.; Chefarzt d. Chirurgischen Klinik, Stadtkrankenhaus, D-6450 Hanau

Strickle, E., Dr.; BG-Unfallklinik, Pfennigsweg 13, D-6700 Ludwigshafen/Rh.

Stürmer, K.M., Dr.; Abteilung Unfallchirurgie, Universitätsklinikum, Hufelandstraße 55, D-4300 Essen

Stuhler, Th., Dr.; Klinik und Poliklinik für Allgemeinchirurgie, Universität, D-3400 Göttingen

Thetter, O., Dr.; Arbeitsunfallkrankenhaus, Webergasse, A-1097 Wien

Tiling, Th., Dr.; Klinik und Poliklinik für Allgemeinchirurgie, Universität, D-3400 Göttingen

Tittel, K., Dr.; Unfallchirurgische Klinik, Kliniken der Landeshauptstadt, Schwalbacher Straße 62, D-6200 Wiesbaden

Trentz, O., Dr.; Unfallchirurgische Klinik der Medizinischen Hochschule Hannover, Karl-Wiechert-Allee 9, D-3000 Hannover-Kleefeld

Tscherne, H., Prof. Dr.; Direktor d. Unfallchirurgischen Klinik d. Medizinischen Hochschule Hannover, Karl-Wiechert-Allee 9, D-3000 Hannover-Kleefeld

Vecsei, V., Univ.-Doz. Dr.; I. Universitätsklinik für Unfallchirurgie, Alserstraße 4, A-1090 Wien

Veihelmann, D., Priv.-Doz. Dr.; Chirurgische Universitätsklinik, Calwer Straße 7, D-7400 Tübingen 1

Voigt, J., Dr.; Chirurgische Universitätsklinik, Hospitalstraße 40, D-2300 Kiel

Wagner, M., Dr.; Arbeitsunfallkrankenhaus, A-Wien, I. Chirurgische Universitätsklinik, Alserstraße 4, A-1097 Wien

Waisbrod, H., Dr.; Chefarzt Orthopaedic Department, Poria Hospital, Tiberias/Israel

Weber, U., Dr.; Orthopädische Klinik, Klinikum der Justus-Liebig-Universität, 6300 Gießen

Weigert, H., Prof. Dr.; Chefarzt d. Abt. für Orthopädie und Traumatologie, Krankenhaus Am Urban, Dieffenbachstraße 1, D-1000 Berlin 61

Weiß, H., Dr.; Abteilung Unfallchirurgie, Universitätsklinikum Essen, Hufelandstraße 55, D-4300 Essen 1

Weise, D., Dr.; BG-Unfallklinik, Rosenauer Weg 95, D-7400 Tübingen

Weller, S., Prof. Dr.; Ärztlicher Direktor, BG-Unfallklinik, Rosenauer Weg 95, D-7400 Tübingen

Wielke, B., Dr.; II. Universitätsklinik für Unfallchirurgie, Spitalgasse 23, A-1097 Wien 9

Wilke, P., Dr.; Orthopädische Klinik und Poliklinik der Freien Universität Berlin, Oskar-Helene-Heim, Clayallee 229, D-1000 Berlin 33

Wilde, C.D., Dr.; Abteilung für Unfallchirurgie, Universitätsklinikum, Hufelandstraße 55, D-4300 Essen

Willenegger, H., Prof. Dr.; Präsident der AO-International, Murtenstraße 35, CH-3008 Bern

Witt, A.N., Prof. Dr.; Direktor der Orthopädischen Universitätsklinik, Harlachinger Straße 51, D-8000 München 90

Wolter, D., Dr.; Department für Chirurgie der Universität, Steinhövelstraße 9, D-7900 Ulm/Donau

Zellner, R., Priv.-Doz. Dr.; Chefarzt d. Abt. f. schwere Verbrennungen und plastische Chirurgie, Pfennigsweg 13, D-6700 Ludwigshafen/Rh.

Zilch, H., Dr.; Orthopädische Klinik und Poliklinik d. Freien Universität Berlin, Oskar-Helene-Heim, Clayallee 229, D-1000 Berlin 33

Zwank, L., Dr.; Unfallchirurgische Abteilung, Chirurgische Universitätsklinik, D-6650 Homburg/Saar

Wissenschaftliches Programm

Eröffnungsansprache des Präsidenten der Deutschen Gesellschaft für Unfallheilkunde für 1978

S. Weller, Tübingen

Meine sehr verehrten Damen und Herren!

Am 23. September 1922 wurde in Frankfurt die Deutsche Gesellschaft für Unfallheilkunde gegründet. Dies bedeutet, daß unsere Gesellschaft mit dieser 42. Jahrestagung – übrigens das 11. Mal hier in Berlin – auf eine jetzt 56jährige Tradition zurückblicken kann. Anliegen, Bemühungen und Tätigkeit gelten der Verhütung von Unfällen, der Vermeidung von schädigenden Einflüssen auf den Menschen, der bestmöglichen Behandlung von Verletzungen im weitesten Sinne des Wortes und schließlich der gutachterlichen Beurteilung von Unfallfolgen.

Wenn der Altmeister der Unfallchirurgie – unser langjähriges Ehrenmitglied Heinz Bürkle de la Camp – 1969 in seiner Festrede zum 85. Geburtstag Lorenz Böhlers noch beklagte „daß die Unfallheilkunde ein vielerorts noch zu wenig und gering geachtetes Gebiet der Medizin sei", so muß man aufrichtigerweise heute feststellen, daß sich in dieser Beziehung – wenn auch vielleicht nicht durch eigenes Bemühen, so doch der äußeren Not und dem realen Zwang gehorchend – in den letzten Jahren hier ein Wandel vollzogen hat.

Wir brauchen daher – auch wenn es überaus faszinierend sein kann, über die nachgerade dramatischen Schilderungen von Verletzungen aus der früheren und späteren griechischen Geschichte zu lesen – für eine Rechtfertigung und Bestätigung des Stellenwertes und der Bedeutung unfallmedizinischer Tätigkeit nicht den weiten Weg in die Geschichte der Medizin zu gehen, um uns schließlich überzeugen zu lassen, daß die älteste aller Heilmethoden die Behandlung von Verletzungen und deren Folgen ist.

Die Unfallheilkunde ist eine interdisziplinäre Aufgabe. Dies kommt am allerbesten zum Ausdruck in der Zusammensetzung der Mitglieder unserer Gesellschaft und spiegelt sich wider in den Tagungsberichten mit den Themen der bisherigen Kongresse.

Das Interesse, welches auch in diesem Jahr wieder unserer Tagung entgegengebracht wurde, ist groß, und ich freue mich, Sie alle, die Sie unserer Einladung gefolgt sind, auch im Namen des Präsidiums unserer Gesellschaft sehr herzlich wieder hier in Berlin begrüßen zu dürfen.

Mein besonderer Gruß gilt dem Senator für Gesundheit und Umweltschutz, Herrn Pätzold, der uns in Vertretung des Herrn Regierenden Bürgermeisters, welcher als amtierender Bundesratspräsident heute eine Sitzung der Landesvertretungen in Bonn zu leiten hat, hier in Berlin willkommen heißen wird. Der Herr Regierende Bürgermeister wird, wie er mir mitteilte, beim Senatsempfang am Freitag selbst unter uns sein.

Ebenso herzlich darf ich den Vizepräsidenten der Freien Universität Berlin, Herrn Prof. Dr. Hierholzer begrüßen.

Die Ehre ihrer Anwesenheit geben unserer Gesellschaft

der Präsident des Bundesgesundheitsamtes, Herr Prof. Dr. Fülgraff,
der Präsident des Deutschen Roten Kreuzes in Berlin, Herr Medizinaldirektor Dr. Schmidt,
Herr Senatsrat Dr. Bauer vom Landesinstitut für Arbeitsmedizin,
Herr Prof. Dr. Schlungbaum, Vorsitzender des Berliner Verbandes Leitender Krankenhausärzte,
Herr Helmut Weber, Landesverbandsvorsitzender des Verbandes der Kriegs- und Wehrdienstopfer, Behinderter und Sozialrentner Deutschlands,
der Präsident des Landessozialgerichts Berlin, Herr Volker Berndt,
der Vorsitzende des Berliner Apothekervereins, Herr Klaus Stürzbecher,
der Justitiar der Landesärztekammer Berlin, Herr Assessor Kloppenborg,
der Vertreter des Polizeipräsidenten von Berlin, Herrn Leitender Medizinaldirektor Dr. Mehlhorn,
die Leitende Ärztin der Berliner Feuerwehr, Frau Dr. Herzog,
der Landesvorsitzende Berlin des VdK im Auftrage des Präsidenten, Herr Helmut Weber,
der Leiter der Abteilung für Gesundheitswesen, Herr Bezirksstadtrat Heidepriem vom Rathaus in Spandau,
der Vorsitzende der Berliner Chirurgischen Gesellschaft, Herr Prof. Dr. Weber,
der Vorsitzende der Berliner Unfallchirurgischen Gesellschaft, Herr Prof. Dr. Rahmanzadeh,
der Geschäftsführer des Landesverbandes Berlin der gewerblichen Berufsgenossenschaften, Herr Verwaltungsdirektor Assessor Last,
die ehren- und hauptamtlichen Vertreter des Hauptverbandes der gewerbl. Berufsgenossenschaften in Bonn und die Vertreter zahlreicher Landesverbände der gewerblichen Berufsgenossenschaften.

Eine ganz besondere Freude ist es für mich, unter uns begrüßen zu dürfen:

Den amtierenden Präsidenten der Deutschen Gesellschaft für Chirurgie, Herrn Prof. Dr. Ungeheuer,
den Präsidenten des Verbandes der für die Berufsgenossenschaften tätigen Ärzte, Herrn Prof. Dr. Raisch,
den Präsidenten des Berufsverbandes der Deutschen Chirurgen, Herrn Dr. Müller-Osten,
den Präsidenten der Österr. Gesellschaft für Unfallchirurgie, Herrn Prof. Dr. Trojan,
den Präsidenten der Schweizerischen Gesellschaft für Unfallmedizin, Herrn Prof. Dr. Baur/Luzern,
sowie die Vertreter der Berufsverbände der Krankengymnastik, Beschäftigungstherapie und Physiotherapie.

Einen herzlichen Willkommensgruß möchte ich unseren Gästen und Kollegen aus dem Ausland entbieten, die z.T. weit gereist sind, um an unserem Kongreß teilnehmen zu können.

Wir freuen uns alle ebenso über die Teilnahme einiger weniger Kollegen aus dem östlichen Teil unseres Landes, der DDR.

Meine sehr verehrten Damen und Herren!

Es ist mir ein aufrichtiges Anliegen im Rahmen der Eröffnung dieser 42. Jahrestagung allen Mitarbeitern, die sich um die Vorbereitung und Durchführung dieses Kongresses bemüht und verdient gemacht haben, Dank zu sagen. Dazu gehören neben den Referenten, Sitzungs- und Rundgesprächsleitern vor allem der Schatzmeister unserer Gesellschaft, Herr Kollege Dorka mit dem ständigen Berliner Sekretariat unter Leitung von Frau Vopel und ihren Helfern und, last but not least, die Mitarbeiterinnen und Mitarbeiter meiner Klinik in Tübingen.

Meine sehr verehrten Damen und Herren, einleitend hatte ich betont, daß die Unfallmedizin und das sich daraus ableitende Fach der Unfallheilkunde einen interdisziplinären Charakter trägt, d.h. viele verschiedene Teilgebiete der Medizin sind daran mittel- oder unmittelbar beteiligt. Der wiederholte und durchaus berechtigte Ruf nach ganzheitsmedizinischer Betrachtung und Behandlung klingt in unseren Ohren und darf trotz der unbestreitbaren Erfolge und Fortschritte medizinischer Spezialisierung und Schwerpunktbildung auch im Hinblick auf den Verletzten nicht ohne Konsequenz verhallen. Die praktische Erfahrung hat hinreichend gezeigt, daß es schlechthin nicht möglich und für den Verletzten nachteilig ist, eine streng abgegrenzte, organgebundene Traumatologie zu betreiben. Es muß daher gerade im Zeitalter der zunehmenden teilgebietsbezogenen Vertiefung und Spezialisierung unser aller Anliegen und Bemühen sein, eine sinnvolle Koordination, d.h. Zusammenführung aller an der Behandlung eines Verletzten beteiligten Disziplinen zu erreichen. Gerade weil bei den an Zahl und Schwere ständig zunehmenden Polytraumatisierten häufig mehrere Spezialdisziplinen für eine optimale Versorgung notwendig sind, ist ein Koordinator erforderlich, der sich für den Verletzten in seiner Gesamtheit verantwortlich fühlt. Er hat die Aufgabe zu entscheiden, welche Fachdisziplin für die Behandlung des speziellen Verletzten zum Einsatz kommen muß, und hat zu besprechen, welche Reihenfolge der Dringlichkeit – ggf. eine Parallelversorgung – für den Patienten sinnvoll, tragbar und am erfolgversprechendsten ist.

Für diese Aufgabe des Verantwortlichen um einen verletzten Menschen steht der Unfallchirurg zur Verfügung. Bei ihm handelt es sich um einen Arzt für Chirurgie mit Schwerpunkt Unfallchirurgie. Aufgrund seiner chirurgischen Ausbildung, seiner Erfahrung mit Verletzungen aller Art und seines schwerpunktmäßigen Umganges mit Verletzten muß er in der Lage sein, alle erforderlichen Maßnahmen zu ergreifen. Er muß aber zugleich erkennen, wann und wo eine Spezialbehandlung notwendig ist. Für diese hat er einen hierfür erfahrenen Kollegen zuzuziehen. Auch nach dieser Spezialversorgung ist der Unfallchirurg angehalten, ohne für den Verletzten nachteilige zeitliche Lücken entstehen zu lassen, weiterführende therapeutische Maßnahmen einzuleiten und durchzuführen. Er wird sich dabei auch um krankengymnastische, physikalische und beschäftigungstherapeutische Begleitbehandlungen kümmern müssen. Nicht zuletzt sind evtl. notwendige berufliche und soziale Rehabilitationsmaßnahmen frühzeitig zu veranlassen und gutachterliche Aufgaben zu erledigen.

So begleitet der Unfallchirurg den Verletzten gleichsam vom Unfallort bzw. vom Zeitpunkt der ersten ambulanten Behandlung oder stationären Aufnahme auf dem ganzen Wege bis zur Wiedererlangung der vollen oder teilweisen beruflichen und privaten Einsatzfähigkeit.

Erfreulicherweise ist nicht bei jedem Verletzten eine so umfassende Rehabilitationskette zu durchlaufen, doch hat der unfallchirurgisch tätige Arzt das gesamte auf den

Einzelfall erforderliche Repertoir an medizinischen und paramedizinischen Behandlungsmaßnahmen einzusetzen, um ein optimales Ergebnis zu erzielen.

Diese Ganzheitsbetrachtung mit der Sorge und Bemühung um eine bestmögliche Betreuung des Verletzten oder Geschädigten, d.h. mit allen geeigneten Mitteln, haben sich die Berufsgenossenschaften schon frühzeitig zu eigen gemacht. Sie findet ihren Niederschlag im bewährten System der berufsgenossenschaftlichen Heilbehandlung – neuerdings auch in dem in Anlehnung an dieses bewährte Verfahren entwickelten Unfallheilverfahren der Sozialversicherungsträger und in der Zielsetzung und Tätigkeit der Berufsgenossenschaftlichen Unfallkliniken und Sonderstationen.

Diese unfallchirurgische Tätigkeit und Verantwortung verlangt so gesehen den vollen Einsatz und kann nicht nebenher – gleichsam mit der linken Hand – bewältigt werden.

Von dieser Warte aus betrachtet ist der Unfallchirurg, aber auch nicht etwa als ein „Superman" zu sehen, der alles können und beherrschen will. Er sieht seine Aufgabe lediglich darin, dafür Sorge zu tragen, daß dem Verletzten alle möglichen und zur Verfügung stehenden Behandlungen in der zeitlich richtigen Reihenfolge zugute kommen.

Wie in allen Bereichen der Medizin hängt die erfolgreiche und optimale Behandlung eines Verletzten auch von der guten, ohne Konkurrenzdenken getragenen Zusammenarbeit der verschiedenen Spezialisten ab.

Spezialisierung, meine Damen und Herren, ist notwendig, um auf den einzelnen Gebieten wirklich das Beste leisten zu können. Spezialisierte Leistungen allein ohne sinnvolle Koordination werden aber vor allem bei einem Verletzten nicht in gewünschtem Sinne wirksam, häufig sogar nutzlos und nachteilig sein.

Mehr denn je verlangt dieser Gedanke in einer Zeit der Spezialisierung auf allen Gebieten an Bedeutung. Nach einer notwendigen und erfolgreichen Aufgliederung der Medizin in Schwerpunkte und Teilgebiete ist jetzt für die erfolgreiche Weiterführung dieser Entwicklung das Zusammenfügen und Zusammensetzen der einzelnen Teile zu einem ganzen und harmonischen Mosaik vonnöten. Gelingt uns das nicht, dann werden in Zukunft unsere Verletzten und Patienten nur jeweils auf einem speziellen Gebiet in den Genuß einer besten Behandlung gelangen, infolge fehlender Koordination und Führung jedoch auf allen anderen Gebieten mittelmäßig, zu spät oder insgesamt insuffizient versorgt werden.

Es ist mittlerweile jedem aufrichtig und ernsthaft denkenden Arzt klar geworden, daß es heute nicht mehr möglich ist, in einem Fachgebiet alles optimal, d.h. so wie man das für sich selbst in Anspruch nehmen und wünschen wollte, zu beherrschen. Diese Tatsache hat sich – wenn auch zunächst sehr zögernd und heute noch gelegentlich von Einzelnen widersprochen – auch im Hinblick auf die Unfallchirurgie durchgesetzt. Für das Verständnis des Stellenwertes und der Aufgaben eines Unfallchirurgen ist die Tatsache von Bedeutung, daß seine Tätigkeit, wie ich das versucht habe darzustellen, eben mehr beinhaltet als einen Knochenbruch einzurichten, mit einem Gipsverband zu versehen oder mehr oder weniger erfolgreich zu operieren.

Jeder Spezialist eines Teilgebietes muß, wie jeder Arzt überhaupt, seine persönlichen und fachlichen Grenzen kennen und sollte im Blick auf das Ganze und den Gesamterfolg den ihm zukommenden Beitrag leisten. Nur wenn wir dieser Tatsache Rechnung tragen, werden die unbestreitbaren Fortschritte der einzelnen Spezialgebiete bei einem Patienten, in unserem Falle dem Verletzten zu dem großen Erfolg oder einer den Umständen entsprechenden optimalen körperlichen und geistigen Wiederherstellung führen.

Meine sehr verehrten Damen und Herren!

Wirft man einen Blick zurück auf die Entwicklung der Unfallheilkunde in den letzten 25 Jahren, so lassen sich drei wesentliche Faktoren erkennen, welche die unbestreitbaren Fortschritte beeinflußt und getragen haben.

Allem voran steht die kritische Erkenntnis, daß die bisherigen Behandlungsergebnisse nicht immer unseren Wünschen und Vorstellungen entsprochen haben, d.h. daß die Anforderungen des modernen Lebens hinsichtlich der Einsatz- und Leistungsfähigkeit seiner Menschen immer größer werden. Man hat erkannt, daß die Eliminierung von exogenen Noxen im Sinne der Prophylaxe positive Auswirkungen zeitigen, eine exakte Diagnostik und die sachgemäße Erstversorgung von Verletzungen größte Chancen für ein optimales Behandlungsergebnis bieten. Obgleich die rekonstruktive Chirurgie gleichfalls wesentliche Erfolge zu verzeichnen hat, und ihre Ergebnisse mit denen früherer Jahre kaum mehr zu vergleichen sind, so haftet ihr doch in der Mehrzahl der Fälle der Makel des Flickwerkes und des nicht ganz Optimalen an. Leider ist dieses Gebiet in den letzten Jahren – oft nicht ganz ohne unser Zutun – nicht kleiner, sondern eher größer und umfangreicher geworden.

Das Erkennen und vor allem systematische Erfassen von Fehlleistungen in der Behandlung setzt eine lückenlose Dokumentation voraus, die für die Medizin im allgemeinen und die Unfallheilkunde im speziellen ebenfalls ein wesentliches Attribut der letzten 10 Jahre ist. Dazu tragen nicht zuletzt die großen Bemühungen zahlreicher wissenschaftlicher Gesellschaften um eine freiwillige Qualitätssicherung bei, die im Hinblick auf eine Optimierung unserer ärztlichen Tätigkeit in jüngster Zeit angelaufen sind. Nur wer sich der Mühe unterzieht, seine Behandlungsergebnisse lückenlos aufzuzeichnen und in regelmäßigen Abständen zu überprüfen, wird in der Lage sein, über die von ihm angewandten Behandlungsmethoden und ihre Leistungsfähigkeit eine bindende Aussage zu machen und nicht zuletzt über seine eigene Qualifikation sich selbst Rechenschaft zu geben. Das Verharren in alten Methoden kann allenfalls als Extravaganz betrachtet, als solche publiziert und zur Kenntnis genommen werden, niemals jedoch wird dadurch dem Fortschritt irgendein Dienst erwiesen. Zweifellos gibt es gerade in der Medizin Behandlungsmethoden, die bereits in früheren Jahren ausgesprochen oder angewandt in bestimmten Abständen und Zeitaltern wieder erscheinen, dann jedoch unter veränderten Umständen und Bedingungen.

Ich darf in diesem Zusammenhang beispielhaft auf die Bemühungen der Deutschen AO hinweisen, die seit Jahren versucht, durch lückenlose und konsequente Überprüfung spezieller Behandlungsmethoden im Rahmen der operativen Knochenbruchbehandlung anhand von gemeinsamen Erhebungen zu vergleichbaren Zahlen zu kommen, die im Rahmen einer kritischen Auswertung Gefahren, Schwächen und Nachteile bestimmter Behandlungsverfahren und Techniken aufzeigen. Erst wenn wir gelernt haben, auch über unsere schlechten Ergebnisse selbstkritisch und offen zu diskutieren und nicht nur versuchen, mit schönen Fällen zu brillieren, dann werden wir für den Fortschritt und die Weiterentwicklung konstruktive Arbeit leisten.

Den zweiten Faktor, welcher für den Fortschritt der modernen Unfallheilkunde mit entscheidend war, möchte ich zugunsten des dritten wesentlich erscheinenden Punktes in diesem Zusammenhang nur kurz erwähnen. Die Unfallchirurgie ist besonders eng mit der Technik und ihrem Entwicklungsstand verknüpft. Was in früheren Jahren bereits ausgesprochen und versucht wurde – hier jedoch infolge unzureichender technischer Möglichkeiten oft Stückwerk oder Wunschtraum bleiben mußte – das ist heute im Zeitalter der Technik in vieler Hinsicht Realität geworden.

Den dritten Faktor, welcher den Fortschritt und die Weiterentwicklung in der Unfallheilkunde direkt beeinflußte, bilden die Erkenntnisse, welche sich aus der modernen Grundlagenforschung ergeben haben.

Meine Damen und Herren, auch die unfallchirurgische Behandlung und deren Ergebnisse werden wesentlich beeinflußt, unterstützt und weiterentwickelt durch eine ständige Erforschung der biologischen und biomechanischen, biochemischen und pathophysiologischen Grundlagen. Eine Medizin ohne Grundlagenforschung gleicht einem Baum, der seiner Wurzel beraubt auf weiteres Wachstum verzichten muß. So wichtig die Überprüfung und Auswertung klinischer Behandlungsmethoden und deren Kenntnis ist, so gering ist ihr Nutzen für ihre Weiterentwicklung ohne eine Grundlagenforschung. Es gehört zu den wesentlichen und wie ich meine vornehmsten Aufgaben einer wissenschaftlichen Gesellschaft, der Mitteilung und Weitergabe wichtiger Ergebnisse aus dem Gebiet der klinischen und der Grundlagenforschung genügend breiten Platz einzuräumen. Dieser Tatsache haben wir mit dem diesjährigen Hauptthema „Experimentelle Unfallchirurgie" und einer breit angelegten wissenschaftlichen Ausstellung Rechnung getragen. Ich darf bei dieser Gelegenheit all denjenigen Kollegen, die sich daran mit so viel erfreulicher Begeisterung beteiligen und beteiligt haben, Dank sagen und ihnen Mut zusprechen, ihre erfolgreiche Tätigkeit auf diesem Gebiet fortzusetzen. Von dieser Stelle aus sei allen Teilnehmern die beachtenswerte wissenschaftliche Ausstellung im Wintergarten der Kongreßhalle ans Herz gelegt. Bezeugen Sie, meine lieben Kolleginnen und Kollegen, durch einen Besuch dieser Demonstration wissenschaftlicher Forschungsergebnisse Ihr Interesse, Ihren Respekt und zugleich Ihr Bemühen, sich selbst ständig mit dem neuesten Stand der klinischen und Grundlagenforschung auseinanderzusetzen.

Am Rande sei mir in diesem Zusammenhang erlaubt, Sie alle auch auf die große Ausstellung der medizinisch-technischen und pharmazeutischen Industrie hinzuweisen. Auch hier ist ausführlich Gelegenheit, sich mit dem neuesten Stand technischer und pharmazeutischer Entwicklungen vertraut zu machen. Den zahlreichen Ausstellern möchte ich auf diesem Wege für ihre Teilnahme und ihre Bemühungen besonderen Dank sagen.

Meine sehr verehrten Damen und Herren!
Ein aktuelles Thema in unserer Zeit sind die offenen Verletzungen und die wohl schwerwiegendste Komplikation nach solchen Traumen „die Infektion". Diesen beiden Problemkreisen wollen wir uns im Rahmen unserer wissenschaftlichen Tagung stellen und durch gegenseitigen Erfahrungsaustausch den derzeitigen Stand der Behandlung abgrenzen und herausarbeiten.

Im Rahmen des dritten Hauptthemas liegt mir am Herzen „die Bedeutung und den Stellenwert der krankengymnastischen, physikalischen und beschäftigungstherapeutischen Begleitbehandlung" aufzuzeigen. Alle diese Hilfsmaßnahmen müssen sinnvoll, wirksam und zielgerecht zum Einsatz kommen. Leider haben viele Ärzte noch nicht erkannt, daß man darauf heute nicht mehr verzichten kann. Schon wiederholt wurde darauf hingewiesen und beklagt, daß im Rahmen der ärztlichen Aus- und Weiterbildung diese begleitenden Behandlungsmaßnahmen dem zukünftigen Arzt, aber auch dem praktizierenden Kollegen, wenn überhaupt, so doch nur sehr unzureichend nahegebracht werden und er für diese so wesentliche Behandlungsmöglichkeit über ein nur sehr ungenügendes Wissen verfügt.

Dies führt dazu, daß, wenn überhaupt, der Einsatz der Behandlung nicht mit den adäquaten Methoden, nicht zur richtigen Zeit und, was mir ganz wesentlich erscheint, ohne fachgerechte ärztliche Überwachung und Kontrolle erfolgt. Man kann eine Behandlung nur anordnen und mit dem erforderlichen Respekt überwachen, wenn man sie kennt. Das fachlich qualifizierte Gespräch mit unseren Mitarbeitern, welche diese Behandlung durchführen, ist dadurch aber nicht selten in Frage gestellt, dabei wäre es doch so wichtig!

Meine Damen und Herren, lassen Sie mich zum Schluß nochmals auf meine einleitend formulierten Gedanken zurückkommen und feststellen, daß der große und ständig wachsende Anteil der Traumatologie am Gebäude der Gesamtmedizin ihre soziale, volkswirtschaftliche und nicht zuletzt aber ihre menschlich bedeutsame Aufgabe unterstreicht.

Wenn auch v. Ranke meinte, „der Fortschritt ist wie ein Strom, der sich auf seine eigene Weise den Weg bahnt", so glaube ich doch, obliegt es uns, die unbestreitbaren Fortschritte, soweit das in unserer Macht steht, sinnvoll zu steuern und den uns anvertrauten Verletzten in vollem Maße zugutekommen zu lassen.

Fortschritte und Entwicklungen bedürfen unserer ständigen Unterstützung und tatkräftigen Mitarbeit, um auch in Zukunft weitere Erfolge erzielen zu können.

Über dem Vorwort eines bekannten chirurgischen Lehrbuches steht der Satz „Bewährtes bewahren, Neues sehen, Originelles erkennen, Vernünftiges kritisch erproben und menschlich handeln". Unter diesen vornehmsten Aufgaben unserer ärztlichen Tätitgkeit scheint mir allerdings das menschliche Handeln ein wesentliches Attribut unserer täglichen Arbeit zu sein, an welches wir uns in unserer modernen, technisierten Welt gefallen lassen müssen, stets neu erinnert zu werden.

Grußworte sprachen der Senator für Gesundheit und Umweltschutz Berlin, Herr Senator Erich Paetzold, und der Vizepräsident der Freien Universität Berlin, Herr Professor Dr. Hierholzer.

Ehrungen durch den Präsidenten der Deutschen Gesellschaft für Unfallheilkunde, Herrn Professor Dr. Weller.

Es gehört zur traurigen, aber ehrenvollen Pflicht, beim Jahreskongreß der Mitglieder zu gedenken, die uns für immer verlassen haben. Es waren dies im vergangenen Jahr insgesamt 23 Kollegen. Unter ihnen befinden sich 4 Ehrenmitglieder:
Ernst Baumann, Alfons Lob, Karl-Heinrich Bauer, Wilhelm Tönnis.

Im Jahre 1977/78 sind folgende Mitglieder der Deutschen Gesellschaft für Unfallheilkunde verstorben:
Kreismed. Dir. Dr. Bodo-Heinz Wiebeck, Aschau/Chiemgau;
Dr. Willy Braun, Berlin;
Prof. Dr. h.c.mult. Karl-Heinrich Bauer, Heidelberg;
Dr. Rembert Pfister, Gronau;
Dr. Werner Pfundt, Leimen-Gauangelloch;
Prof. Dr. Dr. h.c. Wilhelm Tönnis, Köln-Lindenthal;
Dr. Hans-Joachim Fränzel, Berlin;
Dr. Rudolf Hellenschmied, Berlin;
Dr. Carl-Peter Tusch, Frechen;
Dr. Willm Kramer, Friedberg;
Dr. C. Frenssen, Harburg;
Dr. Wilhelm Silberkuhl, Gelsenkirchen-Buer;
Dr. Rolf Brandel, Schweinfurt;
Dr. Emil Seitz, Neuenburg;

Dr. Paul Buck-Gramcko, Hamburg;
Dr. Werner Auen, Berlin;
Prof. Dr. Alfons Lob, Murnau;
Prof. Dr. Hans Fuss, Überlingen;
Dr. Karl Duswald, Landshut;
Prof. Dr. Ernst Baumann, Langenthal/Schweiz;
Prim. Dr. Otto Wruhs, Wien;
Dr. Peter Zimmermann, Willich;
Prof. Dr. Gottlieb Zrubecky, Tobelbad.

Sie haben sich zu Ehren unserer verstorbenen Mitglieder erhoben, ich danke Ihnen!

Die Eröffnungsfeier für die Jahrestagung unserer Gesellschaft bietet den würdigen Anlaß, einige Kollegen, die sich um unsere Gesellschaft, unseren Beruf und die Unfallheilkunde besonders verdient gemacht haben, zu ehren.

Darf ich die Herren Perret, Willenegger, Trojan und Perren zu mir auf das Podium bitten.

Es ist mir eine ganz besondere Freude, Ihnen mitteilen zu können, daß das Präsidium unserer Gesellschaft auf seiner Sitzung am 23. Juni 1978 in Frankfurt am Main einstimmig beschlossen hat,

Herrn Dr. Perret, München, und Herrn Prof. Dr. Willenegger, Bern, zu Ehrenmitgliedern sowie die Herren Prof. Dr. Trojan, Wien, und Priv. Doz. Dr. Perren, Davos, zu Korrespondierenden Mitgliedern zu ernennen.

Ich darf die Urkunden überreichen und Ihnen, meine Herren, im Namen unserer Gesellschaft sehr herzlich gratulieren.

Gemäß den gültigen Bestimmungen für die Verleihung des Hans Liniger-Preises der Deutschen Gesellschaft für Unfallheilkunde wurde dieser Preis für das Jahr 1978 ausgeschrieben.

Das Preisrichterkollegium, bestehend aus den Herren Cotta, Dürr, Ulmer und Hübner unter Federführung von Herrn Jungbluth, hat die eingegangenen wissenschaftlichen Arbeiten studiert und beurteilt. Das Präsidium hat aufgrund des Votums beschlossen, den Hans Liniger-Preis zu gleichen Teilen an die Herren:
Priv. Doz. Dr. Leo Gotzen, Hannover, und
Priv. Doz. Dr. Hans-Jürgen Refior, München,
zu verleihen.

Die Arbeit von Herrn Gotzen trägt den Titel: „Untersuchungen zur Neutralisationsplatten-Osteosynthese und der Richtlinien für ihre praktische Durchführung",
die von Herrn Refior den Titel: „Tierexperimentelle Untersuchungen zum Verhalten der Mikrostruktur des Hyalin-Gelenkknorpels unter Druckbelastung".

Ich gratuliere Herrn Gotzen und Herrn Refior auch im Namen des Präsidiums und der Mitglieder unserer Gesellschaft zu dieser Auszeichnung und darf Ihnen die Urkunden und die Prämien überreichen.

Nach diesen Ehrungen und Auszeichnungen darf ich nunmehr Herrn Prof. Dr. Kern, Würzburg, zu seinem Festvortrag „Zur Kulturgeschichte des Schmerzerlebnisses" bitten.

Festvortrag

Zur Kulturgeschichte des Schmerzerlebnisses

E. Kern, Würzburg

Einleitung

Es ist schlechterdings unmöglich, ein Schmerzerlebnis zutreffend zu schildern. Wir alle wissen, was „Schmerz" ist, und man kann aufgrund eigener früherer Erfahrungen das Schmerzerlebnis eines anderen Menschen nachempfinden. Zur Mitteilung eines solchen sind wir aber auf bildhafte Umschreibungen angewiesen; einem Menschen ohne Schmerzempfindung das Erlebnis „Schmerz" verständlich zu machen ist ebenso unmöglich wie einem Blinden Farbe, einem Tauben Musik zu vermitteln. Der Schmerz gehört wie andere Sinneseindrücke zu den nicht näher definier- und erklärbaren Urerlebnissen des persönlichen Bewußtseins.

Schon deswegen ist es abstrakt und eigentlich verfehlt, über „den Schmerz" oder „das Schmerzproblem" zu sprechen. Sind mehrere Menschen beisammen, die Schmerzen verspüren, so ist es sinnlos zu sagen, hier sei ein Mehrfaches von Schmerz beisammen: Es gibt keine „Summe von Schmerz", denn niemand erleidet sie. Es gibt immer nur das jeweilige einmalige, unverwechselbare Schmerzerlebnis. Bestreitet jemand, Schmerzen zu haben, so kann man ihm dies nicht positiv beweisen; ebensowenig kann man Schmerzen widerlegen, die jemand zu haben behauptet [10]. Auch eine Quantifizierung des Schmerzes, eine Messung seiner Stärke, ist allenfalls für einen experimentell-reizerzeugten, epikritischen Schmerz möglich, nie aber für spontan aufgetretene Schmerzen. Auch „eingebildete Schmerzen" kann man kaum akzeptieren; schon 1840 schrieb Johannes v. Müller: „Der Schmerz ist niemals eine Einbildung und aus inneren Ursachen gewiß so wahrhaft wie aus äußeren...". Schmerz kann also auschließlich aus dem erschlossen werden, was der Betroffene über ihn aussagt.

Hieraus wiederum geht hervor, daß „der Schmerz" an ein intaktes Bewußtsein gebunden ist; mit dessen Ausschaltung, z.B. durch Narkose, ist beim Menschen wie beim Tier sofort jeder Schmerz verschwunden, und umgekehrt wird ja die Reaktion auf Schmerzreize, z.B. beim Unfallverletzten, als Gradmesser des Bewußtseinszustandes benutzt. Ohne ein erlebendes ICH existiert kein Schmerz; ein Computer kann, so phantastische Rechen- oder Intelligenzleistungen er vollbringen mag, nie Schmerz empfinden, denn er hat kein Ich-Bewußtsein. Der Schmerz ist ein veränderter Zustand des ICH [8]; auch zeitlich ist er klar abgegrenzt: Er ist an den jeweiligen Augenblick gebunden.

Der Schmerz kann allumfassend sein und jede andere Sinnesleistung blockieren, oder auch nur hintergründig bestehen. Humoristen haben das treffend und drastisch charakterisiert, so Eugen Roth:

„Ein Mensch, der schrecklich Zahnweh hat
gibt gern dem frommen Wunsche statt
es möchte seines Schmerzes Quelle
verlagern sich an andre Stelle........."

um, nachdem der Schmerz verschiedentlich wunschgemäß „verlagert" worden ist, schließlich zu der Erkenntnis zu kommen:

„jedoch nach den gehabten Proben
läßt er den Schmerz geduldig toben
denn das beruhigt ihn am eh'sten:
Da, wo's grad weh tut, tuts am weh'sten!"

oder Wilhelm Busch:

„Denn einzig in der engen Höhle
des Backenzahnes wohnt die Seele!"

Ist freilich der Schmerz vorüber, so ist er auch vergessen – allenfalls kann man sich an Anlaß oder Umstände erinnern, die einen Schmerz herbeigeführt haben, nie aber an den Schmerz selbst. Goethe schrieb sogar (1767 an Behrisch): „Die Erinnerung überstandener Schmerzen ist Vergnügen....".

Nach diesen Vorbemerkungen möchte ich nun abgrenzen, worüber ich *nicht* sprechen werde: Weder von der Anatomie noch von der Physiologie des Schmerzes, so interessant diese Aspekte auch wären, weder von der Therapie von Schmerzen noch ihren psychologischen, philosophischen oder gar theologischen Gesichtspunkten, und damit also auch nicht vom seelischen Schmerz, der freilich vom körperlichen nicht immer scharf zu trennen ist. Schon Homer spricht in der Ilias vom verwundeten Haides:

„.....stieg er zum hohen Olymp
trauernd das Herz durchdrungen von wütender Pein
denn geheftet saß in der Schulter der Pfeil
und quält ihm die Seele. ....."

Heute und hier soll vom körperlichen Schmerz und seiner Bedeutung für den Menschen die Rede sein, von seiner Bewertung im Lauf der Geschichte, soweit uns dies zugänglich ist. Wie ich glaube, lassen sich hierbei einige überraschende Einsichten gewinnen.

Ausdruck und Personifizierung des Schmerzes

Geht man in die Historie zurück, so erhebt sich als erstes die Frage: Wie erlebt ein primitiver Mensch einen körperlichen Schmerz? Ganz ohne Zweifel als etwas, was von außen kommt. Bei einer Verletzung von Haut oder Schleimhäuten, die blutet und schmerzt, ist dieser Zusammenhang ohne weiteres ersichtlich. Auf der schönen, hier aus Berliner Besitz stammenden rotfigurigen Vase des Sosias um 500 v.Chr. verbindet Achill die Wunden des Patroklos; indem dieser wegblickt, zeigt er die typische Reaktion des vom Schmerz Betroffenen und Verletzten. Neben diesem Vordergründigen empfand der Mensch zu allen Zeiten auch das Rätselvolle und Ungerechte, das dem Schmerz anhaftet. So läßt Sophokles den Philoktet sprechen:

„........ Unrecht tun die Götter
die neidlos wohnen, mit solchem Schmerz
uns Unbeschützte zu schlagen ...."

Vor allem gilt dies von Schmerzen, die den Menschen ohne ersichtliche äußere Ursache treffen, etwa eine Kolik oder der Ischämieschmerz bei Durchblutungsstörungen. Sie werden als unheimlich empfunden, zumal weder ihre Entstehung einsehbar noch ihr Ende absehbar ist – und selbst dem heute medizinisch Gebildeten macht es die größten Schwierigkeiten, bei einem ihn selbst treffenden Schmerzanfall dieser Art sein Wissen auf sich selbst anzuwenden.

Das Denken der Naturvölker kann man als „praelogisch" bezeichnen, es ist von magische Kollektivvorstellungen geprägt. Während des logische Denken nach vergleichbaren und objektivierbaren Kriterien strebt, identifiziert sich der primitive Mensch mit seiner Umgebung; er unterscheidet nicht zwischen Innen und Außen und er klassifiziert alles nach traditionsgebundenen Anschauuungen. So muß der Schmerz als Strafe für eine Schuld, als Rache eines bösen Dämons oder einer Gottheit aufgefaßt werden, die man versöhnen muß, vielleicht aber auch als übertragener Fluch eines feindlich gesinnten Mitmenschen. Begriffe wie „Hexenschuß" zeugen bis heute von dieser Anschauung, und bis in die Gegenwart wird diese Idee, der Schmerz „komme von außen", sowohl für die künstlerische Darstellung von Schmerzen wie auch für die Arzneimittelwerbung unbefangen verwendet und auch von jedermann verstanden (Abb. 1).

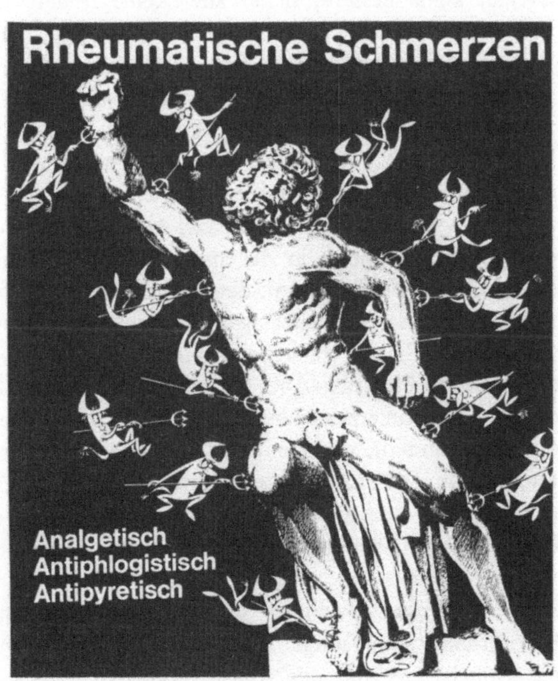

Abb. 1. Unbefangene Darstellung des Begriffs, „der Schmerz kommt von außen" in der Arzneimittelwerbung

Dabei werden Schmerz und Feind gleichgesetzt; auch diese Personifizierung gilt noch heute, wenn wir von Schmerz-Anfällen sprechen, denn „angefallen" wird man ja von einem fremden Lebewesen. Plötzlicher Schmerz, ob er nun außen oder innen entsteht, bedingt einen unvorbereiteten und unvorhergesehenen Bruch zwischen Person und Milieu. Dementsprechend ähneln die Ausdrucksreaktionen heftigen Schmerzes bei Mensch wie bei Tier denen der Wut und Angst, sie sind Flucht- und Angriffsreaktionen zugleich. Typisch für diese Sofortreaktion, für den „Großalarm im Körper" sind heftige motorische Bewegungen mit Innervationsumkehr. Wer steht, fällt in sich zusammen, wer sitzt, springt auf, herabhängende Arme werden hochgerissen, eine geöffnete Hand schließt sich und packt zu. Symbolisch wird der verletzte Körperbezirk „in Sicherheit gebracht". Bei schweren Verletzungen gehen diese gezielten Bewegungen in eine sinnlose motorische Desorganisation über. Wir kennen ja auch das unkontrollierte Um-sich-Beißen eines Hundes, der unerwartet oder gar im Schlaf von einem Schmerzreiz betroffen wird. Auch an das Grimmsche Märchen vom Tapferen Schneiderlein sei hier erinnert: Es wirft auf die beiden unter dem Baum schlafenden Riesen Steinbrocken herab; der Schmerz macht die Beiden aggressiv und sie töten einander. Charles Darwin hat dies in einer weniger bekannten Schrift „Der Ausdruck der Gefühle bei Mensch und Tier" 1872 klassisch geschildert: „Der Mund wird heftig zusammengepreßt, noch häufiger werden die Lippen zurückgezogen und die Zähne zusammengepreßt oder sie knirschen. Die Augen starren wild, wie in furchtbarem Entsetzen, die Brauen sind fest zusammengezogen. Der Körper ist in Schweiß gebadet und die Tropfen rinnen vom Gesicht herab ....".

Die Darstellung des Schmerzes in der Kunst

Es gibt keine bessere, sicher aber keine frühere Darstellung dieses Ausgeliefertseins an den Schmerz als die berühmte Laokoongruppe, bei der Vorgang und Ausdruck zu einer Einheit verschmolzen sind. Es ist hier aber auch das erstemal in der Kunstgeschichte, daß die Darstellung des Gesichts *menschliche Ausdrucksregungen zeigt*. Bei der bekannten Skulptur des sterbenden Galliers geht dieser Ausdruck des Schmerzes bereits in die Ergebenheit des Todes über. Es scheint so zu sein, daß immer erst in den *späten* Phasen einer Kultur der Gefühlsausdruck eine künstlerische Darstellung findet. In frühen Kulturepochen wird das Allgemeine, das Überindividuelle vom Künstler dargestellt. So ist es erstaunlich, daß noch in der mittelalterlichen Kunst weder die Märtyrer, die gefoltert werden, noch die Patienten, denen der Arzt ganz offensichtlich Schmerzen zufügt, irgendwelche Schmerzregungen zeigen. Dabei ist es keineswegs so, daß die Künstler solche Regungen nicht hätten darstellen *können*: Die zahllosen Abbildungen des schmerzverzerrten gekreuzigten Christus (Abb. 2) zeigen, wie eindrucksvoll dies möglich war. Christus war der „große Schmerzensmann", der stellvertretend die Leiden und Schmerzen der Menschen erduldete und diesen damit die Sublimierung ihrer Schmerzen und deren Überwindung ermöglichte. Die erste Darstellung des subjektiven Schmerzausdrucks eines Einzelmenschen in der Kunst ist meines Wissens die Zeichung Albrecht Dürers von 1509, wo er auf die Gegend der Milz hinwies und darübergeschrieben hat „do ist mir weh".

Auch die unterschwelligen Schmerzzustände sollen aber erwähnt werden, die, für das Bewußtsein kaum faßbar und erkennbar, doch dem Kranken das Gefühl der Bedrohung, des Unbehagens und der Angst vermitteln. Dies gilt vor allem für beginnende Krebser-

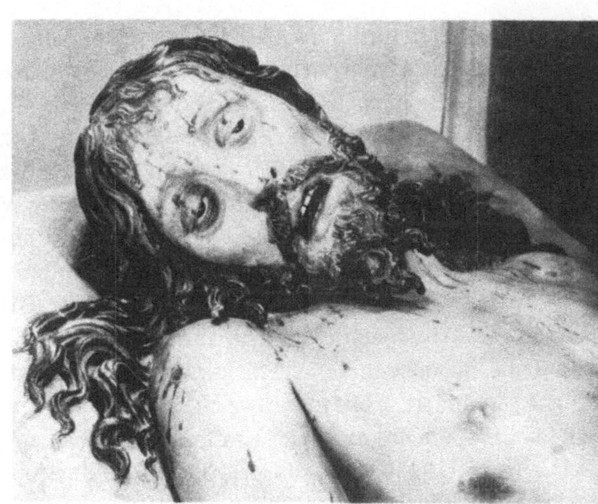

Abb. 2. Mittelalterliche Darstellung des leidenden Christus, des „großen Schmerzensmannes"

krankungen, die ja in der Regel ohne akute Schmerzen verlaufen. Theodor Storm hat mit beginnendem Magenkrebs das eindrucksvolle Gedicht geschrieben:

Ein Punkt nur ist es, kaum ein Schmerz,
nur ein Gefühl, empfunden eben;
und dennoch spricht es stets darein,
und dennoch stört es Dich zu leben.

Wenn Du es andern klagen willst
so kannst Du's nicht in Worte fassen.
Du sagst Dir selber: „Es ist nichts!"
Und dennoch will es Dich nicht lassen.

So seltsam fremd wird Dir die Welt,
und leis verläßt Dich alles Hoffen.
Bist Du es endlich, endlich weißt
Daß Dich des Todes Pfeil getroffen.

Arzt und Schmerz

Daß man bis zur Schwelle der Neuzeit in unserem Kulturkreis so wenig Angaben über Schmerz- und Narkosemittel findet, ganz im Gegensatz zu ausführlichsten bildlichen Darstellung von Operationen, Instrumenten und Krankheiten, hat wohl zwei Gründe: Einmal konnte man die, zum Teil aus der arabischen Medizin übernommenen, Getränke und Narkoseschwämme nicht exakt dosieren. Ungleich bedeutsamer war aber, daß die Kirche alles strikt ablehnte, was mit Betäubung, Willensentzug oder Suggestion zu tun hatte und damit nach Hexerei, Ketzerei und Teufelswerk aussah. Die Scheiterhaufen der Inquisition loderten noch bis weit ins 18. Jahrhundert hinein und drohten jedem, der sich mit solchen Dingen abgab. Speziell der Geburtsschmerz galt als „gottgewollt", gemäß der Aussage der Genesis „Mit Schmerzen sollst Du Kinder gebären", weshalb die Hebammen ja auch Wehmütter hießen.

Ärzte haben freilich immer das Fehlen schmerzlindernder Möglichkeiten bedauert. „Niemand kennt die unwiderstehliche Gewalt des Schmerzes besser als ich, denn niemand hat in seinem Leben mehr schmerzhafte Operationen ausgeführt als ich", schreibt der französische Kriegschirurg Pierre Francois Graf Percy Anfang des 19. Jahrhunderts, um dann pathetisch das Fehlen wirksamer Schmerzmittel zu beklagen. 20 Jahre vor der Entdeckung der Aethernarkose schrieb der französische Chirurg Velpeau „Eviter la douleur pendant les opérations, c'est une chimère, que ne poursuit plus personne" – „Den Schmerz während der Operation zu vermeiden, ist Unsinn, an den niemand mehr glaubt." Und wenige Jahre später wußte der Chirurg Baum, der Lehrer Theodor Billroths, keinen anderen Rat als bei schweren Operationen dem Patienten ein Stück Blei in den Mund zu legen, damit er darauf die Schmerzen verbeißen könne. Dasselbe hat Darwin in seiner schon erwähnten Schrift geschildert: „Matrosen, welche ausgepeitscht werden sollen, nehmen ein Stück Blei in den Mund, um mit äußerster Kraft darauf zu beißen und so den Schmerz zu ertragen ...".

Der wichtigste Meilenstein für die Behandlung körperlicher Schmerzen war die Entdeckung der Inhalationsnarkose in den 40er Jahren des vorigen Jahrhunderts in den USA. Hören wir aber mit Betroffenheit, was einer der namhaftesten Chirurgen der „damaligen Zeit, Johann Friedrich Dieffenbach in seiner Schrift „Der Aether gegen den Schmerz" 1847 – er verstarb noch im gleichen Jahr! – zu sagen hatte: „Der schöne Traum, daß der Schmerz von uns genommen, ist zur Wirklichleit geworden. Der Schmerz, das höchste Bewußtsein unserer irdischen Existenz, diese deutlichste Empfindung von der Unvollkommenheit unseres Körpers, hat sich beugen müssen vor der Macht des menschlichen Geistes, vor der Macht des Aetherdunstes. Wohin wird, wohin kann diese große Entdeckung führen?" ...... und weiter: „Wenn wir die neue Entdeckung als den größten Gewinn für das leidende Menschengeschlecht erkennen .... so muß dieselbe dem Arzte eine ganz veränderte Stellung dem Kranken gegenüber geben, ... Ihm kann die schwierigste chirurgische Operation durch die Ruhe, Stille und Empfindungslosigkeit des Kranken sehr erleichtert werden. Derjenige, welcher nicht gewohnt ist, chirurgische Operationen auszuüben und der sich dazu durch drigende Umstände genötigt sieht, wird mit größerem Selbstvertrauen an das Werk gehen und es mit mehr Leichtigkeit vollenden, wenn er nicht durch die Unruhe und die Klagelaute des Kranken gestört wird. Auch selbst der Geübte kann von diesen günstigen Umständen einen Gewinn ziehen, da er durch Nichts von seinem Handeln abgezogen wird. In jeder Beziehung scheint sich also durch dieses Mittel der Kreis der Ausübung der Chirurgie erweitert zu haben, wenn wir das Bild nur von der einen Seite betrachten. Minder hell erscheint es uns aber von der anderen angesehen."

„An die Stelle des unerschütterlichen Vertrauens von Seiten des Kranken zu der Kunst des Arztes ist das Vertrauen zu der Aetherbetäubung getreten. Der Kranke fragt jetzt weniger danach, wer ihn operiert, ob gut oder minder gut, er ist gleichsam abwesend .... Der bisherige Standpunkt des Arztes ist dadurch verrückt .... er steht allein in trauriger Isolierung da. Der Betäubte weiß bei der Operation nichts vor seinem Arzt, der Arzt nichts von seinem Kranken. Das Band der wechselseitigen Mitteilung ist zerrissen, der ihn selbst heilende milde Zuspruch wird nicht vernommen, die Frage nicht beantwortet, es herrscht grausige Einsamheit .... Laut- und empfindungslos liegt der freiwillig aus dem Kreis der Lebenden, Denkenden Empfindenden Herausgetretene mit geschlossenen Augen da, und in beänstigender Einsamkeit vollendet der Arzt sein Werk." Es gibt wenig Zeugnisse, aus denen so klar hervogeht, daß der Schmerz nicht nur eine peinigende, sondern auch eine soziale, eine zwischenmenschliche Funktion hatte, und daß durch seine Ausschaltung auch positive Werte verlorengehen!.

Bewertung des Schmerzes

Denn ebenso alt wie die Auflehnung gegen den Schmerz ist auch das Wissen, daß der Schmerz die Charakterbildung und die Menschwerdung fördert. So sagt Sophokles, wieder durch den Mund das Philoktet:

„................ ich wäre längst
erinnerungs- und sorglos wie ein Tier,
wär' nicht die Wunde ..... Wenn der Schmerz
mich faßt da weiß ich, daß ich Mensch bin und
ein Grieche!"

und Goethe läßt Iphigenie sprechen:

„Die Schmerzen sinds, die ich zu Hilfe rufe,
denn sie sind Freunde, Gutes raten sie ...."

Fast überall auf der Erde wurde und wird die Fähigkeit, Schmerzen zu ertragen, zu Mut und Tapferkeit in Beziehung gesetzt, zu Standhaftigkeit und Disziplin, und in zahlreichen Kultgemeinschaften schließen die Riten zur endgültigen Aufnahme in den Erwachsenenstatus das klaglose Ertragen willkürlich zugefügter, oft schwerer Schmerzen ein. Bekannt sind die Kindererziehung, aber auch das Verhalten am Marterpfahl bei den Indianern Nordamerikas, die Mannbarkeitszeremonien in Neuginea, Ozeanien oder Schwarzafrika, um nur einige Beispiele zu nennen. Sprichwörtlich geworden ist die spartanische Erziehung, wobei die Kinder von klein auf an Strapazen aller Art gewöhnt wurden, nie weinen durften und sich ständig in Mutproben zu bewähren hatten. Plutarch schreibt: „Die Knaben bewiesen soviel Selbstbeherrschung, daß einer, der einen jungen Fuchs entwendet hatte und ihn unter seinem Mantel verborgen hielt, sich von dem Tier lieber den Bauch aufreißen und sich töten ließ, als daß er den Sachverhalt preisgegeben hätte."

Hören wir hierzu einen noch lebenden Schriftsteller, Ernst Jünger: „Es gibt Haltungen, die den Menschen befähigen, sich .... von dem Raum abzusetzen, in dem der Schmerz als unumschränkter Gebieter regiert .... nämlich dadurch, daß der Mensch seinen Leib als Gegenstand zu behandeln vermag .... Hier laufen alle Maßregeln nicht darauf hinaus, dem Schmerz zu entrinnen, sondern ihn zu *bestehen*. Wir finden daher sowohl in der heroischen als auch in der kultischen Welt ein ganz anderes Verhältnis zum Schmerz als in der Welt der Empfindsamkeit. Hier gilt es, das Leben so einzurichten, daß es jederzeit auf die Begegnung mit dem Schmerz gerüstet ist ... Zu allen Zeiten umschließt die Uniform einen Rüstungscharakter, einen Anspruch, gegen den Angriff des Schmerzes in besonderer Weise gepanzert zu sein .... Nichts anderes bedeutet die Disziplin, sei es die priesterlich-asketische, die auf Abtötung, sei es die kriegerisch-heroische, die auf Stählung gerichtet ist. Hier wie dort gilt es, das Leben völlig in der Gewalt zu halten, damit es zu jeder Stunde im Sinne einer höheren Ordnung zum Einsatz gebracht werden kann. Die wichtige Frage nach dem Rang der vorhandenen Werte läßt sich daher genau an dem Maß ablesen, in dem der Leib als Gegenstand behandelt werden kann ...".

Ein besonders bekanntes Beispiel dieser heroisch-stoischen Haltung ist jener Mucius Scaevola, der in Kriegsgefangenschaft geraten die rechte Hand ins Feuer hielt und ohne eine Miene zu verziehen verkohlen ließ, um so einen furchtbaren und anschaulichen Begriff vom Mut und von der Standhaftigkeit der Römer zu geben. Nur bei konsequenter Abwertung des eigenen Leibes kann der Schmerz bejaht werden, von dem aber selbst Augustinus sagt: „So kann man Ja zu manchem Schmerze sagen, aber keinen gibt es, den man lieben kann". In allem menschlichen Verhalten liegt die Gefahr der Einseitigkeit und der Übersteigerung, und wenn auch seit Freud die Begriffe Sadismus und Masochismus jedermann bekannt sind, so ist es doch weder zu schildern noch zu begreifen, was Flagellanten sich selbst und Folterknechte aller Zeitalter Anderen angetan haben. Wenn auch das Ertragen von Schmerzen Bedeutung für die Festigung der Persönlichkeit und des Charakters haben mag, so endet doch eine aussschließlich heroische Haltung nicht selten in Verhärtung und Verbitterung. „Im Widerstand, im „Schneid", verbeißt man sich den Schmerz, und das physiognomische Bild der gespannten Gesichtszüge, der aufeinandergeklemmten Zähne, der geballten Fäuste zeigt den der Bosheit eng verwandten „verbissenen" Gemütszustand" (5). Diese Gesamteinstellung schließt das letztlich Humane und eine persönliche Lebensgestaltung aus und läßt die äußeren Einflüsse übermächtig werden: Das Kollektiv hat nun das letzte Wort über den Einzelnen. Dies ist wohl der tiefere Grund, weswegen alle „heroischen" Weltanschauungen von Sparta bis in die jüngste Gegenwart keine dauernde und nicht einmal längerdauernde Bedeutung erlangen konnten. Auch heute noch gibt es nur zu viele Staaten, aber auch sogenannte Subkulturen – man denke nur an die Terroristenszene! – wo wir diese Haltung beobachten können.

Wir Älteren, die wir noch die Zeit der Uniformen, der „körperlichen Ertüchtigung" und des allesbeherrschenden Kollektivs erlebt haben, wissen allerdings, daß das Pendel bei uns inzwischen zur anderen Seite hin ausgeschlagen hat: Auch die nur verschämt ausgesprochene Aufforderung, jemand solle auch nur geringfügige Schmerzen aushalten, ist heute ein echtes Tabu! Immanuel Kant hat in seiner von Hufeland herausgegebenen Schrift „Von der Macht des Gemüths durch den Bloßen Vorsatz seiner krankenhaften Gefühle Meister zu sein" beschrieben, wie ihm Gichtschmerzen die Nachtruhe raubten. „Nun aber, aus Ungeduld, mich am Schlafen gehindert zu fühlen, griff ich bald zu meinem stoischen Mittel, meine Gedanken mit Anstrengung auf irgendein von mir gewähltes gleichgültiges Objekt, was es auch sei, zu richten, mithin, die Aufmerksamkeit von meiner Empfindung abzulenken ...... Daß dieses nicht bloß eingebildete Schmerzen waren, konnte mich die des anderen Morgens früh sich zeigende glühende Röte der Zehen des linken Fußes überzeugen", und weiter schreibt er: „Unglaublich ist es, was der Mensch vermag, auch im Physischen, durch die Kraft des festen Willens, und so auch durch die Not, die oft allein einen solchen festen Willen hervorzubringen vermag ......".

Auch zu diesem Thema gibt es freilich andere Stimmen als die des nüchternen und willensstarken Kant. So schreibt Jean Paul im „Buch der Bücher": „Der Mensch findet die stoischen Trostgründe gegen alle Schmerzen wahr und stark, nur gerade gegen den *jetzigen* nicht" und Shakespeare läßt in Viel Lärm Um Nichts den Benedikt sagen:

„Ja, jeder kann den Schmerz bemeistern,
nur der nicht, der ihn fühlt",

und den Leonato:

„Denn noch bis jetzt gabs keinen Philosophen
der mit Geduld das Zahnweh konnt' ertragen ..."

Hören wir hierzu nochmals Ernst Jünger: „Das Geheimnis der modernen Empfindsamkeit beruht darin, daß sie einer Welt entspricht, in welcher der Leib mit dem Wert selbst identisch ist. Aus dieser Festellung erklärt sich ohne weiteres das Verhältnis dieser Welt zum Schmerz als einer vor allem zu vermeidenden Macht, denn hier trifft der Schmerz den Leib nicht etwa als einen Vorposten, sondern er trifft ihn als die Hauptmacht und als wesentlichen Kern des Lebens selbst". Zur Untermauerung dieser Feststellung genügt heute ein Blick auf die Zeitschriftenkioske, aber auch in das para- und pseudomedizinische Schrifttum: Uneingeschränkt regiert der Leib.

Schmerz und heutiger Mensch

Gezeigt und verherrlicht wird heute freilich nur der schöne und junge Leib. In früheren Zeitepochen gehörte es zum selbstverständlichen Alltag, daß der Krüppel, der Verstümmelte, der Aussätzige seine Schmerzen öffentlich zeigte und mitleidheischend bettelte. In der heutigen Welt fängt das soziale Netz diese Menschen auf, sie brauchen nicht mehr zu betteln. Damit wird aber auch das unmittelbare Mitleid des Einzelnen gegenüber seinen Mitmenschen blockiert, es wird nicht mehr in Anspruch genommen. Wo früher Christus stellvertretend die Schmerzen erlitt und der Mensch im Gedanken daran seine eigene Pein vergessen konnte, gilt heute sein Zutrauen dem Pharmakon, der Tablette, Der Ausspruch Albert Schweitzers: „Wir sind eine Bruderschaft des Schmerzes von der Wiege bis zur Bahre" klingt antiquiert. Der heutige Mensch betrachtet den Schmerz ausschließlich als eine Unannehmlichkeit, als eine Panne, die wie jeder Übelstand intensiv bekämpft werden mus [5]. Er ist überzeugt, daß diese Bekämpfung keinerlei Besinnung auf die Erscheinung selbst erfordert. Schmerz *darf* einfach nicht vorkommen. Diese Haltung hat die Frage nach dem Wesen und Sinn des körperlichen Leidens verdrängt und dadurch auch jede subtile Einsicht in die Beziehung zwischen Krankheit, Schmerz und persönlichem Erleben verschüttet.

Daß die „souveräne" Coupierung jedes Schmerzelebnisses durch Pharmaka häufig eine sklavische Abhängigkeit von diesen bedeutet, wird dabei nur zu leicht übersehen. Bei dieser Haltung ist der Mensch nicht mehr genötigt, sich mit sich und seinen eigenen Schmerzen, aber auch mit denen seiner Mitmenschen auseinanderzusetzen. „Ein Dasein ohne Schmerz verführt zu metaphysischem Leichtsinn", hat Max Scheler dies formuliert. Kann und muß man aber nicht noch weitergehen und fragen: Gibt nicht das Vorhandensein des Schmerzes allen Askesesystemen und damit letztlich jeder Art von Religiosität erst eine Daseinsmöglichkeit? Ist nicht der heutige Verfall der großen Weltreligionen eine direkte Folge der Schmerzbekämpfung – während nur dort, wo die Schmerzzufügung weiterhin in Gebrauch ist, wie im Islam, die Religion sogar noch weiter expandiert?

Denken wir nochmals zurück in frühere Epochen: Im kirchlichen und kultischen Bereich wurden Rauschdrogen nur da eingesetzt, wo sie Rituale und Feste unterstützten und damit das Gemeinschaftsgefühl förderten. Undenkbar waren früher Psychopharmaka ohne religiöse und gemeinschaftliche Verankerung, sie unterstützten das religiöse Ritual, das cyclische Fest, die sacramentale Begegnung. Heute ist es gerade umgekehrt: Der Analgeticaeinnehmer, der Drogensüchtige ist *allein*; die Rituale finden in der Einsamkeit statt, am Fernseher zum Beispiel: Dem Einzelnen ist kaum bewußt, wie sehr Sendungen und Sendezeiten den Alltag mit Caesuren versehen, genau wie früher Gebetsglocken und -stunden, und wie sie dem heutigen Menschen Rituale und Ordnungen aufzwingen, die er sich von Weltanschauungen her keinesfalls mehr auferlegen ließe.

Bei aller extremen Wehleidigkeit eigenen Schmerzen gegenüber muß aber auch die aggressive und geradezu süchtige Einstellung beobachtet werden, mit welcher die Zufügung von Schmerzen bei anderen miterlebt wird. Grausamkeit, Brutalität und Quälerei sind im Fernsehen wie im Kino alltäglich, Box- und Fußballkämpfe sind durchaus aus dieser Einstellung heraus zu verstehen. So nimmt es nicht wunder, daß die Mitleidsfähigkeit nicht trotz, sondern wegen geringeren eigenen Schmerzerlebens immer mehr zurückgeht. Goethes Wort: „Uns lehrt eigener Schmerz, der anderen Schmerzen zu teilen" gilt heute wie früher.

Die Schmerzempfindung als Lernprozeß

Eine noch nicht sehr alte Erkenntnis ist, daß für den Menschen die Schmerzerlebnisse der frühen Kindheit unentbehrlich sind, denn sie verhelfen dem Kind allmählich zur Trennung von schmerzempfindlichem Subjekt und schmerzzufügendem Objekt und damit zur Vermeidung schädigender Einflüsse in der Zukunft. „Ehe das Kind imstande ist, seine ihm selbst sichtbaren und fühlbaren Körperteile als ihm gehörig zu erkennen, muß es eine große Zahl von Erfahrungen gemacht haben, welche meistens mit schmerzhaften Gefühlen verbunden sind" [19]. Die neuere Verhaltungsforschung hat bewiesen, daß erstaunlicherweise das Zusammenhangserlebnis zwischen Verletzung und Schmerz nicht etwa angeboren ist, sondern erlernt wird.

Die wenigen, – bisher kaum mehr als 100 – Fälle von totaler Analgesie, von angeborenem Fehlen jeder Schmerzempfindung, beweisen dies genügend: Hier veraetzen und verbrennen sich die Kinder, zum Teil sogar mutwillig um die Erwachsenen zu ängstigen, Knochenbrüche werden nicht bemerkt und heilen wegen mangelnder Ruhigstellung kaum aus. Dasselbe gilt für die partielle Analgesie infolge neurologische Erkrankungen, z.B. der Syringomyelie. Hunde, die unter völligem Ausschluß einer möglichen Schmerzzufügung aufgezogen werden, vermögen später nicht mehr oder nur ganz langsam angemessene Reaktionen auf Schmerzreize zu entwickeln. Die cognitive Komponente des Schmerzgefühls muß auch vom Menschen im frühen Kindesalter *erlernt* werden, sonst bleibt sie gestört. Aus dieser Sicht muß man es als geradezu kriminell bezeichnen, wenn Mütter Kleinkindern schon bei Bagatellverletzungen Analgetica verabfolgen, wobei der „Zaubersaft" ja vor allem dazu führt (und führen soll), daß die Kinder Ruhe geben und die Nerven der Eltern nicht mehr strapazieren. Dieses Vorgehen programmiert körperliche wie seelische Fehlhaltungen und hat möglicherweise kausal mehr mit der Suchtneigung der heute Heranwachsenden zu tun, als man bis heute erkannt hat. In heutiger Formulierung möchte man sagen: Der Schmerz ist eine Repression zum Zweck des Lernens. Bei der Verpönung, die heute sowohl die Begriffe Repression wie Lernen betreffen, aber auch die oben erwähnte körperliche Ertüchtigung oder die Uniformierung, braucht man sich nicht zu wundern über die heutige Situation, die Behaim-Schwarzbach so charakterisierte: „Auch die Begegnung mit dem Schmerz will geübt sein, und diese Übung ist dem zivilisierten Weißen abhanden gekommen. Gewohnt, den Schmerz zu bannen, ist er ihm umso ausgelieferter, wenn der Bann nicht verfängt". Und tatsächlich muß man das ungläubige, entsetzte Erstaunen von Patienten erlebt haben, die an einem Leiden erkranken, das auch den modernen Schmerzbehandlungsmöglichkeiten trotzt, wie dies gelegentlich vorkommt.

Nur streifen möchte ich hier eine nachdenkliche und den modernen Menschen wohl erschreckende Idee, von der Ernst Jünger schreibt: „Wo an Schmerz gespart wird, stellt sich das Gleichgewicht nach den Gesetzen einer ganz bestimmten Ökonomie wieder her" – ähnlich wie dies Goethe in einem Brief an Schiller 1795 formuliert hat: „Man weiß in solchen Fällen nicht, ob man besser tut, sich dem Schnerz natürlich zu überlassen oder sich durch die Beihilfen, die uns die Kultur anbietet, zusammenzunehmen. Entschließt man sich zu dem letzten, wie ich dies immer tue, so ist man dadurch nur für einen Augenblick gebessert, und ich habe bemerkt, daß die Natur durch andere Krisen immer wieder ihr Recht behauptet" – sollte hier eine der Ursachen des heute so vielbeschworenen „Stress" liegen? Oder nochmals Ernst Jünger: „Langeweile ist nichts anderes als die Auflösung des Schmerzes in der Zeit".

Die Auswirkungen von Schmerzen

Was ist nun eigentlich das Schlimme am Schmerz, vor allem am chronischen? Wahrscheinlich vor allem die Wechselwirkung zwischen Angst und Schmerz, die den Charakter einer echten Rückkopplung annehmen kann. Angst ist das Unvermögen, sein eigenes Schicksal anzunehmen. Auch hierzu hat Darwin eine wichtige Aussage gemacht: „Erwarten wir, daß wir leiden werden, so sind wir ängstlich; haben wir keine Hoffnung auf Linderung, so verzweifeln wir". Zuweilen werden Angst – und Wehleidigkeit! – als Grundstimmung unseres Jahrhunderts bezeichnet, vielleicht nicht ganz zu Unrecht: Eben wegen der Unfähigkeit des heutigen Menschen, irgendwelche Schicksalsschläge zu verarbeiten. Die rasche Zunahme der Psychotherapie in unserem Jahrhundert spricht hier ebenfalls eine deutliche Sprache. Dabei blieb es unserem 20. Jahrhundert vorbehalten, die Ursache der Schmerzen zu *erkennen*, mit anderen Worten, das subjektive Schmerzerlebnis in eine Diagnose transformieren zu können. Hierzu seien nur einige Beispiele erwähnt: Die peripheren Durchblutungsstörungen wurden erst im 20. Jahrhundert als solche erkannt, und vieles was früher unter Podagra, Zipperlein und Gicht gelaufen war, läßt sich heute erklären und behandeln. Das St. Antoniusfeuer, das im Mittelalter wie eine Seuche grassierte, wurde als Giftimmission in die Nahrung, durch die Secale-Alkaloide des Mutterkorns erkannt. „Zentrale", früher ganz unerklärliche Schmerzzustände können heute als Thrombose thalamusnaher Venen diagnostiziert und behandelt werden.

Schmerzverdeckungsphänomene und Schmerzbekämpfung

Wie ist es aber andererseits erklärlich, daß unter bestimmten Bedingungen selbst heftige Schmerzreize nicht oder nur ganz am Rande wahrgenommen werden? Durch andere Sinnesreize können Schmerzreize „verdeckt" werden, etwa durch akustische oder vibratorische, aber auch durch anderweitige Schmerzreize [15]. Der letzte Grund für alle Schmerzverdeckungsphänomene ist der, daß der Mensch pro Sekunde nicht mehr als etwa 100 bit gleichzeitig im Bewußtsein aufnehmen, also empfinden und verarbeiten kann. Von der älteren Psychologie wurde dies als „Bewußtseinsenge" bezeichnet. Normalerweise drängt ein starker Schmerzreiz alle anderen Sinnesmodalitäten zurück, es entspricht aber der allgemeinen Erfahrung, daß große Erregung auch den stärksten Schmerz blockieren kann. „Ein Junge, der bei einer Rauferei verletzt wird, spürt keinen Schmerz, bis der Kampf vorbei ist" [2]. Alle erfahrenen Kriegschirurgen haben über Fälle berichtet wie den des Major v. Bredow, der zu einer Meldung aus der blutigen Schlacht von Mars-la-Tour

1870 heransprengte und erst durch die Umstehenden darauf aufmerksam gemacht werden mußte, daß sein Unterschenkel durch einen Schuß zertrümmert war und stark blutete. Sauerbruch schildert einen jungen Offizier im ersten Weltkrieg, dem bei einem Sturmtruppenunternehmen der Oberarm zertrümmert wurde. Die Fortnahme seines Armes im Schultergelenk fand ohne jede Betäubung statt, während er mit flammenden Augen sein Heldenstück erzählte. Die Operation war fertig, als auch seine Darstellung beendet war [20].

Dieser sog. „Wundstupor" verschafft uns einen Einblick in das Wesen des Schmerzes, denn er zeigt, daß der Schmerz ausbleibt, wenn der Mensch „außer sich ist", aus was für Gründen auch immer, wenn er die Kommunikation mit seiner eigenen Leiblichkeit unterbrochen hat [5]. Ein solches „Außer-sich-Sein", wenn auch auf der Basis einer extremen Verinnerlichung, zeigen auch die Märtyrer, die Fanatiker aller Richtungen, die Stigmatisierten, die Fakire, die sich von heftigen Schmerzen distanzieren können. Was Kant mittels der kalten ratio gelang, gelingt ihnen durch gläubige Meditation. Erwähnt sei hier aber eine historische Episode: Als Sherrington Pawlows Hunde gezeigt wurden, die darauf dressiert waren, Schmerzreize als Signal bevorstehender Fütterung zu deuten und dementsprechend zu reagieren, sagte dieser betroffen: „Jetzt glaube ich die Märtyrer zu verstehen!" [1].

Der Wundstupor betrifft akute, plötzlich einsetzende Schmerzen; viel schwerer sind aber chronische Schmerzen zu ertragen. Jeder Arzt kennt die Facies dolorosa des von unerträglichen und auch durch heftige Schmerzmittel nicht gänzlich zu beherrschenden Schmerzen geplagten Patienten. Die meisten Schmerzen, wegen welcher Schmerzmittel eingenommen werden, haben aber nicht dieses Ausmaß. In der Bundesrepublik werden die jährlich durch „Schmerzzustände" entstehenden Kosten auf mehr als 20 Milliarden Mark geschätzt, wenn man die verlorene Arbeitszeit, die Krankenhaus-, Arzt- und Rezeptkosten einschließt. Zwischen 1/4 und 1/2 Milliarde Mark betragen allein die jährlichen Ausgaben für Analgetica, die auf privater Basis verbraucht werden. Auf diese Fakten, die heute in den Gazetten hinlänglich erörtert werden, brauche ich hier nicht näher einzugehen; die Zahlen sprechen für sich.

Kurz zu sprechen wäre aber von den Faktoren, die in unserer Wohlstands- und Sozialgesellschaft Schmerzzustände begünstigen. Im heutigen Kreise brauchen Begriffe wie Schmerzensgeld, Rente, MdE und Arbeitsunfähigkeit nur gestreift zu werden, Feststellungen, die sich aber nur zu oft vorwiegend auf vom Patienten angegebene Schmerzen stützen. Nicht zu übersehen ist, daß Schmerzen – unabhängig von ihrer Ursache – nicht selten durch spezifische Lernprozesse aufrechterhalten werden, die sich ihrerseits ohne Wissen und Absicht des Betroffenen, sozusagen automatisch, vollziehen [24]. Frührentner befinden sich oft in einem neurotisierenden Konflikt zwischen dem existenzsichernden Status quo des Schmerzzustandes einerseits und dem Wunsch nach Schmerzlinderung andererseits; sie unterwerfen sich zuweilen ausgedehnten diagnostischen Eingriffen, die Durchführung einer angemessenen Behandlung wird aber durch (teil-) bewußte und unbewußte Abwehrmechanismen blockiert.

Ausblick

Was ergeben sich nun im letzten Viertel des 20. Jahrhunderts für Ausblicke? Nach einigen Jahrzehnten der Stagnation sind sowohl die wissenschaftlichen Theorien und Erkenntnisse über den Schmerz wie auch die therapeutischen Möglichkeiten zu seiner Behandlung erneut in Bewegung gekommen. Erwähnt sei hier nur die control-gate-Theorie von Melzack und Wall, oder die an Feinheit immer weiter fortschreitenden Methoden, wobei durch direkte Eingriffe an Hirn oder Rückenmark die schmerzleitenden Bahnen oder die aufnehmenden Zentren temporär oder endgültig ausgeschaltet werden. Schon gibt es hier Behandlungsmöglichkeiten ohne besondere Nebenwirkungen, wie die neuerdings propagierte Behandlung von chronischen Schmerzen mit elektrischen Hirnstimulatoren [18]. Die bedeutendste Entdeckung der letzten Jahre dürfte aber der Nachweis von Opiatreceptoren im Zentralnervensystem sein, der sog. Encephaline und Endorphine, niedrigkettiger Peptide, die im Hirn gebildet werden und die Schmerzempfindung reduzieren [22]. Sollte ihre pharmakologische Anwendung am Menschen gelingen, so besäße der Mensch zum erstenmal in seiner Geschichte die Möglichkeit, auf chemischem Weg *ausschließlich* die Schmerzempfindung zu blockieren, ohne gleichzeitig das Bewußtsein sedieren zu müssen. Dies wäre ein ganz wesentlicher Schritt auf dem Weg zur „totalen Schmerzfreiheit". Übrigens lassen diese Erkenntnisse über die Wirkungsweise der Schmerzmoleküle, der endogenen Opiate, erstmals auch erklären, wie die Akupunktur wirkt, was ja bekanntlich durch die herkömmliche Anatomie und Physiologie nicht möglich ist: Werden im Tierexperiment die Hirnteile entfernt, in denen diese Peptide, die als Schmerzblocker dienen, gebildet werden, so funktioniert eine vorher wirksame Akupunktur nicht mehr. Faßt man die neuesten Entwicklungen zusammen, so muß man sagen: Die Manipulationsmöglichkeiten am Menschen schreiten unaufhaltsam, geradezu unerbittlich fort. Besonders deutlich läßt sich die progressive, „moderne" Einstellung zu diesen Fragen aus einer Diskussion im Jahre 1964 ablesen, bei welcher von biochemischer Seite auf den Einwand, der Mensch sei auf die Prüfungen des Leidens angewiesen, um daran zu reifen, geantwortet wurde: „Es ist die erklärte Zielsetzung der Naturwissenschaften, die Welt leidloser zu gestalten".

So sehr man als Arzt im Einzelfall, etwa bei einem inkurablen Carcinomkranken mit unerträglichen Schmerzen alle diese Möglichkeiten begrüßen muß und anwenden wird, so wenig erfreulich sind die allgemeinen Aspekte der Gesamtentwicklung. Es stellt sich hier das gleiche Problem wie bei den Organtransplantationen, bei der Kernenergie, bei den künstlichen Genveränderungen, um nur einige Beispiele zu nennen: Die Technik schafft Möglichkeiten, die im Einzelfall anwendbar und vernünftig sind, die in der Gesamtheit ihrer Anwendungsmöglichkeiten die Hybris der Menschen aber in einem Maße freisetzen, die tiefes Unbehagen auslöst.

Es hat mich tief beeindruckt, wie vor wenigen Monaten ein Chirurg im 84. Lebensjahr in dem Krankenhaus, in dem er Jahrzehnte operiert hatte, und bei dem ich als junger Arzt arbeitete, starb, indem er bis zum letzten Atemzug jedes schmerzstillende Medikament wie auch jede Intensivbehandlung verweigerte und in den letzten Lebenstagen nur noch klares Wasser zu sich nahm; er starb bei vollem Bewußtsein und in konsequenter Haltung. Wie viele Menschen können das noch?

Ich bin Arzt, und ich habe mich als solcher bemüht, mein Thema frei von Emotionen und Wertungen zu untersuchen. Wir können uns von unserer Epoche und von unserer Gegenwart und deren Vorstellungen nicht freimachen und nicht abstrahieren. Trotzdem glaube ich, daß für den einzelnen Menschen nach wie vor der Ausspruch Ernst Jüngers gilt und Geltung behalten wird: „Nenne mir Dein Verhältnis zum Schmerz, und ich sage Dir, wer Du bist".

Literatur

1. Auersperg, Prinz A.: Schmerz und Schmerzhaftigkeit. Berlin: Springer 1963
2. Beecher, H.K.: Die Placebowirkung als unspezifischer Wirkungsfaktor im Bereich der Krankheit und der Krankenbehandlung. In: Schmerz, hsg. v. Janzen u.a. Stuttgart: Thieme 1972
3. Behaim-Schwarzbach, M.: Vom leibhaftigen Schmerz. Hamburg: Dulk 1946
4. Bolz, H.M.: Wirkungen und Nebenwirkungen von Analgetica. Med. Meschr. für Pharmazeuten *1*, 33–42 (1978)
5. Buytendijk, F.J.J.: Über den Schmerz. Bern: Huber 1948
6. Darwin, Ch.: Der Ausdruck der Gefühle bei Menschen und Tier. (1872), übers. v. H. Beer. Düsseldorf: Rau 1964
7. Dieffenbach, J.F.: Der Aether gegen den Schmerz. Berlin: Hirschwald 1847
8. Goldscheider, A.: Das Schmerzproblem. Berlin: Springer 1920
9. Gut, W.: Die Deutung des Schmerzes. Rektoratsrede Zürich 1953
10. Hassler, R.: Die zentralen Systeme des Schmerzes. Acta Neurochirurg. *VIII*, 353–423 (1960)
11. Hausmann, H.: Die Psychologie des Schmerzes und Schmerzmittelmißbrauchs, 2. Aufl. Bern: Huber 1970
12. Janz, H.W.: Geistesgeschichtliche Fragen zur Schmerzbekämpfung. In: Schmerz, hsg. v. Janzen u.a. Stuttgart: Thieme 1972
13. Jünger, E.: Über den Schmerz. In: Blätter und Steine. S. 1957–216 . Hamburg: Hanseatische Verlagsanstalt 1934
14. Kant, I.: Von der Macht des Gemüths durch den bloßen Vorsatz seiner krankhaften Gefühle Meister zu sein. Reclam o.J.
15. Keidel, W.D.: Zum Problem der „subjektiven" und „objektiven" Quantifizierung des Schmerzes. In: Schmerz, hsg. v. Janzen u.a. Stuttgart: Thieme 1972
16. Kern, E.: Psychische Belange im Bereich der Chirurgie. Monatskurse f. ärztl. Fortbildung *25*, 456–462 (1975)
17. Lewis, H.C.: Über den Schmerz. Köln: Höfer 1954
18. Mundinger, F.: Die Behandlung chronischer Schmerzen mit Hirnstimulatoren. Dtsch. med. Wschr. *47*, 1724–1729 (1977)
19. Preyer, W.: Die Seele des Kindes. Leipzig 1890
20. Sauerbruch, F., Wenke, H.: Wesen und Bedeutung des Schmerzes. Berlin: Junker und Dünnhaupt 1936
21. Schulz, R.: Körpereigene Opiate – Endorphine. Dt. Ärzteblatt *1978*, 2255–2260
22. Seeman, B.: Über den Schmerz. Heidelberg: Sauer 1965
23. Töllner, R.: Die Umbewertung des Schmerzes in ihren Voraussetzungen und Folgen. Med. histor. J. *6*, 36–44 (1971)
24. Wörz, R.: Psychiatrische Aspekte chronischer Schmerzzustände. Dtsch. Ärzteblatt 73–75 (1978)

I. Offene Verletzungen (Erstversorgung und weiterleitende Therapie)

Erstversorgung von offenen Verletzungen am Unfallort (Notversorgung und Transportprobleme)

H. Contzen, Frankfurt am Main

In der modernen Traumatologie ist die Erstversorgung des Verletzten am Notfallort mit den Möglichkeiten des organisierten Rettungsdienstes in den Behandlungsplan einbezogen. Hier gelten klare Prioritäten für alle Maßnahmen mit dem Ziel,

1. das Leben zu erhalten,
2. zusätzliche Schädigungen zu verhindern, eingetretene Schädigungen zu vermindern,
3. Transportfähigkeit zu erreichen.

Im Prioritätenkatalog (Tabelle 1) steht die Versorgung von Wunden, von offenen Frakturen und Luxationen nicht im Vordergrund, sie ist vor allem unter dem Aspekt der „Vermeidung zusätzlicher Schäden", hier vor allem einer bakteriellen Kontamination zu sehen. Lediglich die Beherrschung einer massiven Blutung und der umgebende, luftdichte Wundverschluß bei perforierender Brustwandverletzung entsprechen dem am Notfallort geltenden Primat aller Maßnahmen zur Behebung bzw. Abwendung lebensbedrohender Zustände.

Tabelle 1. Prioritätenkatalog für die lebensrettenden Sofortmaßnahmen am Unfallort

1. Freimachung und Freihaltung der Atemwege
2. Wiederbelebung bei Atemstillstand durch Beatmung
3. Wiederbelebung bei Herzstillstand durch äußere Herzmassage *und* Beatmung
4. Schockbekämpfung und Blutstillung
5. Versorgung von Wunden und Frakturen

Für die *Blutstillung* gelten alte Erfahrungswerte. Eine venöse Blutung, insbesondere an einer Extremität, wird durch Hochlagerung des verletzten Extremitätenteils und durch einen Kompressionsverband praktisch immer beherrscht. Das gleiche gilt für arterielle Blutungen aus Nebenästen; die massive Blutung aus eröffneten Stammarterien dagegen wird zunächst durch deren manuelle Kompression an den bekannten Abdrückstellen, ggf. mit anschließendem Kompressionsverband, wenn dieser nicht ausreicht am besten durch eine unter Sicht angesetzte Arterienklemme, nur als ultima ratio durch Abbinden am proximalen Oberarm bzw. Oberschenkel versorgt. Auf Einzelheiten insbesondere auf die Gefahren einer Abbindung brauche ich hier nicht näher einzugehen.

Der *offene Pneumothorax* muß sofort luftdicht verschlossen werden, um das lebensbedrohende Mediastinalflattern zu beheben. Dafür eignet sich der Heftpflaster-Dachziegel-

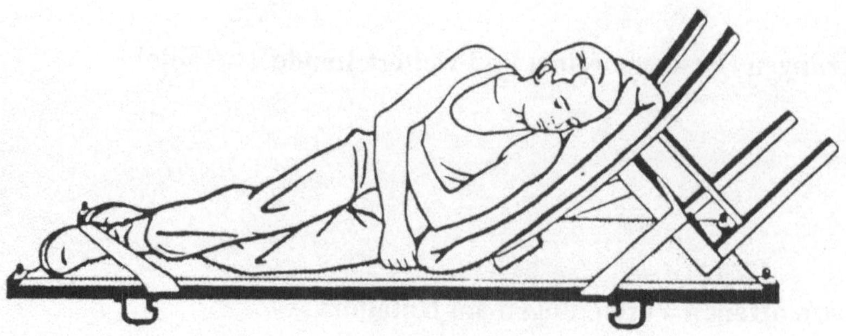

Abb. 1. Seitenlagerung eines Brustkorbverletzten mit Hilfe eines Stuhls (aus ZDV 49/21 der Bundeswehr

verband über einer Wundkompresse; praktikabler ist die Verwendung eines Verbandpäckchens, dessen wasserdichte Hülle mit Heftpflaster über die Wundauflage geklebt wird. Da bei perforierender Brustwandverletzung nicht selten auch die pleura visceralis verletzt, so die sekundäre Ausbildung eines Spannungspneumothorax möglich ist, müssen diese Verletzten besonders überwacht werden.

Deren Lagerung und Transport erfolgt bei Bewußtlosigkeit in Seitenlagerung auf der verletzten Seite (Abb. 1), beim bewußtseinsklaren Brustkorbverletzten mit erhöhtem Oberkörper, ggf. auch auf der verletzten Seite.

In diesem Zusammenhang sei an das Prinzip erinnert, den Bewußtlosen stets auf die ggf. verletzte Körperseite zu lagern, da so z.B. die verletzte Brustkorbseite stabilisiert, die verletzte Extremität immobilisiert, in jedem Fall der Schmerz gemindert wird.

Als Ausnahme von dieser Regelung gilt die Lagerung eines Bewußtlosen mit *offener Schädel-Hirnverletzung* auf die unverletzte Seite, da sonst ein Hirnprolaps provoziert oder verstärkt werden könnte. Der notwendige sterile Kopfverband soll – wie auch bei einer erkennbaren Impressionsfraktur – nur über einem Ringpolster angelegt werden.

Ein Verletzter mit *eröffneter Bauchhöhle* muß sofort in Rückenlage verbracht, dessen Oberschenkel durch eine dicke Knierolle gebeugt, der Kopf durch ein dickes Polster angehoben werden, um so die Bauchmuskeln zu entspannen und das Herauspressen von Darm- und Netzteilen zu verhüten. Die Wunde ist steril zu verbinden und zu bandagieren. Bereits vorgefallene Darm- oder Netzteile sollen auf keinen Fall reponiert, sondern in feuchte Kompressen eingehüllt, ggf. mit einem Metalline-Tuch bedeckt werden. Auch beim umgehend erforderlichen Transport ist die geschilderte Lagerung beizubehalten.

Für *Pfählungsverletzungen* gilt der Grundsatz, den penetrierten Gegenstand erst auf dem Operationstisch zu entfernen, um den nicht vorhersehbaren Folgen beim Entfernen des Fremdkörpers wirksam begegnen zu können.

Am Unfallort werden offene Wunden natürlich am häufigsten bei Extremitätenverletzungen, speziell als offene Frakturen und/oder Luxationen zu erwarten sein. Hier steht die Verminderung der bakteriellen Kontamination, praktisch also die Verhütung der posttraumatischen Osteomyelitis im Vordergrund. Deshalb soll der Wundbereich sofort steril verbunden, am besten mit großflächigen Metalline-Tüchern eingehüllt und die verletzte Bewegungseinheit ausreichend ruhiggestellt werden. Repositionsversuche, vor allem auch mit dem Ziel, aus der Wunde herausragende Fragmente in den Weichteilmantel zurückzuverlagern, sind unbedingt zu unterlassen.

Zur temporären Immobilisierung der verletzten Bewegungseinheit werden sowohl an der oberen als auch an der unteren Extremität pneumatische Schienen bevorzugt, die u.a. auch bei der späteren Röntgenuntersuchung nicht stören. Denn die Schiene soll, der die offene Fraktur bzw. das eröffnete, luxierte Gelenk schützende Erstverband *muß* bis zur endgültigen Versorgung im Operations-Saal verbleiben.

Die beim Schwerverletzten, vor allem beim Mehrfachverletzten bekannten Immobilisierungs- und Transportprobleme können heute durch dessen Lagerung auf einer individuell zu formenden Vakuum-Matratze als weitgehend gelöst gelten.

Wenn sich auch dieses einführende Übersichtsreferat speziell auf die Erstversorgung von offenen Verletzungen bezog, somit zwangsläufig lokale Maßnahmen vordergründig dargestellt werden mußten, so steht am Unfallort das absolute Primat aller Maßnahmen außer Frage, die der Behebung bzw. Verhütung von akut lebensbedrohenden Zuständen dienen.

Allgemeine Gesichtspunkte der Asepsis und Infektionsprophylaxe bei der Erstversorgung offener Verletzungen

E.H. Kuner, Freiburg/Br.

Vor vier Monaten meldete ein Sonntagsblatt in Balkenüberschrift: „Hygiene-Mängel in Deutschen Kliniken: 25 000 Tote" [2]. Wie diese erschreckende Zahl von täglich 68 Infektionsopfern zustande kommt, geht leider auch aus dem zwei Tage zuvor erschienenen Artikel in „Medical Tribune" nicht hervor. Der Hauptvorwurf des Autors lautet: Erstens: „Operationswunden werden mit ungewaschenen Händen und ohne Handschuhe berührt" und zweitens: „in der Bundesrepublik ist die Krankenhausinfektionsrate ständig angestiegen" [1]. Derartige Behauptungen, die exakt nicht belegt sind, zeigen aber, wie verwundbar die Chirurgie genau an dieser Stelle ist. Sie weiß dies auch.

Seit Semmelweis (1847) und Lister (1869) bemühen sich Chirurgen intensiv durch Asepsis und Infektionsprophylaxe die Wundinfektionsrate so klein als irgend möglich zu halten [3]. Daß das Ziel von null Prozent Infektionen jedoch nie erreicht werden kann, ist genauso bekannt wie die Tatsache, daß ein positiver Keimnachweis aus einem Wundabstrich noch lange nicht identisch ist mit einer lokalen Infektion.

Jede Krankenanstalt beherbergt eine große Auswahl von Erregern ungleicher Virulenz. Für den Frischverletzten mit offenen Wunden bedeutet diese Umgebung tatsächlich eine Gefahr für Kontamination oder Infektion. Sie ist besonders groß bei Wunden mit Gewebszerstörung, starker Verschmutzung und schlechter Zirkulation bzw. Schwerverletzten oder -Kranken mit reduzierter biologischer Abwehr oder bei Aufenthalt in unmittelbarer Nähe von Kranken mit bereits infizierten Wunden, Langzeitbeatmung, Blasendauerkatheter, Decubitalgeschwüren und Verbrennungswunden [5, 17]. Darüber hinaus spielen die zeitliche Exposition und mehrfache, oft überflüssige Inspektionen sowie der notwendige Kontakt mit dem Pflegepersonal eine nicht zu unterschätzende Rolle. Dabei hört es sich doch

Tabelle 1. Infektkette

Kranker	→	Gegenstand
Gegenstand	→	Pflegepersonal
Pflegepersonal	→	Pflegepersonal
Pflegepersonal	→	Einrichtung
Kranker	→	Drittperson
Drittperson	→	Kranker

recht gut an, wenn formuliert wird: „Für den Patienten rühren sich viele Hände". Die menschliche Hand ist im Krankenhaus überall und an allen Ereignissen beteiligt. Die Hand nimmt dabei Keime auf, sie ist kontaminiert. Die Hand überträgt Keime, sie infiziert! Die Infektkette ist in vielen Fällen oft leicht nachzuvollziehen (Tabelle 1).

Asepsis und Antisepsis umfassen nun alle Maßnahmen, die eine Wundkontamination verhindern. Die Infektionsprophylaxe erstreckt sich darüber hinaus auch auf die Unterstützung biologischer Reaktionen, welche sowohl durch operationstechnische Details, als auch medikamentös bzw. durch Vaccination erreicht werden können. Infektionsprophylaxe durch Asepsis und Antisepsis umfaßt schließlich ein weitgehend komplettes System von vielen Einzelmaßnahmen, von denen jede für sich alleine nur bedingt wirksam ist [12]. Es macht deshalb wenig Sinn, durch sogen. wissenschaftliche Untersuchungen z.B. die Wirksamkeit oder die Wirkungslosigkeit einer Abdeckfolie beweisen zu wollen, welche doch lediglich die sterile Abdeckung vervollständigen soll. Im Rahmen der Asepsis deckt jede Einzelmaßnahme doch nur im Zusammenwirken und in gegenseitiger Ergänzung eine, manchmal gar mehrere Lücken ab. So ist die sogen. lückenlose Asepsis nur das Gesamtergebnis vom Ineinander- und Übergreifen korrekt angewandter Maßnahmen, so daß der geforderte Schutz mit größter Wirksamkeit entsteht.

Allgemeine Gesichtspunkte zur Asepsis und Infektionsprophylaxe ergeben sich schwerpunktmäßig zu drei Bereichen:

Bei der ersten Kontaktnahme des Frischverletzten mit der Umgebung: Klinik.
Bei der Durchführung der eigentlichen Wund-Versorgung.
Bei der Nach- und Weiterbehandlung.

Der ersten Kontaktnahme kommt deshalb so große Bedeutung zu, weil hier eine funktionierende Krankenhaushygiene voll zum Tragen kommt. Dabei stehen Selbstverständlichkeiten wie Sauberkeit, regelmäßiger Wäschewechsel, Desinfektion von Gegenständen und Räumen, überlegte Transportwege auf sauberen Transportwagen, Umgehung z.B. der septischen Station, Unterbringung in aseptischen Räumen bis zur definitiven Versorgung sowie peinliche Asepsis und Hygiene besonders beim Mischen von Injektionen und Infusionen im Mittelpunkt [9]. Die Verwendung von bereits fertigen Kombinationspräparaten bietet Vorteile. Auf all diesen Gebieten ist die Zusammenarbeit mit dem Klinikhygieniker anzustreben. Die Beurteilung des Heilverlaufes einer Verletzungs- oder Operationswunde dagegen ist ureigenste chirurgische Aufgabe und kann nicht der Hygiene-Fachschwester aufgebürdet werden.

Die eigentliche Wundversorgung stellt an die Asepsis die größten Anforderungen [6]. Aber auch gerade hier beansprucht der Mensch wiederum die volle Aufmerksamkeit. Die Wirksamkeit der geschaffenen Maßnahmen steht nämlich in direkter Abhängigkeit von der

Disziplin aller beteiligten Personen. Dabei werden Tugenden vorausgesetzt wie Gewissenhaftigkeit, Sauberkeit, Ehrlichkeit und Umsichtigkeit. Ohne sie ist ein Operationsbetrieb nicht möglich. Vor jedem Betreten des eigentlichen Operationstraktes ist das Umkleiden für jedermann obligatorisch! Eine Übergangsregelung oder Schonfrist für diese Forderung ist endgültig abgelaufen. Der Zwang zum Umkleiden gilt für alle, auch für den Anaesthesisten.

Am Beispiel der frischen Wundfraktur (offene Fraktur) läßt sich nachweisen, daß bei strenger Beachtung einfacher Regeln und Zuhilfenahme moderner technischer Einrichtungen die Infektionsrate eindrucksvoll gesenkt werden kann [10, 14]. Es ist bekannt, daß eine primäre Kontamination der Wundfraktur nur in etwa 30% der Fälle vorliegt [13, 16]. In der Hauptsache handelt es sich dabei sogar noch um harmlose Hautkeime. Die schwere, eitrige Infektion dagegen wird meistens erst im Krankenhaus erworben. Dies zu verhindern, ist in jedem Einzelfall unsere größte Aufgabe. Folgendes Vorgehen hat sich bewährt: Der erste Wundverband wird solange belassen, bis der Patient in einem aseptischen Operationssaal ist. Ein Aufenthalt auf einer Intensiv-Station ist nach Möglichkeit zu vermeiden und auch in der Ambulanz bzw. Poliklinik und im Röntgen sollte nicht viel Zeit vergehen. Hier nämlich ist die Kontaminationsgefahr groß. Die Entfernung des Verbandes geschieht unter aseptischen Bedingungen (Kopfbedeckung, Mundschutz, sterile Handschuhe, sterile Schere usw.). Der mechanischen Wundsäuberung durch Spülen mit Ringerlösung unter Zusatz von Polybactrin oder Nebacetin sowie der Reinigung der Knochenfragmente mit steriler Bürste messen wir größte Bedeutung zu [7]. Der eigentlichen Desinfektion des Operationsfeldes geht die Entfettung der Haut mit Alkohol voraus, denn nur so kann das Desinficienz in unmittelbaren Kontakt zur Haut treten und seine Wirksamkeit entfalten. Bei der Durchführung der chirurgischen Wundversorgung sind für den weiteren Verlauf die atraumatische Operationstechnik mit Wundrandexcision, Débridement, Schaffung stabiler Verhältnisse im Falle der Fraktur, spannungslose Wundnaht oder gar Offenlassen und schließlich die Redon-Saug-Drainage entscheidend.

Die Diskussion über den Stellenwert der sogen. „sterilen Operationsboxe" mit turbulenzarmer Verdrängungsströmung ist noch nicht abgeschlossen. Es liegen aber Erfahrungsberichte vor, die eine eindeutige Senkung der Infektionsrate bei vergleichbaren Standard-Operationen wie z.B. alloplastischer Hüftgelenkersatz [5, 6, 11, 18] oder gedeckte Marknagelung [8] aufweisen. Wir selbst konnten bei der Behandlung offener Frakturen aller Schweregrade im konventionellen bzw. Laminar-Flow-Operationssaal die Infektionsrate von 9,3% auf 4,4% senken [4]. Wir treten deshalb dafür ein, solche Frakturen, wenn immer die Möglichkeit besteht, in einem Laminar-Flow-Operationssaal zu versorgen. Aber auch hier stellen wir die Disziplin und Einhaltung aller bewährten anderen Maßnahmen nach wie vor in den Mittelpunkt (Tabelle 2).

Tabelle 2. Osteitis-Rate bei offenen Frakturen aller Schweregrade

	N-Frakturen	Infekte
a) *Konventioneller Operationssaal*		
Basel (Rittmann/Matter., 1977)	205	7,3%
Hannover (Tscherne, 1978)	418	5,5%
Freiburg (Kuner u. Mitarb., 1978)	290	9,3%
b) *Sterile Operationsboxe*		
Freiburg (Kuner u. Mitarb., 1978)	405	4,4%

Unter den infektionsverhütenden Maßnahmen in der Nachbehandlung nehmen die offene Wundbehandlung, die frühzeitige Entfernung der Redon-Saugdrainagen, die Hochlagerung mit Förderung der Abschwellung sowie die baldige aktive Bewegungstherapie zur Verbesserung der Zirkulation breiten Raum ein. Gerade die offene Wundbehandlung mit Entfernung des Verbandes nach 24, spätestens nach 48 Stunden und anschließendem Abdecken mit z.B. Nobecutan-Spray bietet so große Vorteile, weil die Wunde ständig kontrolliert werden kann und bereits erste Anzeichen einer Wundheilungsstörung Gegenmaßnahmen schon in einer sehr frühen Phase ermöglichen. Die offene Behandlung von Operations- und Verletzungswunden zeigt, daß bereits nach 24 Stunden eine Wundinfektion durch bloßes Berühren mit den Händen oder durch die Bettwäsche nicht mehr möglich ist. Wir üben diese Art der Behandlung bereits seit 10 Jahren mit bestem Erfolg aus.

Es war mir in der Kürze der mir zur Verfügung stehenden Zeit nicht möglich, dieses so wichtige Thema bis ins Detail und erschöpfend darzustellen. Ich hoffe aber, daß es mir gelungen ist, einige aktuelle Fragen aufzugreifen und zu beantworten.

Zusammenfassung

Allgemeine Gesichtspunkte der Asepsis und Infektionsprophylaxe ergeben sich sowohl bei der ersten Kontaktnahme eines Verletzten mit Wunden, als auch bei der Definitivversorgung und der Nachbehandlung. Das Hauptaugenmerk ist zu Beginn auf eine funktionierende Krankenhaushygiene zu legen, wobei besonders der Erstkontakt mit bereits anwesenden Patienten solange zu verzögern ist, bis die Wunden chirurgisch versorgt sind. Die eigentliche chirurgische Tätigkeit verlangt ein Höchstmaß an Asepsis. Sie kommt durch das Zusammenwirken zahlreicher Einzelmaßnahmen zustande, die sich ergänzen. Im Mittelpunkt steht mehr die Disziplin, als technischer Aufwand. Der Laminar-Flow-Operationssaal hat an unserer Abteilung die Infektionsrate nach offenen Frakturen um mehr als die Hälfte gesenkt. In der Nachbehandlung stehen offene Wundbehandlung, Hochlagerung und frühfunktionelle Therapie zur Zirkulationsverbesserung im Mittelpunkt.

Literatur

1. Daschner, F.: Mangelhafte Krankenhaushygiene. Medical Tribune *13*, 1 (1978)
2. Daschner, F.: zit. in.: „Welt am Sonntag" Nr. *30* (23. Juli) 1978
3. Gierhake, F.W.: Hygiene und Asepsis in der Chirurgie. Langenbecks Arch. Chir. *345*, 535 (1977)
4. Häring, M., Kuner, E.H.: Vergleichende Untersuchungen bei der Versorgung offener Frakturen: konventioneller Operationssaal/sterile Operationsboxe. 42. Jahrestagung der Deutschen Gesellschaft für Unfallheilkunde. Berlin 1978
5. Kanz, E.: Transmission von Mikroorganismen im Krankenhaus. In: Seeliger et al.: Bekämpfung des infektiösen Hospitalismus durch antimikrobielle Dekontamination. Karlsruhe: G. Braun, 1977
6. Knapp, U., Ullmann, U.: Ergebnisse bakteriologischer Untersuchungen von Operationswunden im konventionellen und im Laminar-Flow-Operationsraum. Hefte z. Unfallheilk. *131*, 144 (1978)
7. Kuner, E.H., Weyand, F., Häring, M.: Erste Hilfe und definitive Behandlung bei der offenen Fraktur.-Z. Allg. Medizin *24*, 1038 (1975)

8. Kuner, E.H., Schweikert, C.-H., Weller, S., et al.: Die Marknagelung von Femur und Tibia mit dem AO-Nagel. – Erfahrungen und Resultate bei 1591 Fällen. – Unfallchirurgie *2*, 155 (1976)
9. Mehrkens, H.H., Klaus, E., Schmitz, J.E.: Möglichkeiten materieller Verunreinigungen durch Zusatzinjektionen. Klin. Anaesthesiol. Intensivther. *14*, 106 (1977)
10. Rittmann, W.W., Matter, P.: Die offene Fraktur. Bern-Stuttgart-Wien: Huber 1977
11. Rogge, D.H., Oestern, J., Malottke, R., Duvlis, Z.: Erfahrungen mit der Laminar-Flow-Technik in der Extremitätenchirurgie. Hefte z. Unfallheilk. *131*, 146 (1978)
12. Schweikert, C.-H.: Die Asepsis in der Knochenchirurgie. akt. traumatologie *2*, 53 (1972)
13. Terbrüggen, D., Kuner, E.H., Enderlein, E.: Primäre Kontaminationshäufigkeit und Osteitisrate bei offenen Frakturen. Unfallchirurgie *2*, 163 (1978)
14. Tscherne, H.: Therapy of compound fractures of lower limb with special regard to internal fixation. SICOT-XIV World Congress, October 15–20, Kyoto, Japan 1978
15. Weber, B.G.: persönliche Mitteilung 1978
16. Willenegger, H.: Therapie der traumatischen Osteomyelitis. Lagenbecks Arch. Chir. *334*, 529 (1973)
17. Zellner, P.R., Metzger, E.: Asepsis und Antisepsis bei der Behandlung des Brandverletzten. – Infektion *5*, 36 (1977)
18. Zichner, L.: Erfahrungen mit einer ultrasterilen Operationseinheit. Hefte z. Unfallheilk. *131*, 136 (1978)

Offene Schädel-Hirnverletzungen

H.W. Pia, Giessen

Offene Schädel-Hirnverletzungen stellen mit ihrer freien Verbindung zwischen Schädelinnenraum und Außenwelt eine ernste Gefährdung dar. Mit der Duraeröffnung fehlt die wichtigste Schutzvorrichtung des Gehirns gegen jede Infektion von außen. Therapeutischer Grundsatz jeder offenen Schädelverletzung ist daher der sofortige Verschluß der kommunizierenden Duraverletzung. Vordringliche Aufgabe ist die Erkennung der offenen Verletzung und ihrer primären oder sekundären Begleitschäden am Schädel, den Häuten und am Gehirn. Dieser für die Verletzungen der Schädelkonvexität meist leichte Nachweis durch einfache Inspektion bereitet bei den offenen Verletzungen der Schädelbasis vielfach Schwierigkeiten. Daraus erklärt sich, daß die klassische Regel der Chirurgie: „Jede offene Verletzung muß in eine geschlossene Verletzung umgewandelt werden", für die Basisverletzungen keinesfalls die Regel ist. Neben den diagnostischen Schwierigkeiten sind die oft begleitende schwere Hirnverletzung, die spontane Rückbildung von sicheren Zeichen offener Basisverletzungen, wie Liquorrhoe oder Pneumatocele, das Vertrauen auf die prophylaktische Wirkung sofort verabfolgter Antibiotica gegen Meningitis und Hirnabsceß, die Annahme einer Spontanheilung und auch unzureichende Kenntnisse über die Besonderheiten basaler Frakturen die Hauptgründe.

Offene Hirnverletzungen kommen bei etwa 5% aller Schädel-Hirnverletzungen vor. Im eigenen Krankengut von nunmehr über 10.000 Verletzungen betrug der Anteil in der

Tabelle 1. Schädel-Hirnverletzungen. Giessen 1942–1974. N 9038

	Chirurgie 1942–1952 N 1790	1960–1974 N 3455	Neurochirurgie 1953–1974 N 3793	
leichte ged. HV	79	91	33	
schwere ged. HV	16	7	58	
offene Hirnverl.	5	2	9	Konvexität 3
				Basis 6
Frakturen	43	13	40	
Impressionen	9	–	12,5	
Haematome	10	3	26	
epidurale H.	3	–	6,4	
subdurale H.	5	–	17,2	
intracerebrale H.	2	–	2,4	

Chirurgischen Klinik von 1942–1952 5%, von 1960–1974 war er auf 2% zurückgegangen (Die Zahlen von 1953 bis 1959 sind statistisch nicht verwertbar.), der Anteil im eigenen Krankengut (mit Gründung der Neurochirurgie) auf 9% angestiegen. Verletzungen der Basis sind in Friedenszeiten offensichtlich häufiger als die der Konvexität (Tabelle 1).

Die Letalität offener Schädel-Hirnverletzungen ist groß. Sie betrug bis 1952 über 37%, zwischen 1960 und 1974 bei den chirurgisch behandelten 28% und im eigenen Krankengut 34% für die Verletzungen der Konvexität und fast 16% für die der Basis (Tabelle 2). Unsere jetzige Zusammenstellung von 710 Verletzten (Abb. 1) zeigt die hohe Frequenz offener Verletzungen im 2. und 3. Lebensjahrzehnt und die große Zahl im Kindesalter und bis zum 50sten Lebensjahr. Bei einer Gesamtletalität von 24% starben bis zum 50sten Lebensjahr ca. 20% der Verletzten, danach stieg der Anteil steil an auf 37 und 40%. Mit dem 8. Dezennium wurden die Überlebenschancen gering. Todesursache der frischen Verletzung ist nur ausnahmsweise die offene Verletzung, sondern die begleitende Hirnverletzung. Sie bestimmt im Akutstandium daher auch das therapeutische Vorgehen, das zugleich bei Mehrfachverletzungen durch diese modifiziert wird.

Tabelle 2. Mortalität von Schädel-Hirnverletzungen. Giessen 1942–1974

	Chirurgie 1942–1952		1960–1974		Neurochirurgie 1953–1974	
	N	Gestorben	N	Gestorben	N	Gestorben
Gesamtzahl	1790	11,9	3455	9,7	3793	25,5
Leichte HV	1417	2,8	3085	6	1248	1,8
Schwere HV	373	56	308	34,7	2545	37,1
Offene HV	91	37,3	65	28	349	34,1
					240[a]	15,8[a]
Impressionen	99	19,1	–	–	447	18,7
Hämatome	186	84	103	47	980	39,6
Epidurale H.	58	86	–	–	238	37
Subdurale H.	90	82	–	–	653	37
Intracerebrale H.	38	87	–	–	89	64

[a]Basale offene HV.

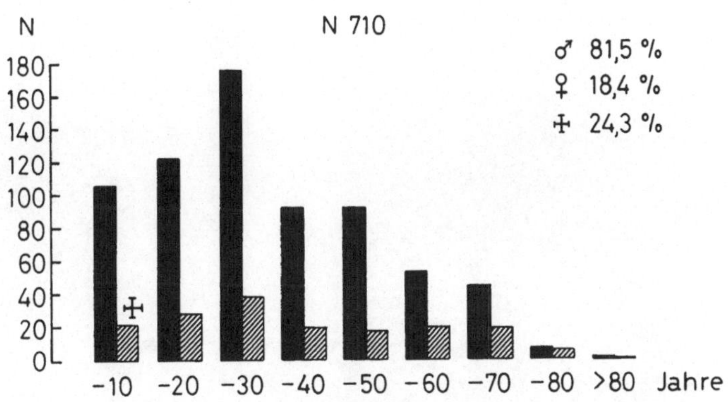

Abb. 1. Offene Schädel-Hirnverletzung und Altersverteilung. Neurochirurgische Univ.-Klinik Giessen 1953–1977

Die Diagnose der offenen Schädel-Hirnverletzungen und ihrer Folgen ist gesichert klinisch durch Austritt von Hirngewebe und Liquor, klinisch und/oder röntgenologisch durch tief imprimierte Knochenfragmente und Fremdkörper wie Glassplitter, Metallbolzen, Geschosse, u.a., durch Luftansammlungen in der Schädelhöhle, im Subduralspalt, im Subarachnoidalraum, in der Hirnsubstanz und/oder in den Ventrikeln und schließlich durch eine Früh- oder Spätmeningitis, Encephalitis, bzw. Hirnabsceß.

Die *Röntgen-Computer-Tomographie* hat die Erkennung dieser Symptome und gleichzeitig der Hirnverletzung und begleitender Schäden, wie Lacerationen, Haemorrhagien und komprimierender Haematome nahezu perfektioniert.

Bei einer *schweren offenen Schädel-Hirnverletzung* (W.W. 061154911–389/78) mit Berstungs- und Impressionsfrakturen der rechten Kalotte, Austritt von Hirngewebe und Liquor zeigt das Computer-Tomogramm (Abb. 2a und 2b) neben der Knochenverletzung ein temporales Epiduralhaematom, Kontusionen des rechten Temporallappens und der angrenzenden Stammganglien mit Hirnödem und eine Haemorrhagie des rechten Seitenventrikels.

Eine *Schußverletzung* (C.C. 060634112–1198/78) demonstriert besser als das Röntgenbild anhand der Splitterpyramide, der Hirnzerreißung und der Geschoßlokalisation Art und Ausdehnung der Verletzung und ihre Folgen und läßt bei diesem inneren Prellschuß den Weg des Geschosses in der Schädelhöhle rekonstruieren (Abb. 3).

Das gleiche gilt für *Basisverletzungen mit Pneumatocelen.* Bei dem mit einem excessiven Hautemphysem aufgenommenen Verletzten (B.A. 171160001–879/78) fand sich zugleich eine ausgedehnte subdurale Pneumatocele, die den Lageänderungen des Schädels entsprechend folgte. Ursache der subduralen Pneumatocele wie des Hautemphysems war eine röntgenologisch kaum erkennbare Siebbeinfraktur (Abb. 4).

Besonders gut demonstriert das folgende Beispiel einer fronto-basalen Schädelverletzung (M.Sch. 301252761–591/77) die diagnostischen Möglichkeiten der Computer-Tomographie. Es zeigt sich im CT, daß die Luft subdural, subarachnoidal über der Konvexität und intraventriculär lokalisiert ist. Jederzeit mögliche Kontrollen gestatten eine zuverlässige Verlaufsbeurteilung, im Beispiel den Nachweis der Luftresorption (Abb. 5).

Entzündliche Komplikationen, vor allem der *Hirnabsceß*, die seit einigen Jahren wieder vermehrt auftreten, wohl infolge der von uns bewirkten Keimresistenz, sind sicher zu

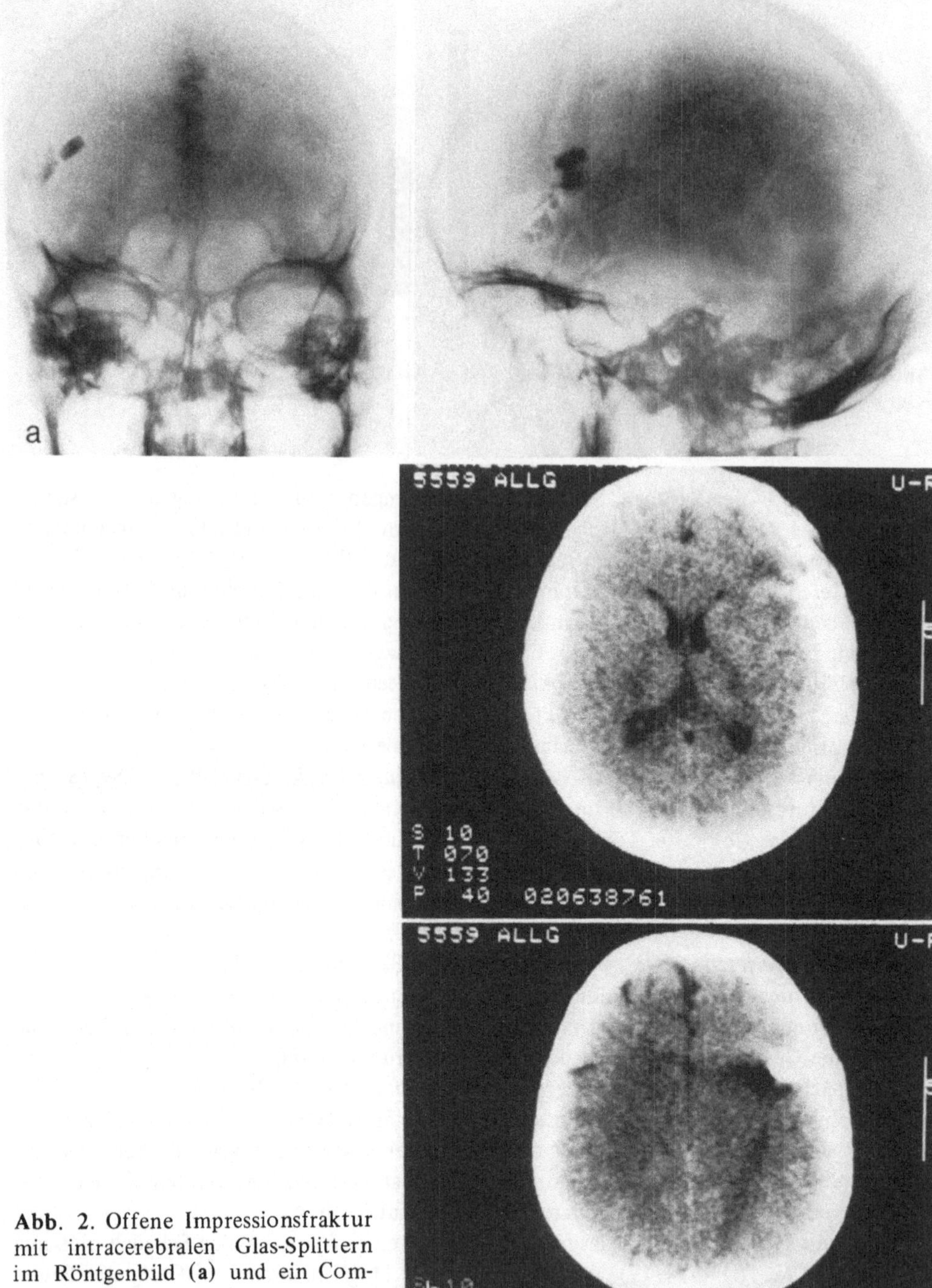

Abb. 2. Offene Impressionsfraktur mit intracerebralen Glas-Splittern im Röntgenbild (**a**) und ein Computer-Tomogramm (**b**)

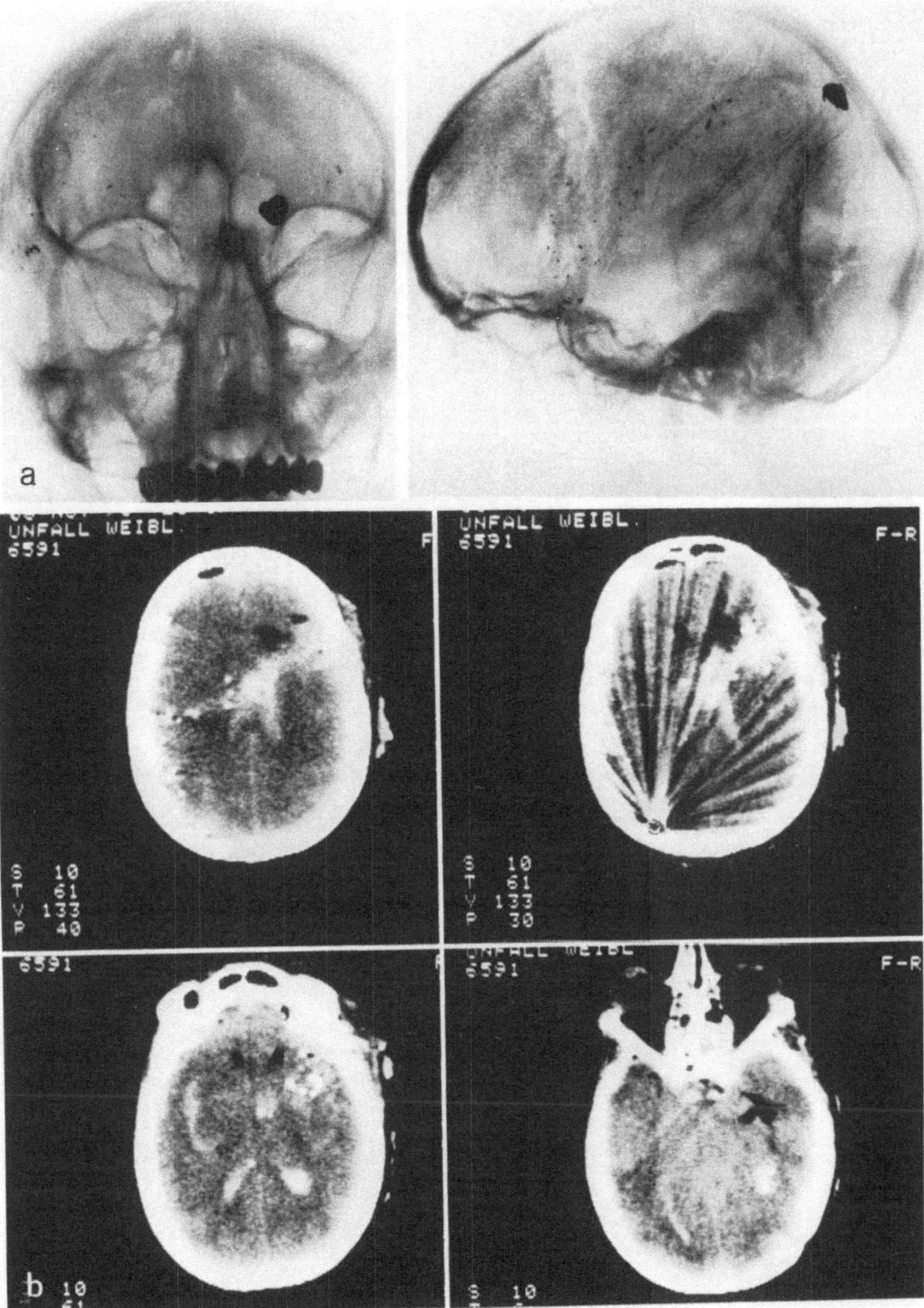

Abb. 3. Röntgen-Bild (**a**) und Computer-Tomogramm (**b**) einer Schußverletzung (Innerer Prellschuß). Darstellung des Schußkanals, der Geschoßlokalisation. Hirnzerreißung und Ventrikelblutung

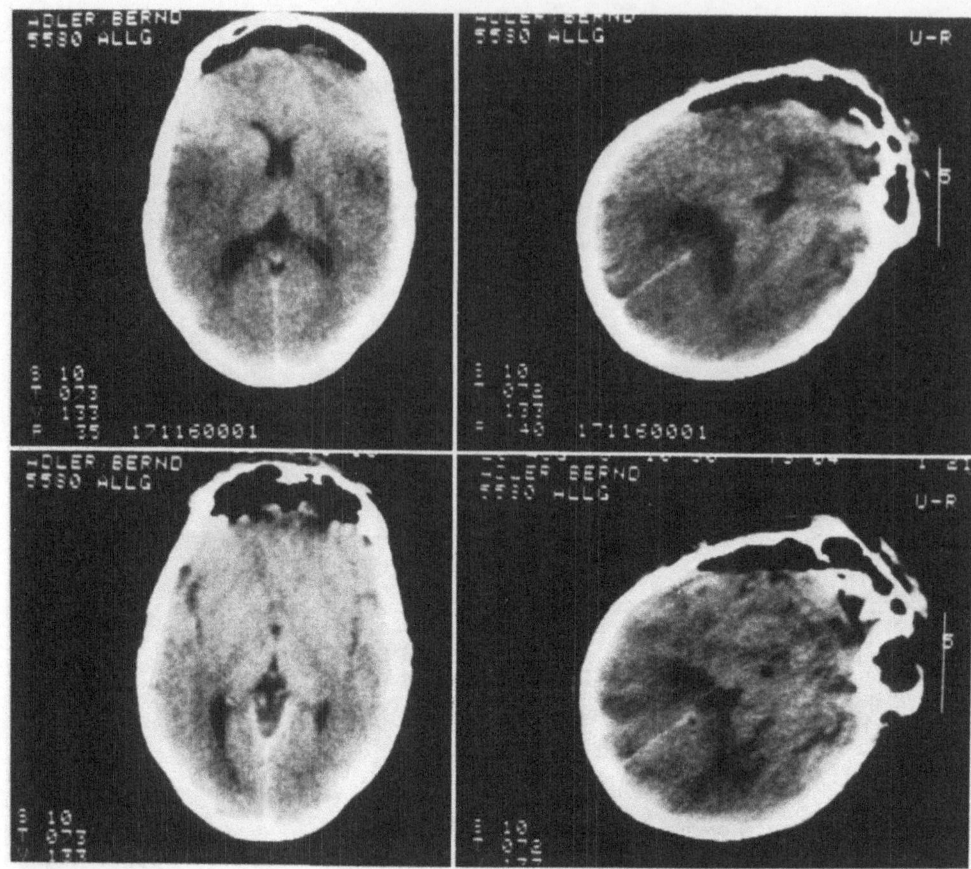

Abb. 4. Subdurale Pneumatocele im Computer-Tomogramm

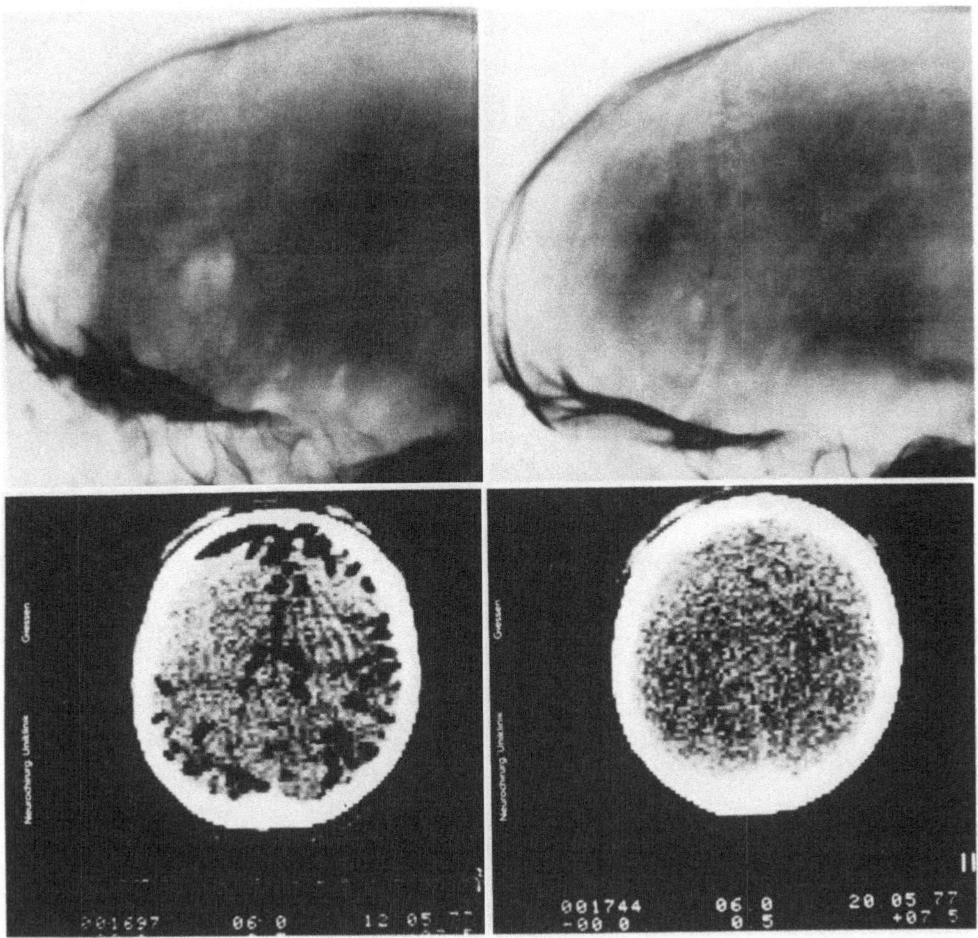

Abb. 5. Subdurale, subarachnoidale und ventriculäre Pneumatocele im Röntgen-Bild und Computer-Tomogramm und nach Resorption der Luft

erkennen. Der *fronto-basale Hirnabsceß* (A.S. 070658841–499/78), gekennzeichnet durch die abgekapselte Struktur mit hyperdenser Kapsel und hypodensem Inhalt ist in Sitz, Größe und Ausdehnung festgelegt (Abb. 6).

Den großen diagnostischen Fortschritten gegenüber kann der Nachweis der fronto- und temporo-basalen offenen Verletzungen ohne die erwähnten Kriterien Schwierigkeiten bereiten. Dieses ist nicht selten der Fall, da Liquorfisteln fronto-basal in 30%, temporo-basal offensichtlich häufiger, Pneumatocelen fronto-basal in 16% und Meningitiden in 25–30% entstehen. *Röntgenaufnahmen* und die stets anzufertigenden *Tomogramme* sind bei geringen Verletzungen oft negativ oder zweifelhaft. Die besondere knöcherne Struktur der Frontobasis erklärt, daß praktisch jede Verletzung dieses Gebietes eine offene Verletzung ist und vielfach multiple und auch bilaterale Defekte vorliegen (Dietz: Singuläre Defekte 187, 2 Defekt 26, 3 und 4 Defekte 16, bilateral 20). Die Defekte betreffen die Siebbeinplatte, die Stirnhöhlenhinterwand, seltener Keilbein und Sella. Wichtig ist zu wissen, daß *Rhinorrhoen* auch bei Mittelohrverletzungen via Eustachi'sche Tube zustande

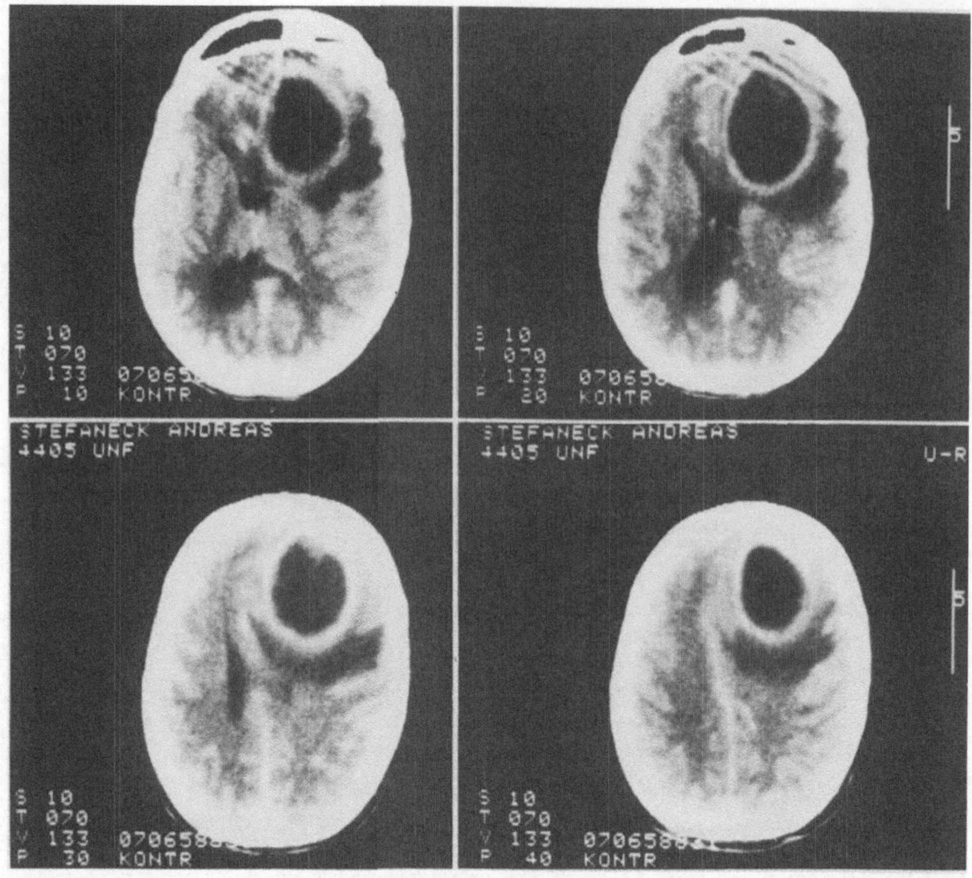

Abb. 6. Fronto-basaler Hirnabszeß im Computer-Tomogramm

kommen können. Die sichere Lokalisation des Defektes ist schwierig. *Weiterhin gilt, daß* im Gegensatz zu temporo-basalen Verletzungen *fronto-basale Verletzungen niemals heilen und Spätkomplikationen* noch nach Jahren auftreten können. (Liquorfisteln 33% (Dietz, PIA), Meningitis 40% (Probst, Hirnabsceß 20% (PIA). Pneumatocelen 20% (PIA)).

Indikation

1. Eine *absolute Operationsindikation* besteht bei gesicherter äußerer (Konvexitätsfraktur) und innerer (Basisfraktur) offener Schädelhirnverletzung. Das gilt auch bei einmaligem kurzfristigen Bestehen einer Liquorrhoe und in Fällen ohne die genanten Symptome, wenn durch Provacationstest, wie Pressen in gebückter Stellung und durch die *Liquorszintigraphie* röntgenologisch und anhand der Tupferimpulsmessung eine Liquorausscheidung in den Nasen-Rachenraum gesichert ist.

2. Bei Basisfrakturen ohne jeden Hinweis empfiehlt sich die eingehende Information des Verletzten und seiner Angehörigen über die möglichen Komplikationen und die sofortige Vorstellung bei deren Auftreten.

3. *Kontraindikation.* Eine Kontraindikation besteht bei allen Schußverletzungen mit Verletzung vitaler Hirnstrukturen und in allen Fällen mit Versagen der zentralen Regulationen.

Zeitpunkt der Operation

Die sorfortige Operation ist die Methode der Wahl. Sie gilt für alle Konvexitätsverletzungen, vor allem bei unkomplizierten Impressionsfrakturen und bei begleitenden komprimierenden Blutungen. Bei schweren Hirnverletzungen mit Koma und zentralen Regulationsstörungen ist deren Beseitigung durch die modernen Maßnahmen der Intensivtherapie aus vitaler Indikation vordringlich. In schwersten Fällen muß man sich auf eine Wundevorsorgung beschränken; bei Basisverletzungen verzichtet man am besten auf jegliche Versorgung bis die zentralen Regulationen stabilisiert sind. Der günstige Operationszeitpunkt ist bei ihnen die 2. oder 3. Woche.

Operatives Vorgehen

Die Operation offener Konvexitätsverletzungen folgt den klassischen Regeln der Chirurgie: Wundausschneidung, Entfernung von Imprimaten und Fremdkörpern, gegebenenfalls durch eine erweiterte Trepanation, die Beseitigung von laceriertem Hirngewebe zur Entstehung einer gliösen Hirnarbe, wasserdichte Duranaht, bei Defekten unter Verwendung von Lyodura und Hautschluß. Größere Knochenfragmente können wieder eingefügt werden. Eine Defektdeckung durch polymerisierenden Kunststoff empfiehlt sich zu einem späteren Zeitpunkt.

Die Versorgung der Basisverletzungen sollte transdural durch den Neurochirurgen erfolgen. Nur auf diese Weise sind alle, auch atypische Duradefekte nachzuweisen, ist ein zuverlässiger Verschluß möglich, lassen sich eine begleitende Hirnwunde oder Blutung versorgen, sowie Impressionen und Defekte plastisch versorgen. Ein extradurales Vorgehen ist bei isolierten Verletzungen der Stirnhöhlenhinterwand zweckmäßig.

Die Operationstechnik hat sich unter dem Einfluß der Mikrochirurgie verbessert. Aus kosmetischen Gründen meist bifrontaler Hautlappen mit Schnitt im behaarten Teil der Kopfschwarte. In allen Zweifelsfällen auch bifrontale Trepanation. Bei Nebenhöhlenbeteiligung ist deren gleichzeitige Versorgung notwendig. Wir operieren mit unseren HNO-Kollegen und können dieses Vorgehen nur empfehlen. Die Defektdeckung ist am einfachsten durch Galeaperiost oder einen Muskelfascienstreifen zu erreichen. Lyodura kann verwandt werden. Von Kunststoffen halte ich nichts. Wichtig ist, daß die Fascie nach innen zu liegen kommt. Muskel allein zu benutzen ist falsch, da er total resorbiert werden und ein Rezidiv entstehen kann. Bei großen Defekten verwendet man einen gestielten Galeaperiostlappen. Die Fixierung mit einigen Nägeln ist dann zweckmäßig, aber nicht erforderlich. Gegebenenfalls kann man mit dem Galeaperiostlappen zugleich eine Stirnhöhlenverletzung versorgen (Dietz, Schürmann) (Abb. 7). Die *operative Behandlung* temporo-basaler Verletzungen ist nur selten erforderlich.

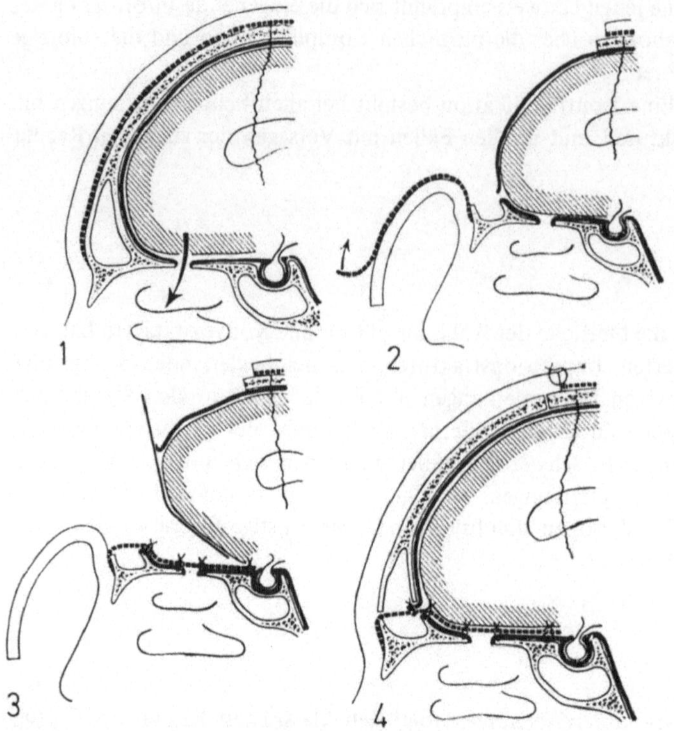

Abb. 7. Operative Versorgung fronto-basaler Schädel-Hirn- und Nebenhöhlen-Verletzung mit gestieltem Galeaperiost-Lappen (nach Dietz)

Zusammenfassung

Die Versorgung offener Schädel-Hirnverletzungen folgt den klassischen Regeln der Chiurgie. Die begleitende Hirnverletzung und ihre Komplikationen bestimmen vielfach das Vorgehen und den Zeitpunkt der Operation. Komprimierende Haematome haben höchste Dringlichkeit. Bei Basisfrakturen ist die Stabilität der zentralen Regulationen Voraussetzung für die Versorgung. Das transdurale Vorgehen ist das Verfahren der Wahl. Die Erkennung der Verletzung und ihre Folgen und die Indikation zur Operation sind durch die Computer-Tomographie entscheiden verbessert worden.

Literatur

Boenninghaus, H.-G.: Die Behandlung der Schädelbasisbrüche. Stuttgart: G. Thieme 1960

Dietz, H.: Die fronto-basale Schädel-Hirnverletzung. Berlin–Heidelberg–New York: Springer 1974

Hughes, B.: in Acute Injuries of the Head. Edit. G.F. Rowbotham. Edinburgh: Livingstone 1964

Lanksch, W., Grumme, Th., Kazner, E.: Die Schädelhirnverletzungen im Computertomogramm. Berlin–Heidelberg–New York: Springer 1978

Lausberg, G.: Schädelschußverletzungen der Friedenzeit. Acta Neurochir. *13*, 517–543 (1965)
Lewin, W.: The Management of Head Injuries. Baillière: Tindal and Cassell 1966
Markham, J.W.: The clinical feature of pneumocephalus. Acta Neurochir. *16*, 1–78 (1967)
Noetzel, H.: Die Mitbeteiligung des Gehirns bei der traumatischen Leptomeningitis. Arch. Psych. *117*, 275–286 (1944)
Pia, H.W.: Schädel und Hirn. In: Chirurgie der frischen Verletzung. Hrsg. G. Bürger. S. 1–10. Stuttgart: G. Thieme 1978
Probst, C.: Frontobasale Verletzungen. Bern, Stuttgart, Wien: H. Huber 1971
Tönnis, W., Frowein, R.: Liquorfisteln und Pneumatozelen nach Verletzungen der vorderen Schädelbasis. Zbl. Neurochir. *12*, 323–347 (1952)

Offene Gesichtsschädel- und Kieferverletzungen

N. Schwenzer, Tübingen

Zu den offenen Verletzungen des Gesichtsskeletes kann man sämtliche Frakturen, die mit äußeren Gesichtsweichteilwunden und/oder Weichteilverletzungen im Bereich der Mundhöhle oder des Nasen- und Nasennebenhöhlensystems einhergehen, zählen. Weichteil- und Knochenwunden stehen meist miteinander in direkter Verbindung und können unterschiedliche Schweregrade aufweisen, die von dem einfachen nach außen offenen Unterkieferbruch bis zu ausgedehnten Gesichtszertrümmerungen im Bereich aller drei Etagen reichen. Die Verletzungen können dadurch kompliziert werden, daß Organe und funktionell wichtige Strukturen des Gesichtes mit betroffen sind. Hierzu zählen das Auge mit seinen Tränenwegen und den Lidern, die Ohrspeichel- und Unterkieferspeicheldrüse sowie die mimische Muskulatur und der N. facialis. Unter den *Ursachen* derartiger Verletzungen stehen Verkehrsunfälle, bei denen hohe Aufprallgeschwindigkeiten vorhanden sind, an erster Stelle. Es folgen Arbeitsunfälle, Schußverletzungen und seltener Rohheitsdelikte.

Offene Verletzungen sind auf sehr starke Gewalteinwirkungen zurückzuführen, wobei durch Aufschlagen auf spitze oder scharfe Gegenstände oder Abspringen von Maschinenteilen Schnitt-, Riß-, Quetsch- und Platzwunden erzeugt werden. Da sich die Gewalt an den Weichteilen nicht erschöpft, kommt es häufig zu Zertrümmerungen, jedoch auch zu den bekannten typischen Frakturverläufen im Bereich des Gesichtsskeletes. Bei perforierenden Verletzungen können Fremdkörper (Metallteile und Lack-, Holz-, Glassplitter sowie Straßenschmutz) in die Tiefe verlagert werden.

Besonders bei Verkehrsunfallverletzten liegen vielfach noch Verletzungen anderer Körperregionen vor. So zeigte sich, daß 42% unserer Kiefer-Gesichtsverletzten noch Schädel-, Thorax-, Bauch- und Extremitätenverletzungen aufwiesen (Deutschländer-Wolff, Veigel, Castillejos, 1976).

Schwere Weichteil- und Knochenzertrümmerungen werden durch Hufschlag oder Explosions- und Schußverletzungen hervorgerufen. Letztere zeichnen sich durch besonders vielfältige Läsionsmöglichkeiten aus, wobei der Schweregrad von Richtung und Art sowie

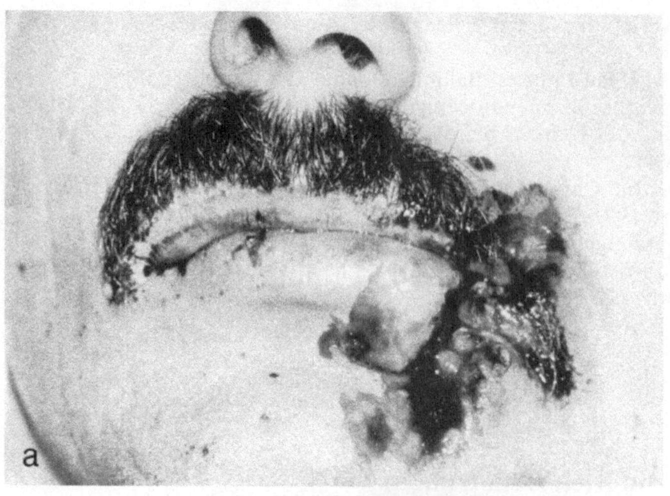

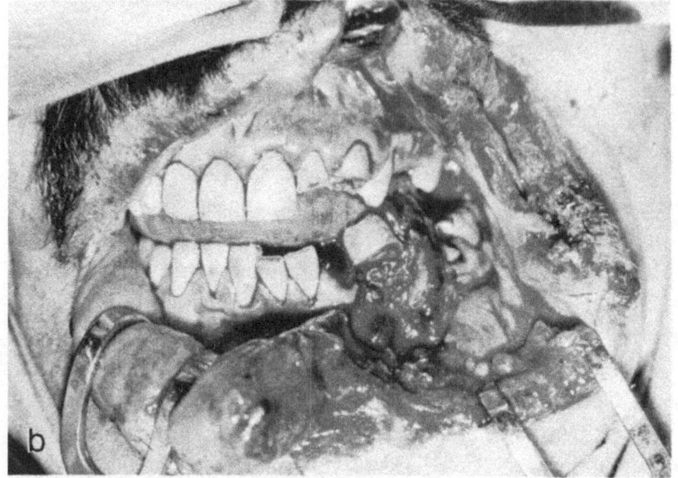

Abb. 1. a Kombinierte Weichteil-Knochenverletzung durch Explosion des Zünders einer Übungshandgranate; **b** Der Unterkiefer ist zertrümmert. Es bestehen multiple Zahnverletzungen im Ober- und Unterkiefer durch Sekundärgeschoßwirkung

Intensität des Geschoßaufpralls und dem Ort der Verletzung abhängt. Neben Durchschußwunden unterscheiden wir Steckschuß- und Abrißwunden.

Im Bereich des Gesichtsschädels kommt es bei Auftreffen des Geschosses auf Knochen oder Zähne meist zu sogenannten Sekundärgeschossen, die zusätzlich Geschoßwirkung am Knochen in Form von Stück- und Trümmerbrüchen hervorrufen und zu ausgedehnten Weichteilzerreißungen und Substanzverlusten führen (Abb. 1 und 2). Bei Explosionsverletzungen sind häufig noch Verbrennungen vorhanden.

Patienten mit offenen Gesichtsschädel- und Kieferverletzungen sind oft durch
1. starke Blutungen aus Weichteil- und Knochenwunden
2. eine mechanische Verlegung der Atemwege

besonders gefährdet und müssen daher umgehend versorgt werden (Schwenzer 1976).

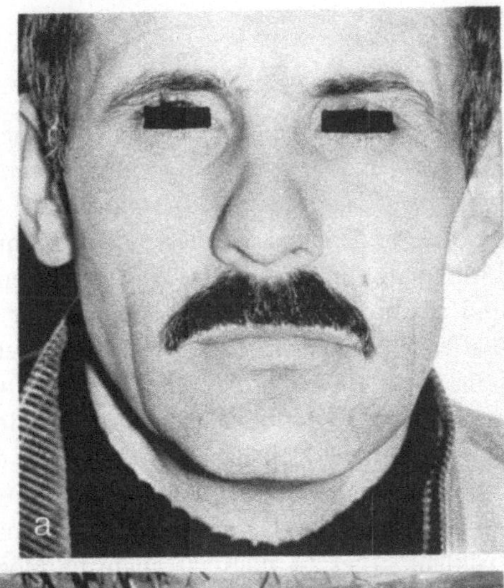

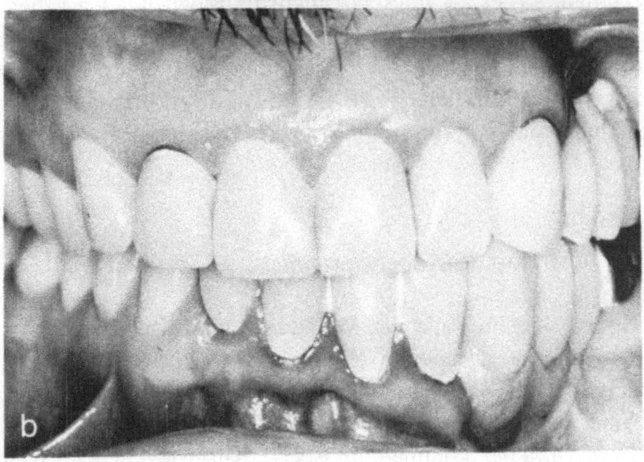

Abb. 2. **a** Zustand des Verletzten nach der Behandlung durch Schienung und intermaxilläre Ruhigstellung sowie Weichteilversorgung; **b** Intraoraler Befund nach Eingliederung von Brücken

Diagnostische Maßnahmen

Eine eingehende klinische sowie die Röntgendiagnostik sind unabdingbare Voraussetzungen für eine sachgerechte Versorgung, letztere mit dem Ziel, sämtliche Bruchlinien zu erfassen, die Dislokationen festzustellen, insbesondere auch Fremdkörper darzustellen. Neben den Standardaufnahmen des Schädels in zwei Ebenen ist bei Beteiligung des Mittelgesichtes auf jeden Fall eine halbaxiale Schädelaufnahme in posterior-anteriorem oder anterior-posteriorem Strahlengang zur Beurteilung des Nebenhöhlensystems erforderlich. Nur in den Fällen, in denen eine Röntgenuntersuchung wegen schwerer Begleitverletzungen oder bedrohlicher Blutungen aus den Gesichtswunden nicht möglich ist, muß sie zugunsten einer sofortigen Wundinspektion und Blutstillung zurückgestellt werden.

Therapie

Die therapeutischen Prinzipien gliedern sich einmal in die *Abwendung lebensbedrohlicher Zustände* und in die *Wundversorgung unter Einhaltung des Prinzips des Vorgehens von innen nach außen* (Ganzer, Schuchardt). Die Abwendung der Lebensbedrohung besteht im Freimachen und Freihalten der Atemwege, am besten in Form der Intubation, der Entfernung eluxierter Zähne, von Prothesenteilen und Fremdkörpern sowie der Blutstillung und der provisorischen Ruhigstellung der Fragmente durch entsprechende Verbände. Bei klaffenden Knochenwunden mit Blutungen aus der Tiefe kann gegebenenfalls eine Tamponade zur Blutstillung benutzt werden. Die Unterbindung der A. carotis externa ist wegen der zahlreichen Zuflußmöglichkeiten von der Gegenseite nicht sehr effektvoll.

Es empfiehlt sich nach Durchführung der Notmaßnahmen in Krankenhäusern, die in unmittelbarer Nähe des Unfallortes liegen und in denen eine sachgemäße endgültige Versorgung der Kiefer-Gesichtsverletzungen nicht erfolgen kann, eine Verlegung in eine Spezialklinik. Hier ist meistens auch die Möglichkeit gegeben, weitere Fachdisziplinen, wie Neurochirurgen, Ophthalmologen und Otorhinologen, zuzuziehen. Die endgültige Versorgung soll möglichst frühzeitig und vollständig sowie unter antibiotischem Schutz erfolgen, weil auf diese Weise die günstigsten Voraussetzungen für eine optimale Wiederherstellung von Form und Funktion gegeben sind. Es ist in folgender Reihenfolge vorzugehen:

1. Versorgung der Knochenwunden

Hierzu sind im Falle der Mitbeteiligung des Ober- und Unter- kiefers dentale Schienenverbände zur Wiederherstellung der Occlusion erforderlich. Zusätzlich ist eine exakte Fixation der Fragmente durch eine Osteosynthese angezeigt. Besondere Sorgfalt gilt der Wiederherstellung der knöchernen Orbita. Sowohl *Drahtosteosynthesen* als auch *Plattenosteosynthesen* kommen in Frage. Bei größeren Knochendefekten im Unterkiefer kann eine Stabilisationsplatte, wie wir sie auch in der Tumorchirurgie benutzen, angebracht werden (Schmelzle u. Schwenzer 1977).

Bei Absprengung des Mittelgesichtes wird dieses nach Rekonstruktion des Knochenrahmens an nicht frakturierten Anteilen des Schädelknochens, in der Regel an der Stirn in Form der craniofacialen oder frontomaximillären Aufhängung, fixiert (sog. *interne Skeletfixation*). Neben den Drahtnähten eignen sich in bestimmten Fällen auch 4 Loch-Miniplatten zur Vereinigung frakturierter Mittelgesichtsknochen. Als Zugangsweg dienen meist die Weichteilwunden, vielfach ist noch eine zusätzliche Freilegung an typischer Stelle erforderlich.

2. Versorgung von Zahnverletzungen

Die Versorgung von Zahnverletzungen besteht in der Abdeckung eröffneter oder verletzter Zahnkronen, bei denen die Pulpa freiliegt, da diese andernfalls erhebliche Schmerzzustände herbeiführen können. Nicht mehr erhaltungswürdige Zähne müssen entfernt werden.

3. Versorgung der intraoralen Weichteilverletzungen

Hier ist zunächst die schichtweise Naht durchtrennter Mundhöhlenwandungen erforderlich, wobei die Schleimhautnaht nur mit „nicht resorbierbaren" Fäden erfolgen darf, da Catgutnähte durch den Mundspeichel vorzeitig aufgelöst werden.

4. Versorgung der äußeren Weichteilverletzungen

Im Rahmen der Wundrevision sind insbesondere alle Fremdkörper, vor allem Glassplitter, zu entfernen, da sie häufig erhebliche Spätkomplikationen hervorrufen. Von besonderer Bedeutung im Gesicht ist die Reinigung der mit Schmutz imprägnierten Wunden, da sonst bleibende Tätowierungen resultieren. Wegen der guten Durchblutung der Gesichtsweichteile ist eine Wundausschneidung nicht erforderlich. Besonderer Wert ist im Gesicht auf Erhaltung kleinster Gewebeteile zu legen. Dies gilt besonders in der Umgebung der Mundspalte, der Augenlider und der Nase. Weiterhin ist eine sorgfältige Muskelnaht im Hinblick auf die Wiederherstellung der Mimik durchzuführen. Bei großen Wunden, die quer zu den Spannungslinien der Haut verlaufen, empfehlen sich primäre kleine Z-Plastiken zur Brechung eines möglichen Narbenzuges. Bei Verletzungen der Wange mit Beteiligung des Parotisausführungsganges muß dieser über einem Katheter rekonstruiert werden. Bei Durchtrennung des N. facialis ist unter mikrochiurgischen Bedingungen die primäre Nervnaht erforderlich, zumindest jedoch die Markierung der Nervenden durch einen Faden, so daß deren Auffinden bei der Sekundärnaht erleichtert wird. Bei Substanzverlusten ist eine sorfortige Nahlappenplastik, mitunter auch eine freie Transplantation angezeigt. Die atraumatische Hautnaht mit Kunststoff oder Draht zum Verschluß der Haut muß heute als selbstverständlich vorausgesetzt werden.

Die Weichteilversorgung ohne Berücksichtigung der Knochenwunde, wie sie früher vielfach vorgenommen wurde, als noch die ausschließlich konservative Kieferbruchbehandlung geübt wurde, muß heute als fehlerhaft angesehen werden. Bei Einhaltung der vorgenannten Prinzipien lassen sich auch ausgedehnte offene Gesichtsschädelverletzungen so versorgen, daß sich spätere Korrekturmaßnahmen erübrigen bzw. wesentlich erleichtert werden. Nur ein sorgfältig rekonstruiertes Skeletsystem ermöglicht eine optimale Weichteilversorgung.

Zusammenfassung

Offene Gesichtsschädel- und Kieferverletzungen zeichnen sich auf Grund der anatomischen Gegebenheiten durch eine Vielfahlt von Läsionsmöglichkeiten aus. Verkehrsunfälle, Arbeitsunfälle sowie Schuß- und Explosionsverletzungen sind die häufigsten Ursachen. Die Therapie besteht einmal in der Abwendung der akuten Lebensbedrohung durch Freihaltung der Atmung und Blutstillung, zum anderen in der endgültigen Versorgung. Hier wird von „innen nach außen" vorgegangen, indem erst die Skeletanteile durch Schienung und/oder Osteosynthese vereinigt werden. Dann erfolgt die Versorgung der intraoralen und der äußeren Weichteilverletzungen unter Funktionellen und ästhetischen Gesichtspunkten.

Literatur

Deutschländer-Wolff, J., Veigel, W., Castillejos, V.: Begleitverletzungen bei Gesichtsschädelfrakturen. Fortschr. Kiefer- u. Gesichtschir. *21*, 293 (1976)
Ganzer, H.: Die Kriegsverletzungen des Gesichts und Gesichtsschädels. Leipzig: Barth 1943
Schmelzle, R., Schwenzer, N.: Die Überbrückung von Unterkeiferdefekten mit Metallimplantaten. Dtsch. zahnärztl. Z. *32*, 329 (1977)
Schuchardt, K.: Grundsätzliches zur Versorgung von kombinierten Weichteil-Knochenverletzungen im KieferßGesichtsbereich. Forstschr. Kiefer- u. Gesichtschir. *11*, 25 (1966)
Schwenzer, N.: Prioritäten bei der Vorsorgung von Mehrfachverletzungen aus der Sicht des Kieverchirurgen. Therapiewoche *26*, 6693 (1976)

Offene Brustkorb- und offene Bauchverletzungen (einschließlich Stich-, Schuß- und Pfählungsverletzungen)

J. Rehn und J. Müller-Färber, Bochum

Die *penetrierenden Schuß- und Stichverletzungen des Brustkorbes und Bauches* sind im Frieden selten. Es bestehen allerdings, vor allem bei den Schußverletzungen, erhebliche regionale Unterschiede. So berichtet z.B. aus den USA ein Autor über 100 Schußverletzungen des Colons bei kriminellen Handlungen in 7 Jahren.

In unseren Bereichen überwiegen weit bei erheblich geringeren Zahlen die Unachtsamkeit beim Umgang mit Schußwaffen wie auch penetrierende Verletzungen mit sharfen Gegenständen. Seltener handelt es sich um schwere Weichteilzerreißungen durch stumpfe Traumen bei den im Frieden geläufigen Unfallmechanismen mit entsprechenden Schweregraden (Tabelle 1).

Tabelle 1. Ursachen der 33 im „Bergmannsheil Bochum" von 1963–1976 behandelten Schußverletzungen

Versehen oder Bedienungsfehler	24
Suicidversuche	2
Kriminelle Handlungen	4
Von der Polizei angeschossen	3
	33

Gerade für die *Traumen der großen Körperhöhlen* ist zur Lebenserhaltung die *frühestmögliche, auch vorläufige Versorgung* zu beachten. Am Ort der Verletzung wird der Notarzt alle lebensrettenden Sofortmaßnahmen durchführen:

Hierzu zählt:

– Der sterile Verband – luftdicht – beim offenen Pneumothorax –
– Die Intubation und Beatmung bei Thoraxverletzungen –
– Die Anlage einer Infusion zum Volumenersatz –
– Weiterhin alle sich aus der aktuellen Situation ergebenden Maßnahmen zur Lebensrettung und Sicherung des Transportes – (Abb. 1)

Nach *Ankunft im Krankenhaus* hat die schnellstmögliche und präzise Diagnostik der Brustkorb- bzw. Bauchverletzungen absoluten Vorrang. Die Entscheidung über das konservative oder operative Vorgehen muß schnell erfolgen. Daneben laufen die erforderlichen lebenserhaltenden Maßnahmen weiter bzw. werden, falls dies noch nicht geschehen

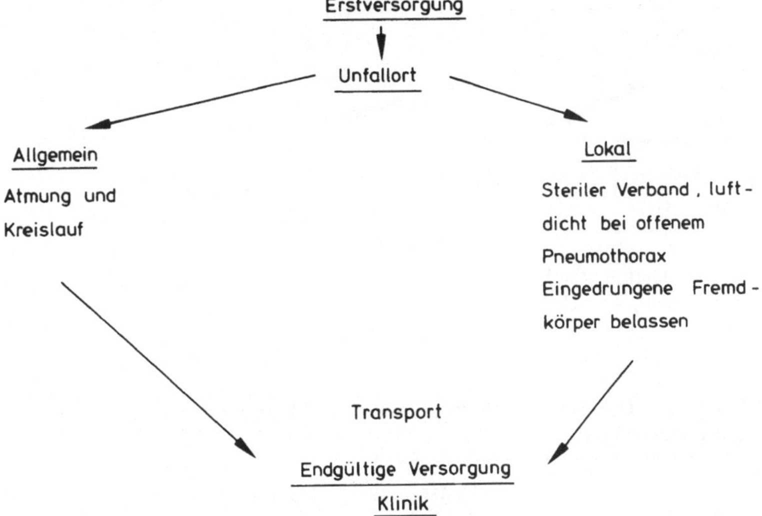

Abb. 1. Die Erstversorgung penetrierender Thorax- und Bauchverletzungen am Unfallort und auf dem Transport

war, begonnen. Neben Abnahme von Blut für die Kreuzprobe zur Blutgabe werden die in der Schockprophylaxe und Behandlung üblichen diagnostischen und therapeutischen Maßnahmen durchgeführt (Abb. 2).

Die bei Schuß- und Stichverletzungen seltenen *Mehrfachtraumen* erfordern eine klare Entscheidung in der Dringlichkeitsfolge der Therapie. Operationsbedürftige Blutungen aus Gefäßen und Organen wie Traumen der Hohlorgane des Bauches, Störungen der kardiorespiratorischen Funktion durch Thoraxverletzungen haben absoluten Vorrang. Gliedmaßenbrüche und alle nicht lebensgefährdenden Verletzungen stehen in Diagnostik und Therapie an letzter Stelle (Tabelle 2).

Bei allen *penetrierenden Bauchtraumen* ist solange eine intraabdominelle Verletzung anzunehmen, bis diese sicher ausgeschlossen ist. In der Wunde prolabierte Baucheingeweide, Austritt von Magen- oder Darminhalt, wie Luft aus der Wunde und der durch Röntgenaufnahmen in 2 Richtungen zu ermittelnde Geschoßweg beim Steckschuß sind beweisend. Aber auch bei Stichverletzungen und offenen stumpfen Traumen halten wir die Probelaparotomie für absolut indiziert (Abb. 3). Der *Zugangsweg* kann unter Excision

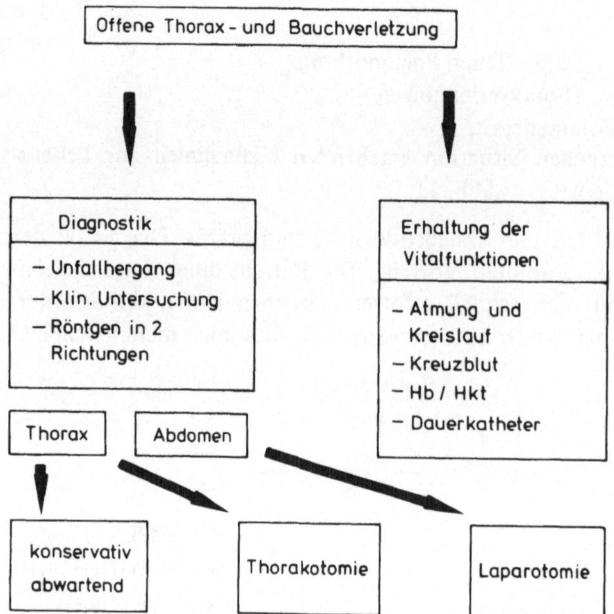

Abb. 2. Diagnostische und therapeutische Maßnahmen bei offenen Thorax- und Bauchverletzungen in der Klinik

Tabelle 2. Die Dringlichkeistphasen der Therapie der Mehrfachverletzungen

A. Initial	– lebensrettende Sofortmaßnahmen
B. Reparativ	– dringliche Chirurgie
C. Rekonstruktiv	– Endgültige

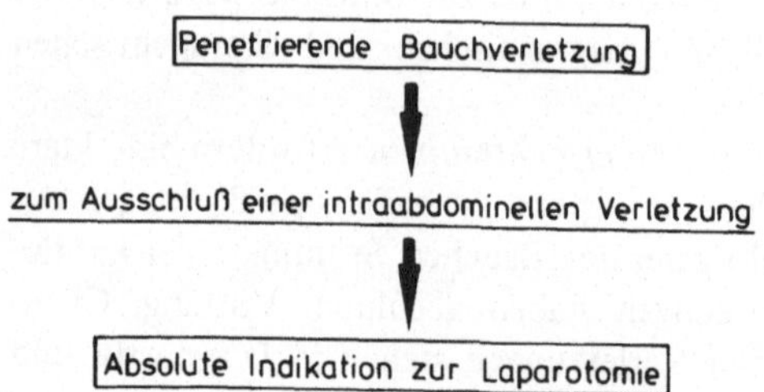

Abb. 3. Die Indikation zur Laparotomie bei der penetrierenden Bauchverletzung

der vorhandenen Wunde mit Erweiterung oder gesondert erfolgen. Auch bei scheinbar unverletztem peritoneum parietale halten wir die exakte Revision der Bauchhöhle für unumgänglich. Eingedrungene und sicht- oder tastbare *Fremdkörper* werden entfernt. Projektile, die nur über eine aufwendige Suche mit zusätzlichen Freilegungen zu entfernen sind, werden belassen. Die Stillung der Blutung aus parenchymatösen Organen hat Vorrang vor der Versorgung der vorläufig abgeklemmten Hohlorganverletzungen.

Bei allen blutenden, auch kleinen *Milzverletzungen*, vor allem des Hilus, entfernen wir das Organ.

Lebertraumen werden durch Naht versorgt. Wir verwenden Kollagenbänder mit dazwischen liegenden atraumatischen Catgutnähten. Wesentlich ist eine ausgiebige Drainage, vor allem des subphrenischen Raumes. Anämische bzw. schwer gequetschte Gewebebezirke werden entfernt bis zu atypischen Teilresektionen der Leber. Größere Gefäß- oder Gallengangslumina werden unterbunden. Eine abschließende T-Drainage dient der Entlastung der abführenden Gallenwege.

Magen- oder Doudenalveletzungen werden durch Naht verschlossen. Traumen des *Doudenum und Pankreas* kommen häufig kombiniert vor. Bei Verdacht auf ein solches Trauma ist eine übersichtliche Freilegung nach Kocher erforderlich. Commotionen und Kontusionen wie Teileinrisse des Pankreas werden nach Naht drainiert, Zerreißungen des Kopfes und Corpus mit oder ohne Gangdurchtrennung reseziert. Bei unsicheren Unterbindungen des Pankreasganges wird die Resektionsfläche in eine endständige ausgeschaltete Jejunumschlinge eingescheidet.

Bei primären oder nach Autodigestion sekundären völligen Zerstörungen des Pankreas ist die Indikation zur Duodenopankreatektomie gegeben, falls der Zustand des Patienten diesen großen Eingriff zuläßt. – Bei allen Pankreastraumen werden autodigestive Prozesse ingang gesetzt, die meist das Krankheitsbild beherrschen. Die bei der Pankreatitis übliche konservative Therapie unter Einschluß von Trasylol hat ohne operative Maßnahmenmit ausgiebigen Drainagen nur sehr begrenzten Wert.

Dünn- und Dickdarmverletzungen werden je nach Ausdehnung und Zeitpunkt der Operation durch Naht oder Resektion versorgt. Vorverlagerungen des Dickdarms werden nur in Spätsituationen oder bei extrem schlechtem Allgemeinzustand in Frage kommen. Vorgeschaltete Colostomien werden zu Entlastung der Nähte im Dickdarmbereich großzügig verwandt. Immer indiziert sind sie bei Verletzungen des tiefen Sigma oder des Rectum, zumal bei Pfählungen oder Zerreißungen des Rectums eine exakte Naht unter Sicht des Auges topographisch-anatomisch meist nicht möglich ist. – Gut liegende, ausgiebige Drainagen sind besonders wesentlich. Die Bauchfellwunde ist immer zu verschließen. Über den primären oder sekundären Weichteilverschluß entscheidet der Zustand der Wunde.

Die zahlreichen und unterschiedlichen *Komplikationen*, wie Peritonitis, Abscedierungen und Nachblutungen, z.T. Folge beim Ersteingriff übersehener Verletzungen, besonders häufig am Colon und Duodenum, erfordern eine exakte postoperative Kontrolle, zunächst immer auf einer Intensivpflegestation, um bei gegebener Indikation eine rechtzeitige Relaparotomie durchführen zu können. Die *Grundsätze der allgemeinen Chirurgie in Diagnostik und Therapie*, deren nicht nur Kenntnis, sondern Beherrschung für jeden Unfallchirurgen eine Selbstverständlichkeit sein sollte, finden hier, wie im gesamten Krankheitsverlauf, Anwendung. Organspezifische Komplikationen, wie z.B. die Pankreaspseudocyste oder auch die Hämobilie, erfordern der jeweiligen Situation angepaßte operative Maßnahmen.

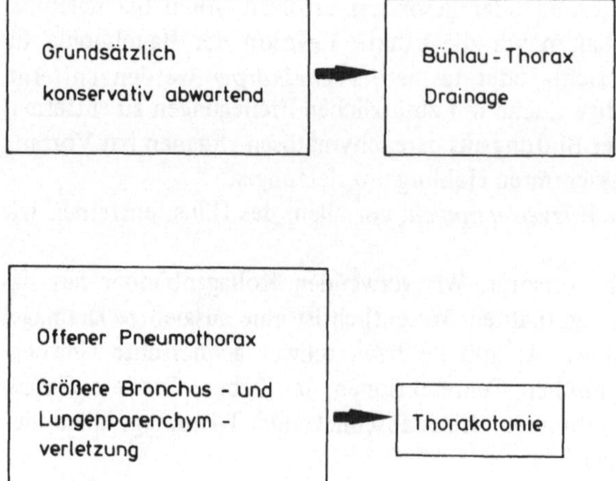

Abb. 4. Die Indikation zur konservativen bzw. operativen Therapie der penetrierenden Thoraxverletzung

Bei den *penetrierenden Thoraxverletzungen* werden wir in einem weit überwiegenden Prozentsatz mit konservativen Maßnahmen auskommen. Das soll keineswegs besagen, daß wir uns rein abwartend passiv verhalten. Im Gegenteil: Alle durch die Verletzung verursachten *Störungen des cardiorespiratorischen Systems* sind frühestmöglich zu beseitigen (Abb. 4).

Der *offene Pneumothorax* wird bereits am Unfallort mit einem luftdichten Verband versehen und in der Klinik unter der dann erforderlichen Revision der Thoraxhöhle verschlossen. Der Verschluß der Pleura durch eine Naht ist selbstverständlich. Die Weichteilwunde wird je nach Zustand primär oder sekundär nach Excision genäht. Nach jeder operativen Revision des Thorax ist eine Bühlau'sche bzw. Perthes'sche Heberdrainage für 2–3 Tage anzulegen (Abb. 5).

Der *Spannungspneumothorax* stellt eine gleiche dringliche Notfallsituation dar. Mit der Tiegel'schen Ventilkanüle erfolgt die vorläufige Entlastung unter Beseitigung der deletären cardiorespiratorischen Dysfunktion. In der Klinik läßt sich über die sofort eingesetzte Thoraxdrainage präzise beurteilen, ob ein über die Drainage beherrschbares Leck der Lunge oder Bronchien vorliegt, oder ob eine schnelle Thoracotomie mit operativem Schluß des Defektes erforderlich ist.

Der häufige *Hämatopneumothorax* ist meist das Symptom von Verletzungen der Brustwand- bzw. Lungengefäße und oder des Lungenparenchyms. Mit u.U. wiederholten Punktionen soll jeder Hämatothorax möglichst vollkommen entleert werden, um sekundäre Verschwartungen und damit funktionelle Beeinträchtigungen der Lungenfunktion zu vermeiden. Bei vorbestehender Einschränkung der Lungenfunktion, doppelseitigen Thoraxtraumen und allen zu objektivierenden herabgesetzten Leistungen des respiratorischen Systems sind Thoraxdrainagen, Sauerstoffgaben oder die assistierte Beatmung indiziert. Bei schnell rezidivierenden Hämato- oder Pneumothoraces bzw. deren Kombinations-

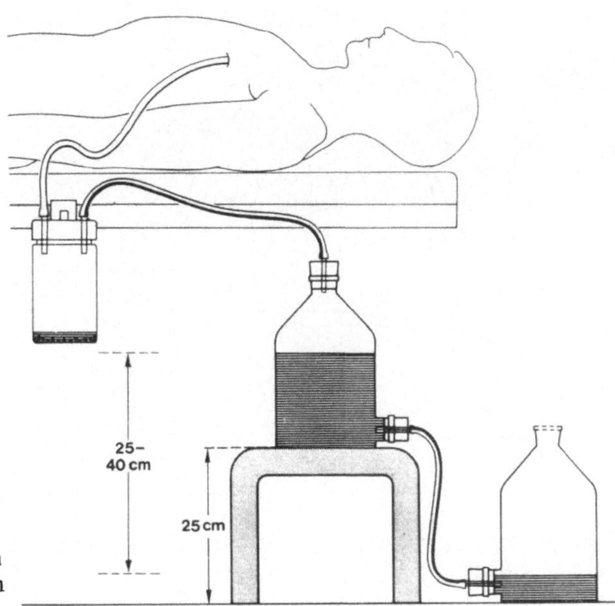

Abb. 5. Heber-Drainage-System nach Perthes am Thorax (nach W. Glinz)

formen läßt sich über die Drainage das Ausmaß der Blutung bzw. des Nachströmens von Luft in den Brustraum messen. Damit ist die Indikation zu der seltenen Thorakotomie mit Verschluß der Blutungsquelle bzw. der Lungen- oder Bronchusverletzung klar zu stellen. Segment- oder Lappenresektionen der Lunge sind selten erforderlich. Atypische Teilentfernungen bei Zerreißungen oder Nähte genügen meist.

Der *instabile Thorax nach Rippenserienbrüchen* bedeutet für das kardiorespiratorische System eine schwere, nur über begrenzte Zeit zu kompensierende Belastung. Beim offenen Thorax mit Zertrümmerungen der Rippen, meist durch schwerste, breitflächige Gewalteinwirkungen, müssen die vorhandenen Weichteilwunden und die begleitende Lungen- und Pleurazerreißungen versorgt werden. Hierbei liegt es nahe, die Rippenfrakturen mit Drahtschlingen im Sinne der Zuggurtung oder ähnlichen Osteosynthesen zu stabilisieren. Die bisher geübte innere Stabilisierung mit Überdruckbeatmung ist gerade beim alten Menschen über den erforderlichen Zeitraum von 3 Wochen nur unzureichend ohne schwerste, ja tödliche Komplikationen zu steuern (Tabelle 3).

Verletzungen der großen Gefäße, dies gilt für Bauch- und Brusttraumen, werden nur selten lebend die Klinik erreichen. Die vordergründige Symptomatik einer schweren Blutung mit allen Zeichen eines Schocks läßt keinen Zweifel an der Notwendigkeit des sofortigen operativen Eingreifens.

Verletzungen des Herzens werden, soweit sie lebend in die Klinik kommen, in ihrer Symptomatik meist durch das Hämatoperikard geprägt. Eine schnelle Blutung wird bis zu 200

Tabelle 3. Die Behandlung des instabilen offenen Thorax mit Rippenbrüchen

1. Op. Versorung der Weichteilwunde und Pleurazerreißung
2. Stabilisierung der Rippenfrakturen
3. Evtl. Überdruckbeatmung

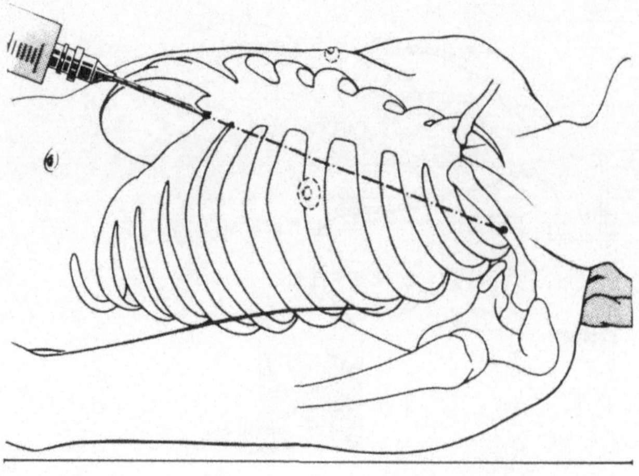

Abb. 7. Die Lokalisation von 657 Schußverletzungen des Herzens (Sammelstatistik nach W. Glinz)

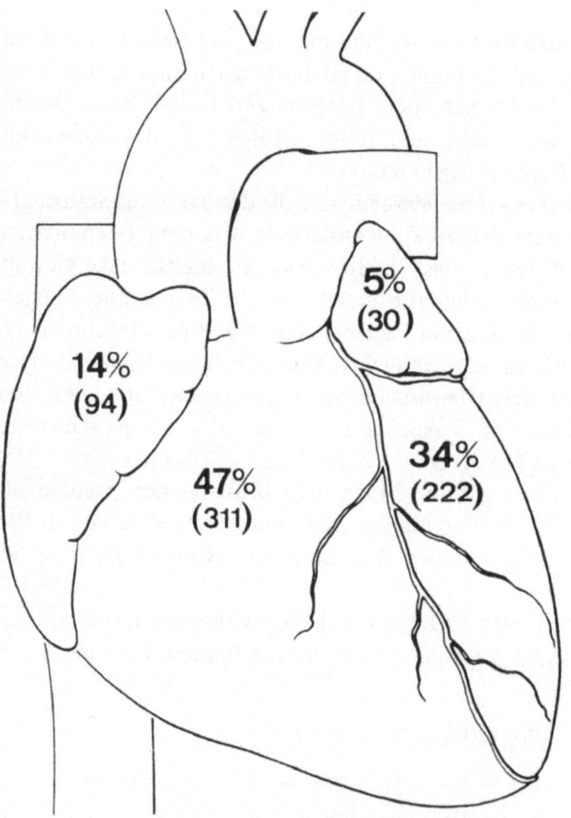

Abb. 6. Technik der Perikardpunktion (nach W. Glinz)

ml, eine Sickerblutung bis zu 400 ml ertragen. Die Punktion stellt eine kurzfristig wirksame lebensrettende Maßnahme dar (Abb. 6). Die meisten Autoren befürworten heute ein operatives Vorgehen auch in scheinbar desolaten Situationen bei bereits eingetretenem Herzstillstand, da ein, wenn auch geringer Anteil der Verletzten noch gerettet werden kann, der bei abwartender Haltung mit Sicherheit ad exitum kommt. Eine Sammelstatistik von Glinz zeigt die Lokalisation von 657 Schußverletzungen des Herzens (Abb. 7).

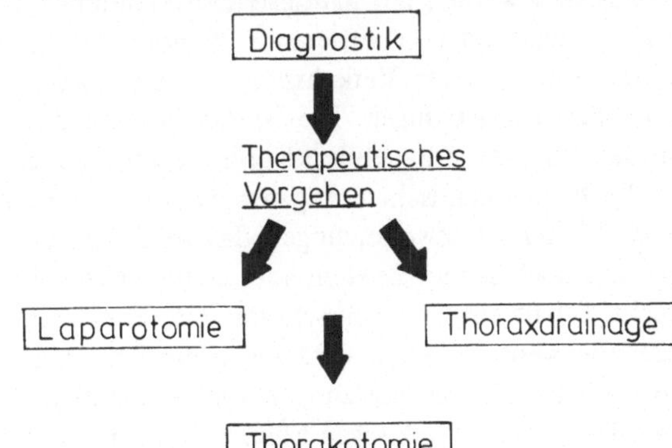

Abb. 8. Therapeutisches Vorgehen bei der Zweihöhlenverletzung

Für die Diagnostik und damit Therapie der *Ösophagusverletzungen* sind umfangreichere Untersuchungen, wie z.B. die Kontrastdarstellung, erforderlich.

Insgesamt stellt die *Röntgenuntersuchung* für alle Thoraxverletzungen die wesentliche Maßnahme dar. Die Abstände zwischen den einzelnen Aufnahmen werden durch den klinischen Verlauf vorgezeichnet. Vergessen sei nicht, daß Per- und Auskultation differenzierte diagnostische Aussagen ermöglichen.

Die *Komplikationen nach Thoraxverletzungen* sind so zahlreiche, daß eine Intensivüberwachung mit entsprechenden Kontrollen der Blutgaswerte, des EKG und über Röntgenbilder immer indiziert ist. Wesentlich ist es, die volle Funktion des kardiorespiratorischen Systems baldmöglichst wieder herzstellen. Blutungen, Infektionen und alle sich aus übersehenen Organverletzungen ergebenden Zwischenfälle sofort zu erkennen und konservativ bzw. operativ kausal zu behandeln. Die frühe Decortikation bei Pleuraschwarten – 3 Wochen nach dem Unfall – ist technisch leicht durchführbar und vermeidet die funktionell einschränkende Schwartenbildung.

Die *Zweihöhlenverletzung,* meist nach Schußtraumen, verlangt eine besonders genaue Diagnostik. Zumeist wird die Laparotomie primär zur Sicherung oder Ausschluß einer intraabdominellen Verletzung indiziert sein. Die Indikation zur zusätzlichen Revision des Thorax wird durch den Operationsbefund und klinischen Verlauf entschieden. Eine Thoraxdrainage ist auf jeden Fall anzulegen. Die Letalität dieser Kombinationsverletzung ist auch heute noch hoch. Sie ist begründet in der Konkurrenz und Kumulation der Blutung, des Pneumothorax und der Peritonitis (Abb. 8).

Sowohl nach Schußverletzungen des Thorax wie des Abdomens sind partielle oder totale *Querschnittslähmungen* nicht allzu selten. An diese Komplikationen ist wegen der diagnostischen und therapeutischen Konsequenzen zu denken.

Diese kurze Übersicht konnte Ihnen nur ein diagnostisches und therapeutisches Gerüst präsentieren. Die klinische Situation ergibt viele Varianten, die ein individuelles Vorgehen erfordern.

Offene Verletzungen der Niere und der ableitenden Harnwege

K.-H. Bichler, Tübingen

Die Nieren werden am häufigsten von stumpfen Traumen betroffen. Ausgedehnte offene Verletzungen oder penetrierende Wunden sind in Friedenszeiten seltener und haben ihre Ursache in schweren Verkehrsunfällen mit ausgedehnten Weichteilverletzungen, Pfählungs- oder Schußverletzungen. Die Nieren liegen gut geschützt durch Wirbelsäule und Flankenmuskulatur, sowie Bauchdecke und Visceralorgane andererseits.

Nach amerikanischen Angaben werden die Nieren in 5,9% der Pfählungsverletzungen und 7% der Schußverletzungen das Abdomen betroffen [4]. Derartige Verletzungen sind bei uns noch selten. Es steht aber zu befürchten, daß Rutherford [7] mit seiner Bemerkung recht behält, daß Gewehrschüsse und Explosionen Bestandteil der normalen Friedensszenerie werden. Selten wird die Niere bei penetrierenden Traumen allein verletzt, 80% der offenen Nierenverletzungen sind kombiniert mit anderen intraabdominalen Läsionen [4]. Die Nierenverletzungen können bei der chirurgischen Exploration unentdeckt bleiben. Für die *Diagnostik* spielen neben der Anamnese, die Inspektion und Röntgenmethoden eine Rolle. Die anamnestischen Angaben zum Unfallgeschehen sind von Interesse, z.B. bei Schußverletzungen die Art der Waffe. So ergeben sich gewisse Unterschiede bei der Anwendung von hoch- oder niederrasanten Geschossen [5]. Neben der Inspektion kommt aber vor allem der Röntgenuntersuchung der Ableitenden Harnwege für die Erfassung von offenen und penetrierenden Verletzungen eine große Rolle zu. Wenn eine sofortige Therapie notwendig erscheint, kann es vorkommen, daß die präoperative Diagnostik vernachlässigt wird. Dadurch werden aber für den Operateur wichtige Informationen nicht gewonnen. Das Urogramm ist die aussagekräftigste Voruntersuchung bei Verdacht auf Verletzungen der Nieren und Ableitende Harnwege. Nach Beherrschung des Schockzustandes sollte bei offenen und penetrierenden Verletzungen des Abdomens ein Urogramm durchgeführt werden. Die Aussagefähigkeit des Urogramms kann durch Schock oder eingeschänkte Diurese vermindert sein. Zur ausreichenden Darstellung der Nieren und ableitenden Harnwege empfiehlt sich immer ein Infusionsurogramm oder bei einmaliger Injektion die doppelte Kontrastmittelmenge zu verwenden. Bei der Laparotomie kann sich die Notwendigkeit einer Nephrektomie ergeben. Es sollte deshalb klar sein, ob eine funktionierende kontralaterale Niere vorhanden ist. Unter Umständen kann ein Urogramm auch während der bereits anlaufenden Operation mit Hilfe des C-Bogen durchgeführt werden.

Das Urogramm zeigt Nierenparenchymausfälle und Kontrastmittelaustritte an. Neben dem Ausscheidungsurogramm ist vor allem das Angiogramm ein wertvolles präoperatives Untersuchungsverfahren. Isolierte Verletzungen des Hohlraumsystems erfordern eventuell eine retrograde Sondierung. Diese Methode dient gleichzeitig zur Urinableitung.

Die *Behandlung* von offenen Nierenverletzungen ist abhängig von dem Ausmaß des Traumas. Eine Klassifizierung in kleine und große Verletzungen ist von praktisch klinischem Interesse. Ausgedehnte Nierenverletzungen müssen vor allem unter dem Gesichtspunkt der Erhaltung des Organs gesehen werden. Kleinere Verletzungen bringen deutlich weniger Risiko für den Patienten und können, wenn es sich z.B. um stumpfe Traumen handelt ohne operative Intervention bleiben. In der Behandlung offener Verletzungen

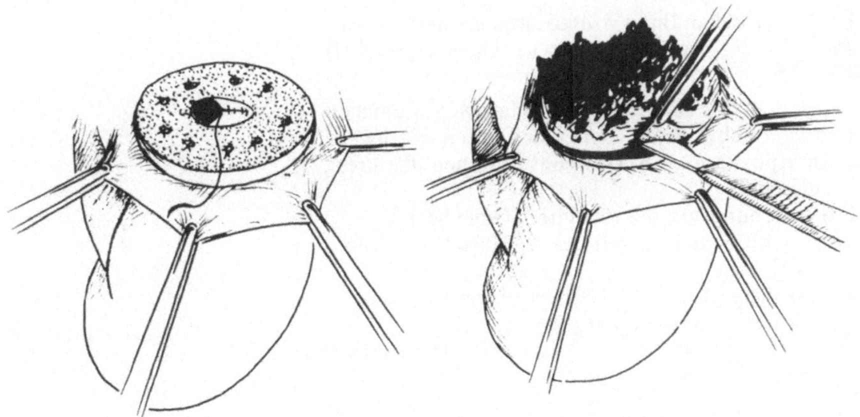

Abb. 1. Operatives Vorgehen bei Nierenpolverletzungen

können bei kleineren Traumen z.B. bei einfachen Pfählungsverletzungen und Schußverletzungen mit kleinem Kaliber eine Drainage oder ein eingelegter Ureterenkatheter zur Urinableitung genügen. Tangentiale Nierenverletzungen mit schüsselförmigen Defekten erfordern eine Ausschneidung des zerstörten Gewebes, eine Deckung mit Nierenkapsel bzw. mit einem Peritoneallappen. Falls das Hohlraumsystem eröffnet wurde, ist eine möglichst wasserdichte Naht mit atraumatischem Chromcat notwendig. Polwärts lokalisierte Verletzungen bzw. tiefe Querrisse machen eine partielle Nephrektomie bzw. Polresektion notwendig (Abb. 1). Zur Deckung des Defektes kann auch hier ein Peritoneallappen verwendet werden. Die Mitverletzung des Nierenstiels wird in der Mehrzahl der Fälle zum Verlust der Niere Führen. Ausgedehnte Zertrümmerung von Nierenparenchym zwingt ebenfalls zur Entfernung des Organs.

Zur Exploration empfiehlt sich bei einer großen offenen Nierenverletzung eine Mittellinienincision. Ein derartiger Zugang ermöglicht die Suche nach Blutungsquellen, Kontrolle der Blutung, sowie Identifizierung weiterer Läsionen der Abdominalhöhle [2]. Die frühzeitige Kontrolle des Nierenstiels verhindert schwere Blutverluste. Diese Blutungen können voreilig zu einer nicht unbedingt erforderlichen Nephrektomie zwingen.

Verletzungen der oberen Harnwege durch offene bzw. penetrierende Traumen sind häufig kombiniert mit Verletzungen andere abdominaler Organe. Am häufigsten sind das in der Reihenfolge die Leber, Milz, Magen, Colon, Pankreas, Dünndarm und Lungen. Häufig machen diese Kombinationsverletzungen eine Nephrektomie notwendig, vor allem wenn komplizierte operative Maßnahmen zur Erhaltung der Niere notwendig sind. Falls möglich sind einfache, obere urinableitende Maßnahmen z.B. eine Nephrostomie durchzuführen um die Niere zu erhalten. Plastische, wiederherstellende Operationen können später erfolgen.

Kombinierte Verletzung von Pankreas und Niere zeigen eine Reihe von Komplikationen z.B. die Fistelbildung. Die Behandlung macht nach Guerriero [4] bestimmte Behandlungsgrundsätze erforderlich (Tabelle 1).

Primäre offene Ureterverletzungen können durch Pfählung, Schußtrauma, operative Mitverletzung bei abdominellen oder gynäkologischen Eingriffen auftreten. Als Ursache kommen aber auch schwerste Gewebszerreissungen durch Explosion bzw. Verkehrsunfälle

Tabelle 1. Behandlung von kombinierten Pankreas- und Harnwegsverletzungen (n. Guerrierro, [4])

1. getrennte Pankreas- und Harnwegsdrainagen
2. wasserdichte Naht der ableitenden Harnwege
3. Interposition von Gewebe zwischen Pankreas und Niere
4. Entfernung von nekrotischem Gewebe
5. Verschluß der ableitenden Harnwege (ohne Spannung)
6. großzügig proximale Harnableitung bei Becken- und Harnleiterverletzungen

Tabelle 2. Behandlung der Harnleiterverletzungen

1. Ureteropelviner Anteil: Nephrostomie, Kapsellappen, Ileumersatz
2. Mittlerer Anteil: End-zu-End-Anastomose
3. Unterer Anteil: Reimplantationen, Boarilappenplastik

vor. Die operative Vorsorgung der Harnleiterverletzungen richtet sich nach der Lokalisation des Traumas am Ureter. Die Tabelle 2 gibt eine systematisch Darstellung der von der Traumalokalisation abhängigen Therapie. Operationstechnisch am kompliziertesten sind Verletzungen im ureteropelvinen Anteil. Hier ist die Verwendung von Nierenkapselgewebe- bzw. Dünndarmersatz unter Umständen notwendig.

Offene Harnblasenverletzungen kommen in 10 bis 25% der Harnblasenverletzungen vor [6]. Die Mehrzahl der Patienten mit penetrierenden Traumen wird laparotomiert wegen einer begleitenden abdominalen Verletzung. Es ist deshalb bei solchen Fällen erforderlich, vor einer Laparotomie ein Cystogramm anzufertigen. Zu unterscheiden sind intraperitoneale und extraperitoneale Blasenverletzungen. Insbesondere die extraperitonealen sind von der Bauchhöhle aus nicht ohne weiteres feststellbar. Pfählungsverletzungen der Harnblase als Folge von Verkehrsunfällen, Schußverletzungen oder Sportunfällen im freien Teil der Harnblase sind weniger kompliziert [1]. Schwerste Harnblasenverletzungen mit Zerreißungen der ureterovesicalen Verbindung erfordern obere Harnableitungen und rekonstruktive Maßnahmen zu einem späteren Zeitpunkt. Derartige Verletzungen können bei Explosionen oder durch großkalibrige Schußwaffen mit hochrasanter Munition auftreten.

Harnröhrenverletzungen, die häufig infolge von Beckenzertrümmerung offen oder geschlossen auftreten, machen eine Versorgung durch suprapubische Harnableitung und Harnröhrenschienung notwendig. Dazu werden gefensterte Harnröhrenkatheter nach Turner Warwick [8] verwendet. Wichtig ist dabei die Ableitung des urethralen und periurethralen Exsudats.

Verletzungen des äußeren männlichen Genitale und der Harnröhre im Bereich der Pars pendulans können durch Einschnitt, punktuelle Verletzung oder Abriß auftreten. Am häufigsten handelt es sich um leichte bis mittelgradige Penisverletzungen, die nur selten größere plastische Eingriffe erfordern.

Vor allem die völlige Abtrennung des äußeren männlichen Genitale bzw. Hautablederung bringen größere operative therapeutische Probleme mit sich. Zur Erstversorung ist es möglich, das denudierte Glied in eine Scrotal- oder Bauchwandtasche einzubringen. Eine spätere plastische Versorgung kann angeschlossen werden. Am besten ist jedoch eine sofortige Versorgung mit frischem Hauttransplantat z.B. von der Innenseite des Oberschenkels [3].

Zusammenfassung

Verletzungen der oberen Harnwege durch offene bzw. penetrierende Traumen sind häufig kombiniert mit Verletzungen anderer abdominaler Organe. Die präoperative Diagnostik durch röntgenologische Methoden zur Aufdeckung von Urogenitalverletzungen ist bei offenen Abdominalverletzungen erforderlich. Je nach Verletzung und Ausmaß der Traumatisierung stehen entsprechende Operationstechniken zur Versorgung von Nieren-, Harnleiter-, Harnblasen- und Harnröhrenverletzungen zur Verfügung, die entweder sofort anwendbar oder nach vorübergehenden, zumeist urinableitenden Methoden angewandt werden.

Literatur

1. Bichler, K.-H.: Sportverletzungen des Urogenitaltraktes. Sportarzt und Sportmedizin *21*, 14 (1970)
2. Carlton, C.E., Scott, R., Goldman, M.: The Management of Penetrating Injuries of the Kidney. J. Trauma *8*, 1071 (1968)
3. Culp, D.A.: Genital Injuries. Urol. Clin. of North America *4*, 143 (1977)
4. Guerriero, W.G.: Penetrating Renal Injuries and the Management of Renal Pedicle Injury. Urol. Clin. of North America *4*, 3 (1977)
5. Haag, W.: Diagnostische Überlegungen bei Schuß- und Splitterverletzungen. Wehrmed. Mschr. *21*, 371 (1977)
6. Montie, J.: Bladder Injuries. Urol. Clin. of North America *4*, 59 (1977)
7. Rutherford, W.H.: Advances in Traumatic Surgery. Practitioner *211*, 427 (1973)
8. Turner Warwick, R.: The Treatment of Traumatic Urethral Injuries and the Value of the Fenestrated Catheter. Br. J. Surg. *60*, 775 (1973)

Offene Frakturen (Einteilung, Therapieprinzipien, Ergebnisse)

P. Matter, Davos und W.W. Rittmann, Basel

Offene Frakturen sind häufig von lebensgefährlichen Verletzungen begleitet. Die Wiederherstellung der vitalen Funktionen ist dabei vordringlich. Trotzdem streben wir eine frühzeitige operative Stabilisierung der offenen Fraktur an, um dadurch die besten Voraussetzungen, besonders für die Pflege Mehrfach-Verletzter zu erzielen.

Einteilung

Offene Knochenbrüche gehen mit unterschiedlich ausgedehnten Weichteilverletzungen einher. Die Beurteilung und Behandlung dieser Frakturen richtet sich mehr nach der Ausdehnung und dem Schweregrad der Weichteilschäden als nach dem Frakturtyp. Eine Einteilung der Verletzungen je nach dem Weichteilschaden in 3 Schweregrade hat sich bewährt, da diese jeweils nach einem anderen Therapieplan zu behandeln sind.

Schweregrad I, Durchspießungswunde: Die Knochenspitze durchstößt die Haut von innen nach außen und führt zu einer umschriebenen Verletzung der Haut. Die Behandlung dieser Frakturen erfolgt weitgehend nach denselben Prinzipien die für geschlossene Frakturen gelten.

Schweregrad II, Gewalteinwirkung von außen mit erheblicher Weichteilschädigung führt zu einer Wunde mit Kontusion der umgebenden Haut und einer Verletzung der darunter liegenden Muskulatur. Zeitpunkt der Operation, Zugang und Art der Osteosynthese werden durch diese Weichteilverletzungen bestimmt, dagegen erfordert die postoperative Behandlung keine besondern Massnahmen.

Schweregrad III, Gewalteinwirkung von Außen mit ausgedehnter Muskelzerstörung sowie Zusatzverletzungen von Sehnen, Gefäßen und Nerven mit entsprechenden funktionellen Ausfällen. Diese Begleitverletzungen beeinflussen nicht nur den unmittelbaren Therapieplan wesentlich, sondern bestimmen auch den weiteren Verlauf.

Behandlungsprinzipien

Für die Frakturheilung sowie vor allem auch für die Infektprophylaxe ist die optimale Ruhigstellung der Frakturzone von ausschlaggebender Bedeutung. Währenddem sich im Gipsverband Bewegungen der Fragmente nicht vermeiden lassen und die Pflege der Wunde zudem erschwert ist, kann durch die operative Stabilisierung der günstigste Heilungsverlauf erwartet werden, insbesondere wenn eine primäre Versorgung innerhalb der ersten Stunden nach dem Trauma erfolgen kann. Naturgemäß ist die Sofortoperation gelegentlich aufgrund lokaler Faktoren nicht möglich, sodaß man sich vorerst auf das in jedem Fall notwendige Débridement beschränken muß.

Als Kontraindikationen zur Primärosteosynthese gelten z.B. rasche Schwellung der Weichteile infolge progredienter Oedembildung, da sonst Wundheilungsstörungen mit sekundären Nekrosen unvermeidbar sind. Auch bei ausgedehnten Muskelzerstörungen ist Vorsicht geboten, da die Beeinträchtigung der Mikrozirkulation oft unterschätzt wird. Bei Durchblutungsstörungen aufgrund der Durchtrennung großer Gefäße dagegen ist eine sofortige gefäßchirurgische Versorgung mit gleichzeitiger Stabilisierung der Fraktur erforderlich.

Bei Spitaleintritt eines Patienten mit einer offenen Fraktur werden Verbände, die auf der Unfallstelle angelegt wurden, nicht entfernt, nicht bedeckte Wunden desinfiziert und steril verbunden. Damit kann der Besiedlung der Wunde mit pathogenen Spitalkeimen vorgebeugt werden. Eine erste Inspektion der Wunde und die Festlegung des Behandlungsplanes erfolgen somit erst unter aseptischen Bedingungen in der Operationsabteilung.

Das chirurgische Débridement bedeutet immer den ersten operativen Schritt. Dabei werden stark gequetschtes und nicht mehr durchblutetes Gewebe sowie kleine vollständig devitalisierte Fragmente entfernt und mit Wundspülungen ein zusätzlicher reinigender

Effekt angestrebt. Durch Einlegen von Redondrains kann am Ende des Eingriffes die Spülbehandlung bei Taschenbildungen und stark verschmutzten Wunden über einige Tage fortgeführt werden. Als Spülflüssigkeit verwenden wir Ringer-Lösung, deren Zusammensetzung der extracellulären Flüssigkeit nahe kommt. Es bleibt vorläufig offen, inwieweit die lokale Anwendung von Antibiotica eine spezifische, über die mechanische Reinigung hinausgehende Wirkung erzielt. Wir verwenden als Zusätze nicht resorbierbare bactericide Antibiotica wie z.B. die Kombination von Bacitracine und Neomycin und Polimyxin. Die systemische Antibiotica-Verabreichung wird nur bei drittgradigen Verletzungen angewendet.

Wenn auch die Stabilisierung der offenen Fraktur im wesentlichen den allgemeinen Richtlinien für die operative Frakturbehandlung folgt, so muß doch auf einige wesentliche Unterschiede hingewiesen werden.

Operativer Zugang

Größe und Lokalisation der Wunden beeinflussen die Wahl des operativen Zuganges zur Fraktur. Dabei sind von Anfang an die geplanten Mittel zur Frakturstabilisierung sowie die Möglichkeiten der Weichteilversorgung zu berücksichtigen. Als prinzipielle Möglichkeiten ergeben sich:

- Die Wunde wird in die Incision miteinbezogen,
- die Incision wird fern von der Wunde unter Belassen einer breiten, gut durchbluteten Hautbrücke angelegt, oder
- der Zugang erfolgt durch eine Erweiterung der Wunde sowie Anlegen einer kleinen zusätzlichen Incision lediglich zur Verankerung der Platte ausserhalb des Wundbereiches.

Osteosynthesesverfahren

Bei der Wahl des Osteosyntheseverfahrens muß den Gefahren zusätzlicher Gewebetraumatisierung speziell Rechnung getragen werden. Jene sogenannte minimale Osteosynthese ist vorteilhaft, welche noch eine übungsstabile Verbindung der Fragmente gewährleistet ohne durch Implantation von noch mehr Fremdmaterial die Vascularität zu gefährden. Wir erzielen mit der stabilen Osteosynthese lokal die beste Infektprophylaxe, ermöglichen frühe aktive Gelenkbewegungen und erleichtern allgemein die Pflege. Von den Osteosyntheseverfahren ist auf jeden Fall diejenige Methode auszuwählen, die unter Schonung der Gefäßversorgung des Knochens eine optimale Stabilität gewährleistet.

Die reine Verschraubung der infektionsgefährdeten offenen Fraktur wäre wegen des geringen dazu notwendigen Fremdmaterials das bevorzugte Verfahren. Sie hat jedoch den Nachteil, daß sie bei den meist komplizierten Frakturformen nicht genügend stabilisiert, sodaß nur die Verbindung mit der Platte eine stabile Überbrückung ermöglicht. Die Plattenanlagerung erfordert wegen der bereits traumabedingten Ablösung des Weichteilmantels vom Knochen meistens keine weitere Beeinträchtigung der Zirkulation. Im Bestreben, die Implante mit gut durchbluteten Weichteilen überdecken zu können, müssen sie häufig an atypischen Stellen angebracht werden, so z.B. am besonders gefährdeten Unterschenkel an der lateralen Tibiafläche, u.U. dorsal, bzw. selten einmal auf der vorderen Tibiakante. Wird durch Entfernung kleiner devitalisierter Knochenfragmente der Fragmentkontakt und damit die erreichbare Stabilität wesentlich beeinträchtigt, so empfiehlt sich ein Auffüllen des Defektes mit autologer Spongiosa.

Die Stabilisation offener Frakturen mit dem Fixateur externe hat bei großen Weichteilschäden – also III. gradigen Verletzungen – entscheidende Vorteile. Durch eine vom Weichteilschaden entfernte Montage wird die oft prekäre lokale Zirkulation nicht weiter kompromittiert und doch wird eine weitgehende Ruhigstellung der Frakturzone erreicht, so daß die Gelenkmobilisation trotzdem möglich bleibt. Bei geringem Kontakt der Hauptfragmente kann in ausgewählten Fällen die Kombination des Fixateur externe mit 1 bis 2 sorgfältig eingebrachten Zugschrauben den Fragmentkontakt wesentlich erhöhen. Der neu entwickelte äußere Rohrfesthalter der AO ermöglicht Feinkorrekturen nicht nur von Varus- und Valgusfehlstellungen, sondern durch schwenkbare Backen- und Scharnierstücke auch die Korrektur von Ante- und Retrokurvation. Den Verlängerungsapparat nach Wagner verwenden wir in Sinne eines Klammer-Fixateurs aus topographischen Überlegungen, vor allem am Oberschenkel. Nach primärer Stabilisierung einer offenen Fraktur durch den Fixateur externe kommt es gelegentlich auch im Zusammenhang mit dem Schweregrad der Verletzung zu einem langsamen knöchernen Durchbau, weshalb der Wechsel auf ein anderes Stabilisierungsmittel nach Ausheilung der Weichteile erwogen werden muss.

Der intramedulläre Kraftträger ist ein großer Fremdkörper, der in einen weiten Innenraum eingeführt wird. Stabilität ist nur bei guter Kontaktfläche zwischen Nagel und Corticalis gewährleistet, wozu die Markhöhle meist aufgebohrt werden muß. Gerade bei der offenen Fraktur ist ein Aufbohren wegen der daraus resultierenden Beeintrachtigung der medullären Zirkulation jedoch kontraindiziert, und es soll deshalb grandsätzlich von der Marknagelung als Primärosteosynthese abgeraten werden.

Andere operative Verfahren wie z.B. Spickdrähte oder Drahtzuggurtungen bleiben entsprechend ihre generellen Indikation speziellen Lokalisationen und Bruchformen vorbehalten, so z.B. Kirschnerdrähte zur Fixation von Frakturen bei noch offenen Epiphysenfugen als einfachste Form der Fragmentretention.

Weichteildeckung

Bei der Versorgung der Weichteilverletzung muß von Anfang an im Zusammenhang mit der Stabilisierung der Fraktur der Behandlungsplan für die zusätzlichen Schädigungen des Integumentes, der Muskeln, Gefäße und Nerven mitbestimmt werden.

Die Haut wird bei kleinen Durchspießungswunden bei Frakturen I. Grades offen gelassen, sofern die Wunde nicht in die Incision einbezogen werden konnte. Der Hautverschluß darf ganz allgemein nach der Wundexcision niemals unter Spannung erzwungen werden. Wir messen dementsprechend dem Verschluß der Haut an sich keine vorrangige Bedeutung zu, da die spannungsfreie Adaptation der Weichteile durch rasche Granulation der Restwunde meist zu einer baldigen Sekundärheilung führt. Die Heilung kann u.U. durch Spalthauttransplantate noch beschleunigt werden. Gestielte Hautlappen bieten nach unserer Erfahrung keine besonderen Vorteile.

Bei ausgedehnten Lappenwunden mit schmaler Basis kann die Nekrosegefahr durch Entfettung des Lappens vermindert werden. Meist empfiehlt sich allerdings in diesen Fällen Spalthaut vom Lappen zu entnehmen und diese als freies Transplantat zu verwenden, insbesondere da die Überlebenschancen solcher Lappen durch die Anwendung von durchblutungsfördernden Medikamenten wie niedermolekularen Dextranen nicht profitieren.

Die postoperative Behandlung der offenen Frakturen folgt im wesentlichen den allgemeinen Richtlinien der operativen Frakturbehandlung und dem Nachbehandlungsplan nach Rekonstruktion der spezifischen Weichteilverletzungen, wie vor allem Sehnen und Gefäße.

Die Komplexität der Verletzungen offener Frakturen bringt es naturgemäß mit sich, daß Komplikationen wie vor allem Infektionen und Verzögerungen in der Knochenheilung häufiger auftreten als bei geschlossenen Brüchen. Die Behandlungsprinzipien werden im Rahmen des zweiten Hauptthemas dieser Tagung ausführlich behandelt werden.

Die besprochenen Behandlungsprinzipien werden seit mehr als 15 Jahren angewendet und sind an einem größeren Patientengut überprüft worden. In einer prospektiven konsekutiven Serie von 200 Patienten mit 214 offenen Frakturen, die im Departement für Chirurgie der Universität Basal hospitalisiert wurden und von 26 verschiedenen, häufig noch in Ausbildung stehenden Chirurgen mitbeurteilt und operiert wurden, erfolgte abschließend eine kurze Analyse. Über die Kasuistik und die Resultate einer ersten lückenlosen und persönlich durchgeführten Nachkontrolle wurde bereits 1977 berichtet. Eine zweite detaillierte Nachkontrolle fand durchschnittlich 7 Jahre nach dem Unfall statt. Viele der Patienten waren Mehrfach-Verletzte, am häufigsten nach Verkehrsunfällen. 41% erlitten zusätzliche Höhlenverletzungen und 39% mehrere Frakturen. Der durchschnittliche Spitalaufenthalt betrug 35 Tage. Komplikationen waren selten; die aufgetretenen Infektionen (7%) waren nach durchschnittlich 27 Monaten ohne wesentliche funktionelle Einschränkungen ausgeheilt. Die Spätröntgenbilder nach 8 Jahren ergaben lediglich bei 9% Gelenkinkongruenzen oder ausgeprägte arthrotische Veränderungen und nur ein Patient mußte wegen einer starken Achsenfehlstellung osteotomiert werden. Rentenauszahlungen erfolgten bei 39 vor allem mehrfach verletzten Patienten.

Literatur

Rittman, W.W., Matter, P.: Die offene Fraktur. Bern/Stuttgart/Wien: Hans Hüber (1977) (Englische Ausgabe: Matter, P., Rittmann, W.W. Bern/Stuttgart/Wien: Hans Hüber (1978))

Schibli, M.: Spätresultate von 200 konsekutiv behandelten Patienten mit offenen Frakturen. Dissertation an der Universität Basal (1978)

Die Behandlung offener Frakturen aus internationaler Sicht

H. Willenegger, Bern

Im Rahmen der ärztlichen Kontakte, welche über die Internationale Arbeitsgemeinschaft für Osteosynthesefragen (AOI) gepflegt werden, konnte ich in den letzten 4 Jahren zahlreiche Spitäler und Universitätskliniken in allen 5 Kontinenten besuchen, zum Teil mit Klinikaufenhalten von Tagen bis zu wenigen Wochen. Ergänzt wurden diese Erfahrungen durch entsprechende Tätigkeit weiterer Kollagen und Mitarbeiter aus unserem Arbeitskreis, insbesondere aus Deutschland und der Schweiz. Ferner hatte ich 1971 Gelegenheit, ein amerikanisches Militärspital in Denver, Colorado, zu besuchen (damaliger consultant-in-chief: Col. Paul Brown, M.D.).

Die Behandlung offener Knochenbrüche ist ein *weltweites Problem* von hoher Aktualität. „Hauptlieferant" ist der *Straßenverkehr*. Insbesondere sind es die Motorräder jeder Kategorie, was auch für die Entwicklungsländer gilt. In großen Städten gibt es Kliniken, wo sich die stationär behandelten geschlossenen und die offenen Knochenbrüche fast die Waage halten. In 5 orthopädisch-traumatologischen Kliniken der Universität von Calcutta werden pro Tag etwa 15–20 offene Unterschenkelbrüche aufgenommen. In einigen amerikanischen Großstädten kommen noch *Schußfrakturen* hinzu, z.B. im Los Angeles County Hospital (Head of Section of Orthopaedic Surgery: Prof. J.P. Harvey) etwa 400 pro Jahr. Meistens handelt es sich um Geschosse (Schrot, Projektile) von relativ niedriger Geschwindigkeit („low speed bullet wounds").

Für einen *kurzgefaßten Erfahrungsbericht* möchte ich von den folgenden *Fragen* ausgehen: Gibt es allgemein anerkannte Behandlungsrichtlinien? Wie wird das Problem bewältigt? Worin liegen die großen Unterschiede im Behandlungserfolg?

Die *Zielsetzung* ist überall dieselbe: bestmögliches Vermeiden der Wundinfektion: In diesem Zusammenhang werden *Débridement* und *Ruhigstellung*, beide zusammen, als wirksamstes und oberstes Behandlungsprinzip überall und ohne Ausnahme anerkannt (s. Tabelle 1). In prinzipieller Hinsicht ergibt sich erst bei der Ruhigstellung ein unterschiedliches Verhalten: *Ruhigstellung* mit *konservativen* Mitteln oder *chirurgische Stabilisierung*.

Tabelle 1. Behandlung offener Frakturen

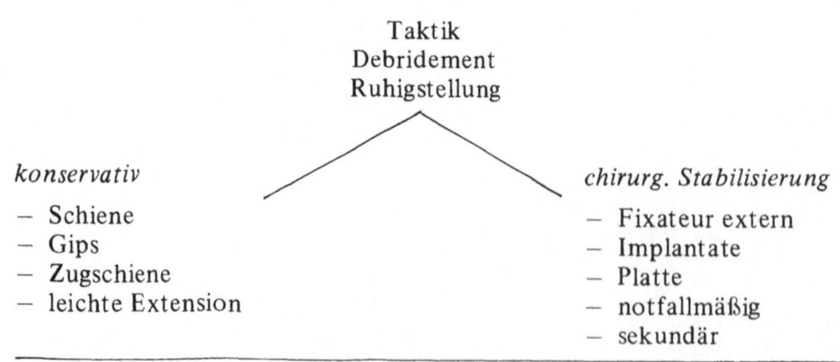

Insofern ist das grundsätzliche Vorgehen unbestritten. Trotzdem ergibt es *enorme Unterschiede bei den Behandlungserfolgen.* Sie stehen in ziemlich direkter Parallele zur posttraumatischen Wundinfektion, wobei die Zahl der jeweils hospitalisierten Patienten mit infizierten offenen Frakturen stark variiert. Ich habe niedrige Infektionsraten von wenigen Prozenten angetroffen, aber auch hohe: über 10 u. 20 Prozent. Vom Begriff „Wundinfektionsrate" sind aber diejenigen Patienten auszuklammern, die mit bereits bestehender Wundinfektion eingeliefert wurden. Diese Zahlen sind namentlich in Entwicklungsländern oft sehr hoch.

Die *Ursachen der Wundinfektion* sind von 2 verschiedenen Aspekten aus zu betrachten: a) ungenügende Primärversorgung, ungenügende Ruhigstellung; b) Mängel bei der Sanierung einer bereits eingetretenen Infektion.

ad a): Das *Débridement* wird nicht immer mit der nötigen Sorgfalt und Radikalität durchgeführt. Weitere Mängel ergeben sich aus *ungenügender Drainage,* namentlich in Verbindung mit der Tendenz zum primären Wundverschluß. Diese Tendenz besteht noch. Es ist aber festzuhalten, daß sich das Bestreben, jegliche *Weichteil- und Hautspannung* konsequent zu *vermeiden* und die Wunden nur partiell oder überhaupt nicht zu verschließen, immer mehr durchsetzt. In dieser Beziehung hat sich in den letzten 10 Jahren eine auffallende Wandlung zur grundsätzlich offenen Wundbehandlung vollzogen. Überall dort, wo dieses Prinzip befolgt wird, geht dies in der Regel mit einem deutlichen Rückgang der Wundinfektionsrate einher. Auch hat man die Wundbedeckung durch primäre Vollhautplastiken weitgehend verlassen. Demgegenüber bin ich einzelnen Versuchen mit gestielten Muskellappen begegnet. Aber nur 2 Fälle von breit offener Knieverletzung, die unter Benützung des Gastrocnemius notfallmässig gedeckt wurden, haben mich davon überzeugt (Århus County Hospital, Denmark; Head of Surg. Dpt. II: B. Barfod, M.D.). Auch hat man sich immer mehr davon überzeugen lassen, trockene Hautnekrosen der spontanen Demarkation zu überlassen (Abb. 1) und deswegen keine vollhautplastischen Eingriffe vorzunehmen.

Die *Ruhigstellung* mit *konservativen Mitteln* ist immer noch weit verbreitet. Sie wird aber keinswegs immer richtig durgeführt. Stauungen, Bildung von feuchten Kammern und mangelhafte Wundkontrolle begünstigen das Angehen einer Wundinfektion. Andererseits kann eine konservative Immobilisierung durchaus erfolgreich sein, wenn sie nach korrektem Débridement richtig angelegt wird. In dieser Beziehung waren namentlich die Erfahrungen aus dem Vietnamkrieg von Nachhaltigem Einfluß,. Im eingangs erwähnten Militärspital in Denver lag die Infektionsrate deutlich under 10%. Als Grund wurden der rasche Transport und das frühzeitige radikale Débridement mit offener Wundbehandlung in den Vordergrund gestellt. Die systemische und z.T. auch lokale Antibioticaprophylaxe wurde als Zusatzmaßnahme bewertet. Die Ruhigstellung erfolgte ausschließlich konservativ, insbesondere mit der Thomas-Schiene. Im besuchten Militärspital erfolgte auch die definitive Frakturbehandlung grundsätzlich konservativ („castbracing" für die untere Extremität). – In den letzten Jahren hat es sich nun aber gezeigt, daß die *Tendenz zur chirurgischen Stabilisierung* überall im Zunehmen begriffen ist. In einzelnen Kliniken und Ländern war diese Tendenz schon zu einem Zeitpunkt ausgeprägt, als die Behandlung der geschlossenen Fraktur noch grundsätzlich konservativ erfolgte oder wo dies heute noch der Fall ist. Die Vorteile der chirurgischen Stabilisierung werden von allen, die dazu übergegangen sind, hervorgehoben: Begünstigung der Wundheilung, bessere Wundüberwachung, wirksame Infektionsprophylaxe im Frakturbereich, bessere Voraussetzungen für die funktionelle Wiederherstellung. In diesem Zusammenhang möchte ich auf einen besonders wichtigen Aspekt hinweisen, der vor der Orthopädischen Universitätsklinik in Singapore vertreten wird (Prof. Chacha): Mit der chirurgischen Stabilisierung sei es möglich, auch bei ausgedehnten Verletzungen immer noch, und trotz Gelenkversteifung, ein standfestes

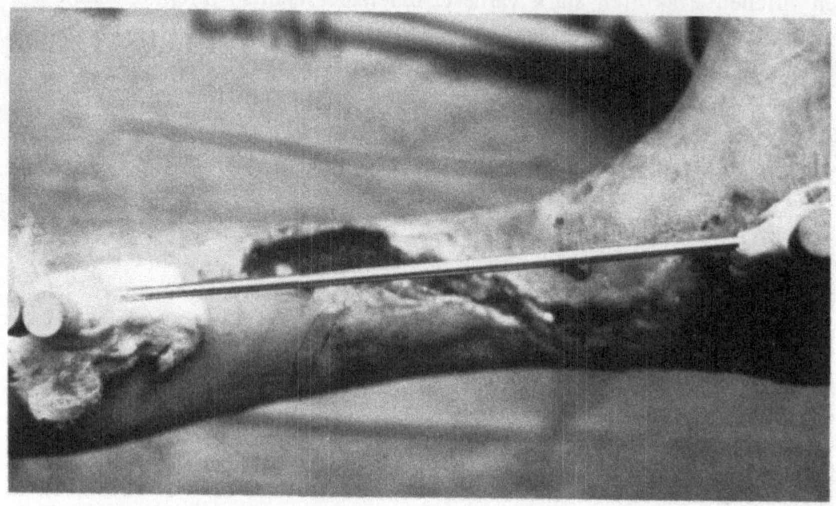

Abb. 1. Improvisierter Fixateur Externe, notfallmäßig angelegt bei offenem Unterschenkelbruch Grad III, sehr nahe an das Sprunggelenk heranreichend. Ungestörte offene Wundheilung. Beobachtung aus dem Hospital Regional del Seguro Social, Guayaquil/Ecuador, (Jefe: prof. Guido Longo)

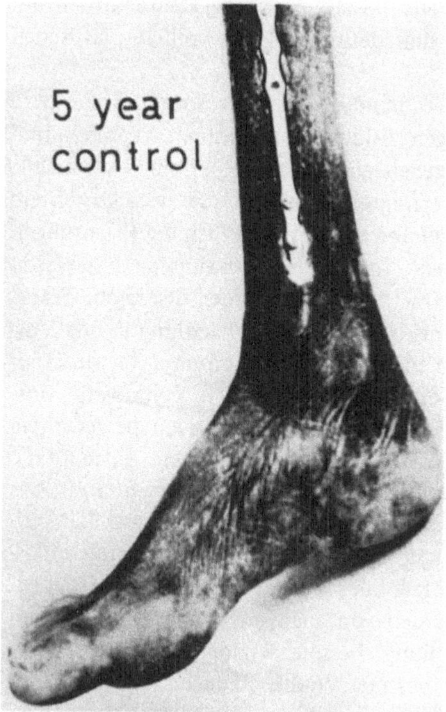

Abb. 2. Geheilte offene Unterschenkelfraktur, notfallmäßig mit Platte stabilisiert. Beobachtung aus dem Baragwanath Hospital in Soweto/South Africa

und schmerzfreies Bein zu erhalten. Namentlich im tropischen Klima sei diese Lösung der Amputation überlegen. – Weltweit liegt das Schwergewicht eindeutig auf dem *äußeren Festhalter*. Nicht so selten sieht man Improvisationen, z.B. derart, daß Steinmann-Nägel oder ähnliche Sifte mit Knochenzement an einem äußeren Sperrstab fixiert werden (Abb. 1). Eine Stabilisierung mit *Platten* habe ich nur vereinzelt angetroffen, noch am ehesten beim Vorderarm. Die Resultate waren durchwegs gut und entsprachen denjenigen unseres Arbeitskreises. In ganz bestimmten Fällen hatte man sich auch nicht gescheut, stabile Platten offen zu lassen, auch dies mit einwandfreien Resultaten. In Südafrika hatte man mir einen solchen Patienten 5 Jahre nach offener Fraktur vorgestellt. Er reinigte die Platte regelmäßig mit Seife und Bürste und wollte sie nicht entfernen lassen (Abb. 2): Meines Erachtens ist es zu bedauern, daß die chirurgische Stabilisierung offener Frakturen mit dem Fixateur Externe als immer mehr in den Vordergrund gestelltes Verfahren einseitig zu werden droht.

Noch viel zu wünschen übrig läßt die *Primärversorgung*, namentlich in kleineren und peripheren Spitälern, wo Notfälle zuerst eingewiesen werden. Im Argen liegen vorallem die Ausbildung und Schulung der dort tätigen Ärzte. Dies gilt leider nicht nur für die Entwicklungsländer, wo die Verhältnisse besonders prekär sind, So gibt es z.B. in Indien eine große Zahl von kompetenten Unfallzentren. Aber viele offene Frakturen werden zuerst auswärts und völlig unzureichend versorgt. Darum begegnet man in den Zentren einer verhältnismäßig großen Zahl von bereits infizierten Frakturen, die den schon bestehenden Bettenmangel zusätzlich belasten. Dieses Problem zu lösen, wäre vorallen eine Aufgabe des Unterrichts.

ad b): Die Ursache vieler Mißerfolge liegt aber nicht nur im Angehen der posttraumatischen Wundinfektion. Vielfach läßt auch die *Behandlung der einmal etablierten Infektion* zu wünschen übrig. Entweder ist die therapeutische Trias „Focus-Elimination/Stabilisierung/Spongiosaplastik" nicht genügend bekannt, oder das chirurgische Vorgehen ist im einzelnen mangelhaft. So z.B. habe ich es des öftern gesehen, daß das Wirtbett zur Aufnahme der autologen Spongiosa nicht genügend vorbereitet war (ungenügende Inaktivierung der Infektion, noch ungenügende Vascularität). Auch hierin stellten sich Schulungsaufgaben. Immer wieder habe ich mich in meiner Überzeugung bestätigt gefunden, daß die einwandfreie Beurteilung der Wunde am Krankenbett mehr leistet als „objektive" Kriterien wie intravenöse Färbemethoden. Auch macht vielerorts die Superinfektion mit Gram-negativen Spitalkeimen, insbesondere mit Proteus und Pseudomonas zu schaffen.

Weltweit gesehen, sind wir noch weit davon entfernt, von einem durchgehend hohen Niveau in der Behandlung offener Knochenbrüche zu sprechen. In den letzten Jahren ist aber überall ein großer Aufschwung eingetreten. Die Resultate sind besser geworden. Ich glaube sagen zu dürfen, daß an diesem Fortschritt die Publikationen, die Kurstätigkeit und alle übrigen Tätigkeiten der Ausbildung und Vermittlung unseres Arbeitskreises nicht unwesentlich mitbeteiligt sind. Dieser Weg muß weiterverfolgt werden.

Die Behandlung offener Gelenkverletzungen

U. Holz, Tübingen

Der komplexe Hohlraum eines Gelenkes wird von Strukturen begrenzt, deren Widerstandsfähigkeit gegen Infektionen offenbar unter dem Durchschnitt liegt. Eingedrungene Keime finden in der Synovialflüssigkeit einen optimalen Nährboden und können sich in den Nischen der verzweigten Gelenkhöhle rasch vermehren, zumal die Abwehr nur von der synovialen Gelenkkapsel und nicht vom Knorpel her organisiert werden kann.

Offene Gelenkverletzungen lassen sich, je nach Schädigung der Weichteile und Knorpel-Knochenstrukturen klassifizieren:

1. Penetrierende Wunden ohne Verletzung der Gelenkoberfläche;
2. Penetrierende Wunden mit Verletzung der Gelenkoberfläche;
3. Defektwunden
4. Offene Gelenkfrakturen und Luxationen 1.–3. Grades.

Sämtliche Verletzungen können mit Fremdkörpereinsprengungen verbunden sein. Die spezifischen Merkmale und Behandlungsmaßnahmen der Schußverletzungen werden andernorts besprochen.

Weit offene Gelenkverletzung bereiten keine diagnostischen Schwierigkeiten. Die drohende Infektionsgefahr wird aber bei kleinen Wunden (Stich, Biß) oft verkannt, zumal es bei diesen Verletzungen initial keine zuverlässigen Zeichen einer bis zur Gelenkhöhle reichenden Penetration gibt. Austretende Synovialflüssigkeit wurde am Kniegelenk nur in 7% und eine charakteristische Luftsichel im Röntgenbild nur in 17% der Fälle beobachtett (Löffler, 1973). Ein „Schachtelton" als Zeichen der Luftansammlung ist selten vorhanden. Wegen der Fehleinschätzung besonders gefährdet sind auch Gelenke mit Fremdkörpereinsprengungen, die röntgenologisch nicht erkennbar sind.

Aus dieser Problematik heraus ergibt sich für jede, auch noch so harmlos erscheinende Gelenkwunde die Forderung nach chirurgischer Revision und anschließender Ruhigstellung der betroffenen Extremität im Gipsverband. Das Auflegen eines sterilen Verbandes und eine Therapie mit Antibiotica genügt nicht.

Präoperative Maßnahmen

Wie bei allen Wunden und offenen Frakturen soll die Gelenkwunde und die offene Gelenkfraktur bereits am Unfallort mit einem sterilen Verband versehen werden. Frakturen und Luxationen bedürfen einer Schienung. Offene Gelenkverletzungen sind stets als Notfallsituation anzusehen. Die sofortige Behandlung schließt eine Tetanusimmunisierung ein.

Die Röntgendiagnostik, evtl. Angiographien und die Überprüfung peripherer Innervationsverhältinisse erfolgt mit liegendem Notverband. Erst im Operationsvorbereitungsraum wird der Verband unter sterilen Bedingungen entfernt. Enthaarung und vorläufige Reinigung stark verschmutzter Gliedmaßen mit gewebesschonenden Desinfizientien.

Operative Behandlung

Die Versorgung der offenen Gelenkverletzung geschieht in Allgemeinnarkose, Plexus-Spinal- oder Periduralanästhesie. Eine Lokalanästhesie sollte im Hinblick auf die zu erwartende tiefe Revision und wegen einer möglichen Erhöhung des Infektrisikos vermieden werden. Eine Blutleere ist vielfach nützlich, aber bei schwersten Weichteilschäden wegen der zusätzlichen Zirkulationsstörung nicht obligat.

a) Débridement. Am Anfang der Operation steht ein sorgfältiges Débridement mit sparsamer Excision der Wundränder und vollständiger Entfernung verschmutzter und gequetschter Weichteile. Anschließend ist der Instrumentenwechsel wichtig. Zur Gelenkrevision und Fremdkörpersuche empfiehlt sich eine Schnitterweiterung oder eine zusätzliche Arthrotomieincision an typischer Stelle.

b) Spülung. Verschmutzte Gelenke werden intraoperativ mit Ringerlösung ausgiebig gespült. Die chemische Reinigung der Gelenkhöhle mit verschiedenen Antiseptica [Phenolkampfer (Hansen, 1932), Jod- oder Karbollösung (Landois, 1921), H_2O_2 (Betzel, 1951)] und offenbar auch die wiederholte lokale Antibioticainstillation führt zur Knorpelschädigung, sodaß derartige Gelenkspülungen nicht empfohlen werden können. Als einer der schädigenden Faktoren wurde die pH-Verschiebung im Gelenkmilieu herausgestellt (Weller, 1970). Die Gelenkinspektion muß vollkommen sein, sodaß im Operationsbericht abschließend über die Beschaffenheit aller Strukturen berichtet werden kann. Bei Fremdkörpereinsprengungen ist es ratsam, vor Beginn des Wundverschlusses eine Röntgenkontrolle vorzunehmen.

c) Bursen. Traumatisch eröffnete Schleimbeutel sollten excidiert werden, da die Krypten und Falten dieser Bursen infektionsgefährdet sind.

d) Offene Bandverletzungen. Auch bei offenen Gelenkwunden oder offenen Luxationen bedürfen Bandläsionen der primären Naht. Schonende Nahttechnik und sparsame Verwendung des Nahtmaterials sind wichtig. Liegen Bandverletzungen vor, die keine End-zu Endnaht erlauben, so sind die erforderlichen Bandplastiken wegen des Infektionsrisikos erst sekundär, nach Heilung der Gelenkwunde auszuführen. In Ausnahmefällen, beispielsweise am Kniegelenk, ist bei Bandläsionen in Begleitung ausgedehnter Defektwunden der Fixateur externe zur temporären Immobilisation geeignet.

e) Knorpelläsionen und osteochondrale Fragmente. Abgescherte, reine Knorpelfragmente heilen nicht mehr ein und werden daher entfernt. Osteochondrale Fragmente, besonders in belasteten Gelenkanteilen, sollen zur Erhaltung der Gelenkkongruenz reinsertiert werden. Zur Fixierung eignen sich Kleinfragmentschrauben, Kirschnerdrähte, die von den Gelenkkanten her eingebohrt werden oder transcartilaginäre Corticalisstifte.

f) Offene Gelenkfrakturen. Die Notwendigkeit der sofortigen Stabilisierung offener Gelenkfrakturen wird heute überwiegend anerkannt. Das Rekonstruktionsverfahren unterscheidet sich nicht von dem geschlossener Gelenkfrakturen:

1. Herstellung des Gelenkniveaus;
2. Unterfütterung subchondraler Defekte mit *autologer* Spongiosa;

3. Stabile und achsengerechte Verbindung des Gelenkabschnittes mit der Metaphyse und Diaphyse des Knochens; überwiegend nach dem Prinzip der mechanischen Abstützung durch Plattenosteosynthesen.

Stabilität gilt als wichtiger Faktor in der Infektionsverhütung. Offene Defekfrakturen oder stark verschmutzte Trümmerfrakturen besonders an den Fingergelenken und am oberen Sprunggelenk sind gelegentlich eine Indikation zur primären Arthrodese.

g) Wundverschluß. Anders als bei offenen Frakturen, bei denen man mit Vorteil wieder vom Grundsatz des Wundverschlußes um jeden Preis abgekommen ist, erfordert die offene Gelenkverletzung nach der Revision einen Wundverschluß, der eine Gewebeüberdeckung des Knorpels garantiert. Wenn immer möglich, soll die Gelenkkapsel verschlossen werden. Liegt ein Kapseldefekt vor, muß unter allen Umständen ein vollkommener Hautverschluß, notfalls durch primäre Lappenverschiebungen erfolgen.

Vor dem Gelenkverschluß ist eine peinlich genaue Blutstillung wichtig, denn vom Haemarthros kann über frei werdende lysosomale Enzyme eine Knorpelschädigung verursacht werden. Außerdem stellt die Vermeidung von Haematomen eine entscheidende Infektionsprophylaxe dar.

h) Drainagen. Offene Drainagen sind zu vermeiden. Vakuumdrainagesysteme sollen nicht länger als 24 Stunden im Gelenk belassen werden. Subcutane Drains werden spätestens nach 48 Std entfernt. Spülsaugdrainagen sind bei frischen Gelenkverletzungen kontraindiziert.

i) Ruhigstellung. Eine sorgfältige Immobilisierung der Extremität ist wesentlich für die ungestörte Heilung. In Zweifelsfällen ist die Knieverletzung im Beckengips und die des Sprunggelenkes im Oberschenkelgips ruhigzustellen. Bei offenen Gelenkverletzungen steht die Wiedergewinnung der Funktion an 2. Stelle. Erstes und wichtigstes Ziel ist die Verhütung der Infektion und die primäre Heilung. Die funktionelle Behandlung beginnt erst, wenn die Gefahr der Infektion gebannt ist.

j) Antibiotica. Die systemische Gabe von Antibiotica stellt in Fällen stark verschmutzter Gelenkwunden eine flankierende Maßnahme dar. Man muß sich dabei aber immer bewußt sein, daß Antibiotica die klassischen Initialzeichen der Entzündung verschleiern und unter Umständen zur Verzögerung eines notwendigen Sekundäreingriffes beitragen. Lokale Antibiotica wenden wir nicht an, da die systemische Therapie bei frischen Verletzungen wirksame Gewebskonzentrationen des Medikamentes gewährleistet.

Die wichtigsten Maßnahmen bei Gelenkwunden und offenen Gelenkfrakturen

Tetanusimmunisierung
Débridement
Gelenkinspektion (Schnitterweiterung oder typische Arthrotomie)
  Fremdkörperentfernung
  Spülung (Ringerlösung)

Reposition und Stabilisierung der Fraktur
(Ausnahmsweise primäre Arthrodese)
Naht der Band- und Kapselläsion
Gelenkverschluß
möglichst Kapsel und Haut
ggf. primäre Hautplastik
Geschlossenes Drainagesystem längstens für 24 Stunden
(Antibiotica parenteral, enteral)
Ruhigstellung bis zur Wundheilung

Zusammenfassung

Gelenkwunden und offene Gelenkfrakturen fordern ein notfallmäßiges chirurgisches Vorgehen dessen vornehmstes Ziel die Vermeidung der Infektion darstellt. Das sorgfältige Débridement sowie die Wund- und Gelenkreinigung und der abschließende Wundverschluß nehmen eine Schlüsselstellung in der Therapie ein. Zur Gelenkspülung eignen sich physiologische Lösungen (Ringer). Bei offenen Gelenkfrakturen ist die Rekonstruktion und stabile Osteosynthese das aussichtsreichste Verfahren zur Wiedererlangung der Gelenkintegrität. Alle offenen Gelenkverletzungen bedürfen so lange der Ruhigstellung, bis die Gefahr der drohenden Infektion gebannt ist. Die ansonsten angestrebte alsbaldige Übungsbehandlung wird hier ausnahmsweise in die 2. Phase der Behandlung verdrängt.

Literatur

1. Betzel, F.: Die offenen Kniegelenksverletzungen, ihre Behandlung und Ergebnisse. Bruns Beitr. klin. Chir. *183*, 226 (1951)
2. Erhalt, W.: Penetrierende Gelenkverletzungen und traumatische Gelenkinfektion. Wien. Klin. Wschr. *29*, 537–541 (1960)
3. Hansen, J.: Die offenen Verletzungen der großen Gelenke. Dtsch. Z. Chir. *235*, 458 (1932)
4. Laudois, P.: Kriegsverletzungen der großen Gelenke. Ergebn. Chir. *14*, 502 (1921)
5. Lederer, H.: Hackverletzungen des Kniegelenkes. Arch. Orthop. Unfall. Chir. *57*, 97–100 (1965)
6. Löffler, D.: Zur Behandlung von Weichteilverletzungen des Kniegelenkes – Überblick über 312 Fälle – Z. Orthop. *111*, 403–404 (1973)
7. Tscherne, H., Trentz, O.: Gelenkinfektionen nach perforierenden Wunden, Punktionen und Injektionen Langenbecks Arch. Chir. *334*, 521–527 (1973)
8. Weller, S.: Zur Behandlung offener Gelenkverletzungen. Therapiewoche *20*, *27*, 1320–1323 (1970)
9. Wolf, F.: Offene Kniegelenksverletzungen. Chir. praxis *9*, 589–593 (1965)

Die Versorgung offener Nervenverletzungen (technisches Vorgehen, Prognose, Ergebnisse)

M. Samii, Hannover

Das Ausmaß offener peripherer Nervenverletzungen kann sehr unterschiedlich sein. Das Spektrum reicht von der einfachen, oberflächlichen glatten Druchschneidung eines Nerven bis zur Amputation der Extremitäten.

Die Entscheidung zur *primären Nervenversorgung* wird dann getroffen, wenn es sich um glatte Schnittverletzungen der Nervenstränge handelt und saubere Wundverhältnisse vorliegen. Eine begleitende Gefäß- bzw. Sehnenverletzung ist keine Kontraindikation für eine primäre Nervenversorgung. Die Rekonstruktion des durchtrennten Nerven wird jedoch grundsätzlich *nach* Gefäß- und Sehnennaht erfolgen.

Sind ausgedehnte Weichteilquetschungen und Knochenverletzungen vorhanden, ist die primäre Nervenversorgung kontraindiziert.

Dafür sind folgende *Gründe* ausschlaggebend:

1. Das Ausmaß der Nervenläsion ist gelegentlich schwer abzuschätzen.
2. Durch die nachfolgende unkontrollierbare Narbenbildung kann das Nerventransplantat stranguliert und damit die Nervenregeneration negativ beeinflußt werden.
3. Eventuell notwendige Sekundäreingriffe können sich ebenfalls ungünstig auf die Nerventransplantation auswirken.
4. Das Risiko der Wundheilungsstörung mit Gefährdung des Nerventransplantats ist größer.

Die *Analyse der Ergebnisse* der *von* uns in mehr als *600 Fällen* durchgeführten *Nerventransplantationen* hat gezeigt, daß der Mißerfolg in einzelnen Fällen auf ungünstige Narbenbildung im Transplantatbett zurückgeführt werden muß.

Der Vorteil der *frühen sekundären Behandlung*, 4–6 Wochen nach der Verletzung, ist darin zu sehen, daß die Wundheilung bereits abgeschlossen ist. Das Nerventransplantat kann dann unter Berücksichtigung der vorhandenen Narbenverhältnisse möglichst im Gesunden eingesetzt werden.

Nahttechnik

Die Nahttechnik hängt von den unterschiedlichen fasciculären Strukturen der einzelnen peripheren Nerven ab.

Dabei lassen sich drei Nerventypen unterscheiden (Abb. 1):

1. Der *monofasciculäre* Typ mit *einem* großen Faszikel.
2. Der *oligofasciculäre* Typ mit *wenigen*, großen Faszikeln.
3. Der *polyfasciluläre* Typ, bestehend aus zahlreichen Faszikeln unterschiedlicher Größe. Bei dieser Gruppe können die Faszikel entweder homogen verteilt, oder in einzelnen Faszikelgruppen – getrennt durch das interfasciculäre Gewebe – angeordnet sein.

Der aus mehreren Faszikelgruppen bestehende, polyfasciculäre Nerventyp ist am häufigsten anzutreffen (Abb. 1, 3a). In solchen Fällen ist die äußere Schale des Epineuriums zu

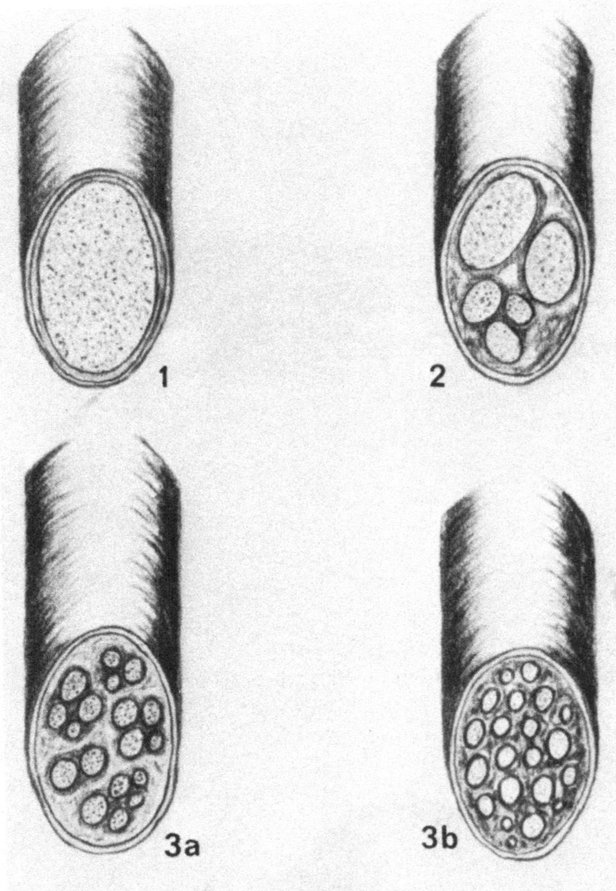

Abb. 1. Einteilung der Nerventypen nach ihrer fasciculären Struktur: 1 monofasciculärer Typ, 2 oligofasciculärer Typ, 3 polyfasciculärer Typ, 3a homogene Faszikelverteilung, 3b Bildung von unterschiedlich großen Faszikelgruppen durch interfasciculäres Gewebe

entfernen. Dann lassen sich Faszikelgruppen unterschiedlicher Größe für die nachfolgende interfasciculäre Naht präparieren (Abb. 2c).

Beim polyfasciculären Typ mit diffuser Verteilung der einzelnen Faszikel sollte man dagegen zur Vermeidung einer weitergehenden Traumatisierung auf die Aufsplitterung von einzelnen Faszikeln verzichten. Statt dessen werden die Nervenstümpfe entweder ohne Entfernung der äußeren Schale des Epineuriums (Abb. 2a) durch eine epineurale bzw. epi-perineurale Naht miteinander adaptiert oder, falls die äußere Schale des Epineuriums stark ausgeprägt ist, wird diese entfernt und die Nervenenden werden durch perineurale bzw. interfasciculäre Nähte miteinander verbunden (Abb. 2b).

Auf Abbildung 3 sind vier verschiedene Nahttechniken dargestellt, wie sie je nacb Beziehung des Epineuriums zum Faszikel, durchzuführen sind.

Die *epineurale*, die *interfasciculäre*, die *perineurale* und die kombinierte *epi-perineurale* Naht.

Kombinierte Gefäß- und Nervenverletzungen ohne wesentliche zusätzliche Weichteil- und Knochenschädigung können *primär gleichzeitig* versorgt werden. Abbildung 4a zeigt die kombinierte Verletzung von Arteria und Nervus ulnaris. Nach Anfrischung der Gefäßenden erfolgt zunächst die Naht der Arterie (Abb. 4b/c). Sodann wird der Nervus ulnaris

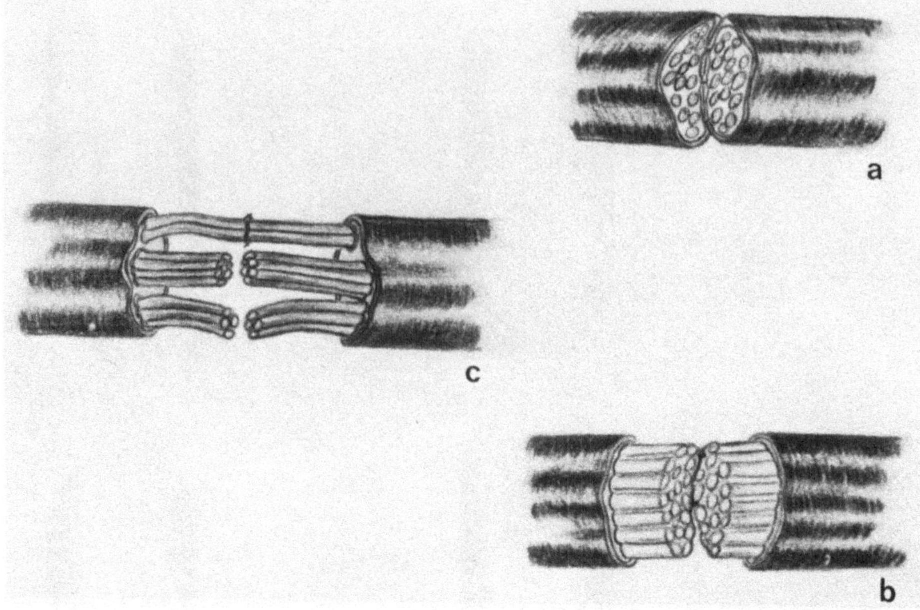

Abb. 2. a Epi-perineurale Naht; **b** peri- bzw. interfasciculäre Naht; **c** interfasciculäre Naht

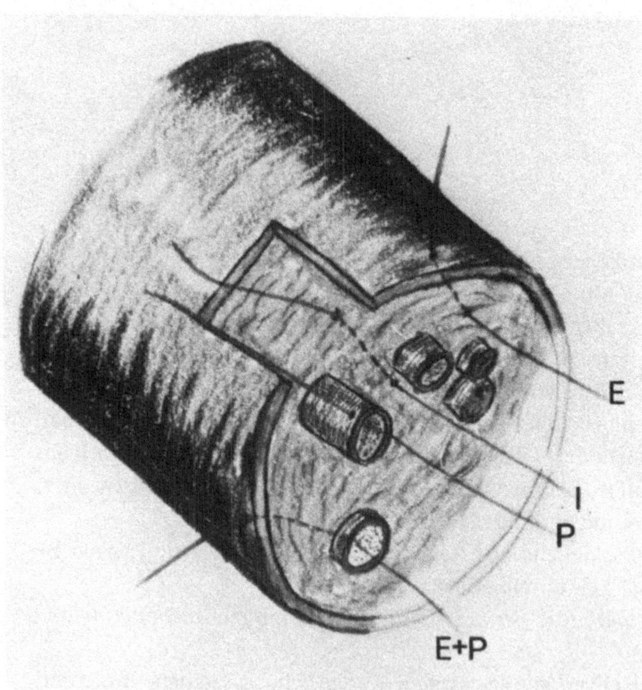

Abb. 3 a-d. Nervennahttechniken, **a** epineurale Naht, **b** interfasciculäre Naht, **c** perineurale Naht, **d** epi-perineurale Naht

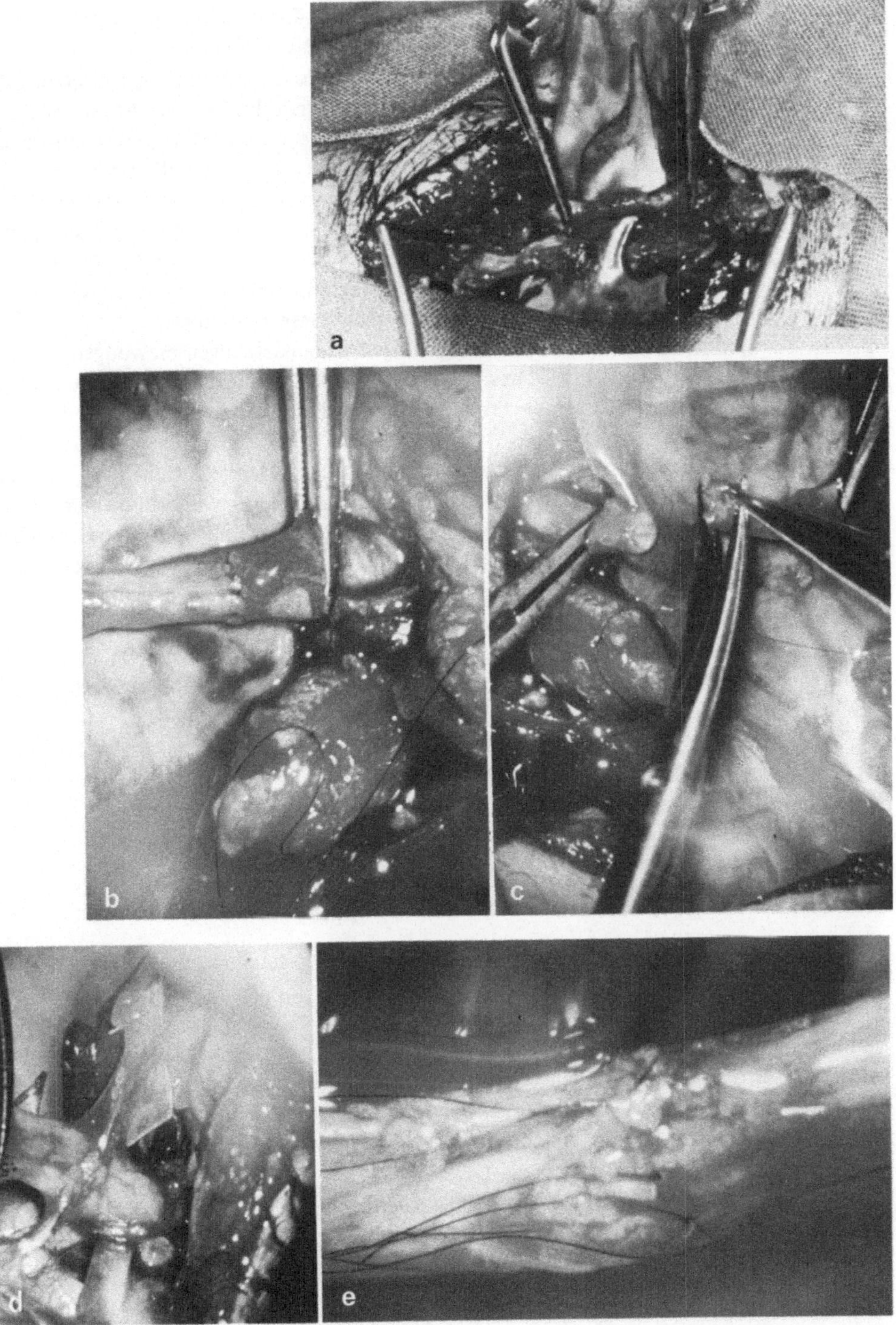

Abb. 4a-e. Versorgung einer kombinierten Nerven- Gefäßverletzung (A.N. ulnaris)

angefrischt und das Epineurium teilweise reseziert (Abb. 4d). Schließlich erfolgt die spannungsfreie Adaptation der Stümpfe durch epi-perineurale Naht (Abb. 4e).

Es folgt die Demonstration der Versorgung einer Beugesehnen- und Fingerverletzung der Hand. Versorgung der Sehnen nach Leinert. Epi-perineurale End-zu-End-Anastomose der Fingernerven. Das funktionelle Ergebnis zwei Monate nach dem Eingriff war zufriedenstellend. Die Zweipunktediskrimination nach sechs Monaten betrug 7 Millimeter.

Bei der Replantation von Gliedmaßen sollte die Nervenversorgung als letzte Maßnahme in einem Sekundäreingriff vorgenommen werden mit dem Ziel, eine Nervenbeschädigung des Transplantats zu vermeiden. Es werden zwei Fälle gezeigt, und zwar die Replantation einer Hand sowie die Replantation eines Armes im Schultergelenk. Nerventransplantation jeweils zwei bis drei Monate nach Anheilung der replantierten Extremität.

Wird eine primäre Nervennaht unter ungünstigen Voraussetzungen erzwungen, entwikkelt sich an der Nahtstelle eine Neurom, so daß die Regeneration ausbleibt (Demonstration eines Falles mit insuffizienter Primärversorgung des Nervus medianus und Nervus ulnaris).

Nach Resektion des Neuroms muß die fasciculäre Struktur der betroffenen Nerven sichtbar gemacht werden und eine freie Nerventransplantation durch interfasciculäre Nähte erfolgen. Gelegentlich ist auch in solchen Fällen eine End-zu-End-Anastomose möglich.

Es ist daran zu denken, daß je nach Lokalisation der Nahtstelle der Erfolg oder Mißerfolg der Nervennaht erst nach längerer Zeit objektivierbar ist. Das bedeutet, daß nach einer primären Nervennaht in ungeeigneten Fällen die Entscheidung über einen eventuell noch einmal notwendigen Eingriff erst sehr spät getroffen werden kann. Damit wird die Chance einer Nervenregeneration durch den Zweiteingriff unter optimalen Bedingungen wesentlich verringert.

Nach unseren bisherigen Erfahrungen sollte die Indikation zur Primärversorgung einer offenen Nervenverletzung nur dann gestellt werden, wenn die genannten günstigen Voraussetzungen dafür gegeben sind.

Zusammenfassung

Die Indikation zur primären Nervenversorgung ist dann gegeben, wenn es sich um glatte Schnittverletzungen handelt, saubere Wundverhältnisse vorliegen und die umgebenden Weichteile sowie Knochen nicht allzusehr geschädigt sind. Muß eine starke narbige Alteration des Wundgebietes erwartet werden, ist es günstiger, eine frühe Sekundärversorgung (nach 4–6 Wochen) anzustreben, wenn die Narbenverhältnisse übersichtlich sind. Aus einem Krankengut von über 600 Nervenversorgungen werden einige Fälle von der einfachen End-zu-End-Naht bis zur Replantation von Gliedmaßen demonstriert.

Die Versorgung offener Gefäßverletzungen

H.-E. Hoffmeister, Tübingen

Der Versorgung offener Gefäßverletzungen stehen erstaunlicherweise vor allem Schwierigkeiten in der Diagnostik entgegen. Das mag merkwürdig klingen, aber ich meine damit natürlich nicht arterielle Gefäßverletzungen, die pulsierend nach außen bluten. Diese Traumen werden schon vom Laien erkannt und durch Kompression oder Abbinden behandelt. Kommen solche Patienten in die Klinik, muß die *Gefäßrekonstruktion* durchgeführt werden. Die Ligatur größerer Arterien oder Venen ist heute nicht mehr gerechtfertigt. Kann oder will ein Chirurg diese rekonstruktive Behandlung nicht selbst durchführen, ist die schnellste Verlegung in eine Klinik durchzuführen, in der die Gefäßchirurgie zur Routine gehört. Diese unabdingbare Forderung beruht auf den Ergebnissen der Kriegschirurgie, wo durch Verlegung der rekonstruktiven Versorgung von offenen Gefäßverletzungen auf den Hauptverbandsplatz erstaunliche Erfolge erzielt wurden. So wurde die Amputationsrate von Extremitäten von 80–90% im II. Weltkrieg auf 10–20% in den Auseinandersetzungen der siebziger Jahre gesenkt. Neben der Forderung der Gefäßrekonstruktion steht die der *Schnelligkeit:* innerhalb von 6 Stunden sind mit der Gefäßrekonstruktion bis 90% Erfolge zu erzielen; innerhalb von nur 12 Stunden sinkt diese Rate auf 50%, um dann schnell noch weiter abzufallen. Natürlich läßt niemand eine typische Stichverletzung der Leiste, die spritzend blutet, 12 Stunden lang liegen; aber eine Mitverletzung der Femoralarterie im Rahmen einer offenen Oberschenkelfraktur wird häufig übersehen und erst dann erkannt, wenn die Heilungschancen wesentlich gemindert sind. Dieser Fehlbeurteilung darf man als Unfallchirurg nicht verfallen. Fehlende Fußpulse bei Ober- und Unterschenkelfrakturen mögen auf einen Schockzustand oder auf ein ausgedehntes Frakturhämatom zurückzuführen sein; in einer großen Zahl von Fällen beruhen sie aber auf einer arteriellen Gefäßverletzung, die natürlich, wenn die Fraktur offen ist, per definitionem eine offene Gefäßverletzung ist. Diese *Differentialdiagnose* muß geklärt werden; man darf sich nicht in der Hoffnung wiegen lassen, daß nach Reposition der Fraktur (wie auch immer) und nach Bekämpfung des Schocks die Fußpulse wieder tastbar werden. Ja, es ist sogar möglich, daß nach vorübergehend wiederhergestellter Durchblutung eine sekundäre Thrombosierung nach langdauernder Kompression der Arterie zur Extremitätenischämie mit all ihren deletären Folgen führt. Ist die Frage der Durchgängigkeit der Arterie durch klinische Beobachtung nicht eindeutig zu klären, müssen apparative Untersuchungen eingesetzt werden; in letzter Zeit hat sich hierbei die Doppler-Druckmessung besonders bewährt. Ist auch auf diese Weise keine Klarheit zu gewinnen, muß die Angiographie diese bringen. Die Versorgung einer solchen kombinierten Verletzung erfolgt in unserer Klinik durch gemeinsame Operation von Knochen- und Gefäßchirurgen. Wir halten es nicht für angezeigt, erst die operative Versorgung der Fraktur vorzunehmen und erst dann die Frage der arteriellen Verletzung in ihrer Versorgung zu klären. Die Begründung für unser Vorgehen ziehen wir aus den oben angeführten Zahlen über den Prozentsatz der erfolgreichen Eingriffe in Abhängigkeit vom Abstand vom Unfall.

Das direkte Arterientrauma kann durch scharfe oder stumpfe Gewalt ausgelöst werden; aber auch indirekte Traumen können über Arteriospasmus, Thrombosierung oder Deceleration der Aorta zu schweren Folgen führen. Die Folgen der Gefäßverletzungen hängen vom Ausmaß und der Lokalisation des Traumas ab: Die Blutung und die periphere

Ischämie sind die Leitsymptome. Die primäre und sekundäre Thrombosierung, vor allem nach Gefäßquetschung oder nach Intimaeinriß müssen immer bedacht werden. Dies ist besonders bei Extremitätenfrakturen häufiger der Fall: Die Kniegelenksluxation mit Schädigung der Art. poplitea, die supracondyläre Femurfraktur mit Zerreißung der Art. femoralis und die supracondyläre Humerusfraktur mit Verletzung der Art. brachialis sind dafür typische Beispiele. Die Versorgung dieser Gefäßverletzungen ist einfach, wenn man sie rechtzeitig erkennt und besteht in der *operativen Wiederherstellung der arteriellen und venösen Strombahn.* Wenn möglich, ist eine einfache direkte Naht durchzuführen; meist ist eine Erweiterungsplastik mit einem Venenstreifen notwendig. Resektion des Gefäßes mit End-zu-End-Anastomose bei nur kurzstreckiger Schädigung der Arterie und Interposition von körpereigener Vene oder Kunststoff bei langstreckiger Schädigung sind die Standardmethoden der Gefäßchirurgie. Neben diesen tpyischen Verletzungen müssen atypische z.B. im Bereich des Halses bedacht werden. So sehen wir immer wieder sog. Bagatellverletzungen des Halses, die erst zur Aufnahme in die Klinik führen, wenn eine Bewußtlosigkeit oder eine Halbseitenparese eingetreten ist. Dies sind aber bereits Spätzeichen einer Verletzung der Art. carotis interna. Trotzdem sehen wir hier immer eine Operationsindikation, da bei rechtzeitiger Wiederherstellung der arteriellen Strombahn eine Verminderung der cerebralen Spätfolgen erreicht werden kann, wenn rechtzeitig eingegriffen wird.

Die *chronischen Folgezustände* der Arterienverletzungen wie arterielles Aneurysma, arteriovenöse Fistel und chronischer Gefäßverschluß können hier nur erwähnt werden; sie bedürfen im allgemeinen ebenfalls der operativen Behandlung. Unser Bemühen sollte aber auf die Verhinderung derartiger Folgezustände gerichtet sein, wie es z.B. bei einem Patienten nach schwerem Thoraxtrauma der Fall war. Schon das erste Thoraxübersichtsbild nach dem Unfall zeigte eine massive Verbreiterung des Mediastinums; 10 Tage später ist die allgemeine Verbreiterung zurückgegangen und eine circumskripte Ausbuchtung am linken oberen Mittelfeldschatten ließ an ein Aneurysma der Aorta denken. 14 Tage nach dem Trauma wurde schließlich durch Angiographie die Diagnose gestellt. Die sogleich durchgeführte Operation zeigte ein vor der Perforation in die Lunge stehendes Aneurysma der Aorta mit vollständiger Kontinuitätstrennung des Gefäßrohres. Durch Interposition einer Kunststoffprothese wurde der entstandene Defekt überbrückt.

Häufiger und deshalb auch wichtiger für die Unfallchirurgenpraxis ist ein anderes Problem, das abschließend behandelt sein soll. Viele Knochenstabilisierungen und Gefäßrekonstruktionen verlaufen erfolglos, weil – bei verzögerten Operationen besonders häufig – das *postischämische Ödem* alle Bemühungen zunichte macht. Um zu verhindern, daß diese sogleich durchzuführende ausführliche Fascienspaltung zur postoperativen Infektion führt, was sowohl in der Knochen- wie auch in der Gefäßchirurgie deletär ist, haben wir alle diese Wunden primär unter Verwendung einer Kunststoff-Folie aus Silikon-Silastik verschlossen. Die Wiederherstellung der Kontinuität der betroffenen Knochen und Gefäße geschieht in gleicher Sitzung; daran anschließend wird die Fascienspaltung am Ober- und falls notwendig, auch am Unterschenkel vorgenommen und in die entstandenen Hautdefekte die Kunststofffolie eingenäht. Diese Folie wird in den folgenden Tagen und Wochen ständig gerafft, bis die Wundränder direkt vereinigt werden können. In den meisten Fällen ist damit eine Infektion zu vermeiden; die notwendigen Hauttransplantationen beschränken sich auf kleine Areale.

Zusammenfassung

Ich habe nur einige Probleme anreißen können, hoffe aber, Ihnen gezeigt zu haben, daß schnelle Diagnostik, rasche Rekonstruktion der arteriellen und venösen Strombahn und konsequente Bekämpfung des postischämischen Ödems unentbehrliche Forderungen in der Therapie offener Gefäßverletzungen sind.

Literatur

Florack, G., Sandmann, W., Müller, G.: Stumpfe Verletzung der Art. poplitea *8*, 211–215 (1978)

Hardy, J.D., Raju, S., Neel, W.A., Don, W., Berry, W.: Aortic and other Arterial Injuries. Annals of Surgery *181*, 640–651 (1975)

Hermreck, A.S., Sifers, T.M., Reckling, F.W., Asher, M.A., Hardin, C.A.; Traumatic Vascular Injuries, Methods and Results. Amer. Journal of Surgery *128*, 813 (1974)

Rich, N.M., Baugh, I.H., Hughes, C.W.: Popliteal Artery Injuries in Vietnam. Amer. Journal of Surgery *118*, 531 (1969)

Seboldt, H., Veihelmann, D.: Temporäre Haut-Fascien-Erweiterungsplastik mittels Kunststoffolien beim schweren Postischämiesyndrom. Thoraxchirurgie und Vaskuläre Chirurgie *26*, 22 (1978)

Amputationsverletzungen im Bereich der oberen und unteren Extremitäten

W. Arens, Ludwigshafen/Rh.

Im neuesten und nach vieler Ansicht besten Lehrbuch der Chirurgie, dem von Koslowski und anderen, wird die Lehre von den Amputationen in 40 Halbzeilen dargestellt. Das ist mir bei etwa 300tausend Arm- und Beinamputationen – das sind mehr als unsere Bundeshauptstadt Bonn Einwohner hat – und bei der Tatsache, daß fast jeder junge Arzt im Wehrdienst für den hoffentlich nicht mehr eintretenden Ernstfall geschult wird, eigentlich etwas wenig.

Um so dankbarer müssen wir unserem Präsidenten bei seinem Mammutkongreß, der ja die gesamte Unfallchirurgie umfaßt, sein, daß er zum Abschluß der Vormittagssitzung über Amputationsverletzungen berichten läßt.

Wer amputiert schon gerne? Ein Mensch, der nach einem mit einer 20-Lochplatte versorgten geschlossenen Oberschenkelbruch wieder frei herumläuft, ist sicherlich für uns, vor allem für unsere jungen Kollegen, ein größeres Erfolgserlebnis als ein Oberschenkelamputierter – hier muß ich das Erfolgserlebnis allerdings ein bißchen schmälern.

Der gut verheilte Oberschenkel- oder andere Extremitätenbruch hat sein Mißgeschick nach einiger Zeit vergessen, nicht aber der Amputierte, er hat sein Leben lang mit seinem Stumpf zu tun, er wird ja täglich daran erinnert.

Im Amputationsstumpf setzt sich der Operateur ein Denkmal! Ein Denkmal, das ihn meist überdauert. Und deswegen ist die Amputation für mich kein Erstlingseingriff. – Dem

Assistenten, der zum ersten Mal amputiert, assistiere ich selbst, um ihm zu einem möglichst guten Denkmal zu verhelfen.

Dieser Patient mit einer schrecklichen Zerreißung des Beckenbindegewebes hat bei uns in den letzten 14 Tagen 104 Blutkonserven bekommen. Beide Arteria iliaca interna haben wir ihm unterbinden müssen, um ihn am Leben zu halten. Wir hoffen, daß wir ihm sein Leben erhalten können, dann haben sich hier die moderne Intensivpflege und die 104 Konserven gelohnt.

An die 80 Blutkonserven haben wir auch schon bei großen Replantations- oder Erhaltungsversuchen von Extremitäten gegeben. So gut wie immer blieben diese Versuche Versuche, also erfolglos. Ein über 50-jähriger Mann wurde mit einem Unterarmabriß in ein Replantationszentrum geflogen. Er stand schon in der örtlichen Presse, mußte dann im Oberarm amputiert werden und bekam eine schwere Hepatitis. Wegen einer Versteifung im Schultergelenk und schwersten Kausalgien kam er zur Rehabilitation zu uns. Die Rehabilitation des primär Unterarmamputierten endete mit einer völligen Invalidität und einer MdE von 100% wegen praktischen Verlustes des ganzen Armes und der transfusionsbedingten Hepatitis.

Ich berichte Ihnen diesen Fall, weil ich daran unsere Auffassung zur Amputationsindikation aufbauen möchte.

Selbstverständlich steht im Vordergrund die Schwere der Verletzung. Bei einer Trümmerfraktur 3. Grades mit schwerer Weichteilschädigung und Zerstörung von mehr als der Hälfte der großen Gefäße und Nerven sollte man die Amputation in Erwägung ziehen. Das gilt vor allem auch für Polytraumatisierte, bei denen häufig die Amputation lebensrettend ist. – Die Angiographie und die Ultraschalldopplersondenuntersuchung sind von wichtiger Bedeutung, vor allem auch aus forensischen Gründen. Trotz aller Fortschritte in der Gefäßchirurgie ist die Versager-Quote durch Thrombosen und Infektionen nicht unerheblich, das gilt vor allem bei Gefäßoperationen in stark gequetschtem und verschmutztem Gewebe. Mancher mögliche Unterschenkelstumpf wurde so zum Oberschenkelstumpf, mancher Unterarm- zum Oberarmstumpf.

Ich bin ein Gegner der Extremitätenerhaltung um jeden Preis. Mehr als Richtlinien spielt hier die Erfahrung eine Rolle. Ein Erhalten in der Nervenversorgung und Durchblutung schwer gestörter Extremitäten, womöglich noch mit chronisch-eitriger Osteomyelitis und Kontrakturen der Gelenke kann für den Betroffenen und seine Ärzte etwas Furchtbares sein. Und wer weiß, wie schwer der Entschluß zur sekundären Amputation ist, sowohl für den Patienten wie auch für den Arzt, der hat größeres Verständnis für die primäre Amputations-Indikation.

Natürlich spielen Alter und Geschlecht und am Rande auch der Beruf eine wichtige Rolle für unser Vorgehen. Bei einem 12-jährigen Mädchen ist die Situation, vor der wir stehen, anders als bei einem 60-jährigen Mann.

Interessant ist das Verhältnis der Zahl der Arm- zu den Beinamputierten. Sowohl in der Kriegsopferversorgung wie auch bei den berufsgenossenschaftlich versicherten Unfällen kommen auf einen Armamputierten grob gerechnet 3 Beinamputierte. Das kommt sicher daher, weil schwerste Armverletzungen leichter zu erhalten sind als ähnliche Verletzungen an den Beinen, und weil auch der Operateur wohl einen erhaltenen Arm für wichtiger hält als ein erhaltenes Bein. In diesem Zusammenhang sei gesagt, daß es ja eine bekannte Tatsache ist, daß ein Beinamputierter nie mit einem Armamputierten tauschen möchte und umgekehrt. Entsprechende Fragen sind mir von Amputierten eigentlich noch nie anders beantwortet worden; vielleicht eine glückliche Fügung des Schicksals!

Wenn nun eine Amputation unumgänglich nötig ist, wie und wo sollen wir dann amputieren.

Am Arm gilt heute, daß jedes Stück erhalten werden sollte, wenn es sich gut mit Weichteilen decken läßt.

Hier ist vor allem auch der gute Handgelenksstumpf zu erwähnen.

Für das Bein halte ich unser altes Schema des 2/3-Stumpfes am Oberschenkel und vor allem des 2/5-Stumpfes am Unterschenkel nach wie vor für das Beste. Bei dem 2/3-Stumpf des Oberschenkels habe ich eine gute Prothesenführung und kann das Kniegelenk gut einbauen. Der 2/5-Stumpf des Unterschenkels – ich messe die Länge vom inneren Kniegelenksspalt bis zur Innenknöchelspitze und nehme hiervon 2/5 – gestattet sowohl die herkömmliche prothetische Versorgung wie auch die Versorgung mit einer Kurzprothese.

Lassen Sie mich in diesem Zusammenhang auch noch einmal kurz den Jahrzehnte lang so schlecht gemachten Pirogowstumpf erwähnen. Wo es möglich ist, sollten wir einen Pirogowstumpf bilden und nicht im Unterschenkel absetzen. Ganz abgesehen von der finanziellen Seite der Höhe der MdE, die uns hier wirklich nicht leitet, wird Ihnen der Großteil der nach Pirogow Amputierten dankbar sein. Das haben uns große Reihenuntersuchungen gezeigt. Man ist immer wieder erstaunt, daß ein Großteil unserer jungen Mitarbeiter den Pirogowstumpf noch nie gesehen hat.

Auf die weiteren Stumpfformen, wie den Gritti-Stumpf, den Callander-Stumpf und andere brauche ich hier nicht einzugehen. Wichtig ist, daß wir einen muskelplastischen Stumpf schaffen und daß wir vor allem die Nerven hoch resezieren, so können wir am besten die gefürchteten Stumpfbeschwerden von Seiten der Durchblutung und des Nervensystems verhindern.

Hier sehen Sie noch einige Denkmäler, die auf dem Dia nicht sonderlich gut erscheinen. Diese Patienten sind aber glücklicher, als wenn sie im Oberschenkel oder im Hüftgelenk exartikuliert wären. Und das ist nach meiner Ansicht die große Kunst des amputierenden Arztes. Er muß wissen, wie er einen guten Stumpf schaffen kann, auch einen „Kurzstumpf". Hätte die Ärztegeneration zwischen den beiden Kriegen besser das Amputieren gelernt, dann würde die Zahl der amputierten Mitbürger, die ja meistens aus dem 2. Weltkrieg stammen, sicherlich nicht so groß sein wie die Einwohnerzahl der Stadt Bonn, vielleicht nur so viel wie Ludwigshafen am Rhein Einwohner hat.

Vielleicht mag das auch eine Anregung für die zukünftigen Präsidenten dieser Gesellschaft sein, das Amputierproblem mit seinen buntschillernden Fragen wieder einmal halbtägig auf die Tagesordnung zu setzen.

Die Versorgung offener Verletzungen (technisches Vorgehen, Nachbehandlung, Ergebnisse)

P. Reill, Tübingen

Etwa 80% der Verletzungen an der Hand sind offene Verletzungen. Zwei topographisch-anatomische Besonderheiten an der Hand sind bei der Behandlung von offenen Verletzungen wichtig:

Die Blutversorgung und damit die Heilungstendenz, auch bei schweren Verletzungen, ist im Vergleich zur unteren Extremität außergewöhnlich gut.

Aber auf engstem Raum sind viele verschiedene Strukturen vereinigt, wie Nerven, Sehnen und Gefäße, die direkt unter der Haut in leicht verletzbarem Gebiet liegen. Die Finger sind von den Beuge- und Strecksehnen umhüllt, die bei Verletzungen oder unsachgemäßer operativer Versorgung mit der Umgebung verwachsen, ihre Gleitfähigkeit verlieren und schlechte funktionelle Ergebnisse erbringen. In den letzten Jahren wurden spezielle, differenzierte Operationsmethoden entwickelt, die atraumatische Operationstechnik und die instrumentelle Ausrüstung erheblich verbessert. Die Mikrochirurgie, das heißt das Operieren unter dem Mikroskop und die Verwendung von Kunststoffen, eröffnete neue Dimensionen.

Das führt zur Frage: Welche offenen Verletzungen der Hand können von Allgemein- oder Unfallchirurgen versorgt werden und welche sollen von speziell geschulten Handchirurgen in entsprechenden Zentren behandelt werden. Die Entscheidung über die Erstversorgung hat nach Feststellung der verletzten Strukturen der erstbehandelnde Chirurg zu treffen. Er wird nach steril durchgeführter, genauer Untersuchung der Sensibilität und der Bewegungsfähigkeit eine exakte, strukturbezogene Schädigungsdiagnose stellen können.

Als Orientierungshilfe für die Erstversorgung wird die folgende Gruppeneinteilung vorgeschlagen:

Offene Verletzung – Gruppe I

Glatte Schnittverletzungen von Sehnen und Nerven.
Keine Quetschung.
Kein Hautverlust.
Keine Verschmutzung oder Infektionsgefahr.

Offene Verletzung – Gruppe II

Riß- und Quetschverletzungen von Sehnen und Nerven.
Hautdefekte, die durch lokale plastische Maßnahmen gedeckt werden können.
Gut zu stabilisierende Frakturen (keine Gelenkfrakturen).

Offene Verletzung – Gruppe III

Schwere Quetschungen oder Zerreißungen.
Ausgedehnter Substanzverlust.
Zerstörung der Muskulatur (z.B. Explosions-, Fräs- oder Kreissägenverletzungen).
Multiple Frakturen.
Unsichere Heilungstendenz.

Bei Verletzungen der Gruppe III soll in der Regel nur eine exakte Wundversorgung durchgeführt werden, d.h. Wundsäuberung, Stabilisierung der Frakturen mit Minimalosteosynthese, Deckung der Haut, u.U. auch unter Verwendung von gestielten Lappen. Die Behandlung ist ausgerichtet auf die Erzielung einer primären Wundheilung und die Erhaltung aller Möglichkeiten für sekundäre rekonstruktive Operationen. Diese Verletzungen könnten grundsätzlich in chirurgischen Abteilungen ohne wesentliche Spezialisierung behandelt werden. Voraussetzung ist allerdings, daß ausreichend Erfahrung, Operationsmöglichkeiten, Zeit und Assistenz zur Verfügung stehen.

Völlig anders verhält es sich jedoch bei Verletzungen der Gruppe I und II. Bei diesen soll endgültig die bisherige Strategie verlassen werden, nämlich unmittelbar nach dem Unfall Hautnaht, evtl. die Frakturen zu stabilisieren und die Wiederherstellung von Sehnen und Nerven bei einer zweiten Operation von einem Handchirurgen durchführen zu lassen. Die optimalen Bedingungen für die Versorgung von glatten Durchtrennungen, von Sehnen und Nerven, auch von Frakturen, liegen ja unmittelbar nach dem Unfall vor. Die endgültige primäre Versorgung aller Strukturen bei Verletzungen der Gruppe I fakultativ auch der Gruppe II unter Anwendung neuerer Operationstechniken, hat sich in vielen Fällen hervorragend bewährt.

Im folgenden soll nun auf die Behandlung einzelner Strukturen eingegangen werden. Definitionsgemäß entstehen größere Probleme der Hautdeckung bei Verletzungen der Gruppen I und II nicht.

Bei offenen Frakturen ist zur Erzielung einer frühen Wiederaufnahme der Funktion eine Stabilisierung der Frakturen nach exakter Adaptation und Immobilisierung der Fragmente notwendig. Dabei müssen jedoch die speziellen Bedingungen und Probleme der Osteosynthese an der Hand berücksichtigt werden:

Die Operation erfolgt überwiegend im Gleitgewebe, über den Implantaten kann nur eine knappe Haut- oder Muskeldeckung erzielt werden. Die Anwendung von Osteosynthesematerial an der Hand erfordert großes operatives Können. Schwierigkeiten in der Frakturstabilisierung dürfen nicht mit verlängerter Ruhigstellung ausgeglichen werden. Treten Weichteilprobleme auf, so nimmt die Erzielung der ossären Heilung zweite Rangstelle ein.

Offene Verletzungen der Strecksehnen sollen grundsätzlich primär genäht werden. Fehlstellungen nach primär schlecht oder nicht versorgten Strecksehnenverletzungen, z.B. über dem Mittelgelenk, sind sekundär nur schwer reparabel. Verwendet wird zur Versorgung die Lengemann-Naht und eine temporäre Kirschner-Draht-Arthrodese.

Die bisherige Einstellung in der Versorgung von Beugesehnenverletzungen muß revidiert werden. Glatte Durchtrennungen im Bereich des gesamten Niemandslandes, also Verletzungsgruppen I und II, sollen einer primären Versorgung zugeführt werden. Die sekundäre Rekonstruktion durch ein freies, einzeitiges Transplantat oder durch zweizeitige Transplantation, bleibt natürlich die Methode der Wahl der Verletzungen der Gruppe III.

Die primäre Beugesehnennaht hat eine Verbesserung durch die Anwendung einer dynamischen Schienentechnik nach Kleinert erfahren. Es werden immer beide Beugesehnen genäht unter Erhaltung der Vinculae. Wichtig ist die unbedingt schonende Sehnenbehandlung und die Erhaltung der Blutversorgung. Die Übungsbehandlung erfolgt ab dem ersten postoperativen Tag in einer speziell angelegten, dynamischen Schiene mit Gummizügeln. Auf die Einzelheiten der Methode kann auf die wissenschaftliche Ausstellung verwiesen werden. Die Ergebnisse dieser Beugesehnennähte an Hand des Bewertungsschemas nach Buck-Gramcko, D., sind bei 70 bis 80% unter sehr gut und gut bzw. befriedigend einzuordnen. Die Operationstechnik ist jedoch sehr schwierig. Derartig gute Resultate können nur von geübten Operateuren erzielt werden. Die deutlich kürzere Operationsdauer sowie die Abkürzung der Gesamt-Morbidität bei Verbesserung der Endergebnisse, lassen jedoch eine Verlegung zur operativen Versorgung auch über größere Entfernungen gerechtfertigt erschenen. Sollte eine sofortige Versorgung nicht möglich sein, z.B. wegen multipler Nebenverletzungen, dann kann innerhalb einer Woche immer noch eine sogenannte „spätprimäre Naht" nach der Kleinert-Technik durchgeführt werden, bei nahezu gleichen Endergebnissen.

Auch bei glatten Durchtrennungen der Nerven muß der Primärnaht der Vorzug gegeben werden. Ein Aufschub der Operation zur Transplantation ist angezeigt bei Substanzdefekten, bei starker Retraktion der Nerven oder bei ausgedehnten Quetschungen, bei denen das Ausmaß der Schädigung nicht abgeschätzt werden kann. Das betrifft also im wesentlichen Verletzungen, die in die Gruppe III einzuordnen sind. Bei Verletzungen der Gruppe I und II kann in der Regel nach Mobilisierung der Stümpfe eine Naht ohne zu starke Spannung gelegt werden. Die Naht wird als Faszikelnaht nach Entfernung des Epineuriums vorgenommen. Keinesfalls darf eine End-zu-End-Naht unter Spannung erzwungen werden. Für die Wiedervereinigung einzelner Fingernerven mag die Lupenbrille ausreichend sein. Bei Durchtrennung mehrerer Fingernerven oder großer Nervenstämme mit motorischen und sensiblen Fasern muß ein Operationsmikroskop zur Verfügung stehen, d.h. die Überweisung an eine entsprechend ausgerüstete Abteilung ist angezeigt.

Bei guter Indikation und Technik sind die Endergebnisse der Wiederherstellung mit Nervennähten deutlich besser als bei sekundärer Wiederherstellung durch die Transplantation. Dies könnte in Nachuntersuchungsreihen von D. Buck-Gramcko, J. Geldmacher, P.R. Zellner sowie auch in unserem Material nachgewiesen werden. Der Grund hierfür ist in einer besseren Zuordnung der Faszikel zu suchen sowie in der Tatsache, daß nur eine Nahtreihe überschritten werden muß und keine Degeneration vorliegt.

Postoperativ wird nach der Versorgung von offenen Handverletzungen in der Regel eine volare Gipsschiene angelegt. Dabei ist zu beachten, daß diese Schienen immer so angeformt werden, daß im Handgelenk eine leichte Dorsalflexion von etwa 20 Grad besteht. Die Finger werden in der sogenannten „Funktionsstellung" ruhiggestellt, d.h. Beugestellung im Grundgelenk etwa 80 Grad, Mittelgelenk 30–40 Grad, Endgelenk 10–20 Grad. Jede postoperative Ruhigstellung über 3 Wochen hinaus bedarf einer besonderen Begründung.

Wesentlich für einen Erfolg der Behandlung offener Verletzungen ist die frühzeitig einsetzende und ärztlich überwachte krankengymnastische und ergotherapeutische Übungsbehandlung.

Zusammenfassend darf festgestellt werden, daß in einem gedrängten Überblick nur Leitlinien aufzuzeigen sind, wobei es sinnvoll erschien, auf die Möglichkeiten der primären, globalen Wiederherstellung besonders einzugehen. Die Erfahrungen der letzten Jahre haben gezeigt, daß damit die Ergebnisse wesentlich verbessert werden können. Voraussetzung ist allerdings eine gut koordinierte, offene Zusammenarbeit zwischen den niedergelassenen Ärzten und den Krankenhäusern sowie den speziell ausgerichteten Abteilungen.

Literatur

Buck-Gramcko, D., Zilch, H.: Ergebnisse der Nervenwiederherstellung an der oberen Extremität durch Mikrochirurgie. Handchirurgie *7*, 21 (1975)

Geldmacher, J.: Die Erstversorgung von Schäden an Sehnen und Nerven. Bericht Unfallmedizin. Tagung Mainz *23*, 103 (1974)

Martini, A., Zellner, P.R.: Ergebnisse der Nervenwiederherstellung an den oberen Extremitäten. Chirurg *47*, 682 (1976)

Reill, P.: Die operative Behandlung der Streck- und Beugesehnenverletzunen der Hand. akt. traumatolog. *8*, 1 (1978)

Segmüller, G.: Surgical Stabilization of the Skeleton of the Hand. Bern: H. Huber 1973

Replantation von Extremitäten und Extremitätenanteilen (Indikation, Technik, Ergebnisse)

D. Buck-Gramcko, Hamburg

Die rasante Ausbreitung der Mikrochirurgie, die insbesondere nach der Einführung der mikrovasculären Chirurgie eingetreten ist, hat auch die Replantation von Fingern und anderen Gliedmaßenanteilen möglich gemacht. Ganze Gliedmaßen konnten bereits seit den 50er Jahren replantiert werden, jedoch setzt die Naht kleinster Blutgefäße mit einem Durchmesser zwischen 0,6 und 1,2 mm eine völlig andere Technik voraus, die nur durch weitere Verfeinerung der Instrumente und des Nahtmaterials sowie durch Einführung des Operationsmikroskopes ermöglicht werden konnte.

Mit Replantation bezeichnen wir das Wiederannähen amputierter Extremitäten oder Extremitätenanteile, deren Blutversorgung vollständig unterbrochen worden ist. Dieses ist bei vollständigen Amputationen selbstverständlich, muß aber auch bei partiellen Amputationen vorliegen, so daß in den vorhandenen Gewebsbrücken sich keine Arterien, sondern nur Haut mit Venen, Nerven, Sehnen oder Muskeln befinden dürfen. Liegt eine schwere Schädigung mit Durchtrennung vieler Strukturen, jedoch ohne Unterbrechung einer arteriellen Mindest-Durchblutung vor, dürfen wir bei der Versorgung dieser Verletzung nicht von Replantation, sondern nur von Revascularisation sprechen.

Indikationen

Die Anzeigestellung zur Replantation ist von vielen Faktoren abhängig, die sowohl auf der Seite des verletzten Patienten als auch auf der Seite des versorgenden Chirurgen gelegen sind. Nicht nur Alter, Beruf, Allgemeinzustand und Geschlecht des Verletzten sind zu berücksichtigen, sondern auch die Probleme, die sich aus der langen Behandlungsdauer sowohl in psychologischer Hinsicht als auch für die berufliche Tätigkeit (insbesondere bei Selbständigen) ergeben. Das nicht geringe Risiko sowie die möglichen Komplikationen der Replantationen sind bei einem kurzen aufklärenden Gespräch vor Beginn der Behandlung unbedingt zu erwähnen. Vom erstversorgenden Chirurgen muß nicht nur eine besondere Kenntnis und Ausbildung in der Mikrochirurgie gefordert werden, sondern es müssen auch die notwendigen instrumentellen und personellen Einrichtungen vorliegen. Bei der Operationsdauer zwischen 4 und etwa 20 Stunden ist diesem Faktor eine entsprechende Bedeutung zuzumessen.

Entscheidend für die Indikation zur Replantation ist jedoch die Art der Verletzung, der dadurch verursachte Zustand der Wundflächen am Stumpf und am Amputat sowie die bis zum Eintreffen im Replantations-Zentrum erfolgte Behandlung des Amputates und die verstrichene Zeit. Darüberhinaus kommt der Lokalisation der Amputation ein entscheidender Einfluß zu: weiter proximal gelegene Amputationen haben durch die größeren Gefäßdurchmesser zwar eine günstigere Prognose bezüglich des Überlebens, jedoch muß der Wiederanschluß an die Blutversorgung innerhalb von 4 bis 5 Stunden durchgeführt werden, da es sonst im Muskelgewebe zu irreversiblen ischämischen Schädigungen kommt, durch die nicht nur die Funktionswiederkehr ausbleibt, sondern durch deren Abbauprodukte sogar das Leben des Patienten gefährdet werden kann (Nierenversagen). Bei mehr distal gelegenen Amputation, insbesondere an Fingern, an denen kein Muskelgewebe vorliegt, ist dieser Faktor nicht entscheidend; die Zeitspanne der Anoxie kann wesentlich länger sein, ohne daß der Enderfolg dadurch beeinträchtigt werden müßte. Voraussetzung ist allerdings in gleicher Weise eine Kühlung des Amputates während der Transportzeit, ohne daß das Gewebe mit dem Eis oder dem Schmelzwasser in direkte Berührung kommt. Der Zustand der Wundflächen bei glatten Amputation bietet die besten Voraussetzungen für den Erfolg einer Replantation, wobei leichte Quetschungen sich noch nicht unbedingt ungünstig auswirken müssen. Stärkere Quetschungen und Gewebszerreißungen, wie es häufig bei Kreissägenverletzungen zu sehen ist, senken die Prognose bereits deutlich. Ebenso wirken sich mehrfache Wunden distal oder proximal der eigentlichen Amputationsstelle ungünstig aus. Neben starken Quetschungen sind auch Ablederungsverletzungen außerordentlich ungünstig, da zusammen mit den anderen anatomischen Strukturen insbesondere auch die Blutgefäße und Nerven über weite Strecken außerhalb des eigentlichen Amputationsbereiches geschädigt sind und eine Verwendung der Gefäße in diesem Gebiet nicht mehr möglich ist. Venentransplantate vermögen eine gewisse Abhilfe zu schaffen, wobei oft zusätzlich noch erhebliche Verkürzungen der Gliedmaßen notwendig sind.

Absolute Indikationen zur Replantation sind für uns gegeben bei:

1. Amputationsverletzungen bei Kindern,
2. Amputationen des Daumens und
3. Amputationen von mehr als zwei Fingern.

In derartigen Fällen sollte ein Erhaltungsversuch auch bei relativ ungünstigen lokalen Verhältnissen angestrebt werden, auch wenn erfahrungsgemäß der Erhaltungsversuch bei ungünstigen äußeren Bedingungen selten eine so gute Prognose in Bezug auf Überleben und spätere Funktion hat wie die Ideal-Fälle. *Relative Indikationen* sind unter Berücksichtigung der schon genannten Faktoren gegeben, wenn der betroffene Finger für eine besondere berufliche Tätigkeit unbedingt benötigt wird; bei Frauen sollten auch kosmetische Gesichtspunkte nicht unberücksichtigt bleiben. Es soll nicht unerwähnt bleiben, daß auch die Erfahrung des Mikrochirurgen eine Rolle bei der Entscheidung über die Indikation spielt, da selbstverständlich Erfahrene eine bessere Anheilungsquote aufweisen können als Operateure mit erst beginnender mikrochirurgischer Tätigkeit.

Erstbehandlung und operative Technik

Da die Erstbehandlung des Verletzten mit seiner Amputationswunde und des Amputates von entscheidendem Einfluß auf den Erfolg der Replantation ist, sollen nachstehend nochmals die *Richtlinien* aufgeführt werden, die wir als Rundschreiben an die Krankenhäuser und niedergelassenen Chirurgen unseres Einzugsgebietes verteilt haben.

Richtlinien für die Erstbehandlung

1. Blutstillung am Amputationsstumpf nicht mittels Klemmen (zusätzliche Gefäßschädigung!), sondern durch sterilen Kompressionsverband und Hochlagerung.
2. Bei ausgedehnteren Verletzungen Schockbehandlung und Anlegen einer Infusion, die während des Transportes belassen werden muß.

3. Bereitstellung eines Behälters, der zur Hälfte mit Eis gefüllt wird.
4. Das Amputat wird ohne weitere Behandlung trocken in eine sterile Kompresse gewikkelt und in einer Plastiktüte sicher eingeschlossen, die dann auf Eis gelegt wird. Direkte Berührung von Amputat und Eis muß wegen Kälteschaden sowie Intima-Schädigung durch das Schmelzwasser unbedingt vermieden werden.
5. Telefonische Kontaktaufnahme mit dem Replantationsdienst am Berufsgenossenschaftlichen Unfallkrankenhaus, Abtlg. für Handchirurgie und Plastische Chirurgie, 2050 Hamburg 80, Bergedorfer Str. 10, Telefon-Nr. 040/739111.
6. Schnellstmögliche Weiterleitung von Patient und gekühltem Amputat zum Berufsgenossenschaftlichen Unfallkrankenhaus Hamburg (bei größerer Entfernung Hubschraubertransport!).

Nicht nur die korrekte Einhaltung der Behandlung von Patient und Amputat und schnellstmögliche Weiterleitung sind wichtig und bestimmend für den weiteren Verlauf, sondern auch die telefonische Rücksprache zwischen dem erstbehandelnden Arzt und dem Replantationszentrum. Hierdurch soll geklärt werden, ob die Indikation zur Replantation voraussichtlich gegeben ist und ob sich der aufwendige und teure Transport, meist im Hubschrauber, über viele Hunderte von Kilometern auch wirklich lohnt.

Ist der Patient am Replantationszentrum eingetroffen, muß die *Durchführung der Replantation* nach bestimmten organisatorischen Richtlinien erfolgen, um Zeitdauer und Aufwand dieser langwierigen Operation in bestimmten Grenzen zu halten. Um die Zeitspanne zwischen Verletzung und Wiederanschluß des amputierten Teiles an die Blutversorgung so gering wie möglich zu halten, muß sofort nach Eintreffen des Patienten durch zwei Operations-Teams die Vorbereitung des Stumpfes bzw. des Amputates beginnen. Vorher sind selbstverständlich mit dem Verletzten die eingangs erwähnten Fragen zu besprechen. Nach kurzer Durchuntersuchung wird die Anästhesie meist in Form der supraclaviculären Plexusanästhesie mit einem Langzeit-Anästhesiemittel vorgenommen. Eine Allgemeinnarkose ist nur in seltenen Fällen von Beginn an notwendig, wird aber nicht so selten im weiteren Verlauf der langdauernden Operation erforderlich, wenn entweder die Wirkung der Plexusanästhesie nachläßt oder die unbequeme Lagerung auf dem harten Operationstisch dem Patienten so zur Last wird, daß er unruhig wird.

Die *operative Technik* beginnt nach Säuberung der Wundflächen mit dem Aufsuchen und Markieren der einzelnen Strukturen wie Arterien, Venen, Nerven und Sehnen. Hierdurch wird der weitere Verlauf der Operation erleichtert, da sich nach der Osteosynthese meist alle Strukturen weniger gut auffinden lassen. Die Reihenfolge der operativen Versorgung der einzelnen Strukturen erfolgt meistens in der Reihenfolge: Knochen – Beugesehnen – Arterien – Strecksehnen – Venen – Nerven – Haut. Im Einzelfall kann die Reihenfolge gewechselt werden; so kann z.B. der arterielle Anschluß auch vor der Beugesehnennaht erfolgen oder die Naht einer Vene nach der Naht der ersten Arterie, wenn es zu einer sehr starken venösen Blutung kommt. Nach Möglichkeit soll die Zahl der genähten Venen doppelt so groß sein wie die Zahl der wiederhergestellten Arterien. Um jegliche Spannung auf den Gefäß- und Nervennähten zu vermeiden, ist eine Knochenkürzung um einige Millimeter an den Fingern und Mittelhandknochen und um einige Zentimeter an den Armknochen notwendig. Die Osteosynthese erfolgt entweder mit Kirschnerdrähten, mit intraossären Drahtnähten oder bei größeren Knochen auch durch Platten. Müssen die Blutgefäße über weitere Strecken reseziert werden, um bis an gesunde Enden zu gelangen, ist das Einfügen von Venentransplantaten unumgänglich. Diese Transplantate, die meist von der Unterarmbeugeseite entnommen werden, können sowohl an Arterien als auch an Venen eingefügt werden; der Nachteil einer doppelten Gefäßnaht wird sowohl durch den Vorteil der Anfrischung bis zu gesunden Gefäßstümpfen als auch durch den der Spannungsfreiheit der Nahtstelle wieder aufgewogen. Zur Hautdeckung sind je nach Kürzung und Schädigung der Haut nicht so selten Verschiebelappen oder Spalthautdeckungen notwendig.

Die Wiederherstellung sämtlicher anatomischer Strukturen bei der Erstversorgung sollte nach Möglichkeit angestrebt werden, da spätere Wiederherstellungsmaßnahmen infolge der eingetretenen Vernarbung erfahrungsgemäß sehr viel größere Schwierigkeiten bereiten und auch weniger gute Ergebnisse aufweisen als bei sachgemäßer Versorgung bei der Erstbehandlung.

In der *postoperativen Behandlung* ist die Vermeidung jeglicher Kompression durch zirkuläre und blutverkrustete Verbandlagen außerordentlich wichtig. Auf der medikamentösen Seite ist man weitgehend davon abgekommen, *Heparin* zu verwenden. Man beschränkt sich meist auf niedermolekulares *Dextran* sowie *Acetylsalicyl-Säure*. Unter genauester Überwachung von Hautdurchblutung und -temperatur muß auf jede Störung der Durchblutung geachtet werden. Bei geringsten Zeichen einer verminderten Durchblutung sollte nicht mit einer Re-Operation gezögert werden, bei denen thrombosierte Arterien oder Venen reseziert und erneut genäht oder mit einem Venentransplantat versorgt werden müssen. Längeres Warten besiegelt in solchen Fällen fast immer das Schicksal des replantierten Gliedmaßenanteiles.

Ergebnisse

In der Beurteilung des Erfolges einer Replantation muß der Früherfolg mit dem Überleben des replantierten Gliedmaßenanteiles vom funktionellen Spätergebnis unterschieden werden. Die bleibende Durchgängigkeit der wiederhergestellten Arterien und Venen gibt lediglich die Voraussetzung, daß durch die anderen genähten funktionell wichtigen Strukturen eine Gebrauchsfähigkeit des amputierten Teiles wieder entsteht.

Das Überleben der replantierten Amputate ist, wie schon erwähnt, ebenso von der Art und dem Ausmaß der Verletzung abhängig wie von der Erfahrung und manuellen Geschicklichkeit des Mikrochirurgen. Die Erfolgsstatistiken variieren zwischen etwa 60% und bis zu 90% Anheilung, wobei partielle Amputationen meist einen höheren Prozentsatz bieten als vollständige Amputationen.

Die *funktionellen Ergebnisse* hängen dagegen außerordentlich stark von der Lokalisation der Verletzung ab. Etwas summarisch kann gesagt werden, daß die funktionellen Ergebnisse um so besser sind, je weiter distal die Amputation gelegen ist. Etwa vom Fingermittelglied an kommt es in erster Linie auf die bleibende Durchgängigkeit der Blutgefäße und auf eine gute Nervenregeneration an, während weiter proximal auch die Gelenkbeweglichkeit von großer Bedeutung ist. Von der Mittelhandbasis ab und noch mehr am Unter- und Oberarm spielen darüberhinaus Muskelschädigungen eine wesentliche Rolle für das Gesamtergebnis, wobei zusätzlich zu berücksichtigen ist, daß die Zeit für eine Nervenregeneration um so länger ist, je höher die Verletzungsstelle gelegen ist. Je länger diese Regenerationszeit dauert, um so eher kommt es zu irreversiblen Schädigungen der Endorgane, wodurch ebenfalls das funktionelle Ergebnis beeinträchtigt werden kann.

Es soll nicht unerwähnt bleiben, daß in einem nicht geringen Prozentsatz (etwa 35–45%) wiederherstellende Operationen notwendig werden, auch wenn primär alle Strukturen versorgt worden sind. Diese Operationen, durch die das Ergebnis deutlich verbessert werden kann, beziehen sich nicht nur auf die relativ früh erforderlich werdenden Hautdeckungen bei umschriebenen Nekrosen, sondern auch auf Pseudarthrosenoperationen, Tenolysen, Sehnen- und Nerventransplantationen, Osteotomien bei Fehlstellungen oder Arthrodesen bei Gelenkzerstörungen oder Ausbleiben der Gleitfähigkeit von Sehnen.

Auch diese sekundären Wiederherstellungsoperationen bringen es mit sich, daß die Behandlungsdauer nach Replantationen sich außerordentlich in die Länge ziehen kann, wodurch sich ungünstige Folgerungen wie Verlust des Arbeitsplatzes oder auch psychische Störungen einstellen können. Es soll daher nochmals mit Nachdruck betont werden, daß vor Einleitung einer Replantation auch diese Frage mit dem Patienten erörtert werden sollte. Auch ein gut ausgebildeter Mikrochirurg muß soviel Abstand von seiner faszinierenden Tätigkeit haben, um einem Verletzten einmal zu einer Amputation und Versorgung mit einer Prothese zu raten, wenn die erwähnten Voraussetzungen zur Erlangung eines guten funktionellen Spätergebnisses nicht gegeben sind.

Verletzungen durch Hochgeschwindigkeitsgeschosse

G. Dotzauer, Köln

Schußverletzungen mit der üblichen Munition, gleich ob mit Kurz- oder Langwaffen verschossen, sind uns bekannt.

Der Trend der Waffen- und Munitionsentwicklung geht jedoch zu immer höheren Geschwindigkeiten bei reduziertem Kaliber bzw. Geschoßgewicht.

Kleinkalibrige Geschosse geben ihre gesamte kinetische Energie an den Körper ab, sofern sie keinen Ausschuß setzen. Von daher rührt ihre außergewöhnliche Wirkung, speziell der Teilmantelgeschosse; der Auftreffenergieeffekt auf Gewebe bei Steckschüssen ist wesentlich höher, als wenn das Projektil den Körper glatt durchschlägt, um dann z.B. mit mehr als der Hälfte seiner Geschwindigkeit nach Verlassen des Körpers weiterzufliegen.

Eingesetzt wurden Patronen 5,6 mm x 57 von einem Gewicht von 3,55 g und einer V O 1006. Da diese Patronen, wie übrigens auch 5,56 mm x 45 (.223), z.T. aus größerer Nähe unterhalb von 10 m verschossen werden, interessiert das Verletzungsbild.

Die Einschußöffnungen entsprechen – mit den üblichen Einschränkungen – in etwa der Größe des Kalibers. Da es zu den Eigenarten dieses Geschoßtyps gehört, zumeist in Abhängigkeit von der Schußentfernung, zu taumeln, sich zu überschlagen, wäre ein breiter Aufschlag des Geschosses ebenfalls möglich. Damit wird auf Größe wie Form des Einschusses Einfluß genommen.

Bei Nahschüssen stellt sich das Geschoß jedoch erst im Körperinneren quer. Der Zeitpunkt, wo ein „Tumbling effect" eintritt, hängt aber nicht von der Eindringtiefe des Geschosses, sondern von den durchschlagenen Geweben ab. Je früher dieser Effekt im Körper sich auswirkt, desto mehr Energie wird an den Körper abgegeben.

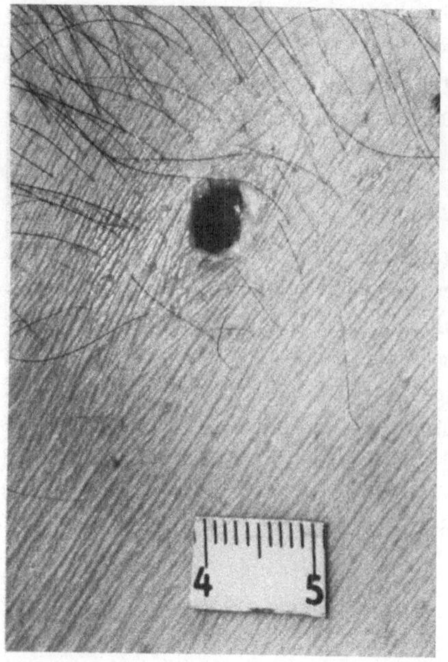

Abb. 1

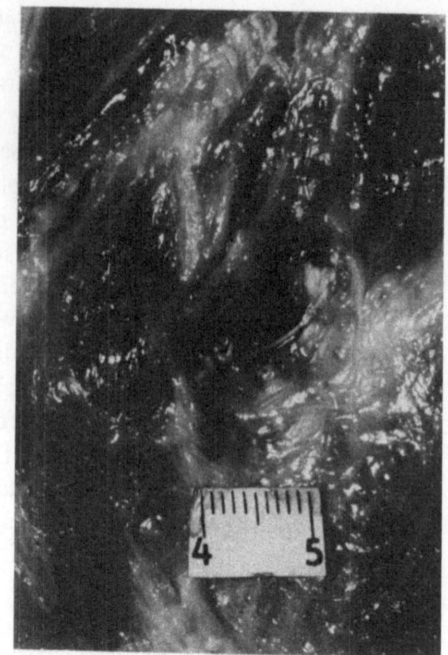

Abb. 2

Abb. 1. Einschußwunde. Schwere der inneren Verletzung nicht zu ahnen
Abb. 2. Unauffälliger Schußkanalverlauf durch die Intercostalmuskulatur

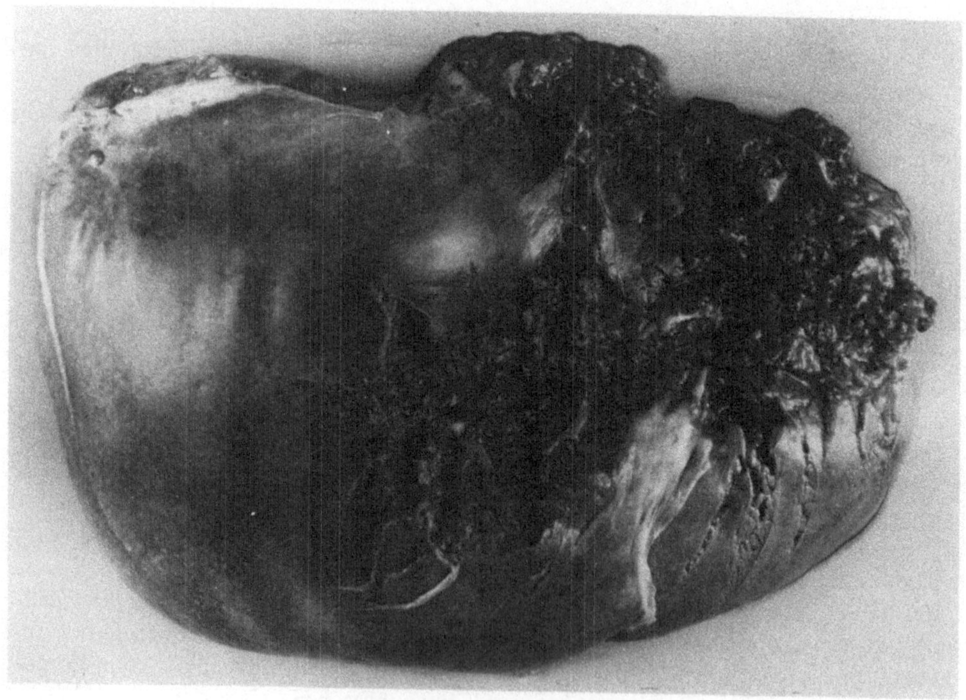

Abb. 3. Hydrodynamische Sprengwirkung auf die Niere

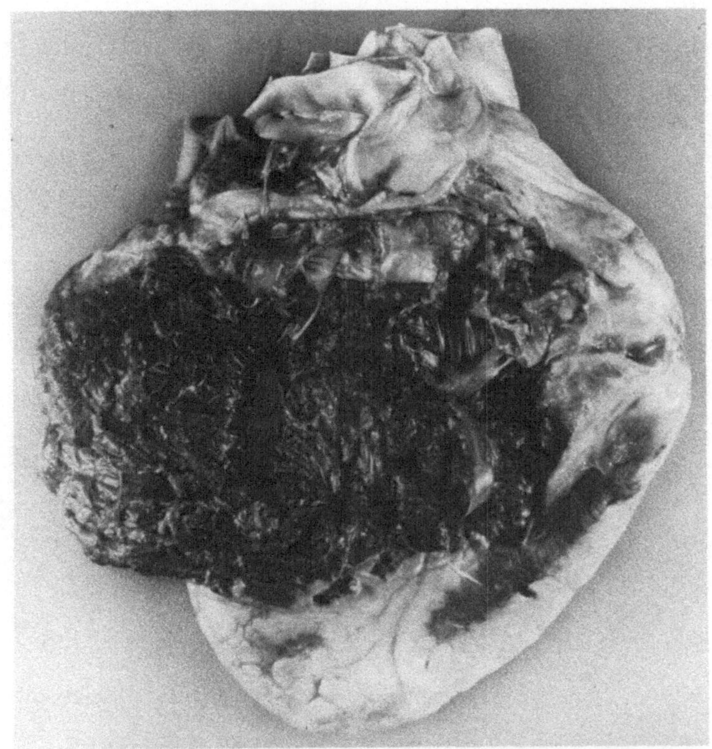

Abb. 4a

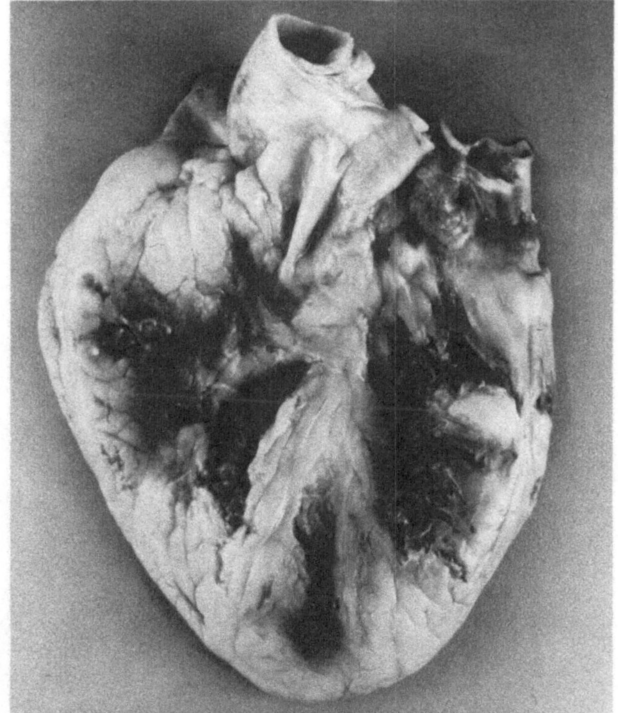

Abb.4b

Abb. 4. a Hydrodynamische Sprengung des Herzens, **b** hydrodynamische Sprengung des Herzens in einem weiteren Fall

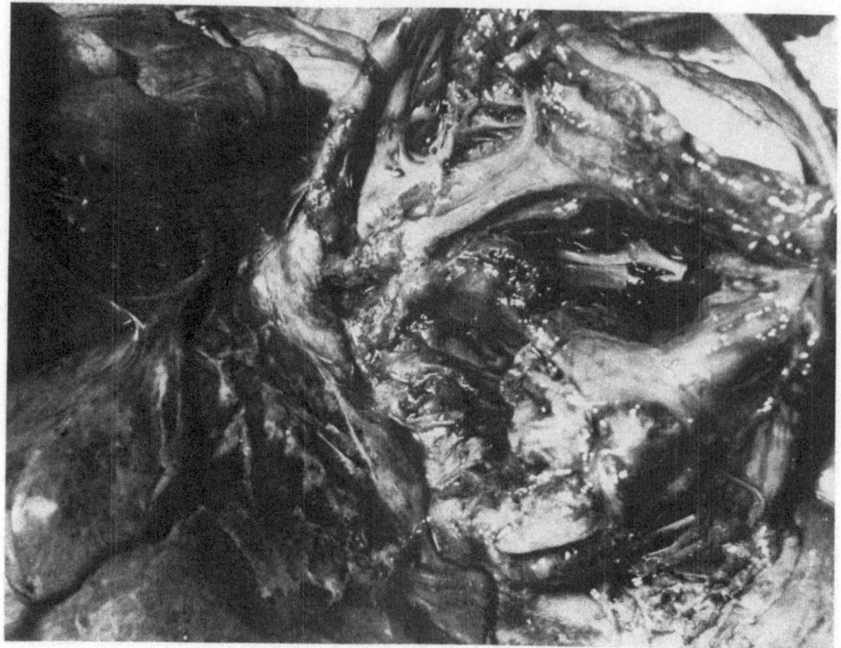

Abb. 5. Tumbling-effect mit Sprengwirkung auf Herz, Herzbeutel, Lungenwurzel in einem 3. Fall

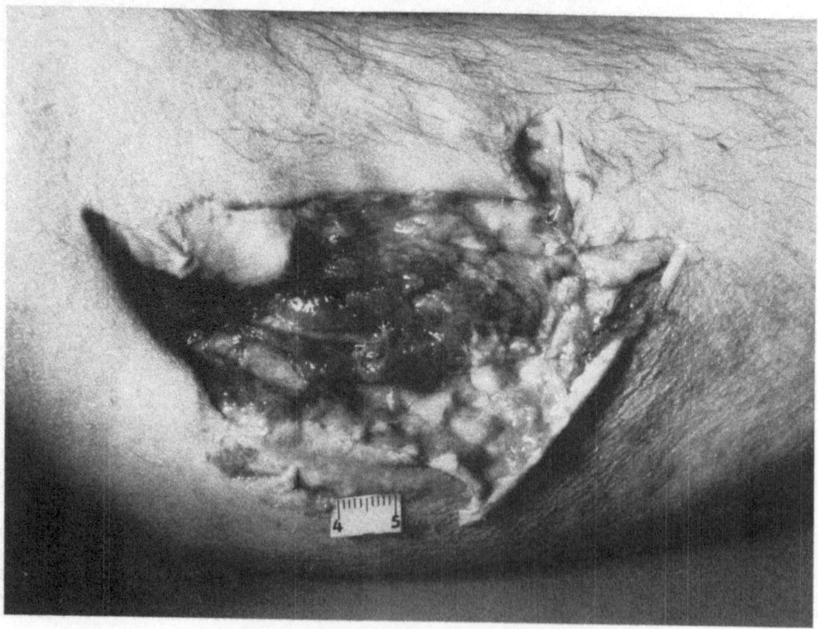

Abb. 6. Oberschenkeldurchschuß mit Ausschußaufreißung

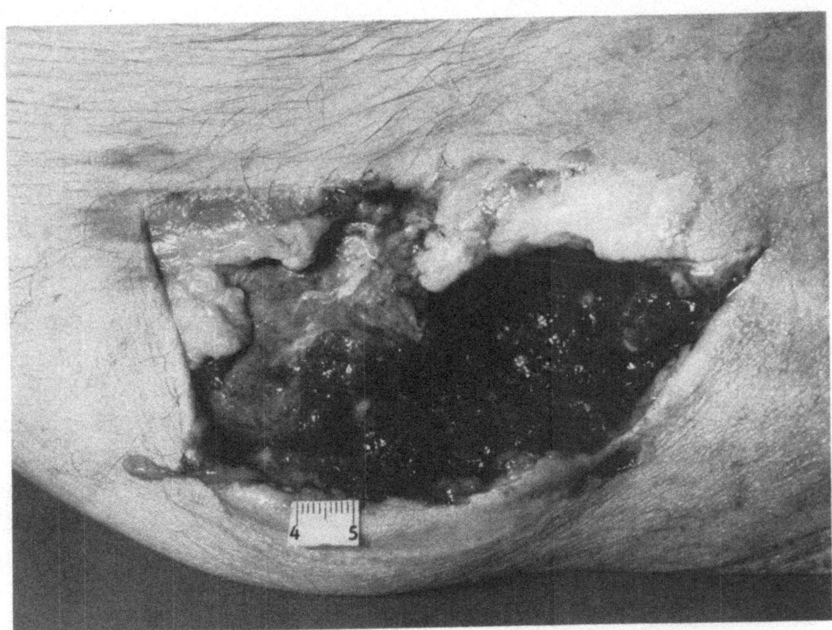

Abb. 7. Oberschenkeldurchschuß mit Ausschußaufreißung in einem weiteren Fall

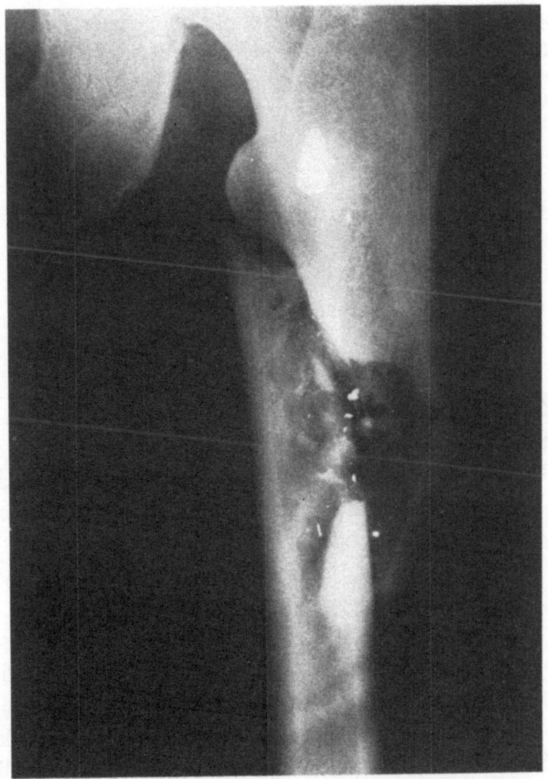

Abb. 8. Trümmerbruch eines Oberschenkels durch ein Hochgeschwindigkeitsgeschoß

Das Wundausmaß ist demnach ebenfalls abhängig von der Stabilität des Projektils, steht in Beziehung zur Schwerpunktlage des Projektils bzw. Stabilisationsverlust des Geschosses im Körper selbst.

Eine weitere Abhängigkeit besteht für Eigenart wie Ausmaß der Organverletzungen. Gewebe mit höherer Dichte absorbieren Energie proportional ihrer Dichte: Je dichter die Organe, desto größer sind die Zerstörungen. Skeletmuskulatur, Herz, Leber wirken wie ein flüssiges System; entsprechend schwer sind die Verletzungen. Die Lungen gleichen einem Schwamm; die Luft in den Alveolarräumen nimmt weniger Energie auf, Höhlenbildungen bzw. Gerüstschäden sind kleiner.

Die hydrodynamische Sprengwirkung der Hochgeschwindigkeitsgeschosse im Körper wird bei Querstellung des Geschosses zudem wesentlich größer als bei glatten Durchschüssen sein. Sich dann zerlegende kleinkalibrige Teilmantelgeschosse setzen im Inneren des Körpers schwerste Verletzungen, die man in Anbetracht des kleinen Einschusses und dem fehlenden Ausschuß kaum für möglich hält.

Welche Folgen treten ein? Neben dem Oberflächenauftreff- und Eindringschock sind Schocks infolge innerer Verletzungen anzuführen. Sobald die Geschoßgeschwindigkeit die zwei- bis dreifache Schallgeschwindigkeit überschreitet, löst die hydrodynamische Sprengwirkung allein einen sofortigen Schock aus.

Über die Sprengwirkung konnten wir uns durch Versuche überzeugen. Ein flach aufliegender 80 kg schwerer Körper wird sich wegen der Sprengwirkung nach einem Brustkorbschuß von der Auflage abheben. Gleiches gilt z.B. für Oberschenkelschüsse.

Die Abbildungen 1–8 sollen demonstrieren, daß kleinkalibrige Hochgeschwindigkeitsgeschosse schwerste Verletzungen im Inneren des Körpers bewirken, die Schocksymptomatik nach Einwirkung auf die unteren Gliedmaßen sofort zu einer Kampfunfähigkeit führt bzw. todesursächlich ist.

Die Behandlung von Schuß- und Stichverletzungen (einschließlich der Schußfrakturen)

N. Ganzoni, Schaffhausen

Gemeinsam ist den beiden Verletzungsarten, daß sie mit äußeren Wunden einhergehen und die Folge aggressiver Gewalt darstellen. Was die Behandlung anbetrifft, so sind die Unterschiede groß; es gelten die folgenden Richtlinien:

– Die Schnitt- und Stichverletzung bedarf in vielen Fällen nicht wesentlich mehr als des Verbandes oder der Naht; eine chirurgische Exploration der Wunde ist entbehrlich, wenn nicht der Verdacht oder der Nachweis einer besonderen Organverletzung – Nerv, Arterie, Hohlorgane etc. – eine solche verlangen.
– Anders die Schußverletzung; hier steht das sogenannte Débridement im Mittelpunkt der Therapie. Die Primärnaht der Wunde wird oft mit Vorteil unterlassen, und die Ruhigstellung der Verletzungszone ist von zentraler Bedeutung.

Diese Richtlinien bedürfen der Begründung und Erläuterung. Es geschieht dies unter den Stichworten Verwundungsmechanismus, bakterielle Kontamination und Behandlungstechnik.

Zum Verwundungsmechanismus und zur bakteriellen Kontamination

Der Schnitt oder Stich durch das Messer, die blanke Waffe (oder was immer es sei) führt in der Regel zur glatten Durchtrennung der Gewebe. Zerreißende, scherende, quetschende Kräfte sind wenig oder nicht im Spiel. Die Zone geschädigten Gewebes ist beschränkt auf das, was sichtbar verletzt oder unmittelbar durchtrennt ist. Die Vitalität der Gewebe ist wenig beeinträchtigt, die lokale Immunität somit weitgehend erhalten. Eine grobe Verunreinigung der Wunde mag vorkommen, normalerweise fehlt sie, was einer geringen bakteriellen Besiedlung gleichkommt, sofern keine endogenen Kontaminationsquellen – z.B. der Dickdarm – in die Verletzung einbezogen sind.

Ungleich komplexer sind die Verhältnisse bei der Schußverletzung. Für den Arzt bedeutsam ist die Vorstellung, daß diese zu einer Gewebsschädigung führen kann, deren Ausmaß der primären Diagnostik entgeht, und daß eine ungewöhnliche Neigung zur Wundinfektion vorliegt.

Es sei hier kurz an das Grundphänomen der Wundballistik erinnert: Vom eindringenden Projektil werden die Gewebe nicht allein durchtrennt, sondern radiär zur Schußrichtung hin beschleunigt. Gleichsam im Kielwasser des Projektils entsteht eine Höhle, welche während Sekundenbruchteilen in einer Anzahl rhythmischer Pulsationen verebbt und schließlich auf das Ausmaß des permanenten Schußkanals – der bleibenden Wundhöhle – zusammenfällt. Höhlenexpansion und Höhlenkollaps sind von blitzschnell ablaufenden, abrupten Druckschwankungen begleitet, denen eine enorme Verletzungskraft innewohnt. Wir sprechen vom Cavitationseffekt; dieser fehlt weitgehend bei langsamen, energiearmen Projektilen vom Typ Pistolenmunition, wobei die Schadenzone mit dem Geschoßkanal zusammenfällt. Ausgedehnte Cavitationseffekte – nämlich grobe Zerreißung und weitreichender Nekrosemantel – gehören zum hochrasanten, energiereichen Geschoß vom Typ Gewehrprojektil. Ein besonderes Ausmaß nimmt der Umfang der Wunde an, wenn sich der Mantelreißer mit freigelegtem Bleikern oder das unstabile, taumelnde Geschoß jäh verzögert und sich damit die Energie des Projektils (mit den Begriffen Theodor Kochers) unter Einbuße an Perkussionskraft in Sprengwirkung verwandelt. Mit der Devitalisierung der Gewebe geht eine ungewöhnlich dichte bakterielle Besiedlung einher. Ursache sind neben der mitreißenden Gewalt des Projektils auch die temporäre Höhlenbildung im Augenblick der Verletzung; sowohl im Bereiche von Ein- wie Ausschußwunde ist augenblickslang ein ungestümer Sog wirksam, der zur Imprägnierung der nekrotischen Wunde mit Keimen beiträgt.

Zur Behandlungstechnik

Was die Therapie der Stich- (und Schnitt-) Verletzung anbetrifft, kann ich mich kurz fassen. Eine geringe Infektgefährdung ist die wegleitende Erfahrung. Selbstverständlich ist die Tetanus-Immunität in jedem Einzelfall zu prüfen. Die Untersuchung fahndet nach der sogenannten „Nebenverletzung" – welche allenfalls der Rekonstruktion bedarf. Die Wunde selbst wird gereinigt, von Fremdkörpern befreit, vielleicht drainiert, sei es mit Verband, sei es durch Naht verschlossen, wobei sich eine chirurgische Ausschneidung in den meisten Fällen erübrigt. Erinnern wir uns hier daran, daß in dieser Zeit die häufigste Schnitt- und Stichverletzung – unter anderer Bezeichnung – zu Lasten unserer Zunft gehen.

Die Schußverletzung verlangt eine grundsätzlich andere Arbeitsweise; sie wird bezeichnet als Wundtoilette, Wundexcision, Wundausschneidung und, in umfassendem Sinne gemeint, als Débridement. Dieses bezweckt die Entfernung der devitalisierten Gewebe. Dabei wird durch Incision die Verletzungszone freigelegt, Übersicht erreicht, die Wunden werden ihrer Buchten beraubt, nekrotisches und geschädigtes Gewebe wird entfernt, die Blutung gestillt, Hämatom oder Wundsekret Abfluß verschafft und gegebenenfalls die Körperhöhlen und die Hohlorgane wieder verschlossen.

Muß jede Schußverletzung débridiert werden? Die Diskussion geht auf von Bergmann zurück, der mit der Vorstellung vom sogenannten kalibergroßen Durchschuß die Hypothese einer ausschließlich sekundären Keimbesiedlung der Wunde verband und damit der strikt konservativen Behandlung der Schußverletzung Geltung verschaffte. Bekanntlich hat der Erste Weltkrieg mit dieser Lehre aufgeräumt. Weichen wir heute vom Grundsatz des Débridements ab, so ist dies ein verantwortungsvoller Entscheid und meist nur ratsam, wenn ein energiearmes Projektil vom Typ Pistolenkugel die Verletzungsursache darstellt, und der Schußkanal ein harmloses Gebiet quert.

Wie radikal ist das Débridement auszuführen? Friedrich hat am Meerschweinchen Schnittwunden mit Gartenerde und Treppenstaub verunreinigt und anschließend die ganze Verletzungszone en bloc ausgeschnitten. Er verfuhr so, wie dies bei der Exstirpation eines Tumors der Fall ist, d.h. er excidierte im Gesunden. Zurück blieb ein nahezu keimfreies Wundgebiet. Diese Arbeitsweise auf die Schußwunde zu übertragen, wurde zwar gefordert, ist aber praktisch undurchführbar. Technische Schwierigkeiten, das Ausmaß des schließlichen Defektes und der Zwang zur Schonung von Nerven, Gefäßen, Sehnen, Knochen legen ein behutsameres, selektives Vorgehen nahe. Aus der vielbuchtigen, mit Fremdkörpern durchsetzten, verschmutzten Schußwunde wird durch die chirurgische Versorgung auch im besten Falle nie ein glattwandiger, aseptischer Trichter. Das Débridement fordert den andauernden Entscheid, wo die Grenze zwischen geschädigtem und lebensfähigem Gewebe zu ziehen ist. Dabei ist die chirurgische Säuberung der Muskelwunde der wichtigste Schritt, und hier liegen auch die eigentlichen Schwierigkeiten. Eine Methode, diese Grenze zu erkennen, gibt es bis heute nicht; es bleibt bei der Beurteilung von Konsistenz, Kontraktilität und Farbe, der stets etwas Subjektives anhaftet.

Wann ist die zeitgerecht débridierte Wunde zu schließen? Vielleicht hat im Verlaufe der Zeit keine Frage der allgemeinen Wundchirurgie größere und heftigere Dispute hervorgerufen. Ihr historisch nachzugehen – ein faszinierendes Unternehmen – müssen wir uns hier versagen. Prüfen wir die Frage aus operativ-technischer und aus biologischer Sicht, so ist auch in Kürze ein Überblick möglich.

Zu den operativ-technischen Gesichtspunkten. Im Zeitpunkt des Débridements ist es schwierig, die Lebensfähigkeit der Gewebe abschließend zu beurteilen. Auch ist nach der Wundausschneidung das Fortdauern einer Sickerblutung nicht sicher vermeidbar. Einige Tage später läßt sich die Vitalität der Gewebe eindeutiger beurteilen. Zurückbelassene Nekroseherde können nachexcidiert werden – man spricht vom Re-Débridement – und Hämatome lassen sich jetzt ohne Nachblutungsgefahr entfernen – Argumente demnach, die durchwegs gegen die Primärnaht sprechen.

Zu den biologischen Gesichtspunkten. Der Vorgang der Wundheilung umfaßt u.a. Gefäßdilatation, celluläre Infiltration und Capillarsprossung; er gleicht damit einer Entzündung; er umfaßt schließlich die Aktivierung von Fibroblasten, welche die bindegewebige Vereinigung der Wundränder herbeiführen. Wesentlich ist, daß diese Prozesse zwar mit dem Augenblick der Verletzung ihren Anfang nehmen, aber erst im Verlaufe von Tagen zur vollen Entfaltung gelangen. Schließt der Chirurg die bakteriell kontaminierte Wunde unmittelbar nach dem Débridement, so trifft er diese in einer biologischen Ausgangslage, welche eher das Wachstum der Keime denn die Heilung der Wunde begünstigt. Mit dem Aufschub der Naht ändert sich das Verhältnis zwischen Virulenz der Keime und antibakterieller Resistenz der Gewebe zugunsten der letzteren. Verwenden wir zum Verschluß der Wunde die Taktik der aufgeschobenen Primärnaht – Naht oder Hauttransplantation zwischen dem 4. und dem 7. Tag – so fällt dieser in jedem Falle kritische Akt in eine Phase, welche die Wundheilungsprozesse in vollem Gange sieht. Diese Argumente sind durch die Praxis bestätigt und sprechen entschieden gegen den primären Wundverschluß.

Welche Probleme stellen sich, wenn die Wunde durch eine Fraktur kompliziert ist, also ein Schußbruch vorliegt? So folgenschwer wie das mangelhafte Débridement ist dessen überradikale Vornahme, nämlich die rücksichtslose Enttrümmerung von Splitterfrakturen. Der Fehler wird mit einer Defektpseudarthrose bezahlt, die später nur unter großem chirurgischem Aufwand behoben werden kann. Was die *Weichteilverhältnisse* anbelangt, so finden sich am *Unterschenkel* in zweierlei Hinsicht spezielle Verhältnisse: Erstens droht mit dem Débridement, daß die Tibiavorderfläche zusätzlich bloßgelegt wird; der Versuchung, die Wundausschneidung deshalb mangelhaft zu gestalten, ist zu widerstehen. Weiter besteht bei Schußbrüchen des Unterschenkels eine besondere Tendenz zur Ausbildung eines *Logensyndroms*; die großzügige, besser prophylaktisch als therapeutisch vorgenommene Spaltung der unnachgiebigen Fascienhülle schützt zuverlässig vor dieser Komplikation.

Entscheidenden Rang bei der Behandlung der Schußfraktur hat die *Fixation.* Die Schwierigkeiten sind vielfältig. Einmal hat die Technik der Ruhigstellung auf die oft für längere Zeit offene Wunde Rücksicht zu nehmen. Ferner ist die doppelte Absicht der Ruhigstellung – nämlich die Wundheilung zu fördern und die Voraussetzung für die Konsolidation des Bruches in günstiger Stellung zu schaffen – nicht mit jeder Technik gleichermaßen zu erzielen. Je nach Behandlungsphase tritt die eine oder die andere Absicht unterschiedlich stark hervor. Entsprechend wird die Wahl der Fixationstechnik ausfallen müssen. Die wichtigsten Methoden seien unter diesen Gesichtspunkten in Stichworten gewürdigt.

Die *Schiene* – v.a. als Extensionsschiene – ist besser als ihr jetziger Ruf. Durch Längszug wird der Weichteilmantel gestrafft und so eine Art innerer Schienung der Fraktur erreicht. Für die Ruhigstellung des Oberschenkels ist die Thomas-Schiene besser geeignet als die Braun'sche Schiene, welche den Patienten ans Bett fesselt und die Gefahr von Senkungsabscessen einschließt. In den meisten Fällen bleibt bei der Schienenbehandlung die Wundregion zugänglich.

Die *Gipsbinde* ist für die Behandlung des Schußbruches unentbehrlich. Einige Nachteile liegen darin, daß die Wunde (ohne Inkaufnahme eines der Wundheilung abträglichen Fensters) nicht eingesehen werden kann, daß Komplikationen – Blutung und Gasödem – nicht sofort erkannt werden, und daß die dauernde Kontrolle der Fragmentstellung Schwierigkeiten bereiten kann. In der Technik der sogenannten „Okklusivmethode" verwendet, dient der Gips gleichzeitig als Wundverband, ein Verfahren, das Trueta im Spanischen Bürgerkrieg entwickelt hatte und das, kunstgerecht und systematisch verwendet, auf erstaunlich einfachem Weg zu verblüffend guten Ergebnissen führen kann.

Jede *Osteosynthese* mit metallenen Implantaten erhöht das Risiko der Wundinfektion. Eine Ausnahme bildet der äußere Spanner, der eine einwandfreie Ruhigstellung der ganzen Verletzungszone erlaubt, dabei frakturfern und meist auch außerhalb der Wunde angelegt werden kann. Dabei bleibt der Zugang zur Wunde unbehindert. Seine Nachteile: er setzt geübte Hände voraus, die Montage benötigt erheblich Zeit, er macht die Möglichkeit der intraoperativen Röntgenkontrolle wünschenswert, und schließlich wird in Zeiten, wo Schußfrakturen häufig behandelt werden müssen, nämlich im Krieg, seine Verfügbarkeit beschränkt sein.

Ich schließe diesen fragmentarischen Überblick statt mit einem Ausblick mit einem Rückblick: In dieser Stadt Berlin waren über die letzten 200 Jahre hinweg eine lange Reihe von Chirurgen tätig, welche zur Kunst, die Schußverletzung zu behandeln, Maßgebendes beifügten. Ich nenne zwei, zuerst den Generalchirurgus Friedrichs des Großen, Johann Ulrich Bilger (mit dem mich die gemeinsame Heimat verbindet). 1763 erschien seine „Anweisung zur ausübenden Wundarzneikunst in Feldlazaretten", und ich zitiere daraus: „Die größte und allervornehmste Bemühung der Wundärzte besteht darin, die Schußwunden zu erweitern und sie von fremden Körpern zu befreien, die Hiebwunden aber gleich genau zusammenzufügen". Und vor bald 100 Jahren, nämlich 1892, beendete Karl Thiersch eine Kongreßaussprache in dieser Stadt über die Behandlung der Schußverletzung mit den Worten: „So halte ich dafür, daß wir die Diskussion schließen und die Wunden offen lassen".

Literatur

Berlin, R.H.: Missile injury to live muscle tissue. Acta chir. scand. Suppl. 480 (1977)
Ganzoni, N.: Die Schußverletzung im Krieg. Bern: H. Huber 1975
Trueta, J.: The principles and practise of war surgery. London: Hamish Hamilton Medical Books 1943

Die Behandlung von Schußfrakturen

H. Waisbrod, Tiberias (Israel)

1. Einleitung

Dieser Bericht behandelt die Erfahrungen, die wir von Januar 1973 bis Januar 1976 mit Schuß-Frakturen gesammelt haben und beschränkt sich auf Verletzungen der Extremitäten. Bei 44% aller seither behandelten Verwundeten lag irgendeine Art von Fraktur vor. Ihre Verteilung nach Körpergegenden war wie folgt: 57.9% Frakturen der unteren Gliedmaßen, 30.1% der oberen und 12% sowohl der oberen als auch der unteren Gliedmaßen.

Was die verursachende Waffe anbelangt, so zeigte die Verteilung, daß Splitter in 35.6%, von Minen erzeugter Detonationsdruck in 23.9% und Kugeln in weiteren 23.9% der Fälle verantwortlich waren. 70% der Patienten erreichten das Krankenhaus eine Stunde nach ihrer Verwundung und 93% von ihnen hatten vor ihrer Einlieferung bereits eine medizinische Erstversorgung erhalten.

2. Behandlung

A. Die Wunde

Das Verfahren, das wir verfolgten, wurde schon vor mehr als einem halben Jahrhundert allgemein akzeptiert: großzügige Excision der Wundkanäle bei gleichzeitiger Resektion von nekrotischem Gewebe. Danach wurde die Wunde fünf Tage lang weit offengelassen. Je nachdem, ob eine Infektion vorlag oder nicht, wurde eine erneute Wundtoilette oder ein verzögerter Primärverschluß durchgeführt.

Während der Excision pflegten wir die Wunde mit einer Lösung aus Polimyxin, Neomycin und Bacitracin auszuspülen. Neuerdings spülen wir nur noch mit Ringer Lösung. In jedem Falle erfolgte eine vorbeugende Antibiotica-Therapie.

B. Die Fraktur

Die Indikationen für eine operative Behandlung waren:

1. Einhergehende Gefäßverletzungen.
2. Intraarticuläre Frakturen mit starker Dislokation.
3. Mehrere Frakturen an derselben Extremität.
4. Frakturen beider oberer und/oder unterer Extremitäten.
5. Fraktur einer Extremität bei kontralateraler Amputation.

42% der Frakturen erfüllten diese Bedingungen und wurden deshalb operativ behandelt.

Bei diesen operativ behandelten Fällen unterscheiden wir zwei Gruppen: Diejenigen, bei denen eine starre innere Fixation angewendet wurde, und diejenigen, die durch eine percutane Skeletfixation behandelt wurden. 60% unserer Fälle fielen in die erste Gruppe.

Für die innere Fixation verwendeten wir das AO Instrumentarium, und sie war von einer vorbeugenden Antibiotica-Therapie begleitet, die sich über einen Zeitraum von fünf Tagen erstreckte und am Abend vor dem Eingriff eingeleitet wurde. Es wurden die klassischen Verfahren der äußeren Fixation eingesetzt, nämlich das Klammern, der Spanner, eine Kombination dieser beiden oder der Wagner-Apparat.

Anfänglich wurden beide Verfahren erst dann angewandt, wenn die Wunden geschlossen und nicht infiziert waren. Später, gegen Ende des Yom-Kipur-Krieges begannen wir mit der Durchführung der äußeren Fixation sofort nach der Wundtoilette, und zwar im Verlauf der Operation. Die innere Fixation führten wir weiterhin erst nach erfolgter Heilung der Wunde durch.

Mit Ausnahme eines Falles haben wir keine intramedulläre Nagelung vorgenommen. Für die Durchführung der percutanen Sekeletfixation mußte eines der folgenden Kriterien vorliegen:

1. Ausgedehnte Splitterung.
2. Großer Knochendefekt.
3. Großer Hautdefekt.
4. Infektion.

3. Ergebnisse

Wir haben uns um eine sehr genaue Auswertung unserer Ergebnisse bemüht, die wir in folgende Gruppen eingeordnet haben:

Gut:
a) Gute Reposition
b) Beweglichkeit aller Gelenke der Extremitäten um höchstens 10% vermindert
c) Frakturheilung innerhalb von 3 Monaten.

Befriedigend:
a) Gute Reposition
b) Ein Gelenk mit verminderter Beweglichkeit
c) Heilungsdauer der Fraktur beträgt mehr als 3 Monate.

Schlecht: Bei einer oder mehreren der folgenden 6 Situationen:
a) Fehlerhafte Vereinigung der Frakturenden
b) Unbeweglichkeit eines Gelenkes
c) Verminderte Beweglichkeit bei mehr als einem Gelenk
d) Pseudarthrose
e) Knochennekrose
f) Osteitis.

Betrachten wir die Gesamtzahl der operativ behandelten Frakturen (120), so stellen wir fest, daß es davon 23.4% (28) negative Ergebnisse gab.

Unterteilen wir sie jedoch entsprechend dem angewandten Verfahren in zwei Gruppen, so sehen wir, daß es bei der percutanen Skeletfixation nur 6.2% (3) Fehlschläge gab.

Dagegen mißlangen annähernd 35% (25) der inneren Fixationen. Einige dieser Fehlschläge sind nicht der Methode, sondern der Art der Verletzung zuzuschreiben; so z.B. bei Hüftgelenkfrakturen mit Nekrose des Femurkopfes. Bei anderen handelte es sich eindeutig um chirurgisch-technisches Versagen, beispielsweise beim Brechen des Implantats im Falle der Femurschaft-Frakturen. Im ganzen gesehen ist jedoch der Unterschied zu groß, um ihn vernachlässigen zu können.

4. Komplikationen

A. Allgemeine

Die meistgefürchtete Komplikation ist die akute Lungen-Insuffizienz, die bei 1.6% (10) der Gesamtzahl der Verwundeten auftrat. Bei der Hälfte der Fälle konnten wir von einem Fettembolie-Syndrom sprechen. In 0.8% (5) der Fälle wurde eine D.I.C. diagnostiziert. Eine Lungenembolie wurde in 0.3% (2) der Fälle gesehen.

B. Örtliche

a) Die Wunde: Von den Schußfraktur-Wunden waren 13.3% infiziert, davon 60% durch Staphylococcus aureus, 20% durch Pseudomonas und 10% durch Klebsiella.

b) die Fraktur:
1. Osteitis: Wenn wir nur die operierten Fälle betrachten, hatten wir eine Gesamtquote von 9.2% (13).

In der Gruppe der percutanen Fixation gab es eine Infektionsquote von 2.1% (3), während in der Gruppe von innerer Fixation diese Quote 13.8% (10) war.
2. Pseudarthrosen: Wir sprechen von Pseudarthrose, wenn keine Knochenheilung nach 4 Monaten erhalten wurde. In diesem Sinne hatten wir 3.3% (4) nichtheilende Frakturen.
3. Gelenksversteifung und Implantatbruch: Wir hatten zwei Fälle von jedem.

5. Schlußfolgerungen

Die Wunde sollte aggressiv behandelt werden und dann völlig offenbleiben. Ein verzögerter Wundverschluß nach fünf Tagen ist fast in 90% der Fälle möglich.

Angesichts unserer Ergebnisse und Komplikationsquoten sind wir von der Gültigkeit unserer Indikationen für eine chirurgische Versorgung der Fraktur fest überzeugt, jedoch sollten wir die Anwendung der äußeren Skeletfixation ausdehnen und die innere Fixation auf sehr spezifische Fälle begrenzen. Der Grund dafür liegt in der Tatsache, daß die äußere Fixation bereits zum Zeitpunkt der Wundexcision ausgeführt werden kann, den Zugang zur Wunde und die sofortige Mobilisation der Extremität gestattet und dadurch eine erneute Operation mit ausgedehnten Freilegungen überflüssig macht. Außerdem ist die Komplikationsquote viel niedriger, insbesondere Infektionen und Pseudarthrosen. Sie kann jederzeit in eine innere Fixation umgewandelt werden, falls dies vom mechanischen Standpunkt aus als ratsam anzusehen ist. Die Operation kann jedoch ohne Gefährdung der Bewegung aufgeschoben werden, bis optimale Bedingungen gegeben sind.

Hinsichtlich der Antibiotica-Therapie können wir keine endgültige Aussage machen, da wir diese in allen Fällen ohne besondere Kontrolle eingesetzt haben. Wir werden weiterhin Antibiotica verabreichen, da man sich unserer Meinung nach hinsichtlich der Gründlichkeit der Excision nie absolut sicher fühlen kann.

Gesichtspunkte bei der Behandlung von Explosionsverletzungen und Verbrennungen

R. Zellner, Ludwigshafen/Rh.

Bei Explosionen müssen besonders in Diagnostik und Therapie einige Punkte berücksichtigt werden. Im ganzen gesehen wird sich jedoch die Therapie nicht wesentlich von der einer thermischen Verletzung ganz allgemein unterscheiden. Eine Explosion wird oft von einem Schleudertrauma des Patienten oder einem Sturz begleitet sein. Bei der Aufnahme solcher Patienten ist es wesentlich, sich nicht nur auf den Lokalbefund an der Körperoberfläche, d.h. auf die thermische Verletzung zu konzentrieren, sondern anhand einer eingehenden klinischen röntgenologischen Untersuchung Nebenverletzungen, wie sie besonders im Bereich des knöchernen Schädels auftreten können, auszuschließen. Hier ist in jedem Falle eine zusätzliche neurologische ophtalmologische und HNO-ärztliche Untersuchung erforderlich. Es erscheint wesentlich zu erwähnen, daß bei dem Ersttransport derartiger Verletzter, bei denen es sich also um eine Kombination von mechanischem und thermischem Trauma handelt, die Patienten nicht mit Ketanest „transportfähig" gemacht werden. In derartigen Fällen ist es für den aufnehmenden Arzt im Zentrum äußerst schwierig, zwischen den Auswirkungen des Narkoticums und evtl. Folgen einer Commotio oder Contusio zu differenzieren. Die Beobachtung geht leider dahin, daß bei Brandverletzten in zunehmendem Maße bereits primär Sedierungen gegeben werden, die schon an eine Narkose herankommen und es nunmehr auch en vogue wird, routinemäßig eine Beatmung durchzuführen, ein Weg, der sicherlich nicht als optimal bezeichnet werden kann.

Auch bei der Bildung eines Lichtbogens kann es zu erheblichen explosionsartigen Entladungen kommen, durch Ionisation der Luft muß hier mit einem Stromdurchtritt durch den Körper gerechnet werden. Bei diesen Verletzungen muß an die typischen Komplikationen durch elektrischen Strom gedacht werden.

Bei Vorliegen eines stumpfen Bauchtraumas mit Verdacht auf abdominelle Blutung wird sich die Infusionstherapie etwas differenzierter gestalten, da hier bereits frühzeitig auf der einen Seite massive Bluttransfusionen durchgeführt werden müssen, auf der anderen Seite aber auch der massive Plasmaverlust im Bereich der thermisch verletzten Haut substituiert werden muß. Die Führung einer derartigen Therapie erfordert eine gewisse Erfahrung, da es sehr leicht zu einer Fehleinschätzung des Blutverlustes auf der einen und Plasmaverlustes auf der anderen Seite kommen kann. Es erscheint jedoch wesentlich, darauf hinzuweisen, daß eine Eröffnung des Abdomens auch durch eine 2. oder sogar 3.gradig verbrannte Haut keine besonderen Probleme mit sich bringt, da die thermische Verletzung erfahrungsgemäß sich nur auf die Haut und das subcutane Fettgewebe, aber nicht auf Fascie und Muskulatur erstreckt.

Bei den Explosionsverletzungen ist das Gesicht immer am thermischen Trauma beteiligt. Hier ist in jedem Fall vor der fast immer erforderlichen nasalen Intubation eine Inspektion des Nasen-Rachen-Raumes und der Atemwege unbedingt erforderlich. Die Erfahrung hat gezeigt, daß es nicht nur zu einer thermischen Verletzung der Mundhöhle und des Nasen-Rachen-Raumes, sondern auch zu einer Mitbeteiligung der Trachealschleimhaut kommen kann und daß im weiteren Verlauf in einem höheren Maße als sonst mit Komplikationen von seiten des Atemtraktes gerechnet werden muß. Jedoch sind Fälle, in denen eine primäre direkte Lungenschädigung vorliegt, verhältnismäßig selten. Hier wird man bei schlechter O_2-Spannung frühzeitig eine Beatmung einleiten müssen, ein Vorgehen, das in den meisten Fällen nicht erforderlich ist. Die Intubation muß in jedem Falle so schnell wie möglich erfolgen, da bereits nach 1–1 1/2 Stunden eine derart extreme Schwellung der Weichteile eintritt und sich dann eine Intubation schwierig und etwas traumatisch gestalten kann. Eine Zerreißung der Lunge durch die Druckwelle konnten wir bei unseren Patienten nicht beobachten.

Es dürfte jedoch nicht uninteressant sein, daß bei Explosionsverletzungen die Ausdehnung des thermischen Traumas auch in Abhängigkeit davon steht, ob der Verletzte vielleicht nur zum Teil bekleidet war, wie es bei Arbeitern, die vorm Hochofen stehen, der Fall sein kann. Hier haben die klinischen Untersuchungen gezeigt, daß die Textilfaser bei einer kurz einwirkenden Explosionswelle einen gewissen Schutz bietet, wobei hier nicht auf die Problematik der Qualität der Faser eingegangen werden soll.

Überblickt man die Mortalität bei Brandverletzten, so muß man sagen, daß der Volumensubstitution wesentliche Bedeutung beizumessen ist. Daß Patienten nunmehr die ersten 48 Stunden überleben, kann nicht dahin gedeutet werden, daß unsere therapeutischen Bemühungen in den ersten Stunden und Tagen das Schockgeschehen abfangen. Durch hypoxische Schädigung in den ersten Stunden z.B. im Bereich der Lunge und der Niere kann es durch Dekompensation dieser vitalen Organe auch noch Tage nach der Verletzung zu einem tödlichen Ausgang durch das Schockgeschehen kommen. Für die Therapie in den ersten Tagen stehen uns mehrere sogenannte Schockformeln zur Verfügung, die nach der allgemeinen Erfahrung eine ausreichende Auffüllung des Kreislaufs ermöglichen. Es darf jedoch nicht übersehen werden, daß die Volumensubstitution nicht allein durch eine Formel und die selbstverständlich erforderlichen Kontrollparameter erfolgen sollte, sondern, daß es für den Therapeuten sehr wesentlich ist zu wissen, welchen Weg die infundierte Flüssigkeit gegangen ist. Da hier die Möglichkeit einmal des Austritts in den 3. Raum oder auch an die Körperoberfläche besteht, wird uns nur eine laufende Gewichtskontrolle darüber informieren, welche Volumenmenge als Ödem eingelagert wird. Diese Evaluation erscheint insofern wesentlich, als man zum Zeitpunkt der Rückresorption zwischen dem 4. und 6. Tage es wichtig ist, mit welchen Flüssigkeitsmengen zu rechnen ist. Wird hier nicht rechtzeitig bei umfangreichen Einlagerungen eine Ausschwemmung und eine Reduktion der Infusion durchgeführt, so kann es sehr leicht zu einer Überladung des Kreislaufes mit typischen Komplikationen im Bereich der Lunge kommen. Die Erfahrung an einem großen Krankengut hat gezeigt, daß die Gewichtskontrolle mit Führung einer Infusionstherapie in Richtung einer Gewichtsabnahme nach dem 4.–6. Tag diese Komplikation drastisch und damit auch die Mortalität reduzieren kann. Im weiteren Verlauf wird man bis zur Abdichtung der Körperoberfläche entweder durch Spontanausheilung oder Transplantation immer Schwierigkeiten haben, den Bedarf des Organismus allein mit Einfuhr und Ausfuhr zu bestimmen. Hier muß als weiterer Faktor die laufende Gewichtskontrolle mit eingeschoben werden, da es keinerlei Formeln oder sichere Anhaltspunkte gibt, wieviel ein Patient unter bestimmten Milieubedingungen an Flüssigkeit an der Körperoberfläche verliert. Wenn auch die Volumensubstitution durch die o.g. Formeln für die ersten 2 Tage ausreichend ist, scheint in nicht wenigen Fällen die Weiterführung der Therapie für die nicht Geübten schwierig zu sein, da der Höhepunkt der Ödemeinlagerung etwa erst nach 72 Stunden erreicht ist, d.h. zu diesem Zeitpunkt kommt es zur Abdichtung der Gefäße, sollte die Schockformel diesen Zeitraum überdauern.

Schwierigkeiten bei der Versorgung offener Unterschenkelfrakturen

B. Radulović, Lj. Šijaković, J. Nedeljković, R. Janković, Belgrad

Wegen der anatomisch-topographischen Struktur sowie Position bei Verletzungen ist der Unterschenkel oftmals das am meisten herausragende und gefährdete Segment des menschlichen Körpers. Vom chirurgischen Standpunkt aus ist der Unterschenkel gleichzeitig ein Gebiet, auf welchem die definitiven Ergebnisse nach urgenten operativen und rekonstruktiven Eingriffen voller Ungewißheit und oftmals voller Enttäuschungen sind. Die Haut, welche unmittelbar an die Vorderkante der Tibia ansetzt, das spärliche Unterhautgewebe auf der bescheidenen muskel-tetiven Masse und die insuffiziente Vascularisation bilden diese Region bei Verletzungen zu einer prädilektionierten für offene Frakturen und spätere Komplikationen im Sinne von Infektionen und Pseudarthrosen. Eben die Angabe, daß etwa 30 Prozent aller offenen Frakturen bei langen Knochen auf dieses Segment entfallen, sowie die praktischen Erfahrungen, daß die oben angeführten Komplikationen am meisten nach einem offenen Knochenbruch des Unterschenkels zu verzeichnen sind, verpflichten uns, auch unsere indikativen Kriterien und operativen Therapien diesen Tatsachen anzupassen.

Aus Zeitmangel wollen wir hier keine statistischen Angaben über die absolute Zahl und Häufigkeit der offenen Unterschenkelfrakturen im Vergleich zu anderen Verletzungen anführen. Wir wollen lediglich die Tatsache hervorheben, daß Verkehrstraumen die dominante Ursache der offenen Knochenbrüche sind. Offene Unterschenkelbrüche konnten in unserer Klinik bei 27 Prozent im Vergleich zu allen anderen offenen Knochenbrüchen festgestellt werden. In den letzten sechs Jahren hatten wir insgesamt 87 Einweisungen und Behandlungen offener Unterschenkelbrüche. Mittlerweile, mit Rücksicht auf den Charakter unseres Hauses hatten wir in dieser Zeitspanne weit mehr Gelegenheit, durch reintervente osteoplastische und rekonstruktive Prozeduren Komplikationen im Bereich des Unterschenkels, die durch mißglückte primäre Behandlungen offener Frakturen (insgesamt 127) hervorgerufen wurden, zu behandeln.

Wir klassifizierten die offenen Frakturen des Unterschenkels vor allem in bezug auf die Tatsache, ob es sich um einen isolierten offenen Bruch des Unterschenkels, eine mehrfache Verletzung, bei welcher der offene Unterschenkelbruch als dominante Verletzung fungierte, oder ein Polytrauma, bei welchem die Verletzungen vitaler Organe nebst dem Schockzustand, dem offenen Unterschenkelbruch hinsichtlich der Dringlichkeit vorzuziehen sind, handelte.

In bezug auf den lokalen patho-anatomischen Befund der Haut sowie das weiche Gewebe unterscheiden wir drei Typen der offenen Unterschenkelbrüche, und zwar:
Typ 1, welcher durch kleinere Hautverletzungen, mit punktiformen Wunden oder Schnittwunden gekennzeichnet ist,
Typ 2, mit lacero-kontusen Wunden, Hautdekolmanen, mit nekrotischen Rändern, und
Typ 3, mit größerem Hautverlust, Fascia und Muskelmasse.

Ferner, bei offenen Unterschenkelbrüchen unterscheiden wir hinsichtlich der Beschädigung des Knochengewebes drei Kategorien:

In die erste Kategorie haben wir die einstufigen diaphysen Knochenbrüche eingereiht, die zweite Kategorie umfaßt unstabile Knochenbrüche mit dem dritten Fragment und größerer Dislokation, während die dritte Kategorie durch multifragmentäre Frakturen, mit mehr oder weniger großem Knochensubstanzverlust gekennzeichnet ist.

Es versteht sich hierbei von selbst, daß diverse Kombinationen des lokalen patho-anatomischen Befundes an der Haut, den Weichteilen und an der Knochensubstanz sowie auch der Allgemeinzustand des Patienten die entscheidenden Faktoren für die Festlegung und Bestimmung der therapeutischen Indikationen, Methoden und Behandlung der Frakturen waren.

Therapeutische Behandlung der weichen Gewebeteile

Bei der Behandlung offener Unterschenkelbrüche wird zuerst die Wunde bearbeitet. Es wurde eine ausgiebige Excision der Wundränder, Entfernung aller kontusen und devitalisierten Weichteile durchgeführt. Wir führten eine korrekte Hämostase durch und spülten die Wunde reichlich mit antiseptischen Mitteln. Nach der Behandlung des Knochenbruchs (blutige Reposition oder Synthese) wurde eine aspiratorische Drainage angelegt und danach die primäre Rekonstruktion des weichen Gewebes und der Haut durchgeführt. Unser Leitprinzip ist dabei, die Haut nicht zu straff anzuziehen, damit nicht die normale Vascularisation behindert wird. Bei offenen Knochenbrüchen des dritten Typs waren wir bestrebt, den Knochen mit weichen Muskelmassen und Fascien zu decken, während der Hautdefekt nachträglich durch plastische Hautinterventionen (Transplantat nach Tirsch, Rotations- beziehungsweise Kreuzschnitt, oder freilaufender Tubus). Zwischenzeitlich erzielten wir spontane Granulationen entweder durch kontinuierliche lokale antiseptische Infusionen über die Stelle des Hautdefektes oder durch das Auflegen von Vaseline-Gaze.

Knochenbruch-Behandlung

In Abhängigkeit von Typ und Kategorie des offenen Unterschenkelbruches faßten wir während der Behandlung der Wunde den definitiven Beschluß über die Art der Reposition und Synthese. Dabei strebten wir eine anatomische Bruchreposition an, um damit eine Extremitätenegalisierung sicherzustellen. Hierbei wurden folgende Methoden angewandt:

Knochentraktion. Bei Polytraumen oder Zuständen, die nur die nötigsten Interventionen zuließen, haben wir nach der Behandlung der Wunde eine Knochen- oder Winkelextension angelegt. Durch permanente Kontrollen und sukzessive Reduktion erzielten wir eine gute Reposition und gute definitive Ergebnisse. Bei solchen Fällen erfolgte die weitere Behandlung mit einem Gehgips nach der Sarmient-Methode.

Eine *blutige Reposition* haben wir bei Querschenkelbrüchen, bei welchen eine Fragmentengrenation durchgeführt werden konnte, angewandt. In Fällen, in denen wir über die Stabilität der erzielten Position nicht sicher waren, führten wir zwei Steinmann-Keile – oberhalb und unterhalb der Bruchstelle – ein, die wir mit Gips fixierten. Dieser Vorgang sicherte in allem die erzielte Reposition und ermöglichte gleichzeitig relativ schnell einen Gips zum Gehen (Abb. 1).

Eine *intramedulläre Fibulafixierung* haben wir bei Verletzungen der Weichgewebeteile und der Haut der Typen 2 und 3 angewandt. Eine solche Fixierung ermöglichte die Behandlung und Kontrolle der Verheilung des weichen Gewebes und gewährte eine gute

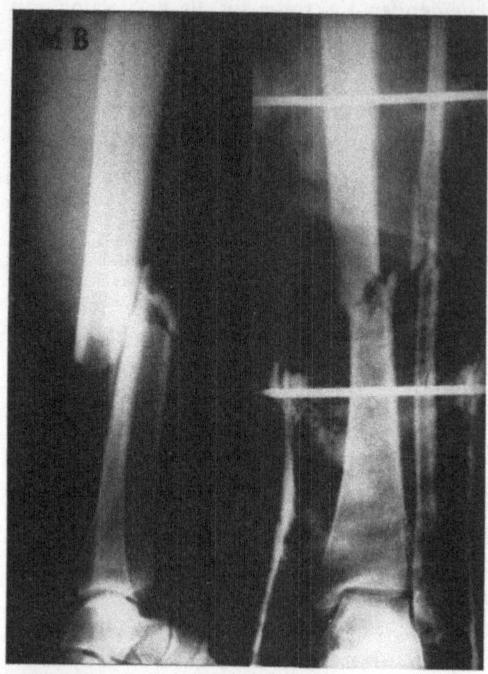

Abb. 1. Der offene Knochenbruch mit blutiger Reposition und Fixation mit zwei Nägeln

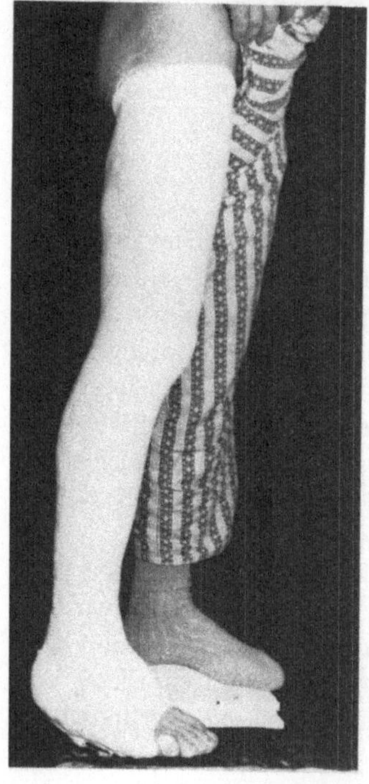

Abb. 2. Intramedulläre Fibula-Fixierung mit der Anwendung eines Gehgipses

Position der Tibiafragmente. Obzwar wir diese Methode nur als vorläufige betrachteten, so war diese oftmals ausreichend bis zur Anwendung des Gehgipses. Es wurden mit dieser Methode gute Endergebnisse erzielt.

Die *primäre Osteosynthese* mit rigiden oder kompressiven Platten oder intramedullären Keilen wurden in solchen Fällen angewandt, in denen der lokale patho-anatomische Befund (Typ 1) sowie auch der Allgemeinzustand des Patienten es zuließ. Eine schnelle Mobilisierung des Verletzten ermöglichte auch eine frühzeitige physikalische Therapie und ausgezeichnete Endergebnisse. Die Aspirationsdrainage und Antibioticatherapie wurde bis zur Verheilung der Operationswunde angewandt.

Die *extrafocale Fixation* stellt heute die souveräne Methode für die Behandlung offener Unterschenkelbrüche dar. Verschiedene Typen der äußeren Fixateure ermöglichen die anatomische Fragmentreposition und stellen eine außerordentlich stabile Fixierung dar. Die Suspension der Extremität ermöglicht eine günstige Vascularisation des distalen Teiles, während gleichzeitig die gesamte Circumferenz des Unterschenkels für die Hautpflege, Wundrevision und eventuell erforderliche Reinterventionen zugänglich ist. Und nicht zuletzt, die gute Fixierung ermöglicht eine frühe Mobilisierung des Patienten sowie auch eine Nachbehandlung durch physikalische Therapie (Abb. 3).

Bei offenen Knochenbrüchen mit einem Knochensubstanzverlust führten wir – nach Anlegung des äußeren Fixateurs – eine plastische Operation des Defektes mit spongiösen Homotransplantaten aus dem Knochendepot nach der Papineau-Methode durch. Bei einem Patienten unserer Klinik, mit beiderseits offenen Knochenbrüchen (Patient J.P., 42 Jahre alt) und mit großen Knochendefekten, führten wir auf beiden Seiten eine Resektion der Tibiafragmente um je 8 cm durch, legten die äußeren Fixateure an und durch Rotationsschnitte führten wir primär die Rekonstruktion des weichen Gewebes und der Haut

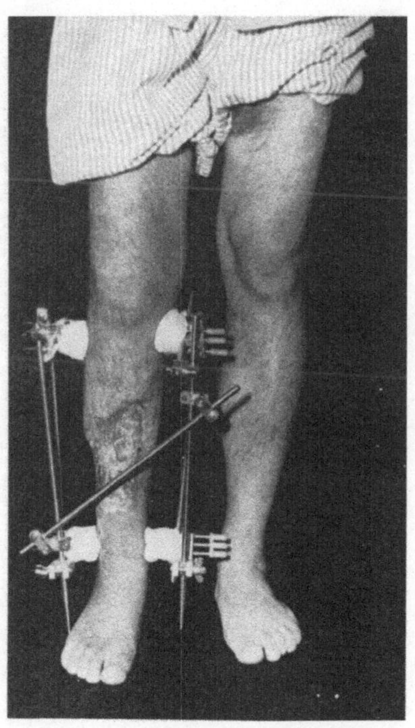

Abb. 3. Die extrafocale Fixation

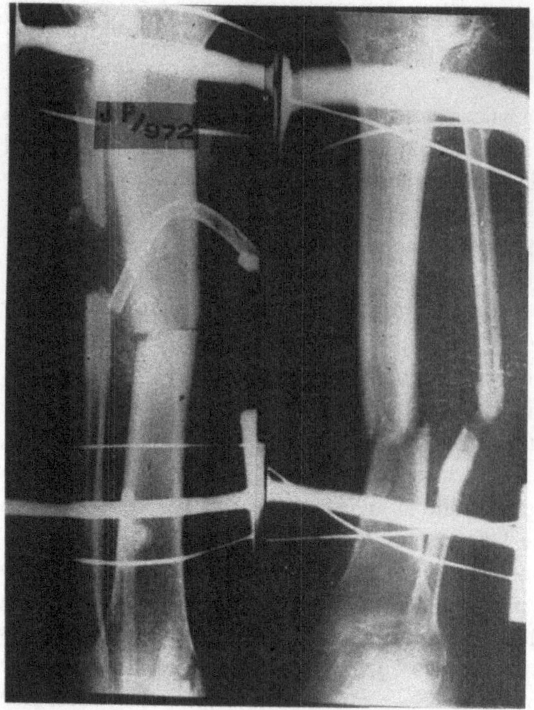

Abb. 4. Beiderseits offener Unterschenkelbruch durch Verkürzung von 8 cm und durch äußere Fixation gestellt

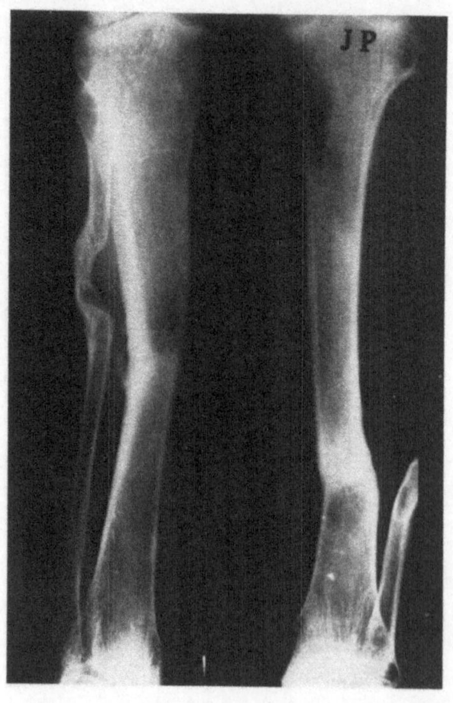

Abb. 5. Endgültiger Zustand

durch. Mit nachträglicher sukzessiver und aspirativer Drainage verhinderten wir eine Infektion, während die Verheilung der Knochenbrüche in einer optimalen Zeitspanne erfolgte. Das definitive funktionelle Ergebnis war auch in diesem Falle hervorragend. Der Patient erledigt auch heute erfolgreich und ohne irgendwelche Einschränkungen weiterhin alle groben landwirtschaftlichen Arbeiten (Abb. 4, 5).

Zusammenfassung

Offene Unterschenkelbrüche müssen unbedingt schleunigst operativ behandelt werden. Die Indikationsstellung und Lösung sind abhängig von der Kategorie der Frakturen, dem Typ der Verletzung der weichen Gewebe sowie den sonstigen Verletzungen der anderen Körperteile. Die Behandlung beginnt mit einer korrekten Bearbeitung und Rekonstruierung des weichen Gewebes – wobei gleichzeitig alle Präventivmaßnahmen zur Infektionsbekämpfung (Hämostase, Wundspülung, Suktion, Antibiotica u.ä.) vorgenommen werden. Eine adäquate anatomische Reposition nebst einer korrekten stabilen Osteosynthese soll eine Bruchheilung in einer optimalen Frist sicherstellen. Komplikationen sind keine Seltenheit trotz aller durchgeführten Vorsichtsmaßnahmen, so daß man noch während der Behandlung auf zusätzliche reintervente Eingriffe gefaßt sein muß (Abb. 6).

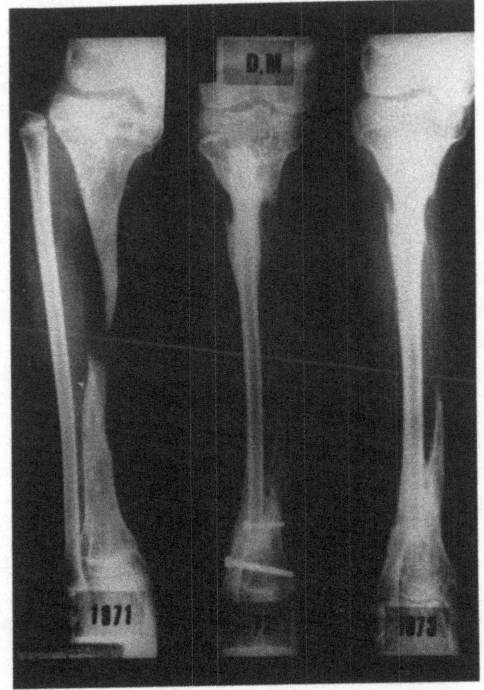

Abb. 6. Reintervention nach dem Mißerfolg der primären Osteosynthese

Literatur

Judet, R., Judet, J.: Remarque à propos des fixateurs externes dans le traitement des fractures ouvertes de jambe. Mém. Acad. Chir..*84*, 288 (1958)
Merle d'Aubigné, R.: Traitement des fractures diaphysaires ouvertes. Acta Orthop. Belg. *28*, 417–431 (1962)
Vidal, J., Buscayret, Ch., Connes, H., Paran, M., Allieu, Y.: Traitement des fractures ouvertes de jambe par le fixateur externe en double cadre. Révue de Chirurgie orthopédique *62*, 433–448 (1976)
Samiento, A.: Functional treatment of long bone fractures. XIV World Congress SICOT Abstracts 17 (1978)
Allgöwer, M.: Weichteilprobleme und Infektionsrisiko der Osteosynthese. Langenbecks Arch. klin. Chir. *329*, 1127–1136 (1971)
Hoffmann, R.: Le dilemme des fractures compliquées. Une solution l'ostéotaxis. Helvetica Chirurgica Acta, 487–492 (1953)
Müller, M.E., Allgöwer, M., Willenegger, H.: Manual der Osteosynthese. Berlin, Heidelberg, New York: Springer 1969
Weller, S.: Vermeidung technischer Fehler bei der operativen Behandlung von Frakturen. Chirur. *43*, 100–104 (1972)
Patzakis, M.J., Harvey, J.P., Ivler, D.: Le rôle des antibiotiques dans le traitement des fractures ouvertes. J. Bone Jt. Surg. *56* A, 532 (1974)
Radulović, B.: Povrede koštano-zglobnog sistema. Hirurgija, 134–156 (1977)
Radulović, B.: Rekonstruktivne mogućnosti kod defektnih pseudoartroza podkolenice. Zbornik radova X ortopedsko-traumatoloških dana Jugoslavije, 372–383 (1976)

Behandlung von Schußverletzungen in Friedenszeiten

A. Opitz, O. Thetter und M. Wagner, Wien und Homburg/Saar

Die Entwicklung der Schußwaffentechnik seit dem 15. Jhdt. von langsam fliegenden Rundgeschossen bis zu den in den letzten Kriegsjahren in Korea und Vietnam verwendeten Hochgeschwindigkeitsgeschossen brachte auch einen Wandel des Verletzungsmechanismus mit sich. Dieser hängt neben der Art der Waffe und des Projektils auch von den mechanisch-dynamischen Verhältnissen der getroffenen Körperregion ab.

Der Schußkanal eines langsam fliegenden Projektils gleicht eher einer Stichverletzung, dagegen verursacht ein Hochgeschwindigkeitsgeschoß eine Verletzung, die eher Explosionscharakter mit wesentlich ausgedehnteren Gewebszerstörungen hat [4].

An der I. Universitätsklinik für Unfallchirurgie in Wien wurden in den Jahren 1965 bis 1977 208 Schußverletzungen beobachtet.

Die Häufigkeit betrug bei einer Gesamtzahl von 215.000 Patienten etwas weniger als 1%. Die Verletzungen wurden ausschließlich, wie fast immer unter Friedensbedingungen, durch Geschosse mit einer Mündungsgeschwindigkeit unter 700 m/s hervorgerufen. Neben Pistolen und Gewehren wurden auch 7 mal Schlachtschußapparate als Waffe verwendet. Von den 5 Schädelimpressionsfrakturen führten dabei die 4 in suicidaler Absicht verursachten Verletzungen zum Tode. Die Tabelle 3 gibt einen Überblick über Lokalisation der Verletzungen, über die therapeutischen Konsequenzen und die Letalität in unserem Patientengut.

Die Behandlung gliedert sich in 3 Abschnitte [2]: Die wesentliche Bedeutung in der *1.* chirurgischen Behandlungsphase stellt eine gründliche Revision des Schußkanales dar, das heißt, Entfernung nekrotischen und nekrosegefährdeten Gewebes. Die Kenntnis der zur Verletzung führenden Waffe kann dabei von großer Hilfe sein. In diese *1.* Phase fällt auch die Rekonstruktion großer Gefäße und Fixierung entsplitterter Schußfrakturen, die meist mit dem Fixateur externe, in ausgewählten Fällen mit Platten durchgeführt werden (Abb. 2 und 3). Schließlich soll auch eine primäre Weichteildeckung von Knochen, Knorpel sowie Gelenken und gleitenden Strukturen angestrebt werden. Die Wunde bleibt grundsätzlich offen und wird zwischen dem 4. und 7. Tag geschlossen, lediglich Gesichts- und Kopfschwartenverletzungen wurden großteils primär genäht [5].

Ein Beispiel dafür, daß eine Arterie in der Nähe eines Schußkanales durch Intimaläsion und Thrombose verschlossen sein kann, ohne vom Projektil selbst getroffen worden zu sein, zeigen die nächsten beiden Dias [1].

In einer *2.* reparativen Phase nach einigen Tagen können allenfalls zurückgebliebene Nekrosen entfernt und bei infektionsfreien Verhältnissen ein Wundverschluß durchgeführt werden.

Tabelle 1. I. Univ. Klinik für Unfallchirurgie Wien, Behandlung von Schußverletzungen in Friedenszeiten

Zahl der stationär und ambulant behandelten Patienten 1965–1977:	~215000
Zahl der Schußverletzungen 1965–1977:	208 = ~1%

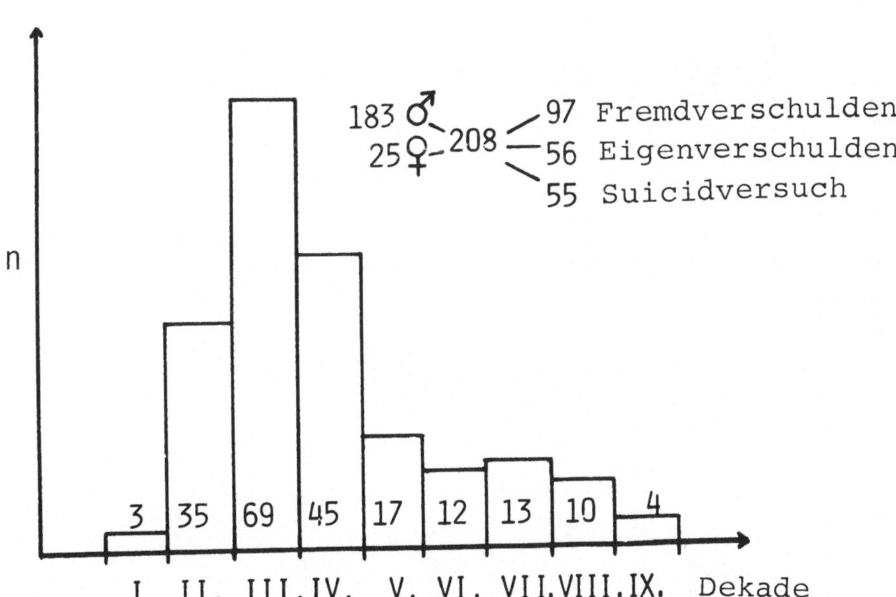

Abb. 1. I. Univ. Klinik für Unfallchirurgie Wien. Behandlung von Schußverletzungen in Friedenszeiten (n = 208). Alters- und Geschlechtsverteilung, Verschulden

Tabelle 2. I. Univ. Klinik für Unfallchirurgie Wien, Behandlung von Schußverletzungen in Friedenszeiten

Verletzungsart, Lokalisation, Therapie, Letalität		Durchschuß	Steckschuß	Streifschuß	Schußfraktur	2-Höhlenschuß	Σ	(+)
Wundversorgung	Schädel		19	7			26	
U., O. Verband	Thorax	1	6	3			10	
Drainage	Abdomen		2	1			3	
	Extr.	16	24	26	10		76	
Operation	Schädel	8 (4)	22 (6)		1		31	10
	Thorax	4 (2)	13 (1)				17	3
	Abdomen	3 (1)	6			6 (2)	15	3
	Extr.	1	5		5		11	
Keine Therapie (Moribund)	Schädel	5 (5)	14 (14)				19	19
	Thorax							
	Abdomen							
	Extr.							
	Σ	38 (12)	111 (21)	37	16	6 (2)	208	35 (16%)

Die Rekonstruktion von Nerven und Sehnen, sowie weitere Osteosynthesen, eventuell in Verbindung mit Spongiosaplastiken, werden in einer *3.* rekonstruktiven Phase nach abgeschlossener Wundheilung durchgeführt [3].

Von 76 durch Gehirn- und Gesichtsschädelschüsse verletzten Patienten starben 19 vor einer Operation, 25 Trepanationen wurden durchgeführt, 9 Patienten starben postoperativ. Operationsziel bei den Gehirnschädelschüssen war einerseits die Stillung von Blutungen und Entleerung von Hämatomen, andererseits die Entfernung von devitalisiertem Hirngewebe und eingedrungenen Fremdkörpern sowie ein primärer Duraverschluß.

Auf die Problematik der Indikation zur Rekonstruktion oder Ligatur einer durchtrennten A. carotis int. kann hier nicht näher eingegangen werden. Das Beispiel dieses 27-jährigen Mannes mit Verletzung der A. carotis int. zeigt aber auch die Möglichkeit der Rückbildung aller neurologischen Ausfälle nach Wiederherstellung der Strombahn bei einem kurze Zeit bewußtlosen Patienten [6].

Die Indikation zur Thoracotomie nach Schußverletzungen besteht bei starker oder anhaltender Blutung, Zeichen einer Bronchusverletzung und Verletzung des Herzens oder der Speiseröhre. Wir behandelten 29 Thorax-Schußverletzungen, wobei 14 mal thoracotomiert und 7 mal lediglich drainiert werden mußte. Wir verloren dabei 3 Patienten durch Pulmonalembolie. Die 3 Herzschußpatienten, die die Klinik lebend erreichten, überlebten.

Bei Bauchschußverletzungen zeigen auch die Kriegsstatistiken seit dem I. Weltkrieg eine deutliche Verbesserung. Während zwischen 1914 und 1918 die Gesamtletalität dieser

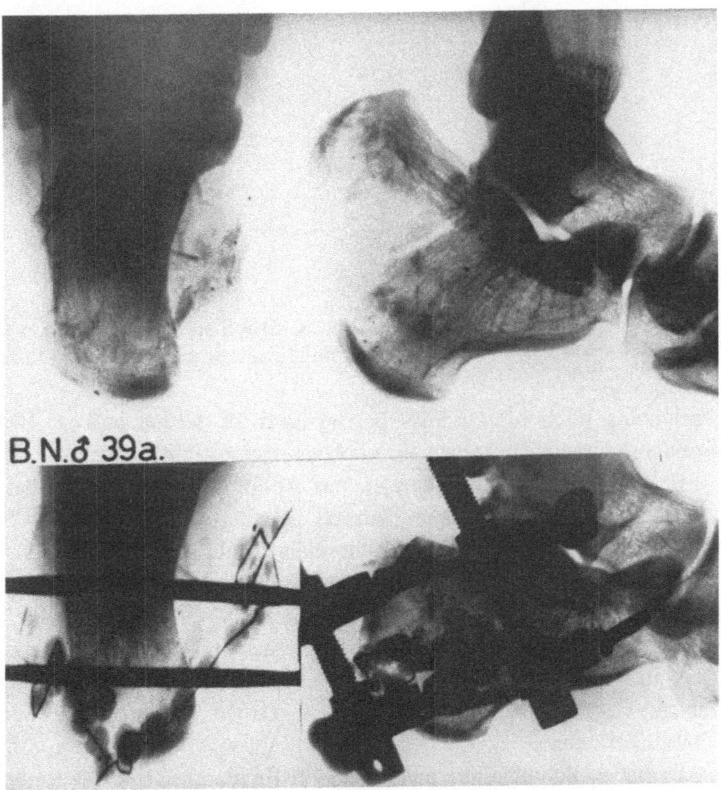

Abb. 2. Mit Fixateur externe versorgte Entenschnabelschußfraktur des calcaneus

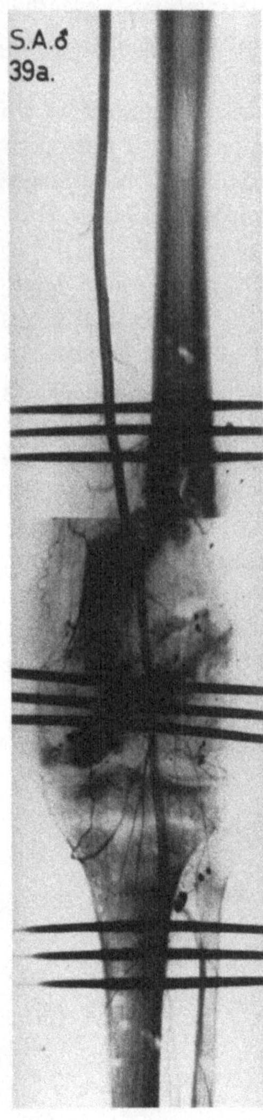

Abb. 3. Stabilisierung einer kniegelenksnahen Schußfraktur mit Fixateur externe und Naht der A. poplitea

Verletzung noch bis zu 93% betrug, sank sie seither auf ca. 10% ab, Statistiken unter Friedensbedingungen zeigen ein noch günstigeres Bild.

Bei 12 isolierten Verletzungen des Abdomens wurde 9 mal bei perforierenden Verletzungen laparotomiert. Dabei wurden 2 Leber-, je eine Nieren-, Blasen- und Urethraverletzung, 4 Darmverletzungen sowie eine kombinierte Duodenum-Pankreas- und V. cava-Verletzung versorgt, 3 Patienten mit Dickdarmverletzungen wurden zur Nahtentlastung colostomiert.

Über das taktische Vorgehen bei thoraco-abdominalen Verletzungen muß von Fall zu Fall entschieden werden. In unserem Krankengut fanden sich 6 solche Fälle mit mehrfachen Organverletzungen, von ihnen starben 2 postoperativ an thrombo-embolischen Komplikationen.

Es haben Schußverletzungen auch in Friedenszeiten Bedeutung, die Erfolge in der Behandlung und die Literaturberichte veranlassen uns zur Beibehaltung unseres chirurgischen Vorgehens, vor allem in bezug auf offene Wundbehandlung und verzögerte Primärnaht.

Literatur

1. Amato, J.J., Billy, L.J., Gruber, R.P., Lawson, N.S., Rich, N.M.: Vascular Injuries. Arch. Surg. *101*, 167 (1970)
2. Churchill, E.D.: The surgical management of the wounded in the Mediterranean theatre at the time of the fall of Rome. Ann. Surg. *120*, 268 (1944)
3. Diaz Martinez, A.: Einige Beobachtungen an Frakturen durch Kriegseinwirkung. Med. Welt *24*, 2070 (1973)
4. Ganzoni, N.: Die Schußverletzung im Krieg, Wesen, Behandlung, Prognose. Bern-Stuttgart-Wien: Hans Huber
5. Georg, H., Kochberg, K., Krebs, H., Wysocki, St.: Aufgeschobene Primärversorgung; klinische, tier-experimentelle bakteriologische und histologische Untersuchungsergebnisse. Langenbecks Arch. klin. Chir. *311*, 413–430 (1965)
6. Vecsei, V., Hölbling, N., Polterauer, P.: Penetrierende Schußverletzung der Arteria carotis interna. Thoraxchirurgie *24*, 190–194 (1976)

Vergleichende Untersuchungen bei der Versorgung offener Frakturen: konventioneller Operationssaal, sterile Operationsbox

M. Häring und E.H. Kuner, Freiburg/Br.

Mit der Errichtung einer eigenen Unfallabteilung wurden seit dem Jahre 1969 bis Ende 1977 in der Chirurgischen Universitätsklinik Freiburg 728 offene Extremitäten-Frakturen aller drei Schweregrade behandelt.

Der Einbau einer sterilen Operationsboxe mit vertikalem Airflow und vertikaler Kolbenströmung von 0.45 m/sec. im September 1973 erlaubt eine retrospektive-vergleichende Studie zwischen den Resultaten in der sterilen Operationsboxe und dem konventionellen Operationsraum.

Operationstechnik einschließlich steriler Abdeckungsmodus blieb unverändert. Es erfolgte lediglich ein Wechsel der Räumlichkeit.

Verfahren wurde nach den allgemein gültigen Richtlinien: Entfernung des 1. Wundverbandes ausschließlich im aseptischen Operationstrakt unter sterilen Kautelen, Wundabstrich, Wundsäuberung und Versorgung der Fraktur nach den Prinzipien der AO. Von einer prophylaktischen Antibioticagabe bei erstgradig offenen Frakturen sind wir seit 1975 abgegangen.

Von 728 offenen Frakturen entfielen auf den Schweregrad

Tabelle 1. Verteilung der offenen Frakturen auf die verschiedenen Schweregrade. (Unfallabteilung der Chirurgischen Universitätsklinik Freiburg, 1969–1977)

I	369	51,3%
II	257	35,2%
III	102	13,5%
n =	728	100,0%

Von den 728 Patienten mit offenen Frakturen verstarben 33 Schwerstverletzte während der ersten Tage nach dem Unfall und wurden bei der weiteren Auswertung nicht mehr berücksichtigt.

Die Studie umfaßt somit ein Kollektiv von 695 Patienten. Die erste Gruppe von 290 Patienten mit offenen Frakturen wurde von 1969 bis September 1973 im konventionellen Operationssaal versorgt. Die zweite Gruppe, bestehend aus 405 Patienten mit offenen Frakturen aller Schweregrade, wurde von September 1973 bis Ende des Jahres 1977 in der sterilen Operationsboxe behandelt.

Die Kontamination der Wunden lag erwartungsgemäß gleich hoch, nämlich bei 28,6% im konventionellen Operationsraum und bei 29,1% in der sterilen Operationsbox.

Als häufigste Erreger konnten Staphylococcus aureus (77%), Pseudomonas (66%), Serratia (48%), Staphylococcus albus (44%) ermittelt werden.

Bei den 290 Patienten der Gruppe I kam es in 9,3% (27) der Fälle zu einer Knocheninfektion im Sinne einer Osteitis. Bei den 405 Patienten der Gruppe II, die in der sterilen Operationsbox versorgt wurden, fanden wir eine Infektionsrate von nur 4,4% (18) (Tabelle 2).

Tabelle 2. Infektrate bei offenen Frakturen. (Unfallabteilung der Chirurg. Univers.-Klinik, Freiburg)

Zeitraum	Offene Fraktur	Zahl der Fälle Konservative Behandlung	Operative Behandlung
konv. OP-Raum	290	83	207
Infekte	9,3%	2	25
Sterile OP-Box	405	107	298
Infekte	4,4%	3	15

Von den 45 Fällen mit posttraumatischer Osteitis entfallen auf den Schweregrad

Tabelle 3. Prozentuale Verteilung der posttraumatischen Osteitis nach Schweregraden

	I		II		III	
Konv. OP (Gr. I)	2,4%	(7)	2,9%	(10)	2,9%	(10)
OP-Box (Gr. II)	0,7%	(3)	1,7%	(7)	1,9%	(8)
n =	695		Zahl der Infekte:		45	

Dieses günstige Ergebnis rechnen wir der sterilen Operationsbox mit nahezu keimfreier Luft zu, wohl wissend, daß die beste Infektionsprophylaxe das gesunde Gewebe ist und bleibt. Die nahezu keimfreie Luft in der sterilen Operationsbox ist jedoch nicht die alleinige Ursache für die günstigen Ergebnisse, sondern lediglich ein Faktor. Praktisch ist jede Operationswunde, besonders jedoch die offenen Frakturen, kontaminiert, was jedoch nicht gleichbedeutend mit einer Infektion ist. Anzahl und Virulenz der Erreger, das implantierte

Material, die Ausdehnung der Nekrosen, die als Nährböden dienen, sowie die allgemeine Abwehrlage des Patienten, und nicht zuletzt die verbesserte Disziplin, spielen eine entscheidende Rolle.

Zusammenfassung

Von 728 offenen Frakturen aller Schweregrade wurden 290 Patienten (Gruppe I) vor Errichtung der sterilen Operationsbox in einem konventionellen OP-Raum behandelt. 405 Patienten (Gruppe II) wurden in der sterilen Operationsboxe versorgt. Bei nahezu gleich hoher Kontaminationsrate lag bei der Gruppe I mit 9,3% Infektionen zu 4,4% Gruppe II deutlich höher.

Literatur

1. Müller, M.E.: Die Infektion und ihre Verhütung bei der Implantatchirurgie, S. 1–17, Bericht über Unfallmed. Arbeitstagung in Göttingen: 14./15.4.72
2. Kühr, J., Klosoris, E., Straten, G., Büsing, V.: Die infizierte Fraktur. Therapiewoche *27*, 3096–3106 (1977)
3. Stühmer, G., Weber, D.G., Meyerhans, R., Janssen, R., Brunner, J.: Four and a half years experiences with a vertical flow sterile Enclosure. International Orthopedics (SICOT) *1*, 95–99 (1977)

Zur Problematik der Versorgung offener Impressionsfrakturen der Schädelkalotte

M. Kröger und K. Martin, Mannheim

Offene Schädelimpressionsfrakturen werden dem diensthabenden Chirurgen häufig zur primären Versorgung vorgestellt. In seiner Hand liegt die gezielte Diagnostik und die Entscheidung, wie schnell der Patient fachgerecht operativ versorgt wird.

Der Patient hat meist nur eine Kopfplatzwunde, ist selten bewußtlos, nur wenige haben neurologische Ausfälle. Dabei verbirgt sich hinter der scheinbar banalen Kopfplatzwunde nicht selten eine Schädelkalottenimpression, die zu Zerreißungen der harten Hirnhaut und Verletzungen des Hirns geführt hat.

Bei der Schädelimpressionsfraktur kommt es zur lokalen Deformierung des Schädels durch äußere Gewalteinwirkung und zur Verlagerung umschriebener Teile der Schädelkalotte ins Schädelinnere.

Das Ausmaß der Schädelimpression ist abhängig von der Dicke und der Elastizität des Schädelknochens, sowie von der Geschwindigkeit, mit der der Gegenstand auf den Kopf trifft, und der Dauer der Krafteinwirkung, bei der die Energie absorbiert wird (Shapiro, 1974).

Unsere Erfahrungen mit der Diagnostik und der operativen Behandlung derartiger Impressionsfrakturen beziehen sich auf 48 Fälle der Jahre 1973 bis 1978. Die meisten Patienten waren Männer mit einem Durchschnittsalter von 26 Jahren. Die älteste Patientin, die das Trauma überstand, war 82 Jahre alt (Abb. 1 und 2).

Verkehrsunfälle waren die häufigste Ursache der offenen Impressionsfrakturen, gefolgt von Unfällen am Arbeitsplatz und von Schlägen auf den Schädel bei Tätlichkeiten (Tabelle 1).

21% dieser Patienten waren weniger als 1 Stunde bewußtlos, 48% verloren nie das Bewußtsein. Bei 1% der Verletzten traten entsprechend der Lokalisation über der Zentralregion Hemiparesen auf. 2 Patienten zeigten einen focalen motorischen Anfall (Tabelle 2).

n = 48 (32 ♂, 16 ♀)
Durchschnittsalter : 26 Jahre

Abb. 1. Offene Impressionen der Schädelkalotte 1973–1978

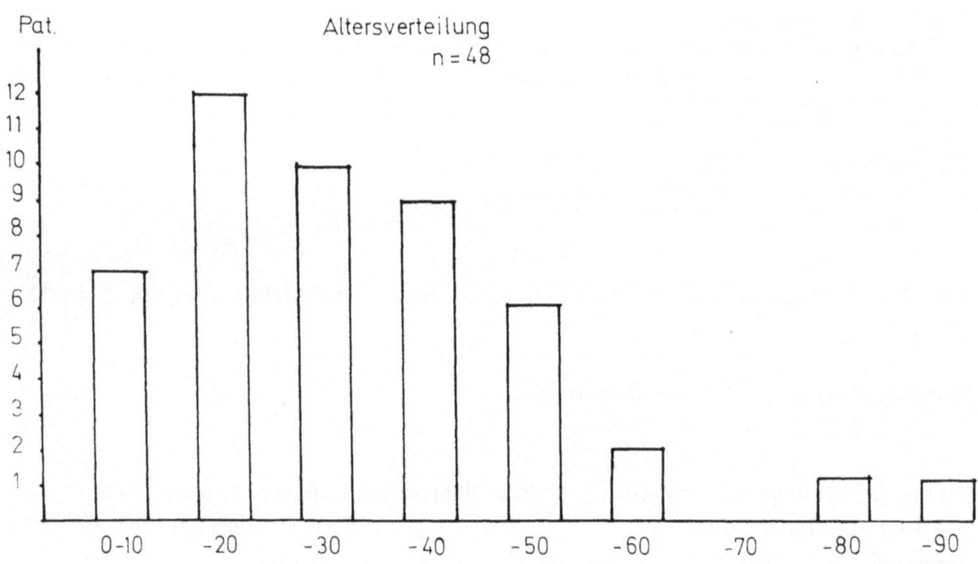

Abb. 2. Altersverteilung

Tabelle 1. Unfallursache

Verkehr	:	33
Arbeitsplatz	:	10
Schläge	:	8
Sport, Sturz	:	6
n =		48

Tabelle 2. Klinik (n = 48)

Bewußtlosigkeit < 1 h	:	10
Bewußtlosigkeit > 1 h	:	11
Mittelhirnsyndrom	:	4
Hemiparesen	:	7
Focale Anfälle	:	2
verstorben	:	5

Wird die offene Impressionsfraktur zur offenen Hirnverletzung, d.h. kommt es auch zur Zerreißungen der Dura und ihrer Blutleiter, sowie zur Verletzung der Hirnrinde – sie sind häufiger bei offenen als bei gedeckten Schädelimpressionsfrakturen, wohl infolge der stärkeren Gewalteinwirkung – erhöht sich das Risiko des Patienten beträchtlich (Tabelle 3).

Tabelle 3. Offene Impressionsfrakturen der Schädelkalotte (n = 48)

Duraverletzung	:	17
Sinusverletzung	:	1
Hirnverletzung	:	9

5 unserer Patienten starben während des Klinikaufenthaltes an den Folgen ihrer primären schweren Hirnkontusion. Die fachgerechte Versorgung der offenen Impressionsfrakturen der Schädelkalotte hängt von der frühzeitigen Diagnose ab. Jede noch so unbedeutende Kopfschwartenwunde sollte den Verdacht auf eine darunterliegende Schädelimpression mit allen gefährlichen Komplikationen lenken. Die routinemäßigen Röntgenaufnahmen des Schädels in 2 Ebenen und in tangentialer Richtung können Auskunft über die Ausdehnung und Tiefe einer Impression geben und vor einer voreiligen Versorgung der Kopfplatzwunde warnen. Sie können bereits auf gefährliche Begleitverletzungen hinweisen, wenn z.B. die Frakturlinie den Verlauf der Arteria meningea media kreuzt und ein epidurales Hämatom droht, oder eine über den Scheitel ziehende Fraktur eine Zerreißung des Sinus sagittalis superior vermuten läßt. Dann müssen zusätzliche neuroradiologische Untersuchungen wie Carotisangiographie und Computertomographie zum Nachweis oder Ausschluß intrakranieller Hämatome oder eines Sinuseinrisses herangezogen werden.

Die chirurgische Versorgung einer offenen Schädelimpressionsfraktur sollte ohne Zeitverzug von einem in der Neurotraumatologie ausgebildeten Chirurgen oder von einem Neurochirurgen vorgenommen werden.

Eine Zeitspanne von mehr als 12 Stunden zwischen Unfall und Operation birgt das erhöhte Risiko einer Infektion des Hirns und seiner Hüllen in sich. Dies zeigten die Erfahrungen der letzten Kriege (Miller und Jennet, 1968).

Lediglich der Transport eines Patienten unter Antibioticaschutz in eine neurochirurgische Klinik rechtfertigt eine Verzögerung von mehreren Stunden.

Eine fachgerechte chirurgische Therapie der offenen Impressionsfraktur der Schädelkalotte beginnt bei der adäquaten Wundexcision der Kopfschwartenwunde.

Alle weiteren operativen Schritte, von der Hebung der Knochenimpression über die Naht der Durarisse, der plastischen Deckung von Duradefekten und der Ausräumung intrakranieller Blutungen sowie die Versorgung von Hirnkontusionen verlangen fundierte neurotraumatologische Kenntnisse, um Liquorfistel, Hirnprolaps, Meningoencephalitis oder intrakranielle Nachblutungen zu vermeiden.

Wir haben im Klinikum Mannheim keinen Patienten an postoperativen Komplikationen verloren und führen das auf die gute Zusammenarbeit zwischen Unfallchirurgischer- und Neurochirurgischer Klinik unter einem Dach zurück.

Zusammenfassung

An Hand von 48 Patienten mit offener Impressionsfraktur der Schädelkalotte werden die Probleme der rechtzeitigen Diagnostik und der Therapie diskutiert. Für die Versorgung der möglichen gefährlichen Begleitverletzungen werden fundierte neurotraumatologische Kenntnisse gefordert.

Literatur

Shapiro, H.A.: Adult skull fracture: magnitude of forces and mechanism involved. Leg. Med. Annu *0(0)*, 33–44 (1974)

Miller, J.D., Jennet, W.B.: Complications of depressed skull fracture. Lancet *991*, 995 (1968)

Möglichkeiten und Grenzen einer systemischen Antibioticaprophylaxe bei offenen Verletzungen (experimentelle Untersuchungen)

R. Plaue, B. Oellers und O. Müller, Mannheim

Die in der Frühzeit der Antibiotica gehegte Erwartung, man könne mit den neuen Wirkstoffen auch eine antibakterielle Chemoprophylaxe bei Unfall- und Operationswunden betreiben, hat sich bis heute nicht erfüllt. Große Statistiken schon aus den 50er Jahren haben gezeigt, daß es durch systemische Antibioticaanwendung nicht gelingt, die Infektrate zu senken. Von einigen Autoren wurde sogar ein Anstieg der Wundheilungsstörungen unter Antibioticaprophylaxe beobachtet. Ihr zweifelhafter Nutzen und ihre unbestrittenen generellen Risiken haben die prophylaktische Antibioticaanwendung inzwischen völlig in Mißkredit gebracht.

In der Diskussion um die Antibioticaprophylaxe haben auch Gewebespiegelbestimmungen eine Rolle gespielt. Die festgestellten Konzentrationen standen z.T. nicht in Einklang mit den bekannt schlechten klinischen Ergebnissen, d.h. es wurden teilweise Gewebespiegel gemessen, die eigentlich für eine Prophylaxe durchaus genügt haben müßten. Der Fehler schien also nicht im mangelnden Diffusionsvermögen der betreffenden Antibiotica zu liegen.

Es ist wichtig, zu wissen, daß bei der Mehrzahl der veröffentlichten Untersuchungen nicht zwischen intra- und extravasalen Wirkstoffanteilen unterschieden worden ist. Vermeintlich hohe Gewebespiegel waren oft nur die einfache Folge vermehrter Blutfülle. Durch quantitative Bestimmung der Blutbeimengung läßt sich dieser Irrtum leicht eliminieren. Rosin u. Mitarb. (1974) haben deshalb empfohlen, stets auch den Hb-Gehalt des Gewebeeluats zu messen, um so bei bekanntem Serumspiegel den intravasalen rechnerisch vom extravasalen Wirkstoffanteil zu trennen. Bei unseren eigenen Untersuchungen wurde neben der Hb-Bestimmung zusätzlich eine Dextran-Messung zur Erfassung des Blutgehaltes herangezogen. Die Korrekturen, die sich durch Abzug des intravasalen Wirk-

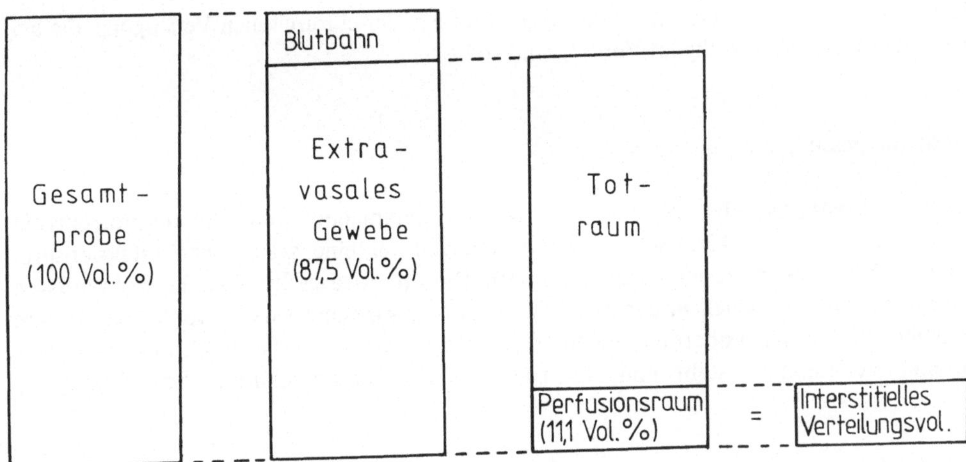

Abb. 1. Bezugsvolumina bei der Gewebespiegel-Bestimmung. Beispiel: Corticalisknochen

stoffanteils ergeben, sind nicht unerheblich. Sie machen bis zu 50% des Gesamtgewebespiegels aus.

Die Kontamination von Unfall- und Operationswunden spielt sich an der Wundoberfläche, also im extravasalen Bereich ab. Eine wirksame Prophylaxe müßte vor allem dieses Vorfeld der primären Keimabsiedlung antibiotisch abdecken. Hier gibt es pharmakokinetische Probleme. Die im Gewebe erreichten Antibioticakonzentrationen bleiben zu weit hinter dem Serumspiegel zurück; die minimale Hemmkonzentration wird im extravasalen Bereich häufig nicht erreicht.

Völlig neue Gesichtspunkte ergeben sich, wenn man zu berücksichtigen versucht, daß sich das Antibioticum im extravasalen Gewebe nicht homogen verteilt. Rosin u. Naumann (1978) haben in diesem Zusammenhang auf die kristallinen Toträume des Knochens hingewiesen, die von der Perfusion weitgehend ausgenommen bleiben.

Es kommt entscheidend auf das Bezugsvolumen an, auf das sich die nachgewiesene Antibioticamenge in Wirklichkeit verhält (Abb. 1). Im Falle des Corticalisknochens läßt sich der Totraum über den bekannten Wassergehalt des Materials ungefähr abschätzen. Der verbleibende extravasale Perfusionsraum macht danach nur etwa 11% der Gesamtgewebeprobe aus. Eine erstaunliche Zahl, die bedeuten würde, daß die Antibioticakonzentration in der Interstitialflüssigkeit des Knochens achtmal höher ist als der für den gesamten Extravasalraum ermittelte Durchschnittsspiegel. Das hätte natürlich weitreichende Konsequenzen. Man könnte von einer wesentlich höheren Wirkstoffkonzentration am Ort der Infektion ausgehen. Vom rein pharmakokinetischen Standpunkt würde eine Antibioticaprophylaxe damit wieder in den Bereich des Möglichen gerückt.

Für die Infektprophylaxe offener Verletzungen bleibt allerdings als weiteres Handicap der Zeitfaktor zu berücksichtigen. Die Applikation des Antibioticums kann stets erst mit zeitlichem Abstand nach der Kontamination erfolgen. Hinzu kommt, daß die Diffusion des Wirkstoffs ins Gewebe auch noch Zeit beansprucht.

Im Grunde genommen sind die angeschnittenen pharmakokinetischen Fragen für die Infektprophylaxe offener Verletzungen aber natürlich von zweitrangiger Bedeutung. Jede systemische Chemoprophylaxe kann nur innerhalb der Grenzen intakter Durchblutung wirksam sein. Wundhöhlen, Hämatome, traumatisiertes, minderdurchblutetes oder devitalisiertes Gewebe sind nach wie vor ein Problem der chirurgischen Versorgung, die bei der Infektprophylaxe völlig im Vordergrund steht.

Zusammenfassung

Anhand neuester Gewebespiegelbestimmungen von Cefamandol, Cefoxitin und Fosfomycin werden die pharmakokinetischen Voraussetzungen für eine systemische Infektionsprophylaxe bei offenen Verletzungen diskutiert. Die im extravasalen Gewebe realisierbaren Antibioticaspiegel reichen in der Regel nicht für eine wirksame Chemoprophylaxe aus und erklären die bisher unbefriedigenden klinischen Ergebnisse. Die Infektionsprophylaxe offener Verletzungen steht und fällt nach wie vor mit der chirurgischen Versorgung.

Literatur

Plaue, R., Müller, O., Fabricius, K., Bethke, R.O.: Untersuchungen über die Diffusionsrate von Cefamandol in verschiedene menschliche Gewebe. Arzneimittelforsch. Drug research – im Druck

Plaue, R., Müller, O., Fabricius, K., Bethke, R.O.: Vorläufiger Bericht über Cefoxitinspiegel-Bestimmungen in menschlichen Geweben. Infection – im Druck

Rosin, H., Rosin, A.-M., Krämer, J.: Determination of Antibiotic Levels in Bone: Gentamycin-Levels in Bone. Infection *2*, 2 (1974)

Rosin, H., Naumann, P.: Therapie der posttraumatischen Osteomyelitis aus mikrobiologischer Sicht. Vortrag Internat. Symposion: Posttraumatische Osteomyelitis, Duisburg 7./8.4.1978

Die aufgeschobene Osteosynthese nach offenen Mehrfachverletzungen

R. Bedacht, K. Gehrke und J. Bauer, München

Die *Indikation* zur *aufgeschobenen Osteosynthese*, – nach Mehrfachverletzungen mit offenen und geschlossenen Frakturen, – stellten wir dann, wenn aus *hämodynamischen, respiratorischen, gerinnungspathologischen* und *metabolischen* Gründen eine *Globalversorgung* mit Primär-Osteosynthese oder mit primär-verzögerter Osteosynthese nicht mehr vertretbar war.

Im klinischen Erscheinungsbild sind das der *protrahierte Schock*, das *schwere Schädel-Hirntrauma* mit akutem Hirndruck, die *Zweihöhlenverletzung* mit intrathorakaler und intraabdominaler Organ- und/oder Gefäßverletzung, *multiple Trümmerfrakturen*, vor allem an den unteren Extremitäten und das *Fettembolie-Syndrom* mit anhaltender Kreislaufhypotonie. Bei notfallmäßig diagnostizierten cardio-vasculären und stoffwechselbedingten *Risikofaktoren* wurde ebenfalls die Frakturstabilisierung aufgeschoben.

In solchen Situationen wurden die Frakturen extendiert, im Gipsverband ruhiggestellt oder notfallmäßig mit dem äußeren Spanner fixiert. Nach dem Wund- und Knochen-Débridement offener Frakturen wurde ein verbliebener Hautdefekt temporär mit Epigard geschlossen und nach 8–10 Tagen mit Spalthaut gedeckt (Abb. 1 a).

Bei diesem Polytrauma mit schwerem Schädel-Hirntrauma, beidseitiger *offener* Femurtrümmerfraktur, war die Globalversorgung nicht möglich. Schocklunge und Fettembolie-Syndrom erforderten eine 4-wöchige Intensivtherapie mit Dauerbeatmung (Abb. 1 b). Die Femurschafttrümmerfraktur rechts wurde im Sinne der aufgeschobenen Osteosynthese 5 Wochen nach dem Unfallereignis mit Platte stabilisiert und heilte damit knöchern

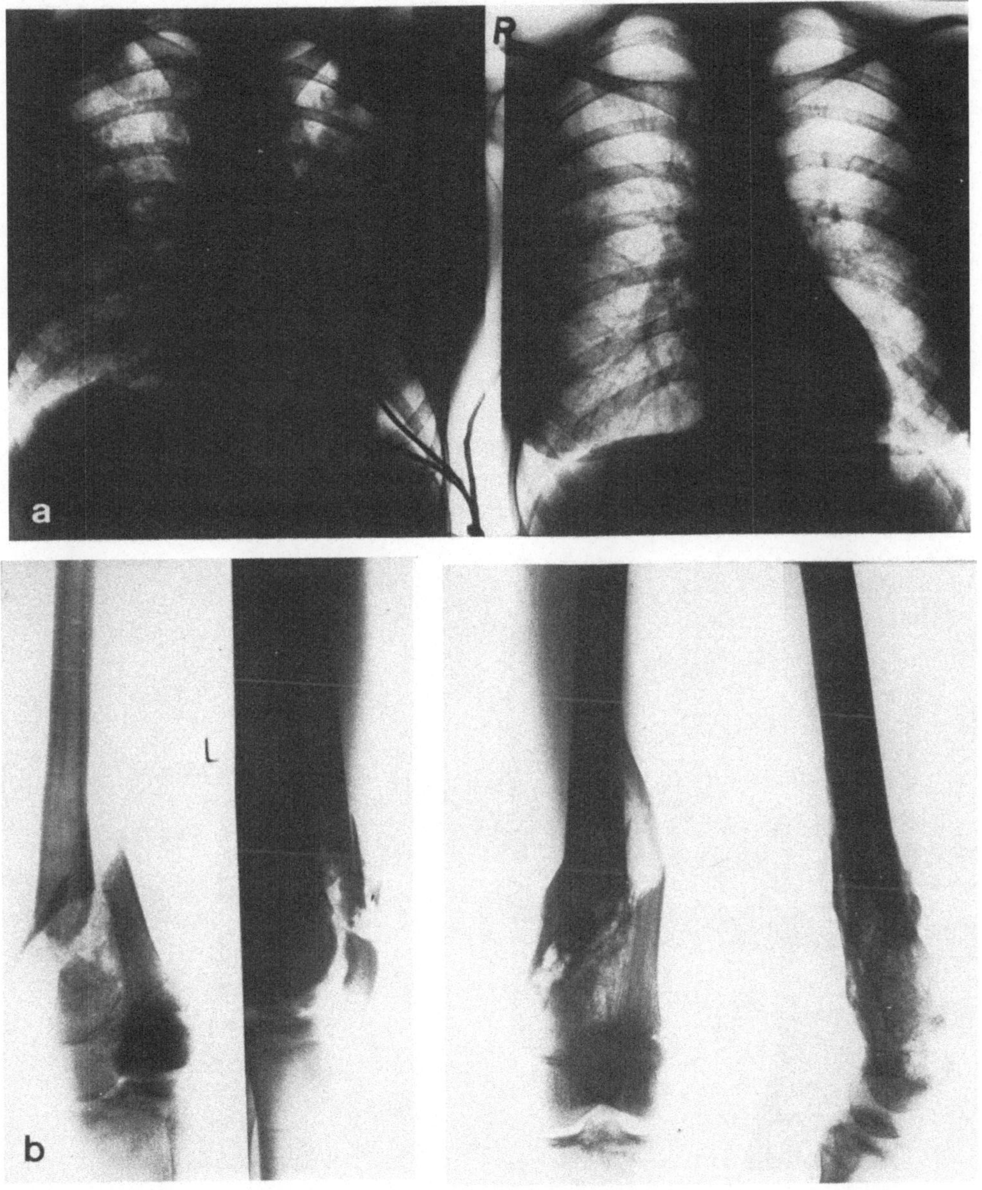

Abb. 1a-c. Die aufgeschobene Osteosynthese nach offenen Mehrfachverletzungen

fest aus (Abb. 1 c). Die distale Femurtrümmerfraktur links kam unter Extensionsbehandlung komplikationslos und mit guter Extremitätenfunktion zur knöchernen Ausheilung.

Im Zeitraum von 1970–1977 haben wir 958 Mehrfachverletzte mit insgesamt 3465 Frakturen behandelt (Tabelle 1). Von 336 Polytraumatisierten hatten 178 eine oder mehrere Körperhöhlenverletzungen in Kombination mit Schaft- oder Gelenkfrakturen, bei 158 Patienten waren es ausschließlich multiple Frakturen, in einigen Fällen sogar 10–12 Frakturen. Die Gesamtletalität betrug 9,2%, das waren 31 Schwer- und Schwerstverletzte. Insgesamt wurden 534 Osteosynthesen bei Schaft- und Gelenkfrakturen unterschiedlicher Lokalisation und Schweregrad hergestellt, davon beim Polytrauma *108 primär, 176 primär-verzögert,* nachdem der Schockzustand, bei guter Kreislauffunktion und Respiration, kompensiert war.

Zur Erhaltung der *verletzten Extremität* und andererseits um eine möglichst rasche und gute *Wiederherstellung* der Extremitätenfunktion zu erzielen, wurden beim Polytraumatisierten im Rahmen der Globalversorgung vor allem die offenen Frakturen und auch die Femur-Mehrfragmentfrakturen vom Dringlichkeitsgrad I, – zumeist in *simultaner Sitzung,* – mit primärer Osteosynthese oder mit primär-verzögerter Osteosynthese versorgt und stabilisiert, wodurch eine bessere Intensivpflege möglich war. Besonders bei den Mehrfragmentfrakturen blieb für eine ausgiebige autogene Spongiosaentnahme und Anlagerung zur medialen Abstützung, – abgesehen von der zusätzlichen Traumabelastung, – keine Zeit. So gesehen waren nach einigen lagerungs- und übungsstabilen Osteosynthesen weitere Sanierungseingriffe in der postoperativen Phase erforderlich, um einen Knochen-Weichteil-Infekt oder eine Pseudarthrose zur knöchernen Ausheilung zu bringen.

Die Komplikationsrate nach Primär-Osteosynthese liegt bei 15,7%, die der primärverzögerten Osteosynthese bei 14,8%. Nach Globalversorgung mit Primär-Osteosynthesen sind 6 Schwer- und Schwerstverletzte, nach Sofort-Operation, Intensivtherapie und pri-

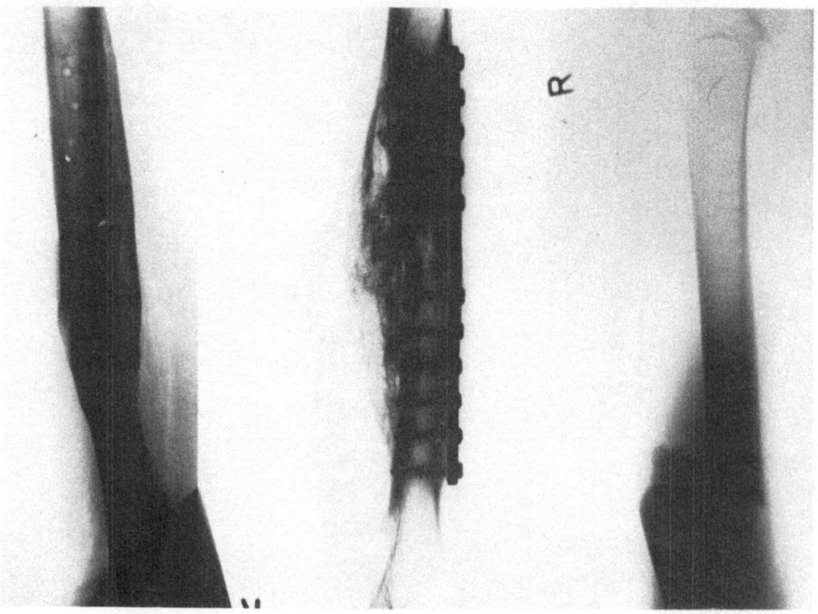

Abb. 1 c

Tabelle 1. Polytrauma und Frakturen (1970–1977)

336 Verl. – 534 Osteosynthesen		
Körperhöhlen-Verl. (1 KH = 145; 2 KH = 27; 3 KH = 6)	:	178
Multiple Frakturen (1 – 10 – Frakturen)	:	158
Letalität: 31 Verl. (9,2%)		

Tabelle 2. Aufgehobene Osteosynthese bei Polytrauma (2–4–6 Wochen)

Gesamt: 250/0. (220 geschl. Fr.; 30 off. Fr.)

Komplikationsrate
geschl. Fr.: 19/0. (= 8,6%)
Weichteil-Knochen-Inf. 9; Pseudarthrose 10

Komplikationsrate
off. Fr.: 5/0. (= 16,3%)
Weichteil-Knochen-Inf. 2; Pseudarthrose 3

mär-verzögert ausgeführten Osteosynthesen sind 7 Polytraumatisierte ad exitum gekommen. 6 Amputationen mußten nach primärer Osteosynthese und 1 Amputation nach primär-verzögerter Osteosynthese vorgenommen werden.

Die Indikation zur aufgeschobenen Osteosynthese bestand 250 mal mit einer Komplikationsrate von insgesamt 9,6%; bei den geschlossenen Frakturen von 8,6%, bei den vormals offenen Frakturen von 16,3%. Im Weichteil-Knochen-Infekt sind der massive Weichteil-Infekt und die Infekt-Pseudarthrose eingeschlossen, bei den Pseudarthrosen ist die verzögerte Frakturheilung, der Materialbruch und die aseptische Pseudarthrose enthalten (Tabelle 2).

Abschließend sei folgendes vermerkt:

1. Jede Mehrfachverletzung mit Frakturen hat ihre eigene Problematik.
2. Bei gleichzeitigen Körperhöhlenverletzungen entstehen schwerwiegende Kreislauf- und Ventilationsstörungen mit mehr oder minder stark ausgeprägter Hypoxie.
3. Die Sofort-Operation ist zweifelsfrei indiziert, wenn sie zur Kreislaufstabilisierung notwendig ist, z.B. bei Massenblutungen aus parenchymatösen Organen und Gefäßen, aus offenen Frakturen vom Schweregrad II und III und bei Beckenzertrümmerungen.
4. Im Rahmen der Globalversorgung sollte aber die Primär-Osteosynthese und auch die primär-verzögerte Osteosynthese nicht um jeden Preis erzwungen werden, wenngleich ihre Vorteile bestechend sind.
5. Die Ratschläge und Empfehlungen der einberufenen Prioritätenkonferenz müssen gebührend beachtet und gegeneinander abgewogen werden, wenn es um die Rettung, das Überleben und um die möglichst gute Wiederherstellung eines Schwer- und Schwerstverletzten geht.

Therapie und Prognose schwerer Weichteilverletzungen der Extremitäten bei Kindern

H.-D. Sauer, U. Mommsen und K.H. Jungbluth, Hamburg

Im vergangenen Jahr verunglückten nahezu 70.000 Kinder im Straßenverkehr. Das mehrfachverletzte Kind wurde eine alltägliche Konfrontation auf unseren Intensivstationen [1].

In der Folge von „Überfahrunfällen" ist ein Anstieg schwerwiegender Weichteilverletzungen vor allem der unteren Extremität zu verzeichnen (Abb. 1). Der Therapie dieser Weichteilverletzungen kommt – neben der Durchführung lebensrettender Schockbekämpfungsmaßnahmen und Sicherung der Vitalfunktionen – im Hinblick auf die spätere Gebrauchsfähigkeit der verletzten Extremität eine hervorragende Bedeutung zu. Wie für die knöcherne Heilung ist auch für die Ausheilung und Prognose der Weichteilverletzung eine *suffiziente Ruhigstellung* und eine situationsgerechte frühe *funktionelle Beanspruchung* der verletzten Weichteile unabdingbare Voraussetzung.

Die therapeutische Taktik beginnt bei den *Erstmaßnahmen*. Da schwere Weichteilverletzungen überwiegend mit knöchernen Verletzungen und entsprechender Deformierung einhergehen, müssen die Weichteile rasch durch vorsichtig reponierenden Zug vom Druck der Knochenfragmente entlastet werden, um einer sekundären Schädigung vorzubeugen [2]. Ruhigstellung und konsequente Hochlagerung wirken der posttraumatischen Schwellneigung entgegen. Die entblößten Weichteile sollten mit einem sterilen Erstverband nur

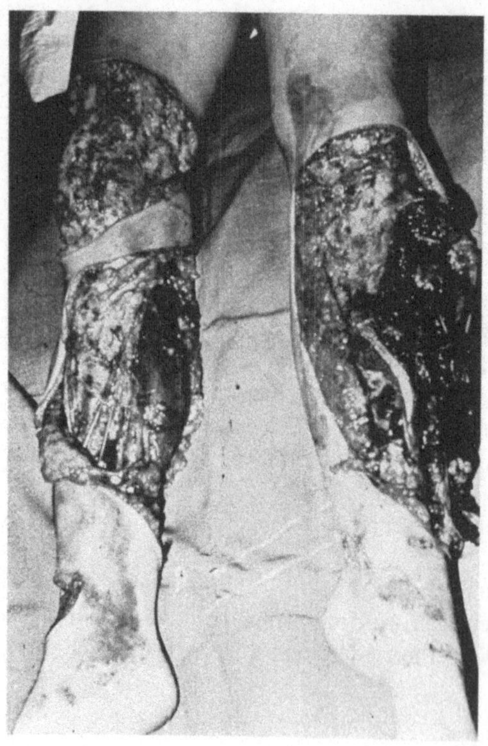

Abb. 1. Schwerste Weichteilverletzung beider Unterschenkel eines 7-jährigen Jungen nach „Überfahrunfall"

locker bedeckt werden. Nur bei stärkeren Blutungen ist eine dosierte flächenhafte Kompression unerläßlich. Blutsperren sind wegen der damit verbundenen Gefahren allenfalls nur bei direkter Verletzung großer Arterien zulässig.

Um eine Kontamination der Wunde mit virulenten Hospitalkeimen zu vermeiden, darf der Erstverband wie beim Erwachsenen erst unter sterilen Kautelen im Operationstrakt entfernt werden.

Das *weitere therapeutische Vorgehen* ergibt sich nach Beurteilung und Einschätzung des Verletzungsausmaßes durch den Operateur. Die klinische Prüfung der Durchblutung sowie Innervation wie auch die Wundinspektion geben Aufschluß über Gefäß-, Nerven- und Sehnenverletzungen. Der Rekonstruktion dieser verletzten Leitgebilde muß im Hinblick auf die Funktionserhaltung Priorität eingeräumt werden.

Bei begleitenden knöchernen Verletzungen kann das operative Ergebnis an den Leitstrukturen nur durch eine vorhergehende primäre stabile Osteosynthese gewährleistet werden. In diesen Fällen besteht im Kindesalter eine *zwingende Indikation zur Osteosynthese* [3, 4]. Bloße Adaptation der Fragmente durch Minimalosteosynthesen ist unzureichend. Biomechanische Instabilität gefährdet die rekonstruktiven Ergebnisse an den Weichteilen und impliziert ein erhöhtes Infektrisiko.

Andererseits sollte bei der Osteosynthese durch geeignete Wahl des Implantates und schonendes Operieren eine zusätzliche Traumatisierung vermieden werden. Gleich anderen Autoren scheint uns speziell für diese Indikationen der Fixateur externe auch im Kindesalter an Bedeutung zu gewinnen [5].

Das endgültige Ausmaß der Weichteilschädigung in der akuten Phase des posttraumatischen Ödems ist häufig nicht ausreichend beurteilbar. Die obligate Wundtoilette sollte auf die Excision erkennbar irreversibel geschädigter Gewebeanteile beschränkt werden. Nekrotisch demarkierte Weichteilanteile können – vor allem wenn ein *primärer Hautverschluß nicht angestrebt* wurde – aufgeschoben excidiert erfolgen. Wenngleich Knochen, Implantate, Gefäße, Nerven und Sehnen zur Erhaltung der Funktion der Weichteildeckung bedürfen, so darf der Hautverschluß jedoch nicht erzwungen werden. Unter Spannung

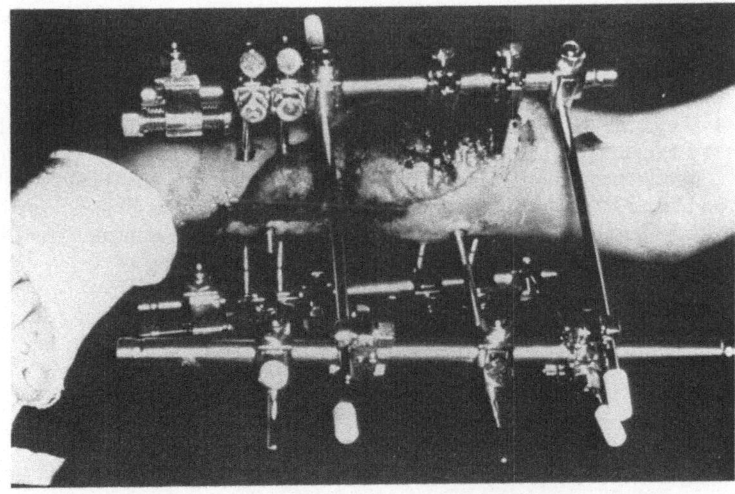

Abb. 2. Drittgradig offene Unterschenkelfraktur rechts eines 6-jährigen Mädchens mit Fixateur externe versorgt

adaptierte Haut wird nekrotisch und gefährdet die verletzten Weichteile durch Steigerung des posttraumatischen Ödemdruckes.

Aus den angeführten Gründen ist die primäre Hauttransplantation bei Cutisdefekten unsicher. Wir bevorzugen die aufgeschobene Deckung mit autologen Spalthauttransplantaten und versorgen die offene Wunde zunächst mit Fettgazeverbänden, MTS-Folie und erproben neuerdings synthetischen Hautersatz [6].

Besondere Aufmerksamkeit verlangt die kontinuierliche *postoperative Kontrolle*. Durchblutungs- und Innervationsausfälle wie auch anhaltende Schmerzangaben sind als Folgen einer Kompression zu werten und zielgerichtet durch Lösung strangulierender Verbände oder reoperative Fascienlogenspaltung zu therapieren.

Eine initiale antibiotische Behandlung ist wegen der ausgedehnten Weichteilzerstörungen und der regelmäßigen Kontamination mit Clostridien nach unserer Meinung obligat.

Sobald einwandfreie Wundverhältnisse erreicht sind, sollte die verletzte Extremität *frühfunktionell* beansprucht werden.

Im Gegensatz zum Erwachsenen erlangt das Kind häufig „spielerisch" große Teile eingebüßter Funktionen zurück.

Nicht zuletzt aufgrund dieser Tatsache ist die *Prognose* schwerster Weichteilverletzungen im Kindesalter wesentlich besser als beim Erwachsenen. Die außerordentliche Reparationsreserve des wachsenden Organismus sowie die gute Vascularisation rechtfertigen maximale Erhaltungsversuche. Die Amputation einer schwer weichteilverletzten Extremität im Kindesalter ist als „ultima ratio" nur bei Eintritt lebensgefährdender septischer Komplikationen vertretbar. Die Gefährdung eines guten Frühresultates durch überschießende Narbenbildung mit konsekutiven Kontrakturen setzt eine weitergehende unfallchirurgisch-orthopädische Betreuung und frühzeitige plastisch-chirurgische Intervention voraus.

Literatur

1. Statistisches Bundesamt Wiesbaden: Fachserie Verkehr – Straßenverkehrsunfälle, Stuttgart-Mainz: Kohlhammer 1978
2. Schweiberer, L.: Weichteilschäden bei Knochenbruch. Langenbecks Arch. klin. Chir. *339*, 461 (1975)
3. Weller, S.: Die absolute Indikation zu operativem Vorgehen bei kindlichen Frakturen. H. Unfallheilk. *102*, 83 (1969)
4. Tscherne, H.: Offene kindliche Frakturen. Z. Kinderchir. *22*, 61 (1977)
5. Lehmann, L., Ferbert, W.N.: Die Anwendung des Fixateur externe in der Behandlung kindlicher Schaftfrakturen. Mschr. Unfallheilk. *78*, 401 (1975)
6. Knapp, U.: Tierexperimentelle Untersuchungen zur Behandlung frischer Defektwunden mit verschiedenen Hautersatzmaterialien. Akt. Traumatol. *8*, 347 (1978)

Rundgespräch und Diskussion zum I. Hauptthema: „Offene Verletzungen"

Moderator: H. Tscherne, Hannover

Teilnehmer: Buck-Gramcko, Hamburg; Ganzoni, Schaffhausen; Kuner, Freiburg; Matter, Davos; Pia, Gießen; Rehn, Bochum; Schwenzer, Tübingen; Zellner, Ludwigshafen; Chapman, San Francisco

Tscherne: Meine Damen und Herren, ich glaube, wir haben heute einiges geboten bekommen. Man darf unserem Präsidenten zu dieser Auswahl nur gratulieren. Es fällt mir ein bißchen schwer, hier eine Diskussion in Gang zu bringen, weil die Themen doch sehr erschöpfend abgehandelt wurden.

Ich möchte mit dem Thema der präklinischen Therapie beginnen, also der Erstversorgung am Unfallort. Hier habe ich gleich an Herrn Contzen folgende Frage. Herr Contzen hat gesagt, eine offene Extremitätenfraktur sollte nicht reponiert werden. Das ist auch eine Meinung, die gerade in Erste-Hilfe-Kursen vor Laien immer gelehrt wurde und gelehrt wird, die für die Laien meiner Meinung nach durchaus Gültigkeit hat.

Ich sehe die Situation aber ein bißchen anders in dem Augenblick, da wir vermehrt Ärzte an den Unfallort bekommen, vor allem auch Notärzte mit Notarztwagen oder Rettungshubschraubern. Wir treten dafür ein, und zwar nur für die geschulten Notärzte, daß diese offenen Frakturen reponiert werden. Uns ist es viel wesentlicher, den Fragmentdruck von den Weichteilen zu nehmen und eine Weichteilnekrose möglichst zu vermeiden. Wir fürchten die Kontamination nicht. Der Notarzt, der den Patienten direkt bei uns abgibt, kann uns in jedem Fall den Befund genau mitteilen. Wir machen immer ein großzügiges Débridement.

Zum anderen ist allgemein gültig, daß man viele offene Frakturen gar nicht vernünftig zum Beispiel in einer pneumatischen Schiene stabilisieren kann, ohne sie zu reponieren.

Herr Contzen, würden Sie bitte dazu Stellung nehmen.

Contzen: Grundsätzlich stimme ich bei gewissen Frakturformen mit Ihnen überein, und zwar sind das die supracondyläre Femurfraktur und natürlich die Luxationsfraktur; hier insbesondere die Eversionsfraktur. Da sind die bleibenden und für die Weiterbehandlung sehr nachteiligen Weichteilschäden zu befürchten. Bei anderen ist es wohl kaum zu befürchten, das sind nun Erfahrungswerte.

Zum anderen habe ich auch als Immobilisationsmittel in erster Linie die Vakuummatratze angeboten, auch für Extremitätenfrakturen. Wir sind im allgemeinen in unserem System in Frankfurt kaum noch auf die pneumatischen Schienen zurückgekommen. Wir benutzen vorwiegend auch bei rein peripheren Verletzungen die Schiene. Damit hat man an sich keine Transportprobleme.

Tscherne: Zum Problem des notfallmäßigen Verschlusses eines Pneumothorax: Sowohl Sie, Herr Contzen, als auch Herr Rehn haben gesagt, daß die dringlichste Aufgabe die Umwandlung des offenen Pneumothorax in einen geschlossenen Pneumothorax ist. Ich habe in einer kürzlich erschienenen Publikation diesen Standpunkt vertreten. Wir haben es bisher immer so gemacht. Ich habe daraufhin einen sehr netten Brief von einem Chirurgen bekommen, der seine Erfahrungen im Vietnamkrieg gehabt hat und dort von den amerikanischen Chirurgen lernen mußte, daß man das nicht machen sollte, weil sich gerade bei einem größeren Brustwanddefekt und bei einer Lungenwunde zum einen häufig sehr rasch ein Spannungspneu entwickelt, der den Patienten gefährdet. Zum anderen kommt es bei einem inneren Pneumothorax zu einer Blutansammlung in den Luftwegen, die den Patienten dann auch sehr rasch in eine akute respiratorische Insuffizienz treibt.

Es wurde der Vorschlag gemacht – die Amerikaner machen es so –, bei diesen offenen Thoraxwunden ein Drain mit einem Einwegventil einzulegen, so daß ein Spannungspneumothorax verhindert wird.

Contzen: Ich habe darauf hingewiesen, daß die Gefahr besteht, wenn Sie den offenen Pneu verschließen, daß sich ein Spannungspneu entwickelt, weil die Pleura visceralis sehr häufig auch verletzt ist. Bezüglich des Systems, am Notfallort eine Bülaudrainage zu legen, habe ich leider keine Erfahrung. Wir haben es bei 30.000 Notarzteinsätzen bisher nicht gemacht. Ich kann dazu nichts sagen.

Tscherne: Ich glaube, man muß insgesamt immer dankbar sein, wenn man von Erfahrungen mit Verletzungen hört, die andere in schlimmeren Zeiten, zum Beispiel in Kriegszeiten, machen. Mir war das auch nicht bekannt. Ich habe es selbst in einem Artikel, der vor einem Monat erschienen ist, noch so gesagt. Man sollte für diese Anregungen dankbar sein.

Ich habe mich dann mit diesem Chirurgen in Verbindung gesetzt. Selbst wenn man dieses Ventil nicht hat, das in Europa akut nicht erhältlich ist, kann man entweder den Pneumothorax sofort verschließen, oder man kann eine Kanüle mit einem Gummifingerling anlegen. Das sollte man sicherheitshalber machen.

Ich glaube, so kraß, wie ich das geschildert habe, gilt das für den breit offenen Pneumothorax. Etwas anders würde ich es für die einfache Stich- oder Schußwunde sehen. Vielleicht kann Herr Rehn dazu etwas sagen.

Rehn: Man sollte wesentlich unterscheiden, was am Unfallort natürlich schwierig ist – da liegt schon die ganze Problematik begründet –, zwischen einer breit offenen Verletzung mit reiner Lungenkontusion, auch kleinsten Verletzungen der Pleura visceralis, und durch andere Verletzungen breit aufgerissenen Lungen. Hier ist der Verschluß eines offenen Pneumothorax nicht ohne Risiko. Das ist uns bekannt.

Ich möchte aber fragen, ob wirklich größere Statistiken darüber vorliegen, ob die Todesfälle durch den angeblichen Verschluß eines offenen Pneumothorax am Unfallort nicht durch Organverletzungen herbeigeführt wurden. Leider werden Sektionen usw. nicht in größerem Umfang möglich. Aber gelegentliche Autopsien haben doch gezeigt, daß die eigentliche Ursache einer solchen Verletzung, wo der offene Pneumothorax am Unfallort verschlossen wurde und wir dachten, wir hätten einen Fehler gemacht, eine schwere Organverletzung war, die natürlich nicht am Unfallort diagnostizierbar ist. Die Tiegelsche Ventilkanüle wäre sicher eine zusätzliche Sicherung, weil wir damit den Spannungspneu sowieso notfallmäßig behandeln.

Tscherne: Ich danke Herrn Contzen und Herrn Rehn. Noch eine Frage zur präklinischen Therapie, die ich an Herrn Buck-Gramcko stelle. Es geht um die Erstbehandlung des Amputats. Sie haben gesagt: Eine Kühlung ist unbedingt notwendig. Soviel ich in Erinnerung habe, machen das nicht alle Schulen, die Anweisung geben, daß das Amputat gekühlt werden muß. Halten Sie das für unbedingt erforderlich?

Buck-Gramcko: Ich glaube: ja. Man kann sonst nicht erwarten, daß die Chance eines Wiederanschlusses an die Blutversorgung über den Zeitraum gegeben ist, den wir mindestens mit mehreren Stunden beziffern müssen. Der Verletzte kommt zwar sehr schnell in das erste Krankenhaus. Dort liegt er aber erst einmal einige Zeit auf dem Flur herum, bis sich jemand um ihn kümmert. Dann wird die Diagnose gestellt. Man überlegt sich, ob man soll oder nicht. Dann muß man sich um den Hubschraubertransport bemühen. Es vergeht erfahrungsgemäß etliche Zeit.

Wenn wir in dieser Zeit das Amputat nicht zum frühestmöglichen Zeitpunkt kühlen, bekommen wir irreversible Gewebsschäden, die gar nicht mehr gutzumachen sind. Ich bin der Meinung: Man muß es tun, aber ohne Berührung des Schmelzwassers, also in einem verschlossenen Plastikbeutel.

Tscherne: Ich weiß nicht, ob Herr Hoffmeister noch hier ist; ich habe nämlich eine sehr ketzerische Frage. Wenn Herr Hoffmeister nicht da ist, richtet sie sich an einen anderen Gefäßchirurgen.

Die logische Konsequenz wäre doch, daß man bei jeder Extremitätenverletzung, die mit einer Ischämie einhergeht, ebenfalls die Kühltherapie akut anwendet. Ist ein Gefäßchirurg anwesend, der zu dieser Frage Stellung nehmen möchte?

N.N.: Ich habe noch eine Anmerkung zum vorigen Thema, und zwar zur Thoraxverletzung. In Schwesternkursen und gerade auch in Erste-Hilfe-Kursen wurde diese Frage an mich herangetragen. Ich habe mich ausführlich damit beschäftigt und habe in der Literatur nachgeschlagen. Leider kann ich im Moment die entsprechenden Autoren nicht nennen. Es ist aber so, daß verschiedentlich angegeben wird, daß man keinen luftdichten Verband anstreben soll, weil es am Unfallort zum Teil unmöglich oder sehr schwierig ist, einen solchen luftdichten Verband herzustellen. Meistens wird der Verband aufgrund der Feuchtigkeit, aufgrund von Blutverunreinigungen abrutschen und undicht werden. Auf diese Weise wird die Gefahr eines Spannungspneumothorax heraufbeschworen.

Es wird daher von diesen Autoren empfohlen, einen einfachen luftdurchlässigen Verband anzulegen. Es wurde nicht weiter berücksichtigt, daß es die Möglichkeit gibt, solche Dränagen anzulegen, die in Laienhand völlig unzweckmäßig sind, sondern für den Laien am Unfallort wurde lediglich die Auflage eines luftdurchlässigen Verbandes empfohlen.

Tscherne: Danke für diese Bemerkung. Die Verhütung eines Spannungspneus kann sicher nur die Aufgabe eines Arztes sein.

Glinz: Ich möchte in aller Kürze zu dieser angesprochenen Problematik folgendes sagen. Ein großer offener Pneumothorax, der offen belassen wird, wirkt sicher tödlich, weil sich das Mediastinum dann paradox zum Kollaps der Lunge bewegt. Diese Situation darf nicht belassen werden. Bei den meisten Thoraxverletzungen durch Schüsse oder Stiche besteht nur eine kleine Wunde in der Thoraxwand. Dort spielt es keine Rolle.

Aber was soll man beim schwer offenen Pneumothorax tun? Wenn der Rettungshubschrauber oder der Notarztwagen kommt, heißt die Antwort: Intubation und Beatmung. Dadurch ist die Gefahr eines offenen Pneumothorax gebannt, und man kann die Wunde ohne weiteres offen lassen. Es besteht keine Gefahr eines Spannungspneumothorax.

Tscherne: Hat jemand aus dem Auditorium noch eine Frage zur präklinischen Therapie? – Wenn das nicht der Fall ist, kommen wir zur präoperativen Therapie. Herr Kuner und auch Herr Matter haben es sehr schön dargestellt – das hat sich auch durch andere Vorträge hindurchgezogen –: Im Idealfall wird die offene Wunde am Unfallort verbunden. Bei den schweren Verletzungen sollte die Wunde erst im Operationssaal inspiziert werden.

Die Frage an Herrn Kuner: Besteht dabei nicht die Möglichkeit von diagnostischen Irrtümern? Verleitet das nicht vielleicht manchen dazu, den Patienten präoperativ nicht genügend zu untersuchen? Erfolgt die Untersuchung, bevor der Patient in Narkose ist, oder nachdem er schon in Narkose versetzt worden ist?

Kuner: Das ist eine sehr wichtige Frage. Wir gehen davon aus, daß wir eine offene Unterschenkelfraktur annehmen, die am Unfallort mit einem Verband versehen wurde und dann in die Ambulanz kommt. Es ist selbstverständlich, daß wir die periphere Zirkulation und die Motorik, soweit dies prüfbar ist, und auch die Sensibilität rasch überprüfen. Das sind Maßnahmen, die sehr rasch zu erfolgen haben und auch erfolgen können. Es darf natürlich unter keinen Umständen so sein, daß, wenn die Nachricht ins Haus steht „Es kommt eine schwere offene Fraktur", sich alles in den Operationssaal begibt und der Patient dort erst in Narkose inspiziert wird, d.h. die Wunde dort eröffnet wird bzw. der Verband entfernt wird.

Das richtige Vorgehen wäre: Der Patient wird grob klinisch, aber richtig untersucht, ohne daß man den Verband an der Stelle abnehmen muß. Man kann in der Peripherie den Fußpuls oder die Temperatur sehr gut überprüfen. Dann wird geröntgt, und es werden die notwendigen Maßnahmen eingeleitet. Aber der erste Wundverband sollte erst im aseptischen Operationssaal abgenommen werden. Dort sollte das Procedere festgelegt werden.

Buck-Gramcko: Ich möchte den Standpunkt, den Herr Kuner eingenommen hat, auch befürworten. Ich glaube, es ist sehr wichtig, daß man die Diagnose präoperativ stellt, wozu die Abnahme eines Notverbands auf der Wunde nicht unbedingt notwendig ist. Bei einer Verletzung zum Beispiel im Handgelenkbereich könnten wir an den Fingern erkennen, ob Beuge- und Strecksehnen oder Nerven durchtrennt sind. Wir können diese Entscheidung dann verarbeiten. Das bedeutet, wenn der Verletzte an ein kleineres Krankenhaus gekommen ist, wo man diese Dinge nicht versorgen wird, sofort die Weiterleitung, bevor eine Anästhesie gesetzt wird. Eine lokale Anästhesie erschwert die Diagnostik. Wir haben in unserer Abteilung mehrfach Fälle gesehen, die anbehandelt wurden. Dies sind die Fälle, bei denen auch wir mehr Schwierigkeiten hatten. Auch ich würde sagen: genaue Diagnostik, aber ohne Abnahme des Verbands von der Wunde.

Tscherne: Noch eine Frage zur präoperativen Behandlung, zur Diagnostik? – Dann ganz kurz etwas zur Asepsis. Herr Kuner hat das sehr umfangreich dargestellt. Die logische Konsequenz ist der Einsatz von Sterilboxen gerade für die chirurgische Erkrankung, wenn ich so sagen darf, wo wir die höchsten Infektraten haben, nämlich bei offenen Frakturen. Ich glaube schon, daß man sich dieses Konzept ernsthaft überlegen sollte, gerade offene Frakturen unter noch bessereren Bedingungen zu operieren. Möchte dazu jemand etwas bemerken? Ich möchte mich nicht zu lange dabei aufhalten.

Das nächste Thema der Wundausschneidung ist so klar abgehandelt worden, daß wir hier, glaube ich, auf eine Diskussion verzichten können. Ich glaube, nur im letzten Vortrag wurde die Frage der Blutsperre angesprochen. Soll nun bei der Versorgung von schweren offenen Extremitätenverletzungen eine Blutsperre angelegt werden oder nicht? Ich darf diese Frage an Herrn Ganzoni richten, vor allem im Hinblick auf die Schußverletzungen. Ich möchte dann wissen, wie die Situation in Israel ist.

Ganzoni: Tatsächlich wird diese Frage kontrovers beantwortet. Persönlich glaube ich, daß man die Blutsperre verwenden soll, wenn die zusätzliche Blutung den Patienten zusätzlich gefährdet. Wenn Mangel an Konservenblut herrscht, was in Friedenszeiten nicht der Fall ist, wird man sicher die Blutsperre auch unter zusätzlicher Inkaufnahme von Gewebsschädigungen anwenden. Wenn Blut frei verfügbar ist, wird man eher die Bedenken würdigen und vielleicht eine Blutsperre anlegen, aber nur im Notfall dann auch tatsächlich mit Luft füllen.

Tscherne: Das ist eine sehr kluge Antwort.

Waisbrod: Es ist nicht mehr viel zu sagen. Bei uns wird auf dem Hauptverbandsplatz noch immer die Blutsperre gemacht.

Tscherne: Vielleicht darf ich den Standpunkt der Handchirurgen erfahren. Herr Buck-Gramcko, darf ich Sie noch einmal fragen, wie Ihre Stellungnahme ist einerseits für die schwere Handverletzung – operieren Sie in Blutsperre? – andererseits in bezug auf die Replantation.

Buck-Gramcko: Für uns war die Blutsperre oder sogar die Blutleere eine Condition sine qua non für die Versorgung schwerer Verletzungen. Ich muß dabei einräumen, daß wir bei den langdauernden Operationen, bei denen wir mit Replantationen sechs, acht, zehn, zwölf Stunden sitzen, die Blutleere nicht lassen können. Das ist selbstverständlich. Wir haben aber auch gelernt, von Anfang an keine Blutleere zu erzeugen, und dies geht überraschend gut.

Wir müssen dazu sagen: Diese Versorgungen wurden von versierten Chirurgen gemacht, die Erfahrungen hatten, die genau wußten: Da liegt der Nerv, da mußt du ihn suchen.

Anatomische Fehlorientierungen – Naht einer Sehne an den Nerven – dürften kaum vorkommen, was sonst nicht immer ausgeschlossen werden kann. Wir lassen bei diesen langdauernden Operationen, bei denen wir replantieren, die Blutleere für die ersten Gefäße, versorgen also die Wunde, lösen die Verschmutzung, die Osteosynthese wird gemacht, eventuelle Sehnennähte. Erst dann setzen wir für etwa zwei bis zweieinhalb Stunden – je nach Alter des Patienten – eine Blutleere für die ersten Gefäßnähte an. Wir machen dann mit Gefäßklemmen weiter.

Kuner: Ich wollte nur noch sagen: Ich glaube nicht, daß man das schematisch festlegen kann. Man muß von Fall zu Fall entscheiden. Man hat manchmal Verletzungen, wo die Zirkulation gerade so am Rande ist. Ich glaube, dort sollte man unter keinen Umständen zusätzlich eine Blutsperre machen. Es gibt andere Fälle, wo es sehr stark blutet, wo eine gute Zirkulation da ist. Dann ist es sicher angezeigt, den Blutverlust mit der Blutsperre so niedrig wie möglich zu halten.

Jungbluth: Ich möchte noch einmal auf die offenen Verletzungen zurückkommen, und zwar auf die Untersuchungen in Freiburg mit der Sterilbox. Wenn ich es richtig gesehen habe, sind diese beiden Kollektive nacheinander erstellt worden. Ich fürchte, daß die Fortschritte, die wir auf dem Gebiet der Versorgung offener Frakturen gemacht haben, sehr stark in die sehr schönen Ergebnisse eingehen.

Wir haben auch ohne Sterilbox in den letzten Jahren einen ähnlichen Trend zu verzeichnen gehabt. Ich glaube, man sollte gerade die Sterilbox nicht so sehr in den Vordergrund stellen, da die allgemein-hygienischen Maßnahmen sicher wichtiger sind. Vor allen Dingen stellt die Sterilbox im wesentlichen eine Disziplinierung der Mitarbeiter der Operateure dar.

Kuner: Herr Jungbluth, ich kann Ihren Bemerkungen nur voll und ganz zustimmen. Ich bin auch überzeugt, daß diese Resultate nicht ausschließlich und auch nicht schwerpunktmäßig zugunsten dieser sterilen Operationsbox zu verbuchen sind. Mein Anliegen ist es eigentlich, darauf hinzuweisen, daß die sterile Operationsbox nicht allein für die Endoprothetik da ist, sondern gerade dort, wo sie vorhanden ist, auch für diese schweren Verletzungen genutzt werden sollte.

Matter: Ich möchte gern auf einen Kompromiß hinweisen, damit nicht jedes Spital, nicht jeder Operationstrakt eine Sterilbox braucht. Man kann nämlich den Operationssaal durch eine Trennwand unterteilen in eine keimarme Zone und in diejenige Zone, in der sich die übrigen Mitarbeiter aufhalten müssen. Man kommt damit auf Keimzahlen, die fast der Sterilbox entsprechen, nur mit einem geringeren finanziellen Aufwand.

Tscherne: Ich glaube, es war Herrn Kuner ein Bedürfnis, zu sagen, daß die Sterilbox natürlich auch rund um die Uhr und am Wochenende genutzt werden sollte, wenn sie schon da ist. Das halte ich für sehr sinnvoll.

Rüter: Ich möchte auf die Fragestellung „Blutsperre – ja oder nein?" zurückkommen. Ich glaube, ich habe die Ausführungen am Rundtisch so richtig verstanden, daß empfohlen wird, bei den offenen Frakturen ohne Blutsperre zu arbeiten, wenn dies möglich ist. Wir haben gerade bei den Kombinationsverletzungen Oberschenkel/Unterschenkel immer wieder die für uns mißliche Situation, daß wir den Unterschenkel ohne Blutsperre operieren müssen. Wenn man bei den offenen Frakturen dann mit der lateralen Platte arbeiten muß, hat man größte Mühe, die Muskulatur wieder zu verschließen und die Fascie zuzubekommen, wenn man ohne Blutsperre gearbeitet hat. Ich glaube, wenn einen die Durchblutungssituation nicht dazu zwingt, ohne Blutsperre gerade an den Unterschenkeln zu arbeiten, tut man sich viel leichter und gefährdet auch den Wundverschluß insgesamt viel weniger, wenn man die Operation in Blutsperre durchführt.

Tscherne: Wir haben genau die umgekehrte Erfahrung gemacht. In dem Augenblick, da die Blutsperre zuende ist, haben wir die Schwierigkeiten. Dann kommen die Kompartment-Syndrome. Aus diesem Grunde machen wir nach Möglichkeit, wenn nicht die Kriterien, die Herr Ganzoni angeführt hat, da sind, bei den drittgradigen Frakturen lieber eine Versorgung ohne Blutsperre.

Rüter: Es ist bereits intraoperativ das Kompartment aufzulassen, weil man die Fascie nicht mehr zubekommt.

Tscherne: Das sollte dann ohnedies offenbleiben.

Weller: Ich wollte zu diesem Problem auch noch etwas sagen, möchte es aber anders aufrollen. Es ist nicht so wesentlich, ob Sie temporär eine Blutsperre gebrauchen. Wenn Sie sie aus Übersichtsgründen brauchen, müssen Sie sie machen. Aber wesentlich ist, daß Sie die Blutsperre aufmachen, bevor Sie die Wunde zumachen, um nicht sekundär ein Hämatom zu provozieren. Das ist sehr häufig. Dann bekommen Sie erst recht eine Durchblutungsstörung.

Tscherne: Noch eine Frage zur Blutsperre? – Wenn das nicht der Fall ist, möchte ich zur Frakturstabilisierung als nächstem Schritt übergehen. Wir haben gehört, daß auch andere chirurgische Disziplinen zu dieser Politik gekommen sind. Herr Schwenzer hat gezeigt, daß es auch für den Kieferchirurgen besonders wichtig ist, die Fraktur zu stabilisieren. Ich möchte Herrn Schwenzer fragen: Wie sind Sie zu dieser Ansicht gekommen? Sie haben früher diese Frakturen immer, wenn Sie sie operiert haben, sekundär operiert. Weshalb sind Sie zur primären Stabilisierung übergegangen?

Schwenzer: Wir haben die Frakturen früher sekundär operieren müssen, weil sie zunächst in den draußen liegenden Krankenhäusern uns durch Verschluß der Weichteile nicht mehr zugänglich gemacht wurden. Wir haben uns aber inzwischen mit den Kollegen darüber unterhalten. Wir bekommen die Frakturen jetzt außen unversorgt.

Das ist der eine Blickpunkt. Der andere Blickpunkt ist der, daß auf dem Gebiet der maxillofacialen Traumatologie die Osteosynthese in den letzten 15 bis 20 Jahren enorm angestiegen ist, und zwar einaml das Prinzip der internen Skeletfixation, d.h. die Fixierung des Mittelgesichts am Stirnbein.

Wir benutzen heute keine Kopfgipsverbände mehr. Diese interne Skeletfixation hat zwei Vorteile: 1. eine ganz exakte Reposition und Fixation. Das ist im Gesicht notwendig. Ein Zentimeter Dislokation ist eine Katastrophe.

Das zweite ist: Es hat sich gezeigt, daß durch eine exakte Fragmentreposition und -fixation, und zwar so schnell wie möglich, praktisch jede Blutung aus dem Bruchspalt zum Stehen kommt. Wenn man das nicht tut, blutet der Patient aus dem Nebenhöhlensystem vor sich hin und verliert innerhalb kurzer Zeit nach dem Unfall mindestens ein bis zwei Liter. Es kommt dann zum Volumenmangelschock. Wenn der Patient noch eine andere Extremitätenfraktur hat, hat er einen so hohen Blutverlust, daß er schon in einer ganz gefährlichen Situation bei uns ankommt.

Deswegen ist für uns das Wichtigste, sofort zu stabilisieren. Die Fixation dauert für einen Versierten 20 bis 30 Minuten.

Ein weiterer Vorteil ist: Nach fixiertem Skelet lassen sich die Weichteile wunderbar spannungslos vereinigen, und der Patient sieht hinterher noch menschenwürdig aus.

Tscherne: Eine ähnliche Situation, so haben wir gehört, ist offenbar bei den instabilen Thoraxverletzungen eingetreten. Herr Rehn, auch hier sind Sie heute für die primäre Stabilisierung des instabilen Thorax eingetreten.

Rehn: Ich möchte nicht mißverstanden werden. Zunächst gilt das für die offenen Verletzungen, die sowieso operiert werden. Das heißt: offener breiter Pneumothorax, bei dem man sowieso die Möglichkeit haben muß, nach entsprechender Weichteilversorgung in irgendeiner Form die Rippen zu stabilisieren. Ich möchte davor warnen, als Experiment bei sogenannten Rippenserienfrakturen, beginnend bei zwei, drei Rippen, mit Platten-

Osteosynthese und allen möglichen Dingen, die sich in der Vergangenheit nicht bewährt haben, zu arbeiten. Es gibt Zuggurtungs-Osteosynthesen und ähnliches, die scheinbar eine gewisse Stabilität gewährleisten.

Sie müssen sich nur darüber klar sein, daß der Schmerz ein wesentlicher Faktor ist, der die gute Spontanatmung behindert. Er bleibt längere Zeit auch nach einer Osteosynthese der geschlossenen Fraktur da. Bei den offenen Frakturen haben wir die Situation, daß wir sowieso versorgen müssen. Da ist es, glaube ich, eine logische Konsequenz. Nur sollte man noch etwas abwarten, wie die verschiedenen angebotenen Verfahren – es kommen ja im Jahr drei bis vier heraus – sich bewähren.

Tscherne: Danke für diese Richtigstellung, wenn ich so sagen darf. Nun hätte ich gern noch etwas gehört über die Stabilisierung von offenen Beckenfrakturen. Das sind nicht sehr häufige Verletzungen. Hat jemand Erfahrungen mit offenen Beckenfrakturen? Wer könnte dazu etwas sagen? Ich könnte mir vorstellen, daß Herr Böhler damit Erfahrungen hat. Stabilisieren Sie offene Beckenfrakturen?

Böhler: Ich würde nicht sagen, spezifisch nur die offenen Frakturen, sondern möglichst auch die geschlossenen Frakturen mit dem Fixateur externe, mit dem wir sehr zufrieden sind. Das ist derzeit unsere Routine-Fixationsmethode für die Beckenfrakturen.

Tscherne: Wir kommen dann zu den offenen Extremitätenfrakturen. Wir haben schon ziemlich klar gesehen, daß der Trend vorhanden ist, auch die schweren offenen Extremitätenfrakturen zu stabilisieren, die Frakturen, um es einmal so auszudrücken, zu neutralisieren, um optimale Heilungsbedingungen für die Weichteile zu schaffen. Das ist offenbar ein Trend, wie Herr Willenegger gesagt hat, der sich auf der ganzen Welt bemerkbar macht.

Ich möchte Herrn Chapman fragen, wie er denn zur Versorgung der Fraktur bei offenen Frakturen steht, Stabilisierung durch interne oder externe Fixation. Ich darf Ihnen zunächst Herrn Chapman vorstellen. Er kommt aus San Francisco. Er arbeitet dort am General Hospital. Er hat sich gerade mit diesen Problemen sehr intensiv befaßt. Er hat erst vor drei Monaten begonnen, deutsch zu lernen. Er versteht diese Sprache schon recht gut. Ich habe ihn gebeten, in deutsch zu diskutieren.

Chapman: In San Francisco haben wir, glaube ich, dieselbe Technik wie hier. Wir lassen die Wunde immer offen. Wir benutzen immer Antibiotica. Selten wenden wir dagegen die innere Fixation an.

Mit dieser Technik der offenen Frakturbehandlung haben wir eine Infektrate von 2,1 Prozent. Im General Hospital in Los Angeles liegt die Infektrate bei 2,2 Prozent. Aber in Los Angeles werden die Wunden immer geschlossen.

Ich weiß nicht, warum wir eine Infektrate von etwa 2 Prozent haben. Ich habe heute etwas von einer Infektrate von 4 bis 9 Prozent bei den offenen Frakturen gehört. Vielleicht ist die Stärke der Bakterien in Europa und in den USA so sehr unterschiedlich!

Bei den offenen Frakturen benutzen wir bei vielleicht 2 Prozent der Fälle die innere Fixation. Bezüglich der inneren Fixation bei den offenen Frakturen haben wir eine Infektrate von vielleicht 10 Prozent. Wir benutzen die innere Fixation nur bei Frakturen des dritten Schweregrades. Beim ersten und zweiten Schweregrad benutzen wir die konservative Technik.

Tscherne: Keine interne Fixation heißt also: bei Schaftbrüchen keine Platten-Osteosynthese oder keine Marknagelung. Machen Sie denn eine externe Fixation?

Chapman: Wir benutzen im allgemeinen eine Platte. Bei offenen Frakturen benutzen wir für die Primär-Osteosynthese nicht die Marknagelung. Wir benutzen hingegen sehr oft die externe Fixation und auch den Transfixations-Gipsverband.

Tscherne: Wir haben heute gesehen, daß ein gewisser Trend vorhanden ist, von der Platten-Osteosynthese ein bißchen mehr auf den äußeren Spanner zu kommen. Darüber möchte ich nun ein bißchen diskutieren. Daß wir bei den schweren offenen Frakturen den Marknagel nicht verwenden sollen, soll nur noch kurz angedeutet werden. Wir wollen darüber nicht diskutieren. Herr Matter, sehen Sie diesen Trend ebenso, oder wollen Sie hier die Platte verteidigen?

Matter: Ich glaube, man kann darüber sehr stark philosophieren. Es ist sehr davon abhängig, wie ausgedehnt die Verletzungen sind. Vielleicht ist es auch ein bißchen davon abhängig, wie gut trainiert unsere Chirurgen sind.

Prinzipiell glaube ich, daß die Platten mit den Schrauben noch immer eine bessere Stabilität ergeben als der Fixateur externe. Das ist allerdings auch abhängig von der Schwere der Verletzung. Ich glaube, daß man beim Fixateur externe unter Umständen mit einer etwas verlängerten Zeit der Knochenbruchheilung rechnen muß. Das ist bei der Indikation zu berücksichtigen.

Es kommt hinzu, daß bei der frischen Verletzung oft der Knochen freiliegt, so daß das Anlegen der Platte für die Vascularisation überhaupt kein Problem darstellt. Ich bin nicht ganz so enthusiastisch für den Fixateur externe, wie der Trend ganz allgemein ist.

N.N.: Ich komme aus Lund (Schweden). Die Auffassung in Skandinavien ist jetzt, daß es überhaupt keinen Grund dafür gibt, noch eine Platte zu benutzen. Ich kann es nicht verstehen, daß man in bezug auf die offenen Frakturen überhaupt noch darüber diskutiert, eine Platte zu benutzen. Vielleicht kann Herr Matter das etwas kommentieren.

Matter: Es ist schwierig zu kommentieren. Ich bin von der Stabilität ausgegangen. Ich habe auch von der Erfahrung des Operateurs gesprochen. Es bleibt bei dem Grundsatz, daß die Platte, gut angelagert, die bessere Stabilität gibt.

Tscherne: Vielleicht sollte man es so sagen: Wir sind nicht auf die Platte fixiert, aber ich möchte in keiner Weise auf die Plattenfixation bei offenen Frakturen verzichten. Ich spreche zunächst einmal nur von den offenen Tibiafrakturen. Bei den offenen Tibiafrakturen ist natürlich der Fixateur externe in jenen Fällen hochzuhalten, bei denen eine schwierige Bruchzone vorhanden ist, bei denen die Platten-Osteosynthese technisch schwierig ist und man mit dem Fixateur externe eine Frakturzone sehr gut überbrücken kann.

Aber in den Fällen, in denen wir einfache Bruchformen, aber schwere Weichteilzerstörungen haben und wir nicht weitere Zugänge schaffen müssen, um eine Platte anzulegen, muß ich die Platte befürworten.

Ich möchte allerdings vor dem Zugang dorsolateral warnen. Das ist ein Zugang, der, wie ich heute mit Befriedigung festgestellt habe, auch in Ulm bei frischen offenen Frakturen noch nie benutzt wurde. Diesen Zugang sollte man auch nicht erwähnen. Er ist mit so großer Muskelverschiebung verbunden, daß man das bei offenen Frakturen nicht machen sollte. Aber ansonsten sollte man auch bei den Tibiafrakturen die Platte nicht ganz vergessen. Man darf nicht vergessen, daß die Technik der Installation eines Fixateur externe auch nicht ganz einfach ist, wenn er stabil sein soll.

Soweit unsere Politik bei den Tibiafrakturen. Bei den übrigen diaphysären Frakturen am Femur, am Humerus, am Unterarm ziehe ich auf jeden Fall die Platte einem äußeren Spanner vor. Das muß ich ganz klar sagen. Auch eine funktionelle Behandlung nach Abheilung der Wunden ist in diesen Regionen durch einen Fixateur externe doch in gewissem Sinne gestört.

Rüter: Ich glaube, man muß dazu eines sagen: Platte ist nicht gleich Platte. Die mediale Platte ist in aller Regel verboten. Die laterale Platte gibt uns häufig sehr gute Ergebnisse.

Fixateur ist nicht gleich Fixateur. Der Rahmenfixateur ist instabil. Wenn die Weichteile sich erholen, endet es häufig bei der Pseudarthrose. Wir betreiben jetzt mit viel Liebhaberei die Minimal-Osteosynthese im Frakturgebiet mit dem Rahmenfixateur. Wir haben das biomechanisch durchgerechnet. Bei der Minimal-Osteosynthese bei großen adaptierten Fragmenten gibt der zusätzliche Rahmenfixateur dieselbe Stabilität wie der dreidimensionale Fixateur. Aber der zweidimensionale Fixateur allein oder die mediale Platte sind sicher Verfahren, die man nicht diskutieren sollte.

Zellner: Nachdem der Begriff „Fraktur mit schwerer Weichteilzerstörung" gefallen ist, würde mich interessieren, was bei den einzelnen Operateuren zur Weichteildeckung getan wird. Ich habe die schmerzliche Erfahrung gemacht, daß manchmal der Bruch gut fixiert wird, daß es dann aber an einer primären adäquaten Weichteildeckung mangelt. Mich würde interessieren, ob die Anwesenden das offen liegenlassen oder ob sie eine gestielte Plastik durchführen lassen.

Tscherne: Zum eigentlichen Wundverschluß möchte ich jetzt noch nicht kommen. Das kommt nach der Frakturversorgung. Aber vielleicht kann im Hinblick auf die Weichteildeckung der Platte Herr Matter Stellung nehmen. Ich glaube, es ist noch nicht ganz klar herausgestellt, daß bei den offenen Tibiafrakturen die mediale Platte möglichst nicht gemacht werden sollte.

Matter: Es kommt darauf an, wo die Verletzung ist. Wenn die Verletzung von hinten kommt, ist vielleicht die dorsale Platte ideal. Die Verletzung ist tatsächlich aber meistens vorn. Dann sind wir absolut mit Herrn Rüter einverstanden. Ich glaube, die Plattenanlagerung gehört dorthin, wo die Verletzung sowieso ist, aber dann an diejenige Stelle, bei der wir am Schluß doch die beste Weichteildeckung erreichen können. Wir wollen, wenn möglich, die Platte decken. Wir betrachten es nicht als eine absolute Notwendigkeit, daß die Platte überhaupt von Weichteilen bedeckt ist. Aber das soll doch der Extremfall bleiben.

Noch ein Wort zur kombinierten Osteosynthese. Ich bin persönlich auch überzeugt, daß das eine sehr gute Methode ist. Aber wir wollen hier auch ein bißchen warnen, weil man dann nämlich trotzdem in der Frakturzone operiert. Das Wort „Zirkulation" muß dann doch ganz groß geschrieben werden.

Waisbrod: Ich glaube, wir sind trotzdem ein bißchen philosophisch geworden. Wir müssen ein bißchen mehr auf die Resultate schauen. Ich wollte nur wissen: Wie ist die Infektionsquote bei den drittgradigen offenen Frakturen, Herr Matter?

Matter: Ich muß passen; ich weiß es nicht auswendig.

Tscherne: Ich kann Ihnen mit unseren Zahlen aushelfen. Bei den Tibiafrakturen liegt die Infektrate in unserem Krankengut bei rund 10 Prozent. Man muß natürlich folgendes hinzufügen: Das sind nicht vergleichbare Kollektive. Wenn ich bei einer zweitgradigen Fraktur eine Platte mache und bei einer drittgradigen Fraktur einen Fixateur, dann geht das zu Ungunsten des Fixateurs aus. Ich glaube nicht, daß man das vergleichen sollte. Es ist oft die negative Auslese, die wir mit dem Fixateur stabilisieren.

Waisbrod: Meine Frage lautete anders, nämlich: Wie ist die Infektionsquote bezüglich der Platten-Osteosynthese bei einer drittgradigen Fraktur? Wenn es 10 Prozent sind und wenn es mit dem Fixateur externe auf 2 Prozent heruntergeht, hat hier die Philosophie nichts mehr zu bestellen. Dann ist das absolut klar.

Herr Rüter spricht von „Pseudarthrose". Wir sprechen von „Infektion". Die Infektionen bekommen wir nicht in den ersten drei, vier Wochen. Da haben wir immer noch Zeit, die Platten-Osteosynthese durchzuführen, ohne eine Pseudarthrose zu bekommen.

Matter: Ich glaube, die Infektion ist nicht unser einziges Problem. Es ist das Problem, daß wir schlußendlich mit dem besten Mittel der Stabilisation das beste Endresultat erhalten. Ich glaube, der Faktor Zeit ist sogar für den Patienten nicht ausschlaggebend.

Rehn: Ich glaube, man muß noch die Patienten mit einbeziehen, die bei uns gar nicht selten sind, nämlich die Patienten mit dem beginnenden, noch nicht manifesten Infekt, bei denen der Fixateur die Ideallösung und für mich die einzige Lösung ist, weil ich vermute: Es bahnt sich ein Infekt an. Diese Patienten fließen natürlich in die Negativergebnisse unserer Fixateur-Behandlung mit ein.

Im übrigen ist der mit dem Fixateur behandelte Patient der schlechteste von der Situation her, wie es Herr Tscherne sagte. Deswegen wird bei uns die Situation nicht ganz so gut sein. Wir sind ausgesprochene Anhänger des Fixateurs an der Tibia. Anders ist es bei den übrigen Lokalisationen.

Ecke: Ich wollte noch einmal auf den Fixateur und auf die Minimal-Osteosynthese zurückkommen. Sowohl Herr Rüter als auch Herr Matter haben gesagt, daß es mehr Stabilität gibt. Daran zweifle ich nicht.

Es ist nur die Frage: Sollte man diese zusätzliche Stabilität – Stabilität ist gut, aber in diesem Fall eben auch nicht alles – um den Preis erkämpfen, daß man in dem Gebiet, das ohnehin gefährdet ist, zusätzlich eine Osteosynthese macht, oder sollte man nicht den dreidimensionalen Spanner nehmen, mit dem wir fast dieselben Werte erreichen, wie wir bei unseren Untersuchungen nachgewiesen haben, und in diesem Fall auf die Osteosynthese verzichten?

Noch eine Bemerkung zu den Ausführungen von Herrn Waisbrod. Man kann später durchaus das Verfahren wechseln, wenn die erste Infektionsgefahr vorüber ist.

Kuner: Ich glaube, man sollte ein bißchen differenzieren, und zwar insofern, daß man sich die Fraktur genau anschaut. Wenn ich natürlich eine Trümmerfraktur in der Schaftmitte habe, ist es ein Unfug, dort versuchen zu wollen, einen exakten anatomischen Aufbau durchzuführen und eine Platten-Osteosynthese zu machen. Dort habe ich einen großen Vorteil mit dem äußeren Festhalter, dem Fixateur.

Wenn es sich aber um eine einfache Fraktur handelt mit zwei Halbfragmenten, wo alles bereits freiliegt, wo ich nur noch die Platte anzuschrauben brauche, dann hat die Platte, so glaube ich, sicher den Vorzug.

Tscherne: Es ist schon das Umsteigen von einer Methode auf die andere angesprochen worden. Das scheint wenig Bedenken hervorzurufen. Ich muß jetzt noch einmal Herrn Matter fragen: Hätten Sie nicht Bedenken, ohne weiteres nach zwei, drei, vier oder auch sechs Wochen von einem äußeren Spanner auf eine Platten-Osteosynthese umzusteigen, und zwar im Hinblick darauf, daß wir doch damit rechnen müssen, daß die Steinmann-Nägel gelegentlich Infekte hervorrufen und damit zu rechnen ist, daß auf lymphogenem Weg die Frakturnähe infiziert ist?

Matter: Ich steige an sich nicht gern um. Ich komme wieder auf die Vascularität des Knochens zurück, abgesehen von der potentiell höheren Gefahr der Infektion. Ich glaube, wir haben im Zeitpunkt des Traumas eigentlich die besten Verhältnisse für den schonungsvollsten Zugang, den wir uns aber nicht erzwingen dürfen. Ich glaube, darüber sind wir uns alle einig. Ich habe es ungern, daß man nach zwei, drei Wochen umsteigt, zu einem Zeitpunkt, an dem man gerade die schönsten Granulationen hat und die Revascularisation so richtig in Gang gekommen ist. Aber hier und da ist es notwendig.

Ganzoni: Ich möchte etwas zum Umsteigen sagen. Ich darf vorausschicken, daß ich wie mehrere Disputanten hier ein sehr ausgeprägter Anhänger des Fixateurs externe bin und ihn auch bei zweigradigen Frakturen – vielleicht sogar einmal bei erstgradigen – der Osteosynthese vorziehe. Die Nachteile des Fixateurs wachsen mit der Zeit: Er lockert sich, es gibt Infekte an den Eintrittsstellen usw. Das ist alles bekannt.

Ich glaube, es ist gut, wenn man früh umsteigt und dann nicht eine Platte, sondern einen Gips wählt. Ausgezeichnet bewährt sich – jedenfalls bei uns – der Sarmiento-Gips, den man nach drei bis vier Wochen praktisch immer anlegen und auch voll belasten kann. Damit überbrückt man problemlos die Zeit, die allenfalls noch notwendig ist, um zuzuwarten, bis vielleicht eine Spongiosaplastik notwendig wird.

Tscherne: Ich möchte jetzt der Druckplatte eine kleine Druckentlastung geben und die Handchirurgen fragen, wie sie die Frakturstabilisierung sehen.

Zellner: Im Bereich der Langfinger nehmen wir überhaupt keine Platten, sondern die Frakturstabilisierung erfolgt immer mit Kirschner-Drähten.

Tscherne: Entschuldigen Sie, wenn ich Sie unterbreche. Prinzipiell stabilisieren Sie die Frakturen?

Zellner: Ja, die Frakturen werden prinzipiell alle stabilisiert, entweder mit Kirschner-Drähten oder – im Mittelhandknochenbereich – mit Platten. Aber stabilisiert werden sie immer.

Schwenzer: Bei uns gilt dasselbe. Wir benutzen Platten nur bei Mittelhandfrakturen, an den Fingerknochen nicht, weil wir da den unmittelbar auf dem Knochen aufliegenden Sehnenapparat zu sehr stören würden. Wir benutzen hier Kürschnerdrähte oder intraossäre Drahtnähte, die sich auch sehr bewährt haben. Aber in jedem Fall wird der Versuch der stabilen Osteosynthese unternommen.

Tscherne: Gibt es zur Frage der Frakturstabilisierung noch eine Anfrage oder Bemerkung aus dem Auditorium?

Jungbluth: Ich habe doch noch eine etwas ketzerische Frage. Wer von Ihnen muß eigentlich nicht häufig vom Fixateur externe nachher auf eine zweite Methode umsteigen? Wir außerordentlich häufig, und zwar meist auf die konservative Behandlung oder eben auf die Platten-Osteosynthese. Sie reicht oft auch wegen der Schwere der Fraktur auf die Dauer nicht aus, eine Stabilisierung zu gewährleisten.

Tscherne: Ich darf Ihnen sehr für diesen Hinweis danken. Man soll auch die konservative Behandlung nicht vergessen. Man darf nicht ganz absolutistisch sein und einfach prinzipiell für jede zweitgradige oder drittgradige offene Fraktur die innere Fixation oder den äußeren Spanner verlangen. Es gibt auch da Situationen, in denen man konservativ behandeln muß oder sollte, in denen man später auch einmal von einer primären Osteosynthese auf die konservative Behandlung übergehen sollte.

Schweiberer: Es wird sehr viel vom Wechsel von einer Osteosynthese auf die andere gesprochen; Herr Chapman und der Fragesteller aus Lund haben das angesprochen. Es wurde von zwei Prozent, drei Prozent Infektionen ausgegangen, dann von fünf Prozent und neun Prozent und zehn Prozent.

Das Problem liegt doch in der Frage, wo die offene Fraktur vorhanden ist. Wenn Sie die Tibia in den Mittelpunkt Ihrer Diskussionen stellen, dann sind Sie mit acht bis zehn Prozent Infektionen bei offenen Verletzungen gut bedient. Ich möchte das gern auch einmal aus Amerika wissen.

Wenn Sie aber alle anderen Faktoren – jetzt kommen auch noch die Handverletzungen mit hinein – in einen Topf werfen, dann sind zwei Prozent, drei Prozent Infektion bereits sehr viel.

N.N.: Ich bin vorwiegend gutachterlich tätig. Mich interessiert die Frage: Besteht eigentlich eine einheitliche Meinung darüber, wann man das Osteosynthese-Material wieder herausbringt? Muß man insbesondere bei älteren Patienten zurückhaltend sein? Soll man dort das Risiko der nächsten Operation nicht eingehen? Wie denkt man darüber?

Kuner: Es gibt über diese Frage ein reichhaltiges Literaturangebot. Die Sache ist insofern geklärt, als man sagt: Bei älteren Menschen bleiben die Implantate belassen, bei jüngeren Menschen werden sie entfernt, sobald die Fraktur konsolidiert ist. Da gibt es gewisse Richtzeiten, aber man muß immer den Einzelfall beurteilen. Wenn bei Kindern eine Osteosynthese erforderlich ist, soll das Implantat sehr frühzeitig wieder herausgenommen werden.

Das ist die übereinstimmende Meinung. Vielleicht sollte man noch sagen, daß, wenn wir einmal eine Oberarmschaftfraktur operieren, wir eher dazu neigen, das Implantat zu belassen, und zwar wegen der Gefahr der sekundären Radialisschädigung, d.h. bei der zweiten Operation.

N.N.: Eine Frage an unseren Präsidenten. Wir haben, Herr Professor Weller, Ihr schwäbisches Temperament in Freiburg immer dann zu spüren bekommen, wenn wir bei einem Patienten eine Drahtextension gemacht haben, bei dem möglicherweise an dem gleichen Knochensplitter eine Platten-Osteosynthese oder eine andere Osteosynthese geplant war. Ich bitte mich jetzt aus der Verwirrung zu befreien: Ich kann doch nicht bei einem dreidimensionalen äußeren Spanner die Steinmann-Nägel herausmachen, um anschließend in diesen Knochen eine Platte zu implantieren.

Daher die Frage: Welcher Zeitraum muß dazwischenliegen, und geht das überhaupt?

Weller: Die Extension wird normalerweise am Calcaneus angelegt. Vielleicht handelte es sich in Freiburg um eine Tibiafraktur oder eine Oberschenkelfraktur. Bei der Oberschenkelfraktur wurde dann supracondylär primär eine Extension angelegt.

Sie wissen ganz genau, daß wir diese Frakturen in aller Regel, wenn es Schaftfrakturen waren, mit einem Nagel versorgt haben. Gut, wir sehen das nicht gern. Wenn die Drahtextension länger liegenbleibt, ist die potentielle Infektionsgefahr natürlich größer. Das ist gar keine Frage.

Aber die Situation ist ja – sie stellt sich beim Fixateur externe etwas anders dar –: Der Fixateur externe wird zunächst verwendet, um eine Primärinfektion zu verhüten. Bin ich in der Lage, mit dem Fixateur externe die Infektion zu verhüten, kommt die zweite Komplikationsmöglichkeit: daß der Knochenbruch mit dem Fixateur externe nicht heilt. Wenn er nicht heilt, muß ich zwangsläufig ein Risiko eingehen und eine neue Methode nehmen, um eine Heilung zu erzielen. Dieses erhöhte Risiko muß ich dann auf mich nehmen, obwohl ich weiß, daß, wenn ein Fixateur externe lange gelegen ist, eine potentielle Infektionsgefahr besteht. Daran ist gar kein Zweifel.

Aber das ist wiederum anders bei der postprimären Versorgung zum Beispiel bei einer Oberschenkelfraktur, wo ich vielleicht für 5 oder 6 Tage eine Extension mache und dann auf das endgültige Osteosynthese-Verfahren einer Nagelung oder eine Platten-Osteosynthese umsteige.

Tscherne: Damit wollen wir die Fraktur endgültig verlassen.
(Zuruf: Ich möchte, daß die Frage von Herrn Schweiberer beantwortet wird!)
– Herr Schweiberer hat gemeint: Betrifft die Infektrate von 2 Prozent zum Beispiel nur Tibiafrakturen oder insgesamt alle Frakturen peripher an Hand und Fuß?

Chapman: Perhaps I can speak in English and Dr. Matter will translate for me.

The infection-rate in all open fractures is 2,1%. If you look at the large series from Los Angeles and from ... they have 2,2% in Los Angeles and 2,3% in ...

In our hospital we have a very large incidence of the „Schweregrad 3" – tibia-fractures. I would say, that perhaps 40% of our tibia-fractures are in the type 3. Our infection-rate of open fractures is about 10%. In the „Schweregrad 3" it approaches around 30%. That's quite high.

Matter: Ich darf es ganz kurz übersetzen. Die Spitäler, die Mr. Chapman angibt, haben alle eine Gesamtinfektionsrate von 2,1 Prozent bis 2,3 Prozent. Bei der Tibia-Fraktur sieht das ein bißchen anders aus. Er sagt, 40 Prozent der Tibia-Frakturen seien drittgradige Verletzungen, und bei diesen drittgradigen Verletzungen sei die Infektionsrate 30 Prozent und bei allen Tibia-Frakturen 10 Prozent.

Tscherne: Man sieht also auch hier eine sehr starke Annäherung unserer Standpunkte.

Wir verlassen nun aber endgültig das Thema „Fraktur". Ich möchte noch etwas diskutieren über den Wundverschluß. Wir haben gehört, daß bei den Extremitätenfrakturen die primäre Wunde nur sehr selten oder überhaupt nicht verschlossen wird. Wie ist nun die Situation am Kopf? Ich möchte zunächst Herrn Pia fragen: Wird unter allen Umständen bei den offenen Schädelhirnverletzungen die Haut verschlossen? Wenn das nicht möglich ist, was macht man dann?

Pia: Wir sprechen von den Konvexitätsverletzungen. Dort macht es im allgemeinen überhaupt keine Schwierigkeiten, sie zu verschließen. Umgekehrt gesagt: Wir verschließen nicht etwa bei Schußverletzungen, wo keinerlei Chancen bestehen. Aber gewöhnlich versuchen wir doch, es zu tun.

Da ja häufig das Hirn verletzt ist, das Entscheidende also die Hirnverletzung ist, versuchen wir so früh wie möglich, die Hirnverletzung mit zu versorgen, das Fremdmaterial oder den Knochen zu entfernen, die Hirnwunde zu säubern. Je eher man das tut, um so besser ist es. Daraus ergibt sich dann fast zwangsläufig, daß man weitermacht, daß man dann die Dura schließt, eine Dura-Plastik macht und auch die Haut schließt.

Ich würde also sagen: Es passiert so gut wie nicht, daß wir die Haut nicht schließen können. Sind es große Zertrümmerungen und Ablederungen, dann versorgen wir die Dura und lassen dann natürlich die Haut offen. Wir machen dann gemeinsam – meistens mit Herrn Ecke – zu einem späteren Zeitpunkt die Versorgung. Wir nehmen den Knochen nie wieder herein, sondern machen eine Kunststoffplastik, eine Pallakos-Plastik oder etwas ähnliches. Die Versorgung der Hirnwunde ist das Wesentliche – von akuten Blutungen abgesehen, die natürlich mit versorgt werden – und der Dura-Verschluß. Wenn möglich, nehmen wir Haut; wenn nicht, dann bitte nicht. Generell heißt das Ziel: Verschließt die Haut.

Tscherne: Herr Schwenzer, auch Sie stehen auf dem Standpunkt: primärer Hautverschluß?

Schwenzer: Bei Defekten nehmen wir in jedem Fall einen Defektverschluß mit Hilfe einer Nahlappenplastik vor. Es ist praktisch nicht zu vertreten, daß zum Beispiel bei einem partiellen Defekt der Ober- oder Unterlippe dieser Defekt offenbleibt oder daß bei einem Defekt des Lids dieser Defekt offenbleibt. Das ist nicht vorstellbar. Wir führen in solchen Fällen eine Sofortrekonstruktion durch. Es gibt genug Methoden, die sich bewährt haben und keinen großen zeitlichen Aufwand benötigen. Eine Sekundärplastik ist immer die schlechtere Lösung.

Pia: Wie handhaben Sie es, wenn schwere Hirnverletzungen dabei sind? Das ist ja immer so ein Problem. Wir wissen nicht, wie wir es gleichzeitig machen sollen. Manchmal kommen wir in Schwierigkeiten.

Schwenzer: Bei schweren Hirnverletzungen machen wir es in der Regel gemeinsam.

Pia: Das ist klar. Aber wann?

Schwenzer: Die Neurochirurgen gehen zuerst heran. Die Weichteile des Gesichts werden anschließend verschlossen. Bei Schädelbasisfrakturen machen wir es so: auch hier gemeinsames Vorgehen entweder mit dem Neurochirurgen oder mit dem Hals-Nasen-Ohren-Arzt. Wir sind in der glücklichen Lage, einen Neurochirurgen zu haben, der gleichzeitig auch Hals-Nasen-Ohren-Arzt ist; ein Assistent, der das mit uns immer hervorragend macht. Sie werden ihn vielleicht kennen.

Wir haben folgendes Konzept, das sich sehr gut bewährt hat: Fixation der Knochen; es nützt nichts, wenn ich eine Schädelbasisfraktur versorge und das Mittelgesicht nicht fixiere. Dann kommt nämlich bei jeder Bewegung des Patienten eine Pumpwirkung zustande, und die Dura-Plastik, die gemacht wurde, ist praktisch nach kurzer Zeit wieder offen. Deswegen gehen wir so vor: Schädelbasisversorgung und im gleichen Operationsakt Fixierung des Mittelgesichtes an der Schädelbasis bzw. am Stirnbein. Dann gibt es praktisch keine Probleme. Dann lassen sich auch die Weichteile schließen. Dann läßt sich der Defekt auf dem Nasenrücken schließen, der oft vorhanden ist. Da läßt sich auch der Bereich der Orbitae und der Wangen schließen.

Pia: Das ist bei uns genauso.

Tscherne: Wir haben gehört, daß bei den Extremitäten unter keinen Umständen eine Wunde unter Spannung zu verschließen ist. Nun gibt es wiederum zwei Standpunkte, wonach die Wunden prinzipiell offengelassen und überhaupt nicht genäht werden; zum anderen werden die Wunden, soweit es spannungsfrei geht, zumindest teilweise geschlossen.

Matter: Ich möchte festhalten, daß gewisse anatomische Strukturen gedeckt sein müssen. Wir haben gehört, daß man Gelenke verschließen sollte. Wir wissen, daß wir Sehnen, Nerven und Gefäße irgendwie decken müssen. Es ist wünschenswert, den Knochen und die Implantate zu decken; hingegen sind wir mit der Muskulatur und der Haut großzügig und sprechen nicht vom Wundverschluß.

Was wir machen, ist in dem Bereich der Haut unter Umständen in der erweiterten Wunde eine Incision. Wenn es spannungsfrei geht, machen wir die Hautnaht. Sobald auch nur die geringste Spannung da ist, adaptieren wir Catgut auf die Auflage, soweit das spannungsfrei möglich ist. Wir haben also eine gewisse Adaptation, aber nicht „Haut/Haut".

Tscherne: Sie haben auch gesagt, daß Sie primär keine Hautplastiken durchführen, vor allem keine Verschiebeplastiken. Ich möchte wiederum die Handchirurgen fragen, ob das auch für die Handchirurgie gilt.

Zellner: Ich glaube, daß wir an der Hand auf jeden Fall einen Wundverschluß erreichen sollten, weil sich hier Narbenbildungen viel stärker bemerkbar machen in bezug auf spätere Bewegungseinschränkungen der Gelenke und die Minderung der Gleitfähigkeit der Sehnen.

Wir führen eine ganze Reihe primärer Hautplastiken bei den schweren Handverletzungen durch, die sich natürlich nach den lokalen Gegebenheiten richten. Wenn der Wundgrund gut genug ist, gut durchblutet ist, begnügen wir uns mit einer freien Hautübertragung, also Spalthaut.

passiert. Früher auf dem Fechtboden war die Gefahr relativ gering. Man soll auch das Milieu berücksichtigen, wo es passiert.

Tscherne: Gibt es noch eine Frage aus dem Auditorium?[1] –

[1] *Wulle:* Es ist nicht erforderlich, bei Operationen an der unteren Extremität die Blutsperre mit einem Druck von 500–600 mmHg zu wählen, wie es z.Zt. noch auf allen Apparaten angegeben ist. Nachdem bei uns versehentlich bei einer Operation am Fuß der Druck der Oberschenkelmanschette auf 250 mmHg belassen worden war – wie bei den Operationen an der oberen Extremität – und die Operation ohne jede Störung zuende geführt werden konnte, sprach ich mit den Leitenden Ärzten der Unfallchirurgischen und der Orthopädischen Abteilungen unseres Hauses, die ja wesentlich mehr Operationen an der unteren Extremität ausführen als ich auf der Plastisch-Chirurgischen Abteilung. Seit Anfang Juli dieses Jahres wird dort ein Manschetten-Druck von 350 mmHg angewandt, bei mir weiterhin 250–300 mmHg. Schwierigkeiten sind nie aufgetreten. Ich empfehle deswegen dringend, den niedrigeren Druck anzuwenden und die Apparate entsprechend zu ändern, um mögliche Druckschäden zu vermeiden.

Tscherne: – Dann möchte ich zeitgerecht schließen und den Referenten, Diskussionsteilnehmern und vor allem dem Auditorium sehr herzlich danken.

Weller: Meine Damen und Herren, ich darf Herrn Tscherne sehr herzlich danken für dieses ausführliche Rundtischgespräch. Ich glaube, es war in unserem Sinne, daß wir genügend Zeit hatten, einmal ausführlich über Fragen zu diskutieren, die noch offen geblieben sind. Das heißt nicht, daß jetzt keine Fragen mehr offen sind, aber ich hoffe, daß einige Klarheit in ungeklärte Fragen gebracht wurde.

---

[1] Schriftlich eingereicht.

Verschiebelappenplastiken kommen ganz selten in Frage, nur bei ganz umschriebenen Verletzungen, wenn eben die unmittelbare Wundumgebung gut genug ist, um sie ohne die Gefahr zusätzlicher Durchblutungsstörungen verschieben zu können. Nicht so selten müssen wir bei größeren Gewebszerstörungen, Hautzerstörungen, Defekten auch gestielte Fernlappenplastiken anwenden, die wir primär meist in Form des Leistenlappens anwenden, der die ideale Durchblutung und einen großen Stiel hat, so daß wir ihn ohne Schwierigkeiten auch bei zusätzlichen Schädigungen an den Extremitäten anlegen können.

Tscherne: Ich muß kurz noch ein Problem ansprechen: Das ist der Wundverschluß bei speziellen Wunden. Bei Schußwunden wurde ganz klar gesagt: nicht. Wie ist die Situation bei den Bißwunden? Wird die Wunde verschlossen? Wie ist es bei den Stichwunden, zum Beispiel bei den Fleischerverletzungen? Wird die Wunde verschlossen oder nicht?

Ganzoni: Ich glaube, bei den Bißwunden bleibt die Wunde im Prinzip offen, mit Ausnahme dort, wo die Lokalimmunität hoch ist. Im Gesicht wird man die Bißwunde schließen können. An der Hand wird man von Fall zu Fall entscheiden. Im übrigen wird man sie offen belassen.

Zu den Fleischerstichverletzungen: Ich glaube, in den Ländern, in denen die Fleischbeschau funktioniert, kann man die Wunde schließen.

Tscherne: Herr Schwenzer, wollen Sie noch etwas zu den Bißwunden im Gesicht sagen?

Schwenzer: Bißwunden im Gesicht gehen meistens mit Substanzverlusten einher. Die häufigsten Substanzverluste sehen wir im Bereich der Oberlippe und im Bereich des Nasenflügels, wobei die Schäferhunde als Ursache an erster Stelle stehen. Das sei bei dieser Gelegenheit einmal betont.

Bei Substanzverlusten führen wir auch nach Möglichkeit eine Sofortrekonstruktion durch, oder wir benutzen eine Nahlappenplastik. Das wäre zum Beispiel beim Verlust eines Nasenflügels der Fall. Wir hatten kürzlich einen solchen Fall: Ein kleiner Affe hat einem Kind ein Stück vom Nasenflügel abgebissen. Nasenflügelknorpel und Haut waren verloren. Wir haben dann einen Hautknorpellappen vom Ohr aufgesetzt, der auch gut eingeheilt ist. Bei den Defekten im Lippenrot-Bereich läßt sich ganz gut ein gestielter Lappen aus der Unterlippe in die Oberlippe einnähen. Das sind Erfahrungen. Das hat sich eigentlich ganz gut bewährt.

Tscherne: Herr Rehn, noch eine Bemerkung zu den Bißverletzungen.

Rehn: Ich glaube, es gibt nichts Gefährlicheres als die Feststellung: Grundsätzlich machen wir es so, grundsätzlich machen wir es anders. Wir haben eine große Statistik zusammengestellt, um zu sehen, wie die nicht genähten Bißverletzungen in ihrer Infektionsfrequenz aussahen. Es ist bekannt: Der Mensch war das Gefährlichste, was es gab; wenn dazu noch auswärts genäht worden war, war es häufig eine Katastrophe. Dann kam die Katze, dann der Hund – äußerst harmlos –, so daß wir beim Hund gelegentlich bei sehr oberflächlichen Wunden, fast Rißwunden, nähen.

Zu den Stichverletzungen noch ein Wort, nur eine Warnung: Man sollte zumindest fragen, wo sie passiert sind. Neulich hatten wir eine Gasbrandinfektion: einfache Stichverletzung, sehr gut durchbluteter Anteil der Wade, war auf dem Misthaufen beim Spielen

II. Infektionen nach offenen Verletzungen (therapeutische Maßnahmen)

Die infizierte Wunde

U. Knapp, Tübingen

In der traumatologisch-orthopädischen Implantatchirurgie stellen Wundinfektionen stets folgenschwere, mitunter den ganzen Operationserfolg in Frage stellende Komplikationen dar. Die postoperative Infektion ist heute zur größten Hypothek des Unfallchirurgen und Orthopäden geworden.

Das Bemühen der Ärzte, ihre Kranken vor einer Wundinfektion zu schützen, ist so alt wie die Kunde von der Chirurgie selbst. Ungeachtet der mahnenden Worte eines Hippokrates, der bereits die Reinheit der Wunden als wesentlich für eine ungestörte Wundheilung erkannte, beherrschte Galens Doktrin vom „Pus bonum et laudabile" jahrhundertelang das Denken der Ärzte. Die Wundeiterung war eine Selbstverständlichkeit, ja es wurde sogar alles unternommen, um sie in Gang zu bringen und sie zu unterhalten. Erst der weltweite Siegeszug der Asepsis im ausgehenden 19. Jahrhundert verhalf der eiterlosen Wundheilung zum Durchbruch. Diesen für die gesamte Weiterentwicklung der Chirurgie bahnbrechenden Fortschritt verdanken wir im wesentlichen zwei Männern: Joseph Lister und Philipp Semmelweis. Lister versuchte durch Versprühen von Carbolsäure die Luftkeime zu vernichten und sie an einem Eindringen in die Wunde zu hindern. Semmelweis legte dagegen Wert auf die peinliche Sauberkeit der Hände und aller Gegenstände, die mit der Wunde in Berührung kommen. Er wurde so zum eigentlichen Begründer der modernen Asepsis. Die grundlegenden Arbeiten Pasteurs und Robert Kochs schufen schließlich die Voraussetzungen für die auch heute noch gültige Sterilisationstechnik. Das Bestreben, krankmachende Keime von der Operationswunde fern zu halten, reicht unverändert bis in die heutige Zeit. Mit der Schaffung spezieller Operationsräume, den sogenannten Laminar-Flow-Operationskabinen, hat die Entwicklung ihren vorläufigen Abschluß gefunden. Trotz aller Fortschritte ist das Ziel – die Operationswunden keimfrei zu halten – bis heute ein unerreichtes Ideal geblieben.

Morphologie und Biochemie der Wundinfektion

Der Begriff „Entzündung" kann definiert werden als die Summe aller am Gefäß-Bindegewebe sich abspielenden exsudativen und proliferativen Vorgänge, die durch unterschiedliche Noxen ausgelöst werden können. Unsere Kenntnis über Morphologie und Biochemie pyogener Wundinfektionen sind trotz modernster Untersuchungstechniken noch lückenhaft, vor allem sind die zeitlichen und kausalen Zusammenhänge der einzelnen Entzündungsphänomene noch keineswegs befriedigend geklärt. Der Entzündungsbeginn erfolgt in der Regel äußerst rasch, oft explosionsartig. Als erste Abwehrreaktion beobachten wir

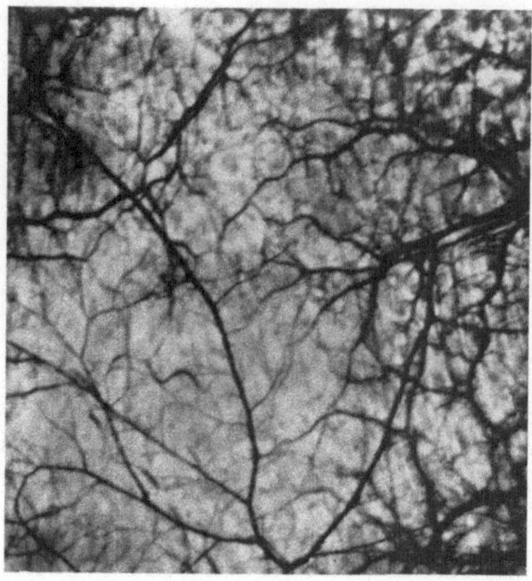

Abb. 1. Vasoconstriktion unmittelbar zu Beginn einer Entzündungsreaktion. Gefäßdarstellung durch intraarterielle Injektion einer Gelantine-Tusche-Lösung bei der Ratte

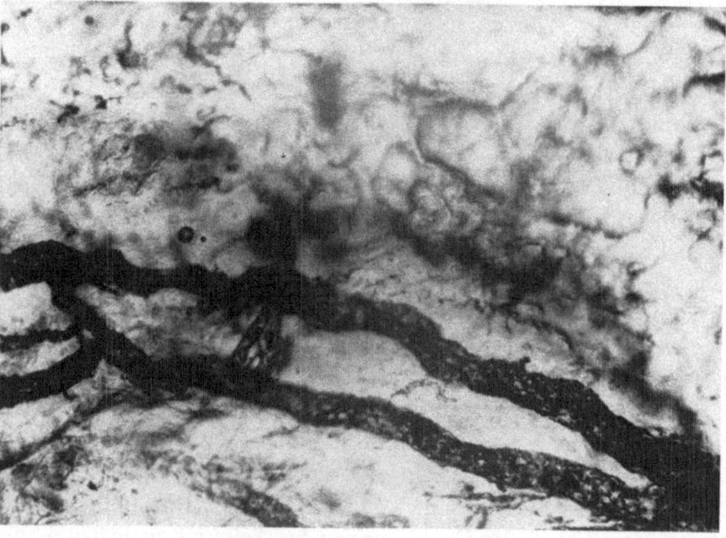

Abb. 2. Stadium der vasculären Stase im Frühstadium der Wundinfektion. Gefäßdarstellung durch intraarterielle Injektion einer Gelantine-Tusche-Lösung bei der Ratte. Vergrößerung: 8 x

schon nach wenigen Sekunden eine Vasoconstriktion, die nur wenige Minuten anhält und dann von einer Vasodilatation abgelöst wird (Abb. 1). Dieses Stadium der aktiven Hyperämie führt über eine Blutstromverlangsamung zur vasculären Stase (Abb. 2). Hypoxie und primäre Gewebsacidose im Wundgebiet sind die Folge. Mit der Desaggregation und Depolymerisierung der Bindegewebsgrundsubstanz beginnen die katabolen Entzündungsreaktionen, deren Gesamtheit von Schallock und Lindner treffend als „Grundsubstanzentmischung" bezeichnet wurde. Störungen der Capillarpermeabilität, des Jonen- und Stoffaustausches, Zelldemaskierung und Phagocytose sowie eine allgemeine Enzymaktivierung folgen. Durch Degranulierung der Mastzellen werden Histamin, Heparin und Serotonin freigesetzt. Im histologischen Präparat dominiert in diesem frühen Entzündungsstadium die ödematöse Durchtränkung des Gewebes. Die explosionsartige Zunahme mikromolekularer Abbauprodukte führt über eine anaerobe Glykolyse zur Anreicherung von Milchsäure und Brenztraubensäure und damit zur sekundären Gewebsacidose, die nun ihrerseits eine Lockerung der intramolekularen Querverbindungen der kollagenen Fasern bewirkt. Ihre gleichzeitige Denaturierung und Aufquellung schafft die Möglichkeit zum Kollagenabbau im Entzündungsfeld. Chemotaktisch wirksame Zellmediatoren lassen Leukocyten und Makrophagen in das Entzündungsgebiet einströmen. Nach unseren heutigen Vorstellungen spielen bei der Chemotaxis partiell denaturierte Proteine eine Rolle. Unklar ist noch, wie Zellen überhaupt in der Lage sind, chemotaktische Signale zu erkennen. Ortsständige Adventitiazellen werden zu Histiocyten und Makrophagen, Fibrocyten entdifferenzieren zu Fibroblasten. Das histologische Bild wird nun von der zellreichen Infiltration des entzündlichen Gewebes bestimmt. Die rasche Vermehrung virulenter Keime läßt die humoralen und cellulären Abwehrmechanismen zusammenbrechen. Die auf Zellmembranen toxisch wirkenden bakteriellen Enzyme führen rasch zur Zellschädigung und zum allgemeinen Gewebszerfall. Das nekrotische Gewebe verfällt schließlich der eitrigen Einschmelzung, wobei die Leukocyten unter dem Bild der Verfettung zugrunde gehen und so dem eitrigen Exudat seine gelblich-rahmige Beschaffenheit verleihen. Wird das entzündliche Exudat von Fäulniskeimen zersetzt, sprechen wir von einer putriden Entzündung. Hört die entzündungserregende Schädlichkeit zu wirken auf, verfallen die ortsfremden cellulären Elemente dem Untergang. Mit der Grundsubstanzsynthese und der Neubildung kollagener Fasern wird die Umwandlung zum definitiven Narbengewebe eingeleitet. Charakteristisch für eine Entzündung ist also das Wechselspiel zwischen katabolen und anabolen Prozessen, wobei zunächst die katabolen Vorgänge überwiegen.

Infekthäufigkeit

In der Literatur differieren die Angaben über Häufigkeit postoperativer Infektionen erheblich – bei traumatologisch-orthopädischen Eingriffen schwanken die Angaben zwischen 0.4 und 5% (Tabelle 1). Bei der Beurteilung von Erfolgsstatistiken über Infektionsraten ist grundsätzlich Zurückhaltung geboten. Einmal wird die Bedeutung von Wundheilungsstörungen von vielen Operateuren heruntergespielt, ist doch die Primärheilung der Stolz und die Visitenkarte des guten Operateurs. Zum andern fehlt eine einheitliche Dokumentation, so daß es nahezu unmöglich ist, aus dem unterschiedlichen Krankengut einzelner Kliniken vergleichbare Patientengruppen zu bilden und praktikable Bewertungsmaßstäbe für eine einheitliche Beurteilung aufzustellen. Schließlich ist die objektive Erfassung einer Wundinfektion nicht unproblematisch, erfolgt sie doch allein nach klinischen Kriterien. So wissen wir aus langer Erfahrung, daß sicher infizierte Wunden bei optimaler Abwehrlage und guten Weichteilverhältnissen heilen können, ohne daß sich die abgelaufene Infektion klinisch zu manifestieren braucht. Ein sogenannter komplikationsloser postoperativer Heilverlauf schließt deshalb eine abgelaufene Wundinfektion nicht aus. Andererseits kann sich trotz primärer Wundheilung eine Infektion noch nach Monaten, ja sogar Jahren klinisch

Tabelle 1. Infekthäufigkeit nach traumatologischen und orthopädischen Eingriffen

Autor	Jahr	N	Infektrate
Crasselt	1971	5 694	5,0%
Tachdjian	1957	3 000	4,7%
Lindgren	1974	5 724	3,2%
Vasey	1971	4 616	3,1%
Plaue	1970	2 385	2,5%
Rüedi	1971	1 712	1,3%
Buchholz	1973	2 310	0,4%

manifestieren – ein Problem, das uns gerade in der Alloarthroplastik immer wieder erneut Rätsel aufgibt. Grundsätzlich sollten statistische Erhebungen über Infektionsraten – wenn überhaupt – dann nur prospektiv durchgeführt werden. Retrospektive Auswertungen von Krankenblättern sind in der Regel ungenau und ergeben meist zu optimistische Resultate.

Ursachen der Infektentstehung

Die pyogene Wundinfektion ist hinsichtlich ihrer Entstehung ein multifaktorielles Geschehen. Grundvoraussetzung ist die Anwesenheit pathogener Keime. Nicht nur Gelegenheitswunden weisen eine mikrobielle Besiedelung auf, auch die vermeintlich aseptischen Operationswunden sind zu einem hohen Prozentsatz bakteriell kontaminiert, wie intraoperative Abstriche bei 1000 alloarthroplastischen Eingriffen unseres Krankengutes ergeben. Glücklicherweise ist die bakterielle Kontamination einer Wunde noch lange nicht gleichbedeutend mit einer Infektion. Ob es zu einer klinisch manifesten Wundinfektion kommt, hängt von einer Vielzahl von Faktoren ab (Tabelle 2): So müssen die Erreger in ausreichender Menge vorhanden sein und die Fähigkeit besitzen in das Gewebe einzudringen, um sich dort zu vermehren. Nach Elek und Conen sind für die Enstehung einer Wundinfektion etwa 1 Million Keime notwendig – bei Fremdkörperreiz und Gewebsischämie genügen dagegen schon an die 100 Erreger. Bei Implantationen größerer Fremdkörper ist die Infektionsgefahr noch zusätzlich erhöht, da eine Verschmelzung des Granulationsgewebes mit dem Implantat nicht möglich ist. Günstigenfalls bleibt zwischen Implantat und Gewebe ein nur capillärer Spalt – immerhin ein Hohlraum, in dem Keime überleben und so zum Ausgangspunkt einer Spätinfektion werden können. Neben der Keimzahl und ihrer Virulenz spielt noch der Zeitfaktor eine Rolle: Seit Friedrich wissen wir um die 6 bis 8 Stunden währende Inkubationszeit der Wundkeime. Wichtiger noch als die mikrobielle Kontamination sind die lokalen Bedingungen, die die Keime für ihre Vermehrung vorfinden. Eine gewebeschonende Operationstechnik, die radikale und doch schonende Entfernung devitalisierten Gewebes, die Vermeidung von Schwellungszuständen und Hämatomen, der Verzicht auf einen um jeden Preis erzwungenen Wundverschluß und die Versorgung von Frakturen durch eine stabile Osteosynthese sind sicher die besten Vorbeugemaßnahmen gegen eine Wundinfektion.

Die frische, kontaminierte Wunde sieht sich pathogenen Keimen vorerst hilflos ausgeliefert. Erst mit der Entwicklung des Heilungsprozesses nimmt auch die Abwehrkraft der Gewebe zu. Der erzwungene Primärverschluß einer bakteriell kontaminierten Wunde för-

Tabelle 2. Kontamination

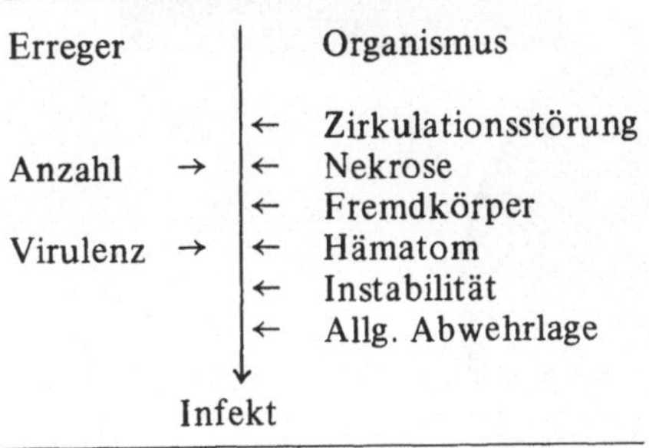

dert somit eher das Keimwachstum als die eigentliche Wundheilung. Nahtspannung und posttraumatisches Ödem provozieren geradezu das Auftreten von Zirkulationsstörungen, sodaß die Wundkeime optimale Bedingungen für ihre Vermehrung in dem traumatisierten Gewebe vorfinden. Demgegenüber können sich bei offenen Wundverhältnissen die Abwehrkräfte ohne Hast formieren, um dann während der kritischen Phase, die der verzögerten Wundnaht folgt, sofort verfügbar zu sein. Bei ausgedehnter Weichteilschädigung gewinnt deshalb die zunächst offene Wundbehandlung wieder zunehmend an Bedeutung.

Im Alter ist die Infektanfälligkeit fraglos erhöht. Ebenso bei Anämie, Eiweiß- und Vitaminmangel, bei Diabetes mellitus oder der Verabreichung von Cortisonderivaten.

Ob sich in einer kontaminierten Wunde eine Infektion entwickeln kann, hängt letztlich von dem Kräfteverhältnis zwischen Zahl und Virulenz der Erreger einerseits und der Abwehrbereitschaft des Organismus andererseits ab.

Erregerspektrum

Das Erregerspektrum pyogener Infektionen ist einem ständigen Wechsel unterworfen. Während in der vorantibiotischen Ära Streptokokken und Pneumokokken dominierten, traten mit Beginn der Chemotherapie Staphylokokken ganz in den Vordergrund. Zur Zeit ist ein leichter Rückgang der Staphylokokkeninfektionen zugunsten gramnegativer Keime erkennbar. Das Erregerspektrum bei 118 in der BG-Unfallklinik Tübingen behandelten infizierten Frakturen der letzten 3 Jahre bestätigt diese Tendenz: Zwar überwiegen noch immer die Staphylokokken, die Zunahme gramnegativer Erreger – wie Pseudomonas, Proteus und Coli – ist aber evident. (Abb. 3). In 34% lagen Mischinfektionen vor.

Klinik und Behandlung der Wundinfektion

Wir unterscheiden 3 behandlungsbedürftige Stadien der Infektion: Die drohende Infektion, die manifeste Frühinfektion und die Spätinfektion, die noch nach Monaten, mitunter sogar erst nach Jahren in Erscheinung treten kann. Eines der hauptsächlichen Probleme der akuten postoperativen Infektion liegt in ihrer frühzeitigen Erkennung. Eine drohende Infektion rechtzeitig zu erkennen erfordert allergrößte Erfahrung, da sichere objektive Kriterien noch fehlen. Deshalb sollte zu jedem dieser Fälle der Erfahrenste im Hause hinzugezogen werden. Das Fortbestehen eines Reizzustandes im Wundbereich kann ebenso wie ein An-

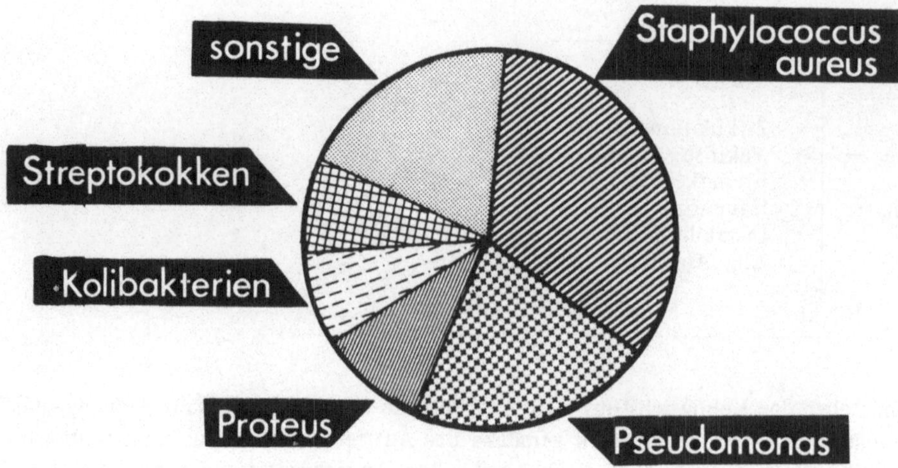

Abb. 3. Erregerspektrum bei 118 pyogenen Infektionen der Jahre 1974–1977

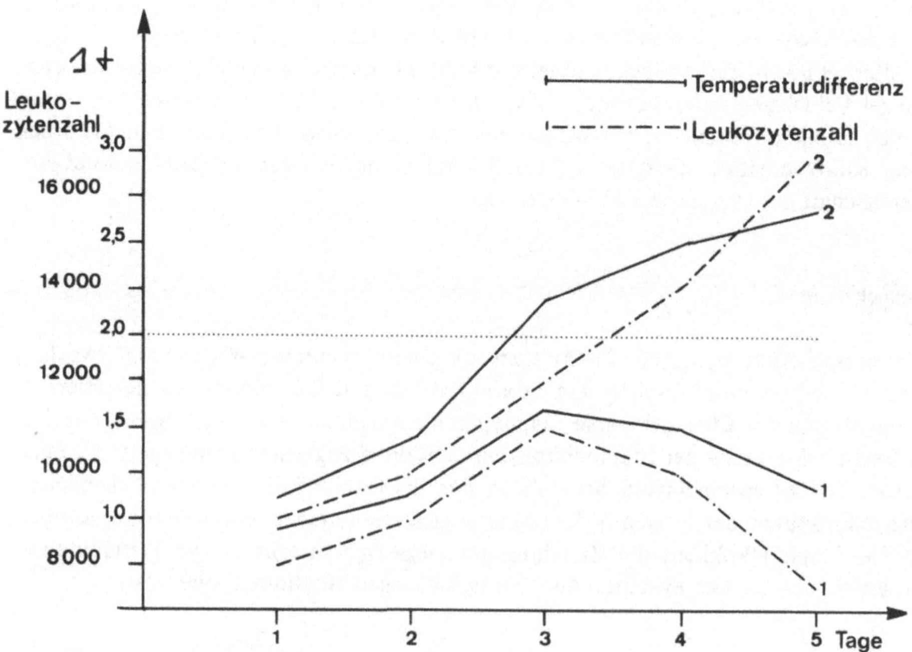

Abb. 4. Temperaturdifferenz (Δt) und Leukocytenzahl während des normalen postoperativen Verlaufes (1) und bei Entstehung einer Frühinfektion (2)

stieg von Temperatur und Leukocytenzahl erster Hinweis auf die sich anbahnende Infektion sein. Dem Verhalten der Leukocyten kommt hierbei wesentliche Bedeutung zu: Das Fortbestehen einer Leukocytose über den 4. postoperativen Tag hinaus, zwingt zur besonderen Vorsicht. Eigene Untersuchungen über das Temperaturverhalten von Operationswunden mit einem eigens entwickelten hochempfindlichen Digital-Temperaturmeßgerät[1] ergaben während des normalen postoperativen Verlaufes zwischen Operationswunde und Umgebung Temperaturdifferenzen von höchstens 2 Grad. Temperaturdifferenzen von über 2 Grad sind dagegen Ausdruck einer gesteigerten reparativen Entzündung und können bereits auf die sich anbahnende Infektion hinweisen, noch ehe ein signifikanter Anstieg von Leukocytenzahl und Körpertemperatur zu beobachten ist (Abb. 4).

Ob die drohende Infektion in eine manifeste übergeht hängt wesentlich von den sofort einzuleitenden therapeutischen Maßnahmen ab: Konsequente Hochlagerung und Ruhigstellung der Extremität mit engmaschiger Kontrolle des Lokalbefundes sind selbstverständlich. Bereits in diesem Stadium halten wir eine hochdosierte Antibiotikagabe für absolut indiziert.

Hämatome im Wundbereich waren im eigenen Krankengut in 32% bakteriell kontaminiert. Sie sollten als potentielle Infektionsherde notfallmäßig ausgeräumt werden – auch dann, wenn klinische Zeichen einer drohenden Infektion noch fehlen.

Manifeste Infektion

Die Klinik der pyogenen Wundinfektion umfaßt die klassische Symptomatologie mit Rubor, Kalor, Dolor und Tumor.

Die heute übliche Behandlung infizierter Wunden kann hier nur mehr oder weniger summarisch erwähnt werden: Erster Schritt in der Behandlung ist die Revision der infizierten Wunde mit Abnahme eines bakteriologischen Abstriches, sorgfältigem Wunddebridement und ausgedehnter Spülung. Vorhandene Sequester oder Fremdkörper sind zu entfernen. Die Wunde bleibt offen, andernfalls muß durch Einlegen von Drainagen der Eiter- und Sekretabfluß sicher gewährleistet sein. Die Extremität wird hoch gelagert und ruhiggestellt.

Im Falle infizierter Frakturen ist eine stabile Osteosynthese für die Knochenbruchheilung von zentraler Bedeutung – hier hat sich die offene oder geschlossene Spüldrainage zur mechanischen Reinigung des Infektherdes hervorragend bewährt. Eine gezielte hochdosierte antibiotische Stoßtherapie ist angezeigt, um die weitere Ausbreitung des Infektherdes zu verhindern. Bei septischen Krankheitsverläufen oder Risikopatienten empfiehlt sich die zusätzliche Gabe gepoolter Immunglobuline der Fraktionen G, A und M.

Über den tatsächlichen Wert lokal wirksamer Antibiotica – etwa in Form der PMMA-Kugelketten – läßt sich noch nichts Abschließendes aussagen. Stets kann es sich jedoch hierbei nur um flankierende Maßnahmen einer korrekt durchgeführten chirurgischen Behandlung handeln. Prinzipiell sollten als Lokalantibiotica in Spüllösungen, Sprays, Salben oder Puder – wenn überhaupt – nur nicht resorbierbare Chemotherapeutica wie Neomycin, Bacitracin oder Polymicin verwandt werden, wegen möglicher Kreuzresistenzen und der Gefahr allergischer Reaktion.

---

[1] Hersteller: Sesa-Electronic GmbH. Stgt., 7 Stuttgart 30, Hohewartstr. 29.

Chronische Infekte

Die Keimbesiedelung offener Wunden ist auf Dauer unvermeidlich. Die zwischenzeitlich mobilisierten Abwehrmechanismen verhindern jedoch ein infiltrierendes Wachstum der Wundkeime. Vorrangiges Ziel der Behandlung sekundär-infizierter Wunden ist ihre mechanische Reinigung. Synthetische Hautersatzmaterialien – wie z.B. die Polyurethanfolie – gehen dank ihrer physikalischen Eigenschaften eine enge thrombogene Adhäsion mit der Wundoberfläche ein. Beim Auflagenwechsel lassen sich die bakterienhaltigen Fibrinbeläge problemlos mitentfernen. So wird eine Verminderung der Bakterienkolonien erreicht und gleichzeitig den Keimen der notwendige Nährboden entzogen. Wundreinigung und Keimverminderung ebnen den Weg für die Ausbildung eines gut vascularisierten Granulationsgewebes. Auf einer so gereinigten Wundfläche wird das Hauttransplantat problemlos einheilen. Antibiotica sind hier sicherlich entbehrlich.

Im Falle einer chronischen Osteomyelitis ist die stabile Osteosynthese Grundvoraussetzung jeglicher Behandlung. Weichteilsanierung, Sequestrotomie. Spongiosaplastik und Antibiotica sind hierbei wesentliche, z.T. unabdingbare, grundsätzlich jedoch nur sekundäre Maßnahmen.

Die Sanierung eitrig sezernierender Fisteln ist in der Unfallchirurgie, ebenso wie in der Abdominal- oder Thoraxchirurgie primär ein rein chirurgisches Problem, wobei jede Fistel einer ganz speziellen, nur am Einzelfall orientierten Behandlung bedarf.

Zusammenfassung

Vom Wunschtraum einer infektionsfreien Chirurgie sind wir noch immer weit entfernt. Möge sich bald der Nebel lichten, der uns bislang noch den Einblick in die Geheimnisse der Infektentstehung und ihrer Früherkennung verwehrt. Im Vordergrund der Behandlung von Weichteil- oder Knocheninfektionen steht die chirurgische Intervention. Systemische oder lokale Antibiotica können stets nur flankierende Heilmaßnahmen einer differenziert und korrekt durchgeführten chirurgischen Behandlung sein.

Literatur

Elek, S.D., Conen, P.E.: The virulence of staph. pyogens for man. Brit. J. exper. Path. *38*, 573 (1957)

Ganzoni, N.: Die Schußverletzung im Krieg. Bern: Hans Huber (1975)

Lindner, I.: Die Morphologie der Wundheilung. Langenbecks Arch. klin. Chir. *301*, 39 (1962)

Schallock, G., Lindner, J.: Beitrag zur Frage der Entmischungszustände in den Grundsubstanzen des Bindegewebes. Medizinische *1*, 12 (1957)

Schweiberer, L.: Verhütung und Behandlung von Infektionen nach Osteosynthesen. Chirurg *48*, 1 (1977)

Infektionen nach offenen Höhlenverletzungen (Brust- und Bauchhöhle)

W. Dürr, Koblenz

Die Anwendung der Thoraxdrainage als Erstmaßnahme bei perforierenden Thoraxverletzungen und die Einschränkung der Thoracotomie auf genau abgegrenzte Indikationen hat die Häufigkeit von Infektionen im Thoraxraum stark reduziert. Die Rate an Pleuraempyemen nach perforierenden Thoraxwunden im Kriege schwankt nach den Angaben von Romanoff zwischen 35% im Vietnam-Konflikt und etwa 5% auf israelischer Seite in den letzten Nahost-Kriegen. Stichverletzungen besitzen eine bessere Prognose als Schuß- und Splitterverletzungen.

Wenn nach der Primärversorgung nach den ersten kritischen Tagen die Temperatur ansteigt, so muß zunächst geprüft werden, ob die Drainage funktioniert, d.h. also durchgängig ist und richtig liegt.

Beim frischen posttraumatischen Empyem sind zwei Hauptprinzipien zu verfolgen:

1. Beherrschung der Infektion.
2. Völlige Wiederentfaltung der Lunge unter Vermeidung von Resthöhlen.

Die erste Forderung wird durch eine gezielte antibiotische Therapie und die umfassende Allgemeinbehandlung erfüllt, die zweite soll differenziert besprochen werden. Im Zweifelsfall sind mehrere Drainagen zweckmäßig. Ist die Entleerung des Hämatothorax wegen eingetretener Blutgerinnung nicht gelungen, so muß eine frühe Hämatomausräumung einige Tage bis 2 Wochen nach der Verletzung erfolgen. Die Entleerung eines infizierten Hämatothorax erfolgt jedoch zunächst durch geschlossene Drainage. Eine Punktionsbehandlung ist höchstens bis 2 Wochen nach der Verletzung sinnvoll, kommt aber in den hier zu besprechenden Fällen nur dann in Betracht, wenn die ursprünglich gelegte Drainage bereits wieder entfernt worden war. Ist eine ausreichende Entleerung und damit eine Verklebung der Pleurablätter nicht erreicht worden, so muß man bereits nach 1–2 Wochen damit rechnen, daß die viscerale Pleura durch Fibrinauflagerungen so starr ist, daß die Wiederausdehnung der Lunge nur durch eine Dauersaug-Drainage erreicht werden kann.

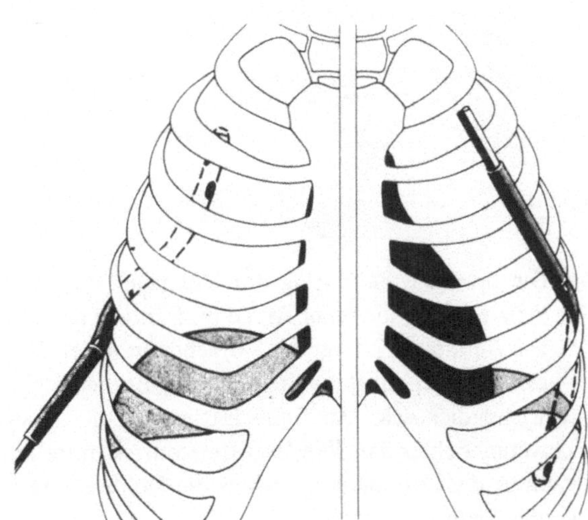

Abb. 1. Klassische und spezielle Lage einer Thoraxsaugdrainage nach Glinz

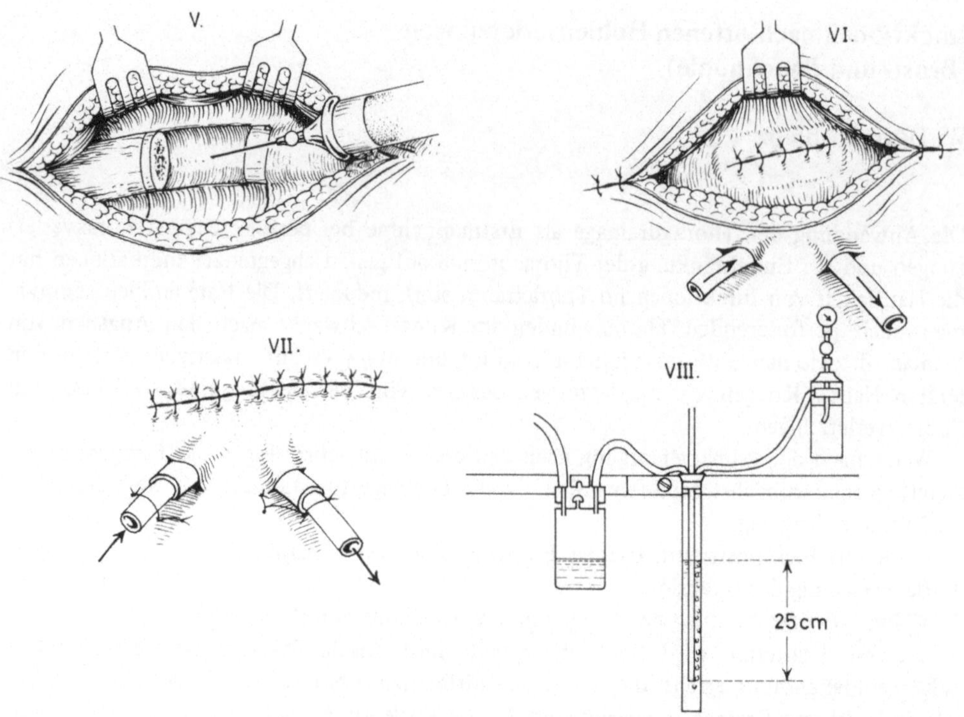

Abb. 2. Kleine Rippenresektion und Spülsaugdrainage für Behandlung einer frischen Empyemhöhle

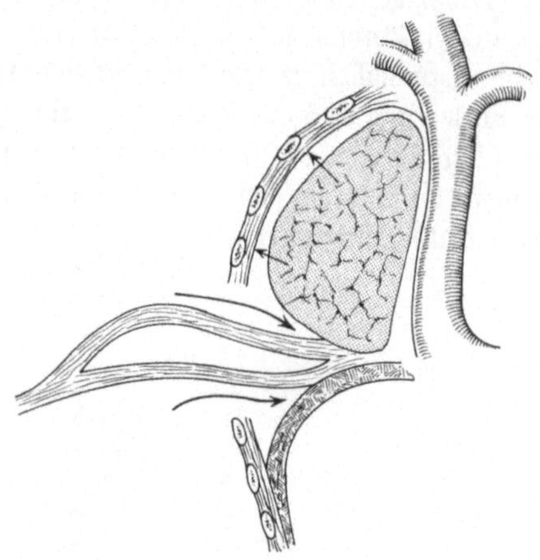

Abb. 3. Decortikation als Frühmaßnahme

Die optimale Plazierung der Drainage, vor allem bei engem Rippenabstand, ist durch begrenzte Resektion einer Rippe im Rahmen einer kleinen Thoracotomie möglich.

Die Abbildung 2 zeigt das Vorgehen in Anlehnung an Kremer.

Das Einlegen eines zweiten Drains gibt die Möglichkeit einer Spülung. Die Drains müssen genügend dick sein. Zu frühe Entfernung der Drainage stellt einen häufigen, aber folgenschweren Fehler dar. Wiederholte Kontrastmittelfüllung der sich verkleinernden Höhle erleichtert die Entscheidung, wann die Höhle obliteriert und die Drainage endgültig entfernt werden kann.

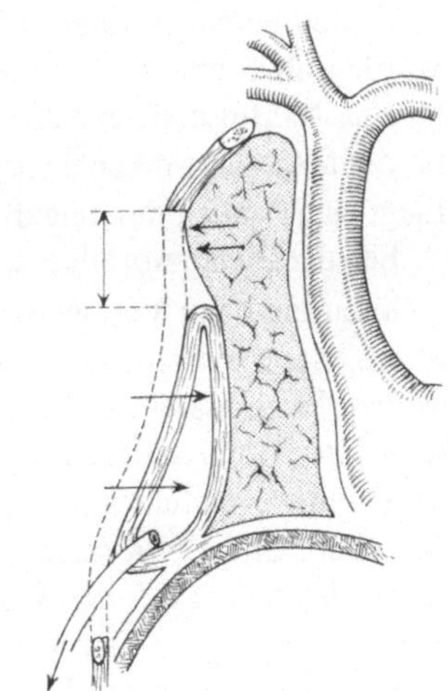

Abb. 4. Begrenzte Rippenresektion und Saugdrainage zur Behandlung einer kleinen Empyem-Resthöhle

Gelingt es nicht, durch Saug-Drainage die vollständige Ausdehnung der Lunge und die Ausheilung des Empyems zu erreichen, ist es also chronisch geworden, so muß die wandbildende Schwarte als Hindernis der Sanierung beseitigt werden.

Jede durch Drainage zuvor erzielbare Verkleinerung der Höhle verringert die Ausdehnung des nachfolgenden Eingriffes.

Die Decortikation im Bereich der Resthöhle möglichst mit Extirpation des ganzen Empyemsackes als *Früh*maßnahme kann zu einem ausgezeichneten funktionellen Ergebnis führen. Eine röntgenologische Darstellung der Höhle mit einem wasserlöslichen Kontrastmittel zeigt das räumliche Ausmaß vor der Operation. Die vorherige Spülung der Höhle entsprechend dem Antibiogramm stellt eine wichtige vorbereitende Maßnahme vor diesem an sich septischen Eingriff dar.

Die Technik der Decortikation richtet sich auch nach der Festigkeit der Schwarte (Abb. 3).

Eine sorgfältige Blutstillung und die Versorgung von Pleuradefekten ist für die Verhütung von Rezidiven wichtig. Die anschließende Saug-Drainage wird etwa 8 Tage belassen.

Die Thoracoplastik ist gegenüber der Decortikation weit in den Hintergrund getreten, weil Funktion der Lunge, Statik der Wirbelsäule und die äußere Form des Thorax beeinträchtigt werden. Sie kommt allenfalls unter besonderen Umständen bei begrenzten Höhlen in Betracht, muß dann aber an Ausdehnung den Herd um 3 Qf überschreiten (Abb. 4).

Bei der Infektion einer offenen *Bauchhöhlen*verletzung ist die Ausgangslage unterschiedlich.

Man kann annehmen, daß vorher im Rahmen der Erstversorgung eine Revision der Bauchhöhle erfolgte und die Art der Organverletzung bekannt ist, während beim Thorax dies die Ausnahme sein dürfte. Wenn einige Tage nach der Erstversorgung die Darmfunktion nicht in Gang kommt, die Bauchdeckenspannung zunimmt, der Allgemeinzustand sich verschlechtert und die Laborwerte septische Indizien signalisierne, so stellt sich die Frage der Reintervention. Jede lokalisierte oder diffuse freie eitrige Bauchfellentzündung erfordert nach Zenker entweder die Beseitigung des Infektionsherdes oder den Verschluß der Infektionsquelle oder, falls diese Maßnahmen unmöglich sind, die ausgiebige Drainage.

Es sind demnach folgende Überlegungen anzustellen:
Wurde primär eine perforierende Verletzung eines Hohlorganes übersehen?
Ist eine Nahtinsuffizienz denkbar?
Ist der Magen-Darmkanal ausreichend entlastet?
Liegt eine *lokale* oder eine diffuse Peritonitis vor?

Bei der Relaparotomie wird also die Suche nach der Ursache im Vordergrund stehen.

Kann ein beim Voreingriff übersehenes Leck oder eine insuffizient gewordene Darmnaht verschlossen werden, so ist die zusätzliche ausgiebige Entlastung des Darmtraktes für die weitere Prognose entscheidend. Der Dümmdarm wird intraoperativ nach proximal über den Magen temporär entleert. Zur temporären Entlastung empfiehlt Saegesser die durch hohe Ileostomie eingeführte Miller-Abbot-Sonde, die bis ins untere Ileum vorgeschoben wird. Das obere Ende wird seitwärts durch die Bauchdecken herausgeleitet und mit leichtem Sog von nicht mehr als 5 cm Wasser versehen. Der Schlauch bleibt meistens etwa 8 Tage liegen. Abgesehen von der Darmentlastung hat die Sonde eine schienende Wirkung ähnlich der Noble'schen Operation als Prophylaxe gegen einen mechanischen Ileus. Es sind jedoch auch Komplikationen durch intestinale Blutungen und Probleme bei der Entfernung bekannt.

Die Entlastung des Dickdarmes erfolgt durch Anlegen eines doppelläufigen Anus praeter (Abb. 5).

Die einmalige Spülung des Abdomens bei der Relaparotomie mit physiologischer Kochsalzlösung, mit Ringer-Lösung und neuerdings mit Polyvinylpyrrolidon-Jod-Komplex hat die weitgehende Entfernung des Exsudates und eine Reduzierung der Keimzahl zum Ziel. Demgegenüber wird die Spül-Drainage als Dauermaßnahme z.Zt. noch kontrovers beurteilt. Es stellt sich die Frage, ob die Spülflüssigkeit angesichts der Klebekraft des Peritoneums tatsächlich an den gewünschten Ort gelangt, oder nicht sozusagen oberflächlich paracolisch abfließt.

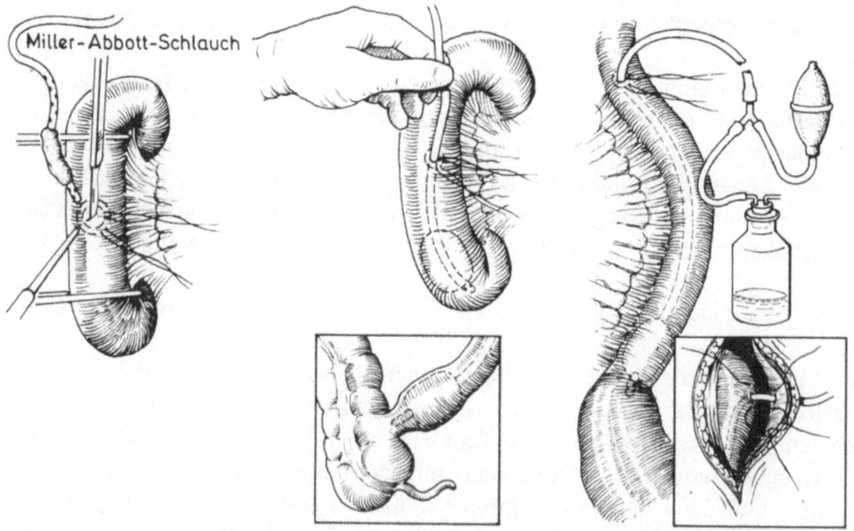

Abb. 5. Entleerung und Entlastung des peritonitisch gelähmten und überfüllten Dünndarmes durch Ileostomie und temporär belassene Miller-Abbot-Sonde nach Saegesser

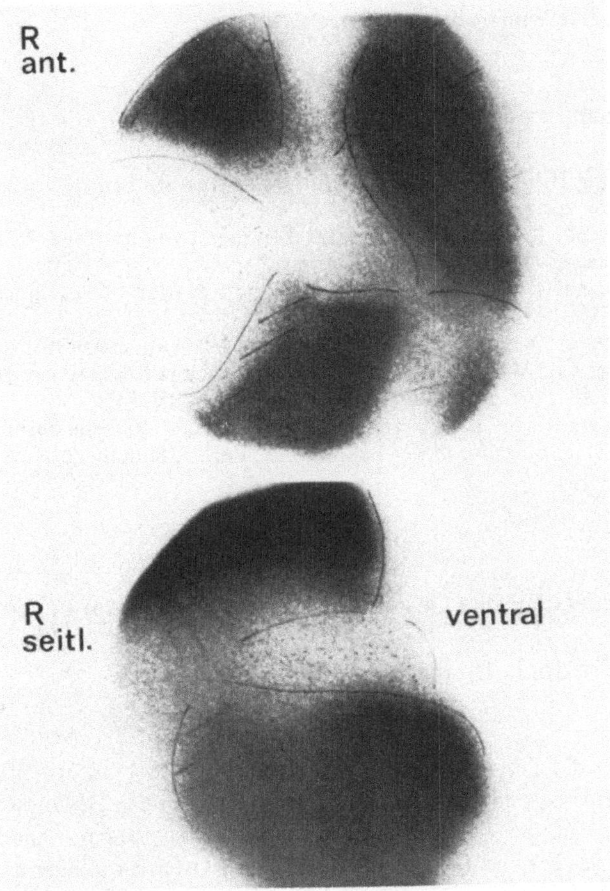

Abb. 6. Subphrenischer Absceß im kombinierten Leber-Lungenszintigramm als nichtspeichernde Zone a.p. (oben) und seitlich (unten)

Die *lokalisierte* Infektion bietet eher diagnostische als therapeutische Probleme, vor allem wenn man an die subphrenische, subhepatische und interintestinale Lage denkt. Zusätzliche diagnostische Hilfen sind die kombinierte Lungen- und Leberszintigraphie beim subphrenischen Absceß (Abb. 6) und neuerdings auch die Computer-Tomographie. Die Sonographie kann nach Triller und Haertel flüssigkeitsgefüllte Absceß- und Hämatomhöhlen ab 2 cm Durchmesser im Bauchraum nachweisen und gegen Darmstrukturen differenzieren. Ihre Anwendung erfordert jedoch sehr große Erfahrung, weshalb ihr Wert gegenwärtig in praxi noch unterschiedlich beurteilt wird.

Die Absceßeröffnung erfolgt beim subphrenischen Absceß nach Möglichkeit extraperitoneal von ventral, selten von dorsal her. Die interintestinalen oder Schlingenabscesse sind präoperativ allenfalls zu vermuten. Man sucht den Zugang durch die Bauchdecke möglichst über dem Absceß. Wenn jedoch der Weg durch die Bauchhöhle genommen werden muß, versucht man die Drainage möglichst abseits der Laparotomiewunde herauszuleiten. Hier eignen sich zur Drainage Penrose-Drains.

Der Verschluß der Bauchhöhle erfolgt stets durch Platzbauchnähnte. Nach Zenker ist zweckmäßig, Haut- und Subcutangewebe für 4–5 Tage offen zu halten und nach dieser

Zeit die Wundränder mit Heftpflasterstreifen im Sinne einer sogenannten verzögerten primären Wundnaht zu raffen.

Literatur

Grewe, H.E., Kremer, K.: Chirurgische Operationen Bd. I, 2. Aufl. Stuttgart: Georg Thieme-Verlag, 1977

Kubiena, K., Schnetzer, J.: Das Pleuraempyem. Offene Probleme der Behandlung. Chir. Praxis, *11*, 521–529 (1967)

Romanoff, H.: Prevention of Infection in War Chest Injuries. Ann. Surg. Aug. *182*, 2, 144–149 (1975)

Saegesser, M.: Spezielle chir. Therapie, 10. Aufl. Bern-Stuttgart-Berlin: Hans Huber, 1976

Triller, J., Haertel, M.: Zur sonographisch-radiologischen Diagnostik abdomineller Abscesse. Fort. Röntgenst. *128*, 6, 739–745 (1978)

Zenker, R.: in: Kirschner, M.: Allgemeine und spezielle chirurgische Operationslehre. Band VII/1, Eingriffe in der Bauchhöhle, Berlin-Heidelberg, New York: Springer, 1975

Biomechanische Gesichtspunkte bei infizierten Frakturen

B. Friedrich, Bremen

Wenn das Zusammentreffen von Instabilität am Frakturspalt und posttraumatischer Osteitis eine besonders ungünstige Konstellation für den Heilungsvorgang am Knochen darstellt, dann muß die Verhinderung eines der beiden Faktoren – nämlich eine absolut stabile Fixation der Fragmente – die Entstehung der Osteitis verhindern oder zumindest ihren Verlauf mildern können.

In experimentellen Untersuchungen am Kaninchen wurden die Knochenheilung unter stabilen und instabilen Verhältnissen geprüft und die verschiedenen Tiergruppen mit und ohne Staphylokokkeninfektion untersucht. Dabei wurde für die Versuchsanordnung der stabilen Fragmentfixation die Druckplattenosteosynthese gewählt und die instabile Osteosynthese mit Hilfe einer Marknagelung erzeugt. Die Infektion des Frakturgebietes erfolgte intraoperativ mit Hilfe einer Injektion von pathogenen Staphylokokken des Stammes SG 511 in einer Dosierung von 10^5 Keimen in 0,1 ml physiologischer Kochsalzlösung.

Insgesamt wurden 120 Tiere operiert: Bei Gruppe 2 wurden Staphylokokken an die freigelegte Tibia geimpft ohne Fraktur und ohne Metallzusatz. In Gruppe 3 wurde ohne Fraktur eine Platte an die Tibia geschraubt und zusätzlich die Impfung mit Staphylokokken durchgeführt. Bei den Gruppen 4 und 5 wurde die Frakturheilung unter stabilen und instabilen Verhältnissen geprüft. Bei den Tieren der Gruppen 6 und 7 wurden die Tibiaquerfrakturen jeweils mit einer stabilen bzw. instabilen Osteosynthese versorgt und zusätzlich die Impfung mit Staphylokokken vorgenommen.

Die Auswertung der verschiedenen Befunde ergab dann, daß von 71 Plattenosteosynthesen nur 44 als sicher stabil gelten konnten und daß unter den 28 Marknagelosteosynthesen sich nur 20 fanden, die während der Frakturheilung instabil waren. So standen sich also 52 stabile und 47 instabile Osteosynthesen gegenüber. Bei 21 Tieren lagen ohne Fraktur und ohne Osteosynthesematerial stets stabile Verhältnisse im Operationsgebiet vor. Die Untersuchungsergebnisse ließen sich folgendermaßen zusammenfassen:

Gruppe 2. Die stabile Druckplattenosteosynthese der Tibiaquerfraktur ergab vorwiegend eine Primärheilung der Frakturen vom Typ der Kontakt- oder Spaltheilung praktisch ohne Callusbildung.

Gruppe 3. Nach Marknagelosteosynthese zeigte sich sowohl der Typ der callusreichen als auch der Typ der callusarmen Heilung, jeweils abhängig vom Grade der Stabilitätsverhältnisse.

Gruppe 4. Die Impfung von Staphylokokken an die freigelegte Tibia ohne Fraktur und ohne Osteosynthesematerial blieb vom Knochen völlig unbeantwortet: Weder röntgenologisch noch am Präparat noch histologisch ließen sich irgendwelche pathologischen Lokalveränderungen feststellen.

Gruppe 5. Wenn an die intakte Tibia eine Platte angeschraubt wurde und zusätzlich die Impfung mit Staphylokokken erfolgte, so ergab sich fast durchwegs röntgenologisch und auch histologisch der Befund der bakteriellen Knochenentzündung, jedoch immer ohne klinische Manifestation einer Osteitis. Klinisch blieben diese Tiere während des gesamten postoperativen Verlaufes völlig unauffällig, es bestanden lokal am operierten Unterschenkel keinerlei Veränderungen, die einen entzündlichen Befund signalisiert hätten.

Gruppe 6. Nach stabiler Fixation mit Druckplattenosteosynthese und zusätzlicher lokaler Staphylokokkenimpfung war praktisch der gleiche Verlauf postoperativ zu beobachten wie bei der vorausgegangenen Gruppe ohne Fraktur: Klinisch blieben die Tiere völlig unauffällig, lokal ergaben sich keine Anhaltspunkte für das Vorliegen einer Osteitis. Röntgenologisch jedoch wiederum die Zeichen der entzündlichen Destruktion sowie Sklerosierungen als Ausdruck der Reparation oder sogar der Sequestration. Am Präparat der Tibia fanden sich häufig noch die Callusnekrosen im Plattenlager sowie reaktive Knochenneubildungen. Histologisch zeigte sich wiederum das Bild der unterschiedlich schweren Knocheninfektion von herdförmigen Leukocytenansammlungen bis zur Sequesterbildung. Röntgenologisch heilte die Schaftfraktur jedoch ungestört und ohne wesentliche Callusbildung.

Unter stabilen Verhältnissen verlief die Frakturheilung auch histologisch ungestört: Wir finden eine primäre angiogene Knochenheilung und daneben im Bereiche des Metalls – hier eines Schraubenkanals – den entzündlichen Knochenprozeß. Die Vergrößerung des histologischen Bildes zeigt links und rechts das Frakturgebiet, das von neu einsprossenden Gefäßen überbrückt wird und in keiner Weise durch einen entzündlichen Befund irritiert ist. Im Bereiche des Schraubenkanals jedoch findet sich das histologische Bild einer deutlichen bakteriellen Osteitis, die in den Randbezirken bindegewebige und resorbtive Reaktionen zeigt.

Eine klinische Manifestation der Osteitis ist auch in dieser Gruppe nicht aufgetreten: Die Tiere waren und blieben während der gesamten Untersuchungsdauer gesund und unauffällig. Eine Ausnahme in dieser Gruppe ergab sich bezüglich des klinischen Verlaufes jedoch bei den Refrakturen: Bei einigen Tieren kam es insbesondere aus Gründen der Überlastung zu einer Refraktur der operierten Tibia, und diese Gruppe stellt wie ein Experimentum crucis ein sehr bemerkenswertes Kollektiv dar: Regelmäßig kam es hier zur lokalen Ausbildung einer massiven klinisch manifesten Osteitis mit Rötung, Schwellung, Absceßbildung und schließlich Perforation. Auch röntgenologisch und im Präparat zeigen sich die entsprechenden Veränderungen einer Infektpseudarthrose und histologisch durchweg das Bild der schweren eitrigen und sequestrierenden Osteitis mit massiven Callusformationen.

Gruppe 7. Nach infizierter Marknagelung ergaben sich die auffälligsten Befunde. Entweder war es bei Formschlüssigkeit eines dicken Marknagels in einer engen Markhöhle gewissermaßen unbeabsichtigt zur Stabilität im Frakturbereich gekommen, dann ergab sich eine callusarme, manchmal sogar primäre Frakturheilung ohne nachweisbare Infektion. Oder es lag eine Instabilität im Frakturbereich vor, dann fand sich regelmäßig eine schwere klinisch manifeste Osteitis mit Absceßbildung, Perforation und persistierender Fisteleiterung. Röntgenologisch, makroskopisch und mikroskopisch konnte regelmäßig das Bild der schweren abscedierenden und nekrotisierenden Knocheninfektion in Sequesterbildung und Pseudarthrose nachgewiesen werden.

Die Diagnose einer Osteitis konnte röntgenologisch und später auch histologisch doppelt so häufig gestellt werden, wie sich eine klinische Manifestation der Osteitis ergab. Ob hierin möglicherweise der Schlüssel zur Erklärung der in der Klinik so häufig beobachteten sogenannten Spätinfektionen liegt, wäre eine interessante Hypothese.

Das ausgeprägte klinische Erkrankungsbild der posttraumatischen Osteitis fand sich ausschließlich bei den Tieren mit schwerer Instabilität im Frakturbereich, gleichgültig, ob sie nun primär vorhanden gewesen war wie bei den Marknägeln, oder erst sekundär aufgetreten ist wie bei den Refrakturen.

Die Bedeutung der Stabilität im Frakturbereich für den Verlauf der posttraumatischen Osteitis läßt sich in diesem Bild zeigen: Bei 52 stabilen Osteosynthesen und auch bei 21 ohne Metall mechanisch stabilen Knochen ist nicht ein einziges Mal eine klinisch manifeste Osteitis aufgetreten. Von 47 Tieren, deren Frakturen mechanisch instabil waren, haben 21 eine schwere klinisch manifeste Osteitis entwickelt, entsprechend einer Häufigkeit von 45%. Dieses Ergebnis ist mit P = kleiner als 0,001 auch statistisch hochsignifikant. Die Zeit der Frakturheilung lag bei den Tieren ohne nachweisbare Knocheninfektion bei durchschnittlich 64 Tagen. Die durchschnittliche Frakturheilung mit Knocheninfektion betrug 63 Tage. Das ist statistisch natürlich nicht signifikant, aber wie schon bei den röntgenologischen und histologischen Untersuchungen wird auch hier eine Tendenz deutlich: Zwar verläuft die Frakturheilung bei gleichzeitigem Vorliegen einer bakteriellen Knocheninfektion nicht gerade schneller, sie erfährt aber auch durch das Vorhandesein einer Infektion jedenfalls keine Verlängerung.

Zusammenfassend darf man feststellen:

1. Daß in den tierexperimentellen Untersuchungen eine klinisch manifeste Osteitis nur bei schwerer Instabilität aufgetreten ist und nie bei mechanischer Stabilität im Frakturbereich zu beobachten war.
2. daß die Zeit der Frakturheilung durch das Vorhandensein einer posttraumatischen Osteitis unter stabilen Verhältnissen nicht verzögert wird und
3. daß die Art der Frakturheilung in strenger Abhängigkeit von der biomechanischen Stabilität im Bereiche des Bruchspaltes abläuft und unabhängig ist vom Vorhandensein einer Osteitis. Unter stabilen Verhältnissen waren die entzündlichen Veränderungen – wenn vorhanden – stets neben den Phänomenen der Knochenheilung zu beobachten, nie jedoch war festzustellen, daß sie voneinander abhängig waren oder gar sich gegenseitig ausschlossen. Das bedeutet, daß die Knochenheilung und Osteitis in ihrem Erscheinungsbild zwar beide abhängig sind vom Ausmaße der biomechanischen Stabilität im Fraktugebiet, daß sie sich jedoch unabhängig voneinander entwickeln können und unabhängig voneinander ablaufen.

Die klinische Relevanz dieser Untersuchungsergebnisse zeigt sich praktisch täglich auch im klinischen Ablauf infizierter Frakturen: Sowohl das Auftreten der posttraumatischen

Osteitis als auch ihr klinischer Verlauf ist stets entscheidend bestimmt durch die Stabilitätsverhältnisse, die im Bereiche infizierter Frakturen herrschen. Daraus ergibt sich die Forderung, daß im Vordergrund aller Bemühungen um eine Knochenheilung bei Infektion das Erzwingen der Stabilität zu stehen hat.

Zusammenfassung

Bericht über experimentelle Untersuchungen zu der Frage, welche Bedeutung der biomechanischen Stabilität im Bereiche eines Knochenbruchs für die Entstehung und den Verlauf der posttraumatischen Osteitis zukommt und andererseits, welche Bedeutung das Vorhandensein einer bakteriellen Knocheninfektion für den Verlauf der Knochenheilung haben kann. Das Ergebnis der Untersuchungen an Kaninchen zeigte,
1. daß in den tierexperimentellen Untersuchungen eine klinisch manifeste Osteitis nur bei schwerer Instabilität aufgetreten ist und nie bei mechanischer Stabilität im Frakturbereich zu beobachten war;
2. daß die Zeit der Frakturheilung durch das Vorhandensein einer posttraumatischen Osteitis unter stabilen Verhältnissen nicht verzögert wurde, und
3. daß die Art der Frakturheilung in strenger Abhängigkeit von der biomechanischen Stabilität im Bereiche des Bruchspaltes ablief und unabhängig war vom Vorhandensein einer Osteitis. Unter stabilen Bedingungen waren die entzündlichen Veränderungen – wenn vorhanden – stets neben den Phänomenen der Knochenheilung zu beobachten, nie jedoch war festzustellen, daß sie voneinander abhängig waren oder gar sich gegenseitig ausschlossen. Das bedeutet, daß Knochenheilung und Osteitis in ihrem Erscheinungsbild zwar beide abhängig sind vom Ausmaß der biomechanischen Stabilität im Frakturgebiet, daß sie sich jedoch unabhängig voneinander entwickeln und unabhängig voneinander ablaufen können.

Gelenkinfektionen nach offenen Verletzungen (therapeutische Maßnahmen)

K.P. Schmitt-Neuerburg und H. Weiß, Essen

Gelenkinfektionen entstehen direkt über offene Gelenkverletzungen oder indirekt fortgeleitet aus gelenknahen offenen Frakturen. Die Synovialflüssigkeit ist der ideale Nährboden für Keimvermehrung und Virulenzsteigerung. Die Infektausbreitung wird begünstigt durch traumatischen Gewebeschaden und Minderdurchblutung im Verletzungsbereich.

Die akute Gelenkinfektion nach offener Verletzung ist ein dringender chirurgischer Notfall und erfordert folgende Maßnahmen:

1. Herdöffnung, durch Arthrotomie und Wundrevision. Weichteilwunden über dem Gelenk, die als Infektionsherd infrage kommen werden excidiert, sonstige Wunden und Hautschnitte eröffnet und offen belassen. Weichteilnekrosen müssen excidiert, Wundhöhlen revidiert und ausreichend drainiert werden.

2. *Herdausräumung*, durch Abtragung der infizierten Synovia und Excision von Knorpelnekrosen. Besondere Bedeutung ist dabei dem chirurgischen Debridement der infizierten und meist hyperplastischen Synovia zuzumessen, weil diese Hauptsitz der Infektion ist und die Eintrittspforte für die subchondrale Ausdehnung am chondro-synovialen Übergang bildet. Devitalisierte kleine Knorperknochenfragmente werden ebenfalls entfernt, große, stabil fixierte Fragmente mit subchondralem Knochenteil müssen belassen werden. Bei Gelenkfrakturen wird das stabilisierende Osteosynthesematerial in jedem Falle belassen oder die Reosteosynthese durchgeführt.

3. *Infekteindämmung*, durch offene Spül-Saug-Drainage über 4-7 Tage, offene Wundbehandlung und parenterale Antibioticatherapie. Die Spülsaug-Drainage erfolgt durch Verwendung großlumiger (16 Charr.) Redon-Draingen, die jenseits der Infektzone durch die Haut geführt werden. Die Anwendung der Spülsaug-Drainage im geschlossenen System ist nur am Hüft- und Kniegelenk vertretbar und muß wegen der Gefahr der Verhaltung genau überwacht und bilanziert werden. Bei offener Spüldrainage erfolgt die Ableitung über großlumige, weiche Silikondrains und zusätzliche Weichteildrainage durch mehrere Penrose-Drains. Heparin-Zusatz (10 000 E/l) verhindert Blutcoagel, bactericid wirksame, keimspezifische Antibiotica sind als 1%iger Zusatz zur Spüllösung während der ersten Tage der Spülbehandlung empfehlenswert. Da ein saueres Milleu das Keimwachstum begünstigt, muß das pH der Spüllösung (z.B. Ringer-Lactat) überprüft und stets im neutralen oder leicht alkalischen Bereich gehalten werden. Auch bei offener Wundbehandlung und offener Spül-Drainage ist die Weichteildeckung der Gelenkflächen, des Knochens und gelenknaher Metallimplantate anzustreben. Der Hautverschluß erfolgt sekundär durch Spalthautplastik. Die parenterale Antibioticatherapie muß gezielt und hoch dosiert bereits während der Herdausräumung begonnen und 14 Tage lang fortgeführt werden.

4. *Immobilisation des Gelenkes in der funktionell günstigsten Arthrodesestellung*, durch Gipsverband und Hochlagerung, oder Fixateur externe bei Gelenkinstabilität und großen Weichteildefekten. Die Aufrechterhaltung der Arthodesestellung während der ganzen Dauer der Behandlung verdient besondere Beachtung, weil die Neigung zur Ausbildung schwerwiegender Kontrakturen durch Narben- und Kapselschrumpfung sehr groß ist.

5. *Infektsanierung*, die bei kleinen Gelenken und mäßig aktivem Infektgeschehen durch primäre Arthodese, bei großen Gelenken und lebhafter Infektaktivität als sekundäre Früh- oder Spätarthrodese und nur selten durch Resektionsarthroplastik (z.B. Ellenbogengelenk) erzielt wird. Bei weniger aktivem Infektgeschehen kann die Infektsanierung durch Herdausräumung und Synovektomie, parenterale Antibiotica und Immobilisation erzielt werden, ohne Resektion der Gelenkanteile. Funktionsverbessernde Maßnahmen – Gelenktoilette, Athrolyse, Meniscektomie, Bandplastik – dürfen allerdings erst nach ausreichend langem Zeitinterall, 4-6 Monaten nach der Infektion, erfolgen. Die Amputation ist dagegen nur selten bei septischer Infektausbreitung oder definitiver Gebrauchsunfähigkeit der Extremität infolge irreversibler Gefäß- und Nervenzerstörung indiziert.

Häufigste Form der akuten, aggressiven Gelenkinfektion nach offener Verletzung ist die *Panarthritis* mit starker Schwellung der paraarticulären Weichteile, Kapselphlegmone und hochfieberhaften Temperaturen [2]. Gelingt es nicht, durch die geschilderten Maßnahmen der Infekteindämmung die subchonrale Ausdehung der Infektion zu vermeiden, besteht die Indikation zur Früharthrodese:

Fall 1

Akute Kniegelenksinfektion bei einem jugendlichen Diabetiker, der nach offener Patellafraktur mit instabiler Zugurtung zugewiesen wurde.

Notfallmäßige Arthrotomie, Reosteosynthese der Patellafraktur mit lateraler Zugurtung, offene Spül-Saug-Drainage, Immobilisation im gefensterten Gipsverband, Hochlagerung, hochdosierte, parenterale Antibioticatherapie. Trotz Abklingen der Weichteilentzündung kommt es zur subchondralen Infekausbreitung. Bei der Gelenkrevision kann der nektrotische Knorpel vom Knochen abgezogen werden. Stillstand und Sanierung der Infektion durch Früharthrodese, rezidivfreie Ausheilung und schmerzfrei belastbares Bein bei der Nachuntersuchung 1 Jahr später.

Die Ausdehnung der Gelenkinfektion auf den paraarticulären Knochen führt zur *Osteoarthritis*, insbesondere bei schwerer Ernährungsstörung des Gelenkes und des paraarticulären Knochens, z.B. nach offener Luxation (Abb. 1).

Charakteristische Röngten-Veränderungen im Verlauf der Osteoarthritis sind subchondrale Verdichtung und Homogensierung der Knochenstruktur, Verbreiterung des Gelenkspaltes bis zur Subluxation, schwindende oder unscharfe Gelenkkonturen sowie fleckige Aufhellung im subchondralen und paraarticulären Knochen als Zeichen der infektbedingten Osteolyse [3].

Auch hier besteht die Indikation zu sekundären Arthrodese, sobald die Infektion unter Kontrolle ist:

Fall 2

Offene Verrenkungsbrüche im Knie- und Sprunggelenk derselben Extremität bei einem 32jährigen Mann nach Motorradunfall. Primärosteosynthese und glatter Heilverlauf der Verletzungen am Kniegelenk. Schleichende Spätinfektion im oberen Sprunggelenk, die auf den Knochen übergreift. Bei der Herdausräumung wird das Osteosynthesematerial belassen, da die Frakturen am Innen- und Außenknöchel dadurch anhaltend stabil fixiert sind. Nach der Eindämmung und Abgrenzung der Infektion sekundäre Arthrodese, die jedoch nicht zur knöchernen Durchbauung führt, weil eine schwere anhaltende Minderdurchblutung der distalen Tibia besteht. Reathrodese durch übergreifenden 3-Punkt-Rahmen-Fixateur nach K.H. Müller [1] mit je einem Steinmann-Nagel im Talus und Calceneus, die mit einer Rohrstange quer verstrebt sind und den distalen Gelankanteil über Rohrstangen zur Tibia zuverlässig stabilisieren (Abb. 2a). Nach Sequesstrotomie und Defektersatz durch offene Spongiosaplastik kommt es nunmehr zum knöchernen Durchbau und Ausheilung der Infektion.

Fall 3

Schwerer, weit offener Verrenkungsbruch des Kniegelenkes mit ausgedehntem Weichteildecollement, Tibiakopffraktur und Mehrfragmentbruch der Femurcondylen bei einem 55jährigen Mann. Akute Panarthritis mit ausgedehnten sekundären Weichteilnekrosen nach stabiler Primärosteosynthese der Tibiakopf- und Condylenfrakturen. Herdausräumung. Infekteindämmung und gelenkübergreifende Stabilisierung durch Rahmen-Fixateur

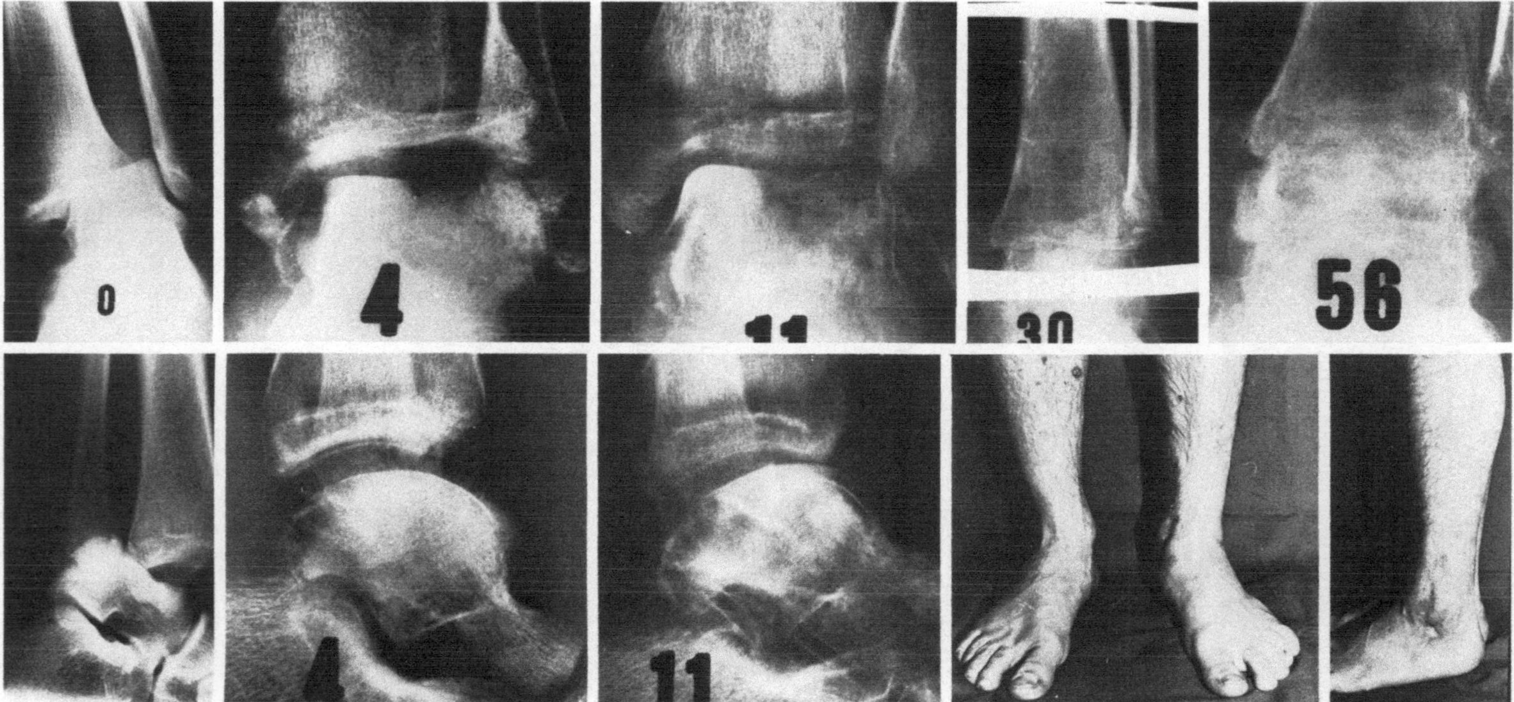

Abb. 1. Osteoarthritis nach offener, kompletter Verrenkung im oberen Sprunggelenk: Charakteristische Röntgenveränderungen sind Verbreiterung des Gelenkspaltes, unscharfe Gelenkkonturen und fleckige Aufhellungen im subchondralen Knochen. Infektausrottung nach offener Spülsaug-Drainage, Gelenkresektion und Arthrodese. Knöcherne Ausheilung und sehr gutes klinisches Resultat 1 Jahr später

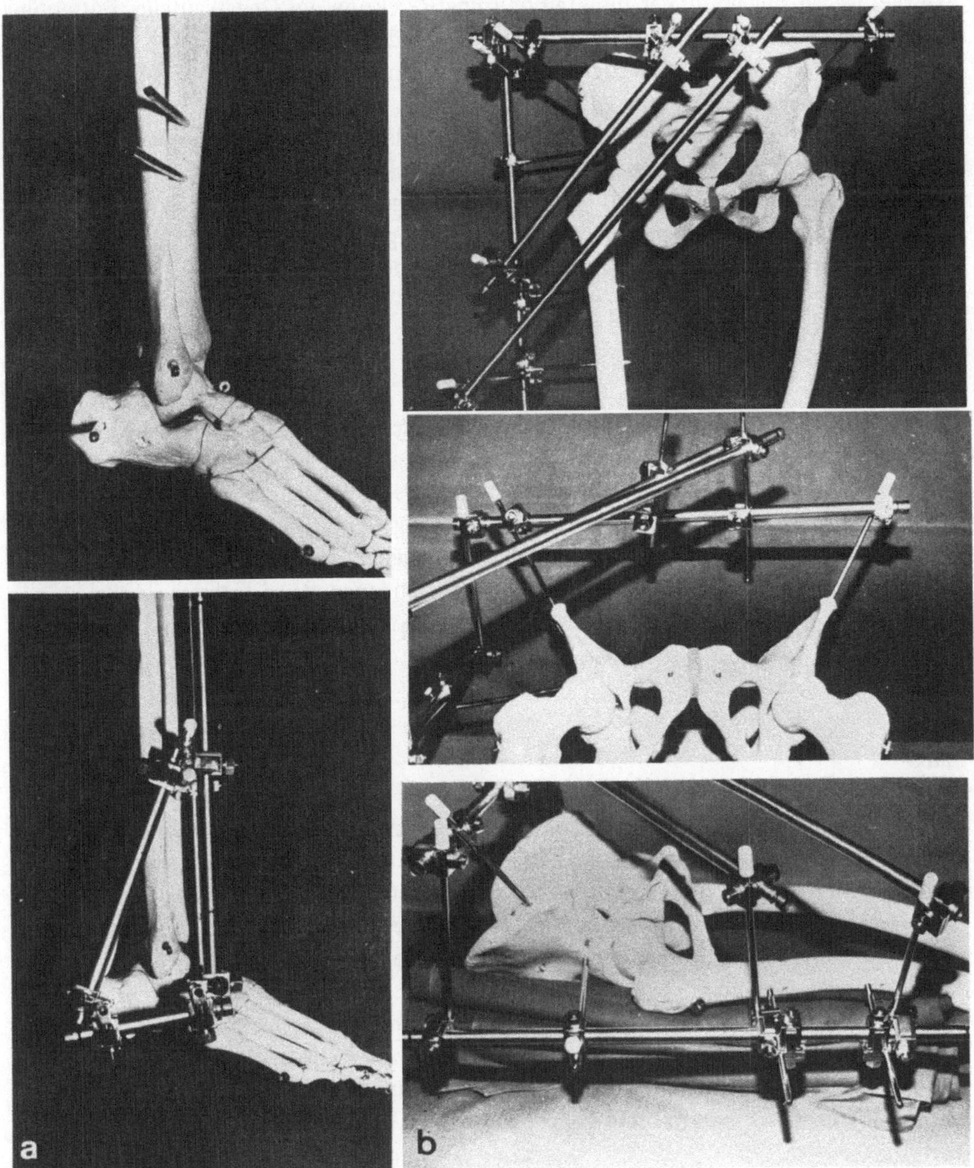

Abb. 2 a,b. Stabilisierung infizierter Gelenke durch Überbrückung mit 3-Punkt-Fixateur externe, **a** Konstruktionsbeispiel für das obere Sprunggelenk, **b** Konstruktionsbeispiel für das Hüftgelenk

externe. Wegen subchondraler Infektausbreitung Resektion der Gelenkanteile, Entfernung schlecht durchbluteter knöcherner Fragmente und Spongiosaplastik der Defektzone. Sekundärer Verschluß der Hautdefekte durch Spalthautplastik. Nach 18 Wochen infektfreier knöcherner Durchbau und volle Belastbarkeit.

Die prognostisch günstigste Form der akuten Gelenkinfektion, das auf den synovialen Gelenkraum beschränkte *Gelenkempyem*, ist typisch für penetrierende Gelenktraumen. Nach offener Verletzung kommt es dagegen häufiger zur schleichenden serofibrinösen Spätinfektion der Synovia mit enzymatischem Knorpelabbau. Bei sachgerechter Therapie kann in diesen Fällen das Gelenk jedoch erhalten werden:

Fall 4

Offene Kniegelenksverrenkung mit schwerer Weichteilquetschung bei einem 51jährigen Bergmann. Nach Excision sekundärer Hautnekrosen glatter Heilverlauf. 10 Wochen später schleichende, serofibrinöse Infektion der Synovia, die nach Arthrotomie und Debridement ohne Spülsaug-Drainage bis auf eine Restfistel abklingt. Endgültige Sanierung nach Gelenktoilette und Fistelexcision. Gelenkerhaltung mit eingeschränkter, aber schmerzfreier Gelenkfunktion und voller Belastbarkeit bei stabilem Bandapparat.

Bei chronischer Gelenkinfektion mit langdauernder Fistelung muß die radikale Resektion und Arthrodese erfolgen, bevor Fehlstellungen durch fortschreitende Ankylose auftreten:

Fall 5

Chronisch fistelnde Kniegelenksinfektion mit schmerzhafter Wackelsteife und 60^{0} Beugekontraktur bei einer 44jährigen Frau, 3 Jahre nach moncondylärer Schlittenprothese, die anläßlich einer 2.gradig offenen lateralen Tibiakopffraktur implantiert wurde. Nach Herdausräumung mit :Excision des infizierten Narbengebietes, Fistelexcision und Gelenkresektion werden die Gelenkkörper zunächst in korrekter Arthrodesestellung durch gelenküberbrückenden Rahmen-Fixateur externe stabilisiert. Nach 3wöchiger, offener Spülsaug-Drainage, erneuter Herdausräumung und Defektersatz mit Sponiosaplastik sowie sekundärem Weichteilverschluß durch Spalthautplastik kann der knöcherne Durchbau innerhalb von 9 Monaten erzielt werden. Abnnahme des Fixateur externe 1 Jahr nachBehandlungsbeginn, das Bein ist schmerzfrei und voll belastbar, die Weichteildefekte sind fistelfrei abgeheilt.

Bei chronisch fistelnder Gelenkinfektion ohne Knochenbeteiligung in Gegenwart einer stabilen Osteosynthese wird die knöcherne Heilung der Frakturen abgewartet und die Infektsanierung dann sekundär bei Entfernung des Osteosynthesematerials durchgeführt:

Fall 6

Chronisch fistelnde Gelenkinfektion nach 2.gradig offenem Ellenbogengelenkstrümmerbruch bei einem 23jährigen Mann. Keine Knochenbeteiligung, anhaltend stabile Osteosynthese. Nach Frakturheilung Metallentfernung und Infektsanierung durch Gelenkresektion und Arthroplastik. Schmerzfreie Wiederherstellung der Ellenbogengelenksfunktion.

An den kleinen Gelenken der Finger und das Daumens wird die Infektausrottung am schnellsten durch Primärarthrodese erzielt:

Fall 7

Infizierte, 12 Tage alte offene Daumenendgelenksluxation bei einer 72jährigen Alkoholikerin. Primäre Gelenkresektion und Arthrodese, glatte Ausheilung der Infektion und knöcherner Durchbau.

Angaben über die Infektrate offener Gelenkverletzungen sind aus der neueren Literatur nicht erhältlich. An der Abteilung Unfallchirurgie des Universitätsklinikum Essen wurden von 1975-1978 41 2.-3 gradig offene Gelenkverletzungen primär versorgt. Penetrierende Gelenktraumen und Gelenkinfektionen der Finger- und Zehengelenke sind dabei nicht berücksichtigt. 6 Gelenkinfektionen traten auf, 2 mal nach operativer Versorgung offener Luxationsfrakturen des Ellenbogengelenkes und je 2 mal nach offener Luxation bzw. Luxationsfraktur im Kniegelenk und im oberen Sprunggelenk. 5 Gelenkinfektionen wurden durch das geschilderte Vorgehen zur Ausheilung gebracht, eine Oberarmamputation erfolgte wegen begleitender Gefäßverletzung (Tabelle 1).

Im gleichen Zeitraum behandelten wir insgesamt 19 Gelenkinfektionen nach offener Verletzung, darunter 13 zugewiesene Patienten nach auswärts durchgeführter Primärversorgung. Von den 19 Gelenkinfektionen konnten 18 zur Ausheilung gebracht werden: 12 mal durch Arthrodese, 1 mal durch Resektionsarthroplastik des Ellenbogengelenkes und 5 mal durch Synovektomie mit Gelenkerhaltung (Tabelle 2). Die hohe Anzahl der Arthrodesen großer Gelenke an der unteren und oberen Extremität zeigt einerseits den bedrohlichen Charakter und die aggressive Ausbreitung der Infektionen nach offener Gelenkverletzung, andererseits aber auch die Wirksamkeit dieser Maßnahme zur definitiven Infekausrottung und Vermeidung septischer Komplikationen und Amputationen.

Tabelle 1. Infektrate offener Gelenkverletzungen II.° - III.° 1975-1978 (ohne Finger - und Zehengelenke

	Zahl	Infektion	Wiederher-Stellung	Arthrodese	Arthropl.	Amput.
Obere Extremität	16	2			1	1
Schulter	3					
Ellbogen	11	2			1	1
Handgelenk	2					
Untere Extremität	25	4	1	3		
Hüftgelenk	0					
Kniegelenk	10	2	1	1		
Sprunggelenke	15	2		2		
Summe	41	6	1	3	1	1

Tabelle 2. Behandlungsergebnisse von Gelenkinfektionen 1975-1978 (ohne Finger-und Zehengelenke

	Zahl	Wiederherstellung	Arthrodese	Arthroplast.	Amputation
Obere Extremität	5	1	2	1	1
Schulter	2	1	1		
Ellbogen	2			1	1
Handgelenk	1		1		
Untere Extremität	14	4	10		
Hüftgelenk	4		4		
Kniegelenk	6	3	3		
Sprunggelenk	4	1	3		
Summe	19	5	12	1	1

Zusammenfassung

Die akute, aggressive Gelenkinfektion mit typischem Lokalbefund und Allgemeinsymptomen erfordert notfallmäßige Arthrotomie, Synovektomie, Debridement der Gelenkflächen und Weichteilwunden, Immobilisation im Gipsverband oder durch gelenkübergreifenden 3-Punkt-Fixateur externe, Hochlagerung sowie Infekteindämmung durch kurzfristige Spüldrainage, offene Wundbehandlung und parenterale Antibioticatherapie, die intraoperativ begonnen wird. Die Indikation zur Gelenkresektion und Arthrodese besteht bei Gelenkinstabilität durch Kapselplegmone, subchondraler Infektausbreitung oder schleichender und chronischer Osteoarthritis. Nach operativer Primärversorgung von 41 2.-3.gradig offenen Verletzungen großer Gelenke traten im eigenen Krankengut 6 Gelenkinfektionen auf, im gleichen Zeitraum wurden insgesamt 19 Gelenkinfektionen nach offener Verletzung behandelt, von denen 18 ausgeheilten, einmal war die Amputation wegen begleitender Gefäßverletzung erforderlich.

Litertur

1. Müller, K.H., Prescher, W.: Posttraumatische Osteomyelitis nach distaler intraarticulärer Unterschenkelfraktur. Hefte Unfallheilk. *131*, 163 (1978) 2
2. Szyszkowitz, R., Wannske, M.: Behandlung und Ergebnisse bei postraumatischer Arthritis. Hefte Unfallheilk. *126*, 346 (1976)
3. Tscherne, H., Trentz, O.: Gelenkinfektionen nach perforierenden Wunden, Punktionen und Injektionen. Langenbecks Arch. Chir. *334*, 521 (1973)

Infektpseudarthrosen des Tibiaschaftes – Klinische Studie an 252 Fällen

H. Schmelzeisen, Tübingen

In einer klinischen Studie innerhalb der Deutschen Sektion der AO-International wurden 252 Infektpseudarthrosen des Tibiaschaftes dokumentiert. Es handelte sich um 250 Patienten, bei zweien lag eine doppelseitige Pseudarthrose vor. Beteiligt haben sich die Universitätskliniken Gießen, Homburg, Heidelberg-Schlierbach und Ulm, sowie die Berufsgenossenschaftlichen Unfallkliniken Bochum, Duisburg und Tübingen. Rund 70% der Fälle stammten aus drei Kliniken, der Unfallzeitpunkt lag bei 3/4 der Fälle nach 1970. Bezüglich der Altersverteilung war ein Gipfel bei den 15-20-jährigen (40 Fälle) und ein weiterer Gipfel bei den 30-35-jährigen Patienten festzustellen.

Dies entspricht der vermehrten Unfallrate jugendlicher Motorradfahrer, sowie der größeren Verletzungsexposition der zweiten Altersgruppe am Arbeitsplatz und im Straßenverkehr, wobei auch die relativ starken Geburtsjahrgänge zu dieser Häufung beitragen. Das Verhältnis Männer zu Frauen betrug 9 : 1.

Bei der Verletzungsform überwogen die offenen Frakturen mit 72,6%, in knapp der Hälfte der Fälle handelte es sich um Trümmerbrüche.

Bei 216 Verletzungen, das sind 85,7%, wurde eine primär operative Frakturversorgung vorgenommen, bei 215 Infektpseudarthrosen handelte es sich um zugewiesene Fälle.

Bei der Therapie der Infektpseudarthrose stand die Stabiliserung als Behandlungsprinzip im Vordergrund (86,5%), nur bei 34 Fällen wurde keine Stabilisierung vorgenommen.

Die äußere Fixierung war die Methode der Wahl beim Ersteingriff, sie wurde bei 3/4 der Fälle angewandt, außerdem zusätzlich 28 Plattenosteosynthesen, 12 Marknagelungen und 6 Fibula-pro-Tibia-Operationen. Beim Zweiteingriff fand die Platte relativ häufiger Verwendung:

29 äußeren Fixierungen standen 16 Plattenosteosynthesen gegenüber.

Von allen äußeren Fixierungen wurde der klassische Fixateur extern am meisten benutzt, das stabilere dreidimensionale Rohrsystem kam erst gegen Ende des Untersuchungszeitraumes zur Anwendung.

Bei den Restabilisierungen wurden bei fast gleich vielen Patienten einmal das Verfahren gewechselt, zum anderen das Stabilisierungsverfahren beibehalten. 19 mal erfolgte die Reosteosynthese mit der äußeren Fixierung, bemerkenswert ist auch das relativ häufige Umsteigen vom Fixateur extern auf die Platte (11mal).

Sieben Patienten wurden dreimal stabilisert, vier davon mit Verfahrenswechsel.

Bei den Plattenosteosynthesen überwogen die lateral und vor allem dorsal eingebrachten Implantate, hier wurde versucht, auf einer „sauberen Route" das Implantat vermehrt mit Weichteilen zu decken.

Insgesamt waren bei 40% der Fälle mehr als drei Operationen pro Tibia erforderlich, die nicht stabilisierenden Eingriffe eingeschlossen.

234 Sequestrotomien wurden an 171 Tibiae vorgenommen, 280 Spongiosaplastiken an 200 Tibiae, was jeweils einem Index von 1,4 entspricht.

Nachuntersuchung

Von den 250 Patienten konnten 239 nachuntersucht werden, das entspricht 95,6%.

Die Amputationsrate liegt mit 10% relativ hoch. Dabei ist festzustellen, daß bei 6 Patienten primär die Amputation vorgenommen wurde, ohne Erhaltungsversuch. Bei weiteren 9 Patienten waren zwei oder mehr Stabilisierungsoperationen vorausgegangen. Bei dem einzigen Patienten, der 4 Stabilisierungseingriffe hinter sich hat, konnte die Extremität bei zu friedenstellender Funktion erhalten werden.

Bezüglich der Weichteile waren gut die Hälfte der Patienten (53,5%) vollständig saniert. Immerhin bestanden bei rund 20% der Patienten eine permanente Fistel oder sogar ein rezidivierender Infekt.

Günstiger waren die röntgenologischen Verhältnisse. Nur bei 6 Patienten (2,5%) bestand die Pseudarthrose fort, mit der Indikation zur weiteren Behandlung. 79,2% (191 Pat.) waren belastungsstabil durchbaut. Weitere 8,3% (20 Pat.) in Durchbauung.

Bezüglich der Funktion war eine vermehrte Einschränkung der Dorsalflektion unverkennbar. Immerhin kamen 61% der Patienten über die Nullstellung hinaus. Etwas besser waren die Verhältnisse bei der Plantarflektion, 65% der Patienten konnten mehr als 20 Grad flektieren. Immerhin waren bei 27 Patienten (11,1%) das obere Sprunggelenk versteift.

Fehlstellungen fanden sich bei 28,6% (69 Pat.), wobei die Varusposition deutlich überwog, jedoch nur bei knapp 6% (14 Pat.) eine Korrekturbedürftigkeit vorlag.

Aus diesen Zahlen geht hervor, daß der Infekt am Unterschenkel mit einer erheblichen Gefährdung der Extremität bezüglich der Funktion, aber auch ihrer Erhaltung einhergeht. Sie zeigen aber auch, daß sich bei konsequenter Therapie in deren Zentrum die Stabilisierung steht, in Anbetracht der Situation gute und auch funktionell befriedigende Ergebnisse erzielen lassen.

Infektionen nach offenen Verletzungen im Bereich der Hand

E. Scharizer, Mannheim

Nicht die „großen" Verletzungen der Schnitt-, Quetsch- und Rißwunden lassen die Mehrzahl der primären Infektionen an der Hand entstehen. Vielmehr die scheinbaren Bagatellverletzungen, die mehr als der Hälfte der Patienten nicht bewußt oder von ihnen nicht beachtet werden, mit Nadeln, Manikürbestecken, feinsten Splittern aus Glas, Metall, Holz oder Knochen, Pflanzendornen und Pflanzenstacheln und sogar Tierhaaren bereiten die Infektion vor. Bißverletzungen sind besonders infektionsgefährdet. Alle Berufe können betroffen werden, doch ist nach Brug auffallend, daß die derbe Hand des Landwirts weniger infektionsanfällig scheint als die Hand von nicht schwer arbeitenden Menschen. Bei Fleischern und medizinischem Personal verlaufen Handinfektionen nach Verletzungen meist schwer, so berichtete Kühn. Er teilt auch 1969 mit, daß an der Chirurgischen Klinik der FU Berlin 82 % aller infektiösen Komplikationen nach Handverletzungen erst in

Behandlung kamen, als Schmerzen und klinische Zeichen der Infektion aufgetreten waren. Dies hat sich seither leider nicht geändert. Doch nicht nur die Bagatellverletzungen sind infektionsgefährdet, natürlich auch die schweren Handverletzungen mit gewebszerfetzenden und zermalmenden Vorgängen und besonders die Verletzungen durch druckluftbetriebene Geräte (z.B. Schmierölpressen).

Der Anteil infektiöser Komplikationen nach Handverletzungen betrug nach Kühn 1962-1967 21-23%. Überwiegend wird Staphyloccus aureus in Rein- und Mischkultur nachgewiesen (bis zu 80%), ferner Streptococcus haemolyticus, dazu gramnegative Stäbchen (Escherichia coli und Aerobacter aerogenes) sowie Pseudomonas (in 33%). Auffällig ist in den Statistiken (Brug) der Anstieg des Anteiles von Staphylokokken von 1965-1972 von 36% auf 63% und der Rückgang von Streptokokken von 72% auf 11%. Unter 200 Abstrichen fanden Brug und Geldmacher nicht weniger als 31 verschieden zusammengesetzte Mischfloren, nur 4 Abstriche waren negativ. Sieht man Angaben über die Keimempfindlichkeit durch, dann fällt im Laufe der Jahre der Verlust an Wirkung gerade der häufig verwendeten Antibiotica auf. So hatten Stone und Mitarbeiter 1969 u.a. Chloramphenicol zur empirischen Behandlung empfohlen, während nach Brug die Empfindlichkeit gegen Chloramphenicol von 97% der Resistenzbestimmungen in den Jahren 1960-1964 auf 76% Empfindlichkeit in 1970-1972 sank, bei Ampicillinen von 79% Empfindlichkeit 1965-1969 auf 58% in den Jahren 1970-1972. Die Resistenz der Staphylokokken gegen Penicillin ist nach Bell von 0,5% in 1947 auf 67% in 1974 gestiegen. Fitzgerald und Mitarbeiter hatten 1977 festgestellt, daß die gramnegativen Keime gegen alle Antibiotica mit Ausnahme von Gentamycin resistent waren. 2/3 der grampositiven Keime waren gegen Penicillin empfindlich. Die Vielfalt der Keime, der Wirkungsverlust der einzelnen Antibiotica und der Zwang zur Medikation noch vor Kenntnis des Antibiogramms zwingen immer wieder zum Wechsel von einem Breitbandantibioticum zum anderen. Derzeit scheint die Gruppe der Cephalosporine am günstigsten.

Anzsutreben ist natürlich eine gezielte und ausreichende Gabe von Antibioticis nach vorliegendem Antibiogramm der bakteriologisch nachgewiesenen Keime. Zur auxiliären Chemotherapie hat sich das Sulfonamid-Kombinationspräparat Bactrim bewährt (Brug und Legal).

Unverändert geblieben sind die chirurgischen Leitlinien: keine primäre Hautnaht bei einer Wundversorgung unter Spannung! Dic operative Entlastung einer Infektion ist spätestens nach der ersten wegen Schmerzen schlaflosen Nacht notwendig. Die lokalisierte Eiterung wird auf kürzestem Weg über dem mit der Sonde festgestellten Punkt des stärksten Druckschmerzes eröffnet, wobei nicht nur eingeschnitten, sondern der Incisionsrand wetzsteinförmig ausgeschnitten wird. Der Eiterherd wird mit einer Gummilasche drainiert, die Hand wird in Funktionsstellung ruhiggestellt und hochgelagert. Fremdkörper müssen sorgfältig und vollständig beseitigt werden, nekrotisches Gewebe wird exakt entfernt („Incision zur Excision"). Die Schnittführung erfolgt, wie bereits Zur Verth 1936 forderte (Lösch und Schrader, Hentschel) seitlich an den Fingergliedern, keinesfalls darf eine Beugefalte überquert werden. Der Froschmaulschnitt führt zu einer sehr ungünstigen Narbe, gefährdet die Durchblutung der Weichteile der Fingerkuppe und sollte daher nie angewendet werden. Vielmehr soll der Schnitt am Fingerendglied etwa 4 mm vom Nagelrand erfolgen, die tiefen Septen der Fingerbeere müssen alle durchtrennt werden.

Von allen tiefen Infektionen ist die Sehnenscheidenphlegmone am häufigsten und noch immer am ernstesten. Ihr Verlauf ist oft rasant, in wenigen Stunden kann nach einer unbeachteten Stichwunde bereits die Gegend über dem Sehnenscheidenblindsack (Sondenprobe!) sehr druckschmerzhaft sein, die passive Fingerstreckung wird wegen Schmerzen unmöglich, der Finger ist oft nur wenig verdickt und gerötet, die Streckseite nicht selten ödematös geschwollen. Häufig bestehen Fieber und Schüttelfrost. Die Nekrose der Beugesehnen ist eine Folge der Kompression der Viculagefäße im osteofibrösen Sehnenscheidenkanal und durch rasche Druckentlastung vermeidbar.

In der Behandlung dieser Infektionsform hat sich ein Wandel vollzogen (Nigst, Lösch und Schrader, Reichmann, Schink, Stock, Titze und Herzberg). Die bilaterale Incision an allen Fingergliedern wurde zugunsten der Spüldrainage verlassen. Die Incision wird so früh wie nur irgendmöglich vorgenommen, lange bevor eine eitrige Einschmelzung erkennbar ist. Die Frühintervention wurde übrigens bereits 1925 von Beck gefordert. In Vollnarkose oder (weniger gut) in hoher Leitungsbetäubung und Blutsperre wird zuerst das proximale Sehnenscheidenende dargestellt und eröffnet, wobei sich trübeitriges Sekret entleert. Dieses wird abgesaugt und ein dünner Katheter eingelegt. Dann wird die Sehnenscheide über der Verletzungsstelle oder über dem Endgelenk nach einem Winkelschnitt eröffnet, ebenfalls ein Katheter eingelegt und nun von beiden Seiten, also sowohl von proximal wie von distal, mit physiologischer Kochsalzlösung ohne oder mit Antibioticumzusatz (Chephalosporinepräparat, eventuell mit Gentamycinzusatz) durchgespült. Die Incisionswunde kann primär oder verzögert durch Naht geschlossen werden. Die Spülung, die allerdings schmerzhaft ist, wird fortgesetzt, bis der Finger nicht mehr druckempfindlich ist.

Sind die Beugesehnen graugrün verfärbt und weich, also nekrotisch, dann müssen sie entfernt werden. Im Zweifelsfall aber werden sie belassen, eventuell wird bei ödematöser Schwellung das proximale Ringband gespalten.

Über Ergebnisse nach der frühzeitigen Spüldrainage berichtete Pollen 1974: von 27 Patienten erreichten 22 volle Beweglichkeit des Fingers, bei 5 blieb eine geringe Beugebehinderung zurück. Huber und Tipold konnten 1970 zeigen, daß die Behandlung mit Spüldrainage gegenüber der ohne Spülung die Behandlungsdauer abkürzt (von 65 auf 44 Tagen), das funktionelle Ergebnis verbessert, bei frühester Behandlung Sehnennekrosen ausbleiben, sekundäre Amputationen vermieden werden und keine Minderung der Erwerbsfähigkeit zurückläßt. Ähnliches berichten Berger und Meissl (1971).

Zur Infektion der tiefen Fascienräume der Hand in der Palma, am Thenar und Hypothenar kommt es direkt durch Verletzung oder fortgeleitet aus Sehnenscheidenphlegmonen. Bei der Mittelhohlhandphlegmone weist die Hand eine typische Stellung mit Streckung der Langfingergrundgelenke, Beugung der Mittel- und Endgelenke, also einer Krallenstellung der Finger auf (Lumbricalissyndrom nach Saegesser und Pohl, zit. n. Menschik). Ebenso wie bei anderen tiefen Infektionen, z. B. bei Eiterung in der Zwischenfingerfalte (Spreizstellung der benachbarten Finger) oder im Parona'schen Raum am distalen Unterarmdrittel zwischen M. pronator quadratus und den tiefen Beugesehnen, erfordert die schwierige Präparation auch bei der Hohlhandphlegmone exakte Kenntnisse der Anatomie der Hand. Gegenincisionen werden erforderlich. Sie dürfen niemals nach dorsal durchgezogen werden, auch wenn dort die stärkste ödematöse Schwellung besteht. Nie darf eine Zwischenfingerfalte durchschnitten werden. Hautbrücken zwischen zwei Incisionen dürfen nicht zu schmal sein, weil sie sonst nekrotisch werden können. Bei der Hohlhandphlegmone wird die Palmaraponeurose ausreichend gefenstert (Wachsmuth).

Bei der Osteomyelitis an den Fingern müssen Nekrosen sorgfältig ausgeräumt werden. Im übrigen leitet aber der klinische Befund und nicht das Röntgenbild die Behandlung. Auch eine sehr starke Entkalkung bei sonst unauffälligem Befund ist kein Grund, Knochen zu entfernen, sondern rechtfertigt einen konservativen Standpunkt, weil sich sehr häufig der Knochen wieder gut aufbaut. Nur einwandfrei sequestrierte Knochenteile werden entfernt.

Fingergelenkinfektionen nach perforierenden Verletzungen machen die breite Eröffnung von dorsal her notwendig mit Spülung und Ruhigstellung. Häufig gehen sie in einer Arthrodese aus. Kommt es zur Infektion nach einer Osteosynthese, dann wird diese durch Spülbehandlung blande gehalten. Solange die Osteosynthese stabil ist, verbleibt das Material, ist sie insuffizient geworden, dann muß es entfernt werden (Spier).

Es ist keine Frage, daß jede schwere Handeiterung stationär behandelt werden muß. Und ebenso ist es keine Frage, daß eine aktive Krankengymnastik die Ergebnisse bessert, wobei keineswegs die vollständige Wundheilung abgewartet werden muß.

Zu einem chronischen Verlauf kommt es bei einer unzureichenden Erstbehandlung der Infektion, zurückgebliebenen Fremdkörpern, ungenügender Ruhigstellung, zu häufigen Verbandwechseln, Zweiterkrankungen (wie Diabetes) und Mischinfektion mit gramnegativen Problemkeimen. Wiederholte Operationen sind meist das Zeichen eines ungenügenden Primäreingriffes. „Es ist keine gute Chirurgie, schlechte Operationstechnik durch lokale Chemotherapie ausgleichen zu wollen", sagt Hegemann (zit. n. Geldmacher).

Schlechte Spätergebnisse sind also nicht nur auf ein Fehlverhalten des Verletzten sondern in hohem Maß auf unsachgemäße Behandlung zurückzuführen (Rahmel). Zu iatrogenen Fehlern zählen

a) Beugekontrakturen durch Längsincision über Beugefalten von Fingergelenken und in der Hohlhand,
b) Weichteildefekt am Fingerendglied nach Froschmaulschnitt,
c) Beugebehinderungen und Sensibilitätsverlust nach iatrogener Nervenverletzung und
d) daher manchmal auch der Fingerverlust.

Noch immer wird gelegentlich eine Infektion nach Fingerverletzung bagatellisiert und unzureichend behandelt (ohne ausreichende Anästhesie, ohne Blutsperre, daher unzureichende Incision und Drainage, fehlende Ruhigstellung ohne Hospitalisierung, ohne frühzeitige Übungsbehandlung). So folgen Sekundäroperationen, eventuell Sudeck'sche Dystrophie und Funktionseinbuße der gesamten Hand (Brug und Geldmacher). Dies läßt sich vermeiden.

Wiederherstellende Maßnahmen, z. B. Narbenkorrekturen oder eine in der Regel zweizeitige Beugesehnenplastik, können nach einem mehrmonatigen infektionsfreien Intervall vorgenommen werden. Die Beugesehnenplastik setzt passiv frei oder nahezu frei bewegliche Fingergelenke voraus. Eine Infektpseudarthrose kann durch eine Spongiosaplastik überbrückt werden. Zerstörte Gelenke werden in Funktionsstellung versteift. Der plastische Gelenkersatz ist nur sinnvoll, wenn der Sehnenapparat des Fingers gleitfähig ist.

Mir ist aus den vergangenen 5 Jahren keine deutschsprachige Veröffentlichung über eine posttraumatische *spezifische Infektion* bekannt. In der amerikanischen Literatur werden mehrfach Infektionen mit seltenen säurefesten Stäbchen auch nach Verletzungen berichtet so von Gunther und Mitarbeitern (Mycobacterium kansasii), von Williams und Riordan sowie Cortez und Pankey (Mycobacterium marinum). Becton und Niebauer berichteten über eine Actinomycesinfektion nach Stichwunde bei einem Mexikaner, die sich über mehr als 30 Jahre hinzog.

Zusammenfassung

Die Beachtung der chirurgischen Regeln bei der Versorgung von Verletzungen, insbesondere sorgfältige Abtragung zerquetschten Gewebes und spannungsfreier, eventuell plastischer Wunderverschluß beugen einer Infektion vor. Die frühzeitige einwandfreie Diagnose einer eingetretenen Infektion nach oft banaler Verletzung, die rasche und konsequente Therapie mit Eröffnung des Herdes, Excision nekrotischen Gewebes, Spüldrainage präformierter Räume, Immobilisierung in Funktionsstellung, Hospitalisierung des Patienten, unterstützt durch gezielte Antibiotica; und Chemotherapie, und frühzeitiger Beginn der aktiven Bewegungsübungen versprechen gute Resultate. „Nirgends erscheinen Inkonsequenz, Zaudern oder unzureichende Incision verhängnisvoller als im Bereich der Hand", so formulierte es Titze.

Literatur

Berger, A., Meissl, G.: Das Panaritium tendinosum und seine Spätergebnisse. Zbl. Chir. **96**, 1505–1508 (1971)

Bilow, H., Rabbels, G.: Zusammenhänge zwischen Verletzungsart und Heilverlauf posttraumatischer Handinfektionen. Hefte zur Unfallklinik **107**, 249–251 (1971)

Brug, E.: Die pyogenen Infektionen an der Hand und ihre Behandlung. Erlangen: Perimed-Verlag, 1977

Brug, E., Geldmacher, J.: Bakteriologische Analyse und chemotherapeutische Konsequenz der eitrigen Handinfektion. Handchirurgie **3**, 93–97 (1971)

Brug, E., Geldmacher, J.: Negative Spätergebnisse nach unsachgemäß behandelten pyogenen Hand- und Fingerinfektionen. Chir. Praxis **17**, 669–676 (1973)

Buck-Gramcko, D.: Komplikationen nach oberflächlichen Eiterungen an Hand- und Fingern. Langenbecks Arch. Chir. **334**, 505–508 (1973)

Buck-Gramcko, D.: Eingriffe an der Hand. I. Teil. In: Chirurgische Operationslehre, hrsg. von B. Breitner, Ergänzung 20. München-Berlin-Wien: Urban und Schwarzenberg 1975

Fitzgerald, R.H., Cooney, W.P., Washington, J.A., Van Scoy, R.E., Linscheid, R.L., Dobyns: J.H.: Bacterial colonization of mutilating hand injuries and its treatment. J. Hand Surg. **2**, 85–89 (1977)

Geldmacher, J.: Die Eiterung an Hand und Fingern. Langenbecks Arch. Chir. **334**, 491–498 (1973)

Huber, O., Tipold, E.: Behandlung der eitrigen Sehnenscheidenentzündung durch Spüldrainage. actuelle chir. **5**, 161–164 (1970)

Lösch, G.M., Schrader, M.: Infektionen der Hand. Chirurg **47**, 649–654 (1976)

Popkirov, St.: Zur Diagnose und Therapie von Knocheninfektionen an der Hand. Hefte zur Unfallklinik **107**, 225–230 (1971)

Rahmel, R.: Desolate Ergebnisse infolge infizierter Bagatellverletzungen an der Hand. Hefte zur Unfallheilkunde, **107**, 251–252 (1971)

Schink, W.: Pyogene Infektionen der Hand. Chirurg **42**, 356–360 (1971)

Stock, H.-J.: Zur Therapie der Sehnenscheidenphlegmone. Beitr. Orthop. Traumatol. **23**, 488–492 (1976)

Titze, A., Herzberg, E.: Die eitrigen Entzündungen an Fingern und Hand. Chir. Praxis **15**, 403–412 (1971)

Wachsmuth, W.: Eingriffe bei Eiterungen der Hand und Finger. In: Die Operationen an der Hand, hrsg. von W. Wachsmuth und A. Wilhelm. Berlin-Heidelberg-New York: Springer 1972

Die Tetanusinfektion (Prinzipien der Behandlung)

G. Clauberg, Tübingen

Die Tetanuserkrankung war zu allen Zeiten bis heute gefürchtet. Der qualvolle Tod und die Ohnmacht ärztlicher Behandlung veranlaßten schon im Altertum Aretaeus zu folgenden Worten:

„Dies ist eine unheilbare Krankheit, ein entsetzlicher Anblick, ein unmenschliches Unglück. Der Wunsch des Arztes, daß dieser Kranke aus dem Leben scheiden möge, sonst unfromm und verwerflich, wird hier zum guten Werk."

Obwohl seitdem durch Nicolaier 1884 der Krankheitserreger gefunden wurde und 1890 Behring und Kitasato ein spezifisches Antitoxin entwickelt haben, hat die Prognose eines einmal manifest gewordenen Starrkrampfes noch immer nicht ihren Schrecken verloren.

Die gegenwärtige Situation läßt sich etwa wie folgt kennzeichnen:

Die Morbidität ist in allen Ländern mit gut funktionierender ärztlicher Versorgung heute nur noch gering. Dieser unschätzbare Erfolg wurde einzig und allein durch prophylaktische Maßnahmen erzielt. An erster Stelle steht die aktive Immunisierung der Bevölkerung mit Tetanol und die im Verletzungsfall durchgeführte Auffrischungsimpfung (Boostergabe) mit Toxoid, gegebenenfalls kombiniert mit Tetanushyperimmunhumanglobulin, Tetagam.

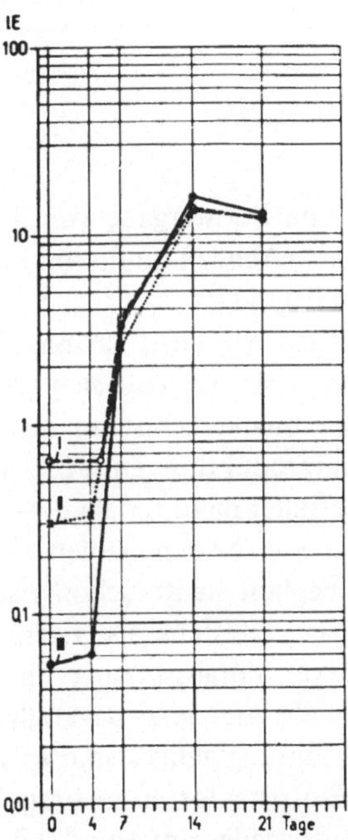

Abb. 1

Kurve I bei 4—6 Jahre zurückliegender,
Kurve II bei 6—11 Jahre zurückliegender und
Kurve III bei 11—16 Jahre zurückliegender
Grundimmunisierung oder Auffrischimpfung

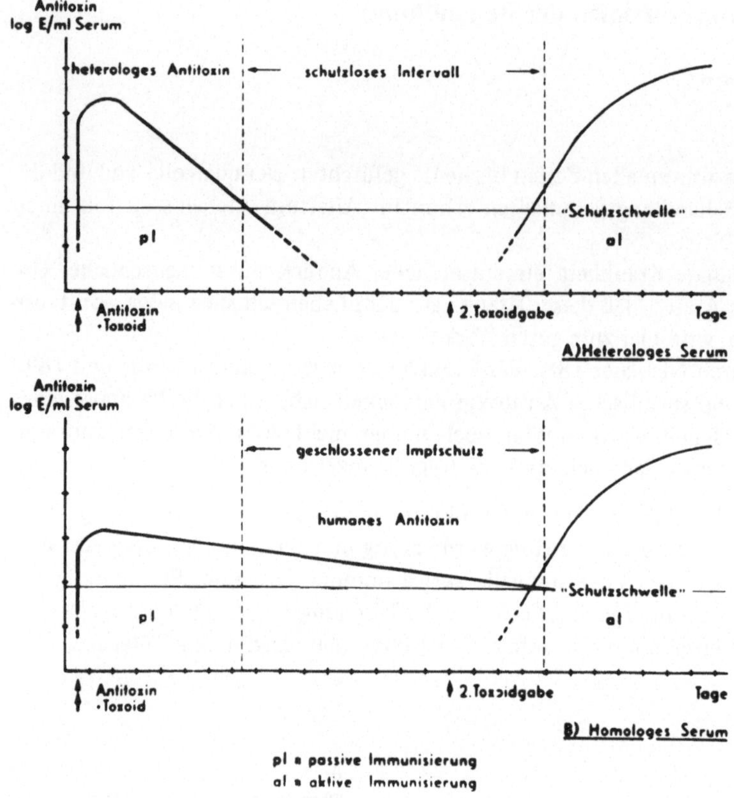

Abb. 2

Auf eine Boostergabe von Toxoid erfolgt der nachweisbare, rasche Anstieg des Antitoxintiters (Abb. 1) im Plasma, selbst dann, wenn die Grundimmunisierung schon viele Jahre zurückliegt [1].

Für nicht vorschriftsmäßig Grundimmunisierte haben wir seit 1964 das Tetagam zur Verfügung. Hiermit läßt sich (Abb. 2) das freie schutzlose Intervall auch bei diesen Pattienten überbrücken, bis um den 20. Tag herum nach Toxoid- (Tetanol-) gabe die aktive Antitoxinproduktion einsetzt. Wegen der kürzeren Verweildauer heterologen Antitoxins war dies früher nicht möglich. –

Auf diesen beiden Säulen beruht die moderne Tetanusprophylaxe. Die Durchimmunisierung beginnt heute schon nach erprobten Regeln im Säuglingsalter, im 3. Monat nach der Geburt, meistens als sogenannte Mehrfachimpfung kombiniert mit einer Diphtherieprophylaxe. Voraussetzung für die strikte Durchführung der Prophylaxe ist es, daß der behandelnde Arzt jede Bagatellverletzung ernst nimmt, indem er den Immunitätsgrad überprüft. Erfahrungsgemäß sind es vorwiegend Verletzungen an der Hand und an den Beinen, die als Eintrittspforten in Frage kommen. Ein Teil der Eintrittspforten bleibt unbekannt, wie z.B. Rhagaden am Mund, Ulcera crura u.ä.

Der hohe Immunitätsgrad der Bevölkerung, der im letzten Jahrzehnt in allen hochentwickelten Ländern mit dieser Gesundheitspolitik erzielt wurde, hat uns eine neue Situation beschert:

Einerseits ist die Anzahl der Erkrankungsfälle und damit auch der Todesfälle gottlob auf minimale Zahlen abgesunken. In der BRD sterben heute „nur" noch ca. 40 Personen am Tetanus, in den USA ca. 80. Andererseits hat aber die geringe Morbidität in allen entwickelten Ländern dazu geführt, daß kein Behandlunszentrum für Tetanus heute noch über genügend Fälle verfügt, um verbindliche Aussagen hinsichtlich Erfolg oder Mißerfolg von Therapiemaßnahmen abzugeben. Selbst so bekannte Zentren wie Freiburg, Tübingen, Erlangen, Innsbruck oder Graz behandeln heute nur einen, wenn es hoch kommt 4 Fälle pro Jahr. Jeder aber, der Tetanusfälle zu behandeln hat oder hatte, kennt den Zufall der kleinen Zahl in der Serie. In der Therapie des Tetanus folgt auf eine Glücksserie nur allzu oft eine wahre Pechsträhne. Einzelfallberichte, wie sie immer noch wieder im Schrifttum veröffentlicht werden, sind deshalb meistens wertlos. Selbstkritische Autoren wußten um die Fragwürdigkeit solch begrenzter Erfahrungsberichte und publizierten erst dann, wenn sie etwa 100 Tetanusfälle überblickten. Derartige Erfahrungsberichte liegen im deutschen Schrifttum von Clauberg 1967 [2], Eyrich 1969 [3] und Haid 1975 [4] vor.

Aus meiner eigenen Arbeit zeige ich Ihnen diese Abbildung (Abb. 3).

100 konsekutive Fälle der Jahre 1957 bis 1967 wurden in vier 25iger Gruppen ausschließlich nach dem Einweiseungsdatum unterteilt. In den Abbildungen sind also die ersten 25 Fälle ab 1957 in der linken Säule erfaßt und die letzten 25 Fälle vor 1967 in der rechten.

In dieser letzten Gruppe konnten wir die Mortalität auf 20% absenken. Über ähnliche Ergebnisse berichteten auch die anderen von mir zitierten Autoren. Glücklich war aber bisher kein Therapeut mit den Ergebnissen seiner Tetanusbehandlung. Dies hat 2 Gründe:

1. Eine 20- bis 30%ige Mortalität in der Serie, in der Gruppe der schwereren Fälle mit generalisierten Krämpfen oder sogar noch immer eine 40- bis 50%ige, hinnehmen zu müssen, kann nicht befriedigen.
2. Die Therapie erschöpfte sich eigentlich in rein symptomatischen Maßnahmen. Von einem gezielten spezifischen Vorgehen konnte man nicht reden. Das kann nicht Wunder nehmen, denn bis heute ist noch nicht einmal geklärt, ob nur von der Eintrittspforte her Toxin eingeschwemmt wird, oder ob, vergleichbar einer Sepsis, eine bakterielle Aussaat stattfindet. Manches spricht für eine Bacteriämie. Bei Obduktionen konnte man Tetanus-

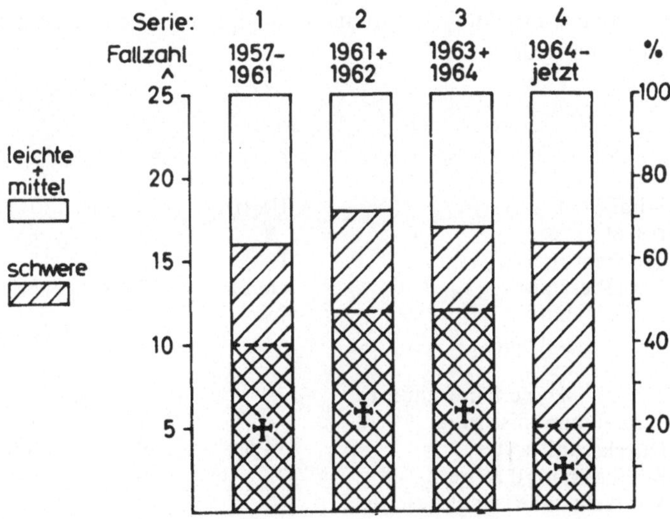

Abb. 3

bakterien aus verschiedenen Organen isolieren, oder man konnte z.B. im Tierversuch mittels Symbiose über ein Bauchfenster die Erkrankung von einem Tier auf das andere übertragen. –

Diese Ungewißheit über den Ausbreitungsmodus von Bakterien und Toxinen fand bislang noch immer ihren Niederschlag in der Ungewißheit der einzuschlagenden Therapie. Damit war aber auch die Prognose eines Patienten, der noch für die Umgebung völlig gesund wirkte und z.B. nur den berühmten Risus sardonicus bot und zu Fuß ins Krankenhaus kam, nicht vorauszubestimmen. Wie schwierig es ist, Angehörigen klar zu machen, daß der heute noch gehfähige, gut aussehende Patient möglicherweise in 4 bis 7 Tagen sterben wird, kann nur der ermessen, der solche Auskünfte öfter geben muß. Für den Laien ist es unverständlich, weil er einfach nicht begreifen kann, daß sich die Medizin heute noch in diesem Dilemma befindet.

Zwangsweise muß nach Einweisung sofort mit einer Therapie begonnen werden. Aber mit welcher, darüber besteht bis heute kein klares Konzept. Unbestritten ist lediglich die Sorge für Ruhe, für ein abgedunkeltes Zimmer und die Gabe von Sedativa, darunter vorwiegend Diazepan (Valium). Aber schon bei der Frage, ob die Wunde als vermutete Eintrittspforte revidiert werden soll oder nicht, und, wenn ja, in welchem Ausmaß, scheiden sich die Geister. Schlimmer noch stoßen die Ansichten bei der Therapie mit Tetanusantitoxin aneinander. Einige Autoren sprechen dem Antitoxin jeglichen Wert in der Behandlung ab. Andere sehen im Antitoxin eine günstige Einwirkungsmöglichkeit und wieder andere schwören auf hohe Gaben bis 20.000 IE/kg.

Wie auch bei uns sich die Unsicherheit auf unser Therapieschema auswirkte, zeigt die Abb. 4.

Die 4 Zahlenreihen sind auf die 4 25-er Gruppen zu beziehen. Auch wir gaben, variiert zwischen den Extremen, gar kein Antitoxin bis zu höchsten Dosen. Erst in der letzten Gruppe 4 gaben wir anstelle von tierischem Antitoxin ausschließlich Hyperimmunhumanglobulin. Bei uns wird heute nur noch dieses hergestellt. Tierisches Antitoxin ist in der BRD überhaupt nicht mehr erhältlich. Den mäßigen Erfolg in der Behandlung auf diese Umstellung allein zurückführen zu wollen, wäre zu gewagt.

Über die Applikationsart gibt es ebenfalls viele Angaben. Im Laufe der letzten Jahrzehnte wurde es örtlich zur Umspritzung der vermuteten Eintrittspforte, intramusculär, intravenös, intralumbal, cisternal und sogar intraarteriell in die Arteria carotis zur Anwendung empfohlen.

		1	2	4	4
S-Fälle (†)		10(10)	18(12)	17(12)	15(5)
L + M		9	7	8	10
Tracheotomie		18	15	15	12
Dauerbeatmung (†)		6(5)	12(8)	8(7)	4(3)
	hohe	18	11	–	–
TAT:	mittlere	7	14	16	–
	kein	–	–	9	–
	-Hyperimmunhuman	–	–	–	25
Schnellimmunisierung		–	–	21	–
Durchschnittsalter		34,5	39,5	38,0	39,3
S-Fälle über 60 Jahre		3	6	4	4
Verdachtsfälle (nicht bestätigt)		10	4	8	11

Abb. 4

Alle zweifelhaften Wege zu beschreiben, die in den letzten 2 Dekaden in der Behandlung des Tetanus angewandt wurden, erlaubt mir nicht die Zeit. 2 Problemkreise möchte ich aber nicht unerwähnt lassen:

a) die sogenannte „heroische Therapie" mit Dauerrelaxation und künstlicher Beatmung und
b) die in letzter Zeit wieder hoch akut gewordenen Versuche, die bezwecken sollen, das schon zum Nervengewebe gelangte Tetanustoxin, auch Tetanospasmin genannt, den Nervenzellen wieder zu entreißen bzw. es dort mit Antitoxin zu neutralisieren.

Zu a: Die Idee, die krampfende, quergestreifte Muskulatur mittels Curare beim Tetanus zu lähmen, um die Patienten vor dem Ersticken und vor Wirbelbrüchen zu bewahren, wurde schon 1811 von Brodie aufgenommen. Alle Anwendungen im vorigen Jahrhundert mit ungereinigten Curarepräparaten mißglückten, weil man die künstliche Beatmung noch nicht beherrschte. Ab 1952 setzte sich dann zunehmend diese Therapie bei schweren Tetanusfällen in den Kliniken durch. Aber auch mit ihr konnte man keinen durchschlagenden Erfolg erzielen; jeder Erfahrene in der Intensivmedizin weiß, daß zwar jüngere Patienten häufig, ältere aber selten den Belastungen dieser Methode gewachsen sind.

Bei Asthma, Emphysem und vorgeschädigtem Herzen erliegen die Patienten den pulmonalen und cardiovasculären Komplikationen. Der Tetanus ist aber gerade in unseren Breiten heute zu einer Erkrankung der über 70-jährigen geworden, die nämlich – häufig infolge einer gewissen selbstverschuldeten Gleichgültigkeit – von keinen aktiven Immunisierungsverfahren erfaßt wurden. Ich habe deshalb schon immer die Dauerrelaxation und Dauerbeatmung als Ultima ratio betrachtet, die erst angewandt werden sollte, wenn sich mit keinen anderen Maßnahmen, auch nicht mit tiefster Sedierung und assistierter Beatmung, der Zustand des Kranken beherrschen läßt.

Zu b: Einige Hoffnung, in Zukunft doch noch zu besseren Ergebnissen bei Schwerkranken und älteren Menschen zu kommen, entnehme ich neuen indischen Arbeiten. Wenn ich vorher sagte, bei uns in den hochentwickelten Ländern sei die Morbidität nur noch gering, so trifft dies aber keineswegs für die sog. Entwicklungsländer zu. Dort sterben heute noch ca. 200.000 Menschen pro Jahr an dieser furchtbaren Krankheit, die an 3. Stelle in der internationalen Todesursachenstatistik der Infektionskrankheiten steht. In Indien gibt es

Tabelle 1. Vergleich der Sterblichkeit von Patienten die 200 Einheiten A.T.S. (Pferd) intrathekal erhielten und Kontrolluntersuchungen im Gruppe A und B (221 Patienten)

Gruppe	Mortalität: Patienten, die intrathekal 200 Einheiten erhielten	Kontrolle	Bedeutung
Total: Insgesamt Allgemein	5/110 (4.5%)	16/111 (14,5%)	p=0,012 Z^2=6,12
Gruppe mit hoher Mortalität	4/50 (8%)	12/43 (28%)	p=0.013 Z^2=6.43

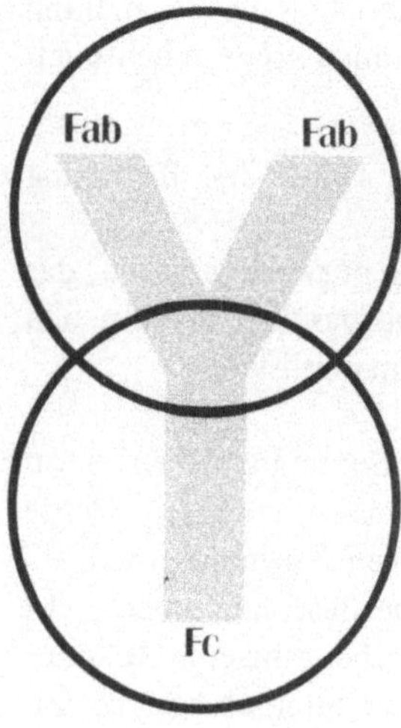

Abb. 5

heute noch Krankenhäuser, die über 5000 und mehr Tetanusfälle berichten. Dagegen nehmen sich unsere Fallzahlen und damit Erfahrungen geradezu bescheiden aus. Im Lancet wurde im vergangenen Jahr von Sanders [5] aus Indien berichtet, daß es ihm gelang, die Gesamtmortalität in einer Großserie auf 4,5% zu senken, bei den Schwerkranken auf 8%. (Tabelle 1)

Das sind Traumzahlen, die keiner in der westlichen Welt je auch nur annähernd erreicht hat. Man kann daraus schließen: entweder ist der Tetanus in Indien ein anderer als bei uns, d.h. mit unterschiedlicher Toxinproduktion und abweichender Toxizität der produzierten Toxine, oder wir haben es bislang unterlassen, wichtige sinnvolle Maßnahmen in unsere Therapie einzubauen.

Wie aus der Abbildung zu ersehen, wurde von den Autoren in Indien Antitoxin intrathecal, auf lumbalem oder cisternalem Wege, in kleinster Dosierung von 200 IE 1-mal gleich bei der Aufnahme gegeben. Diese Anwendung des Antitoxins ist nicht neu. Sie wurde schon 1917 von Sherrington [6] angegeben. 1928 versuchte Speranski, mttels Ansaugen von Liquor die Nervenzellen von ihrem Toxin zu befreien, und nannte es die sog. Liquorpumpe. In der Zwischenzeit unterblieben weitere Versuche dieser Art mit dem möglicherweise falschen Postulat, daß jegliches Toxin, welches die graue Substanz von Stammhirn und Rückenmark einmal erreicht hat, dort auch sofort festgebunden wird und einer Neutralisation nicht mehr zugänglich ist. Vielleicht müssen wir uns von diesen Vorstellungen freimachen.

Neuste Forschungen der Behring-Werke (Ronnenberger und Zwisler [7]) scheinen zu bestätigen, daß möglicherweise das bereits am Nerven gebundene Toxin wieder neutralisiert werden kann. Hierzu wurde enzymbehandeltes Tetanusimmunhumanglobulin verwendet. Diese Enzymbehandlung bewirkt eine Abspaltung der FC-Gruppe des IgG-Moleküls. (Abb. 5) Es verbleiben die FAB_2-Fragmente, die sich durch eine bessere intracelluläre Verteilung bei erhaltener Antikörperaktivität auszeichnen. Interessanterweise benutzen die Inder für ihre doch recht erfolgreiche Therapie heterologes Fermoserum, das man ebenfalls als FC-Gruppen-frei ansehen kann.

Die Dinge sind noch im Fluß, aber es besteht heute eine Aussicht darauf, daß wir aus dem unbefriedigenden symptomatischen Bereich der Tetanustherapie herauskommen und uns langsam auf eine gezielte spezifische Therapie zubewegen. An den prophylaktischen

Maßnahmen müssen wir bei dem ubiquitären Vorkommen der Tetanusbakterien in unserem Erdboden auf jeden Fall auch in Zukunft stark festhalten.

Literatur

1. Haarfeldt, H.P.: Die Tetanusprophylaxe. Unfallheilkunde *79*, 477–482 (1976)
2. Clauberg, G., Schneider, W., Brändle, W.: Erfolgreiche Tetanusbehandlung mit Tetanushyperimmunhumanglobulin und Valium. Med. Welt *18*, 2811–2813 (1967)
3. Eyrich, K.: Die Klinik des Wundstarrkrampfes im Lichte neuzeitlicher Behandlungsmethoden. Springer Anaesthesiologie und Wiederbelebung *43*, (1969)
4. Haid, B.: 111 Tetanusfälle in 18 Jahren. Münch. Med. Woch. *117*, 1149–1158 (1975)
5. Sanders, R.K.M. et al.: Intrathecal Antitetanus Serum (Horse) in the Treatment of Tetanus. Lancet, *7*, 974–1977 (1977)
6. Sherrington, S.C.: 964 (1917)
7. Ronneberger, H., Zwisler, O.: Wundstarrkrampfbehandlung mit enzymbehandelten spezifischen Antikörpern – Tierversuche, Med. Welt *28*, 835–837 (1977)

Die Gasbrandinfektion (Prinzipien der Behandlung, Ergebnisse)

H. Schott, Würzburg

Im Mittelpunkt der Diskussion um die moderne Therapie des Gasbrandes steht die Frage: Was leistet die von Borema 1960 angegebene hyperbare Oxygenation?

Seit 1967 steht, angeschafft für die Behandlung dieser Patienten, in der Würzburger Chirurgischen Universitätsklinik eine große begehbare Druckkammer. Seither wurden uns mit der Verdachtsdiagnose Gasbrand 244 Patienten zugewiesen (Abb. 1), die Diagnose in 67 Fällen bestätigt.

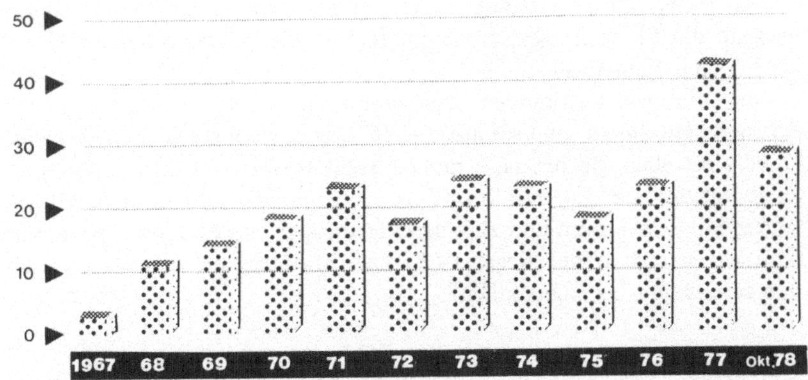

Abb. 1. 244 Zuweisungen mit der Verdachtsdiagnose Gasbrand zur hyperbaren Oxygenation 1967 bis Oktober 1978

Tabelle 1. Erreger bei 67 Gasbranderkrankungen

Erreger:				
Cl. perfringens			45	
Cl. perfringens mit anderen Clostridien		7		
+Cl. septicum	3			
+Cl. sordelli	3			
+Cl. histolyticum	2			
+Cl. bifermentans	1			
+ Cl. sporogenes	1			
Cl. perfringens mit aeroben Keimen			5	57
Cl. sordelli				3
Cl. sporogenes				1
Cl. oedematiens				1
kein Erregernachweis				5
				67

Die bei der Behandlung dieser Patienten gewonnenen Erfahrungen wollen als Beitrag zur Diskussion verstanden werden.

Erreger

Die Erreger des Gasbrandes sind die 1892 von Welch und Nuttal als „Bacillus aerogenes capsulatus nova species" erstmals beschriebenen obligat anaeroben grampositiven gas- und sporenbildenden Stäbchenbakterien aus der Gattung Clostridium der Familie Bacillaceae, am häufigsten das Cl. perfringens.

Als normale Saprophyten im Darm von Mensch und Tier sind sie überall in gedüngtem Boden vorhanden. Es kommt fast zwangsläufig bei jeder offenen Verletzung auf Feld und Straße zur Kontamination. Aber: Kontamination bedeutet noch nicht Infektion und Infektion bedeutet noch nicht Gasbrand.

Der echte Gasbrand ist selten. Bei den eigenen 67 Fällen wurde als Erreger ganz überwiegend das Cl. perfringens ermittelt. In 57 Fällen, entsprechend 85%, ist Cl. perfringens der führende Keim (Tabelle 1).

Nur unter ganz bestimmten Bedingungen, von denen Abwesenheit von Sauerstoff, traumatisierte Muskulatur und ein niederes Redoxpotential die wichtigsten sind, bilden die Gasbrand-Clostridien die für das Krankheitsbild verantwortlichen Ektotoxine, gewebszerstörende Enzyme. Durch Destruktion der Zellmembranen kommt es zu sehr rasch sich ausbreitenden Muskelnekrosen und zu einer allgemeinen Intoxikation des Patienten. Die Inkubationszeit beträgt in der Regel 1–3 Tage. Ein nicht behandelter Gasbrand ist innerhalb weniger Stunden bis Tage tödlich.

Das klinische Bild

Fast immer geht dem Gasbrand eine große Weichteilverletzung voraus. Bei unseren Fällen ergibt sich folgendes Bild (Tabelle 2).

Zwei Drittel traten nach Unfällen auf, ein Drittel nach ärztlichen Eingriffen. Zu beachten ist der hohe Anteil der Moped- und Motorradfahrer bei den Verkehrsunfällen: 11 der 17 Patienten sind 21 Jahre und jünger und auch unter Einschluß zweier Patienten über 50 beträgt das Durchschnittsalter 26 Jahre.

Bei den Gasbranderkrankungen nach ärztlichen Eingriffen stehen die Amputationen wegen arterieller Durchblutungsstörungen im Vordergrund, Anlaß genug für den Rat, die Indikation zur primär offenen Behandlung hier öfter zu stellen.

Die typische Erkrankung hat eine charakteristische lokale und bald auch allgemeine Symptomatik: Für den Patienten stehen rasch sich steigernde Schmerzen an erster Stelle. Die Wundumgebung schwillt an. Feuchte nekrotische Muskulatur quillt hervor, in Blasen tritt Gas aus, das einen unangenehmen Geruch hat. Oft steht neben der Gasbildung ein exzessives Ödem, das aus dem Gewebe wie aus einem nassen Schwamm abläuft, ganz im Vordergrund.

Zu Recht prägte daher Aschoff 1916 den Begriff vom Gasödem. Das Gas entsteht in der Muskulatur und zeigt daher auf dem Röntgenbild deren Fiederung. Rasch kommt es zu Allgemeinerscheinungen mit Anämie und Ikterus durch Hämolyse und Intoxiaktion.

Diagnose

Die Erfahrungen mit den uns zur hyperbaren Oxygenation unter der Verdachtsdiagnose Gasbrand zugewiesenen Patienten hat uns gelehrt, daß die Diagnose fast immer nur mit Hilfe einer chirurgischen Revision zu stellen ist. Die Anamnese und der bei der chirurgischen Revision sich zeigende Lokalbefund sind die Grundpfeiler der Diagnose (Abb. 2).

Ausdrücklich sei betont: Der Nachweis von Gas und/oder Clostridien allein reicht zur Diagnose nicht aus, ausschlaggebend ist das klinische Bild.

Tabelle 2. Trauma bei 67 Gasbranderkrankungen

Unfälle			44
Strassenverkehr			
Moped/Motorrad	17	27	
Sonstige	10		
Landwirtschaft		2	
Verschiedene		15	
Ärztliche Eingriffe			23
Amputationen wegen art. Durchblutg.-Störung	13		
Art. Gefäßrekonstruktion	1		
Asept. Osteosynthesen	4		
Laparotomie	1		
i.-m.-Injektionen	4		
			67

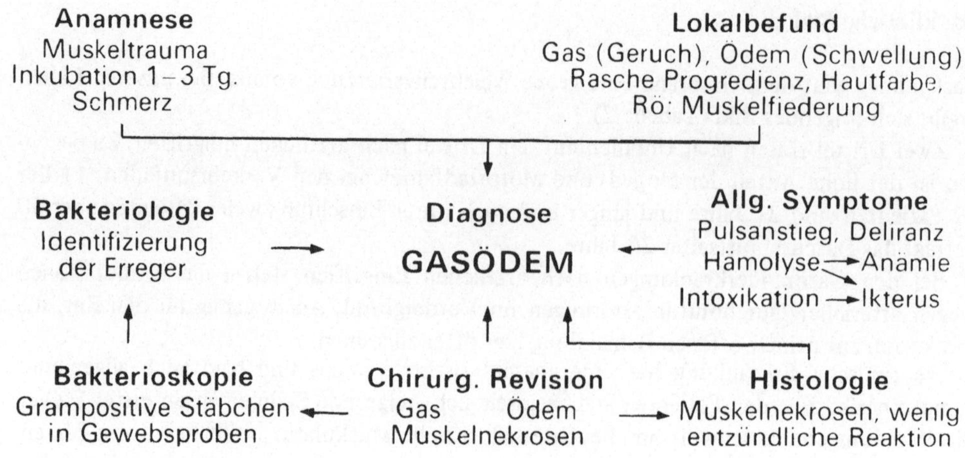

Abb. 2. Diagnose Gasbrand

Die Diagnose richtig zu stellen ist nicht so leicht, wie allgemein angenommen wird. Man darf davon ausgehen, daß die Indikation zur technisch und personell aufwendigen raschen Verlegung (40% der Patienten kamen mit dem Hubschrauber, einer sogar mit dem Flugzeug) von Chef- und Oberärzten gestellt wird und muß nach Korrektur der Diagnose konstatieren, daß die Entscheidung auch für den Erfahrenen im Einzelfall schwierig sein kann. Welcher Chirurg hat schon eingehendere Erfahrungen mit diesem seltsamen Krankheitsbild?

Differentialdiagnose

Andererseits ist die Differentialdiagnose – darauf wird in der Literatur so gut wie gar nicht eingegangen – von eminenter Wichtigkeit, wenn man den Erfolg einer in der Diskussion stehenden Behandlungsmethode, hier der hyperbaren Oxygenation, beurteilen will.

Die differentialdiagnostischen Krankheitsbilder sollen hier nur gestreift werden (Tabelle 3): Am wichtigsten und auch oft am schwierigsten ist die Abgrenzung gegenüber pyogenen und putriden gasbildenden Mischinfektionen. Der klassische Gasbrand bildet keinen Eiter und es gibt auch andere Fäulniserreger, die Gas bilden können.

Leichter abzugrenzen ist das Eindringen von Luft in nichtinfizierte Wunden.

Ein eigenartiges, aus der Literatur bekanntes, pathogenetisch nicht abgeklärtes Krankheitsbild sahen wir bei Metallschleifern in 5 Fällen.

Zwei Krankenschwestern injizierten sich selbst Luft zur Vortäuschung eines Krankheitsbildes, eine von ihnen wurde zuvor in einer anderen Universitätsklinik auch mit hyperbarer Oxygenation behandelt.

In 14 Fällen war eine eindeutige Diagnose nicht mehr zu stellen, meist war schon außerhalb eine Amputation erfolgt.

Therapie

Operative Maßnahmen, die hyperbare Oxygenation, Intensivpflege und Antibiotica bestimmen heute die Therapie des Gasbrandes. Diese Reihenfolge entspricht nach den eigenen Er-

Tabelle 3. Korrigierte Diagnosen bei 244 Zuweisungen mit der Verdachtsdiagnose Gasbrand an die Chirurgische Universitätsklinik Würzburg, 1967-1978

Gasbrand	67	27,5%
Putride und pyogene Mischinfektion	128	52,5%
Eindringen von Luft in nicht infizierte Wunden	28	11,5%
Gasbildung in Wunden bei Metallschleifern	5	2,0%
Artefakte	2	0,8%
nicht einzuordnen	14	5,7%
	244	100,0%

fahrungen auch der Wertigkeit, wobei wir uns zur Zeit ernsthaft fragen, ob nicht die Intensivpflege noch vor der hyperbaren Oxygenation rangieren sollte.

Ein Nutzen des Gasbrandantitoxins, des sogenannten „Gasbrandserums" konnte nicht nachgewiesen werden, seine Anwendung wird allgemein abgelehnt. Es wird in der DDR nicht mehr hergestellt.

Unter den Antibiotica ist Favorit das Penicillin in sehr hoher Dosierung, sein Nutzen bei ausgebrochenem Gasbrand jedoch aus pharmakodynamischen Gründen fraglich.

Die chirurgische Intervention

Rasch entschlossenes radikales chirurgisches Vorgehen mit Amputation und Exartikulation befallener Extremitäten und breitestem Debridement am Rumpf beherrschten bis zum Beginn der 60er Jahre unangefochten die Therapie des Gasbrandes. Die resultierenden Verstümmelungen mußten angesichts der akuten Lebensgefahr, aber auch unter dem Aspekt möglicher Fehldiagnosen in Kauf genommen werden. Vor diesem Hintergrund ist es verständlich, daß jede neue konservative Behandlungsmethode dankbar in der Hoffnung aufgegriffen wurde, den großen chirurgischen Eingriff zurückdrängen zu können. Die Operation hat die sofortige radikale Ausrottung des toxinproduzierenden Infektionsherdes zum Ziel.

Die hyperbare Oxygenation

Theorie

Das Verfahren der hyperbaren Oxygenation hatten Borema u. Mitarbeiter zunächst für die Herzchirurgie entwickelt und 1960 in die Therapie des Gasbrandes eingeführt. Die Idee ist schon 1941 in Brasilien experimentell erprobt worden und hatte zu wenig ermutigenden Ergebnissen geführt.

Die Theorie der hyperbaren Oxygenation ist einleuchtend und vielversprechend: Vermehrung und Toxinbildung der Erreger sind nur in streng anaerobem Milieu möglich. Der unter normalen Bedingungen im Blut transportierte Sauerstoff ist fast vollständig chemisch an das Hämoglobin gebunden, das bereits bei Luftatmung unter Normaldruck zu 98% gesättigt ist.

Nach dem Henry'schen Gasgesetz ist die Absorption von Gasen in einer Flüssigkeit dem Partialdruck der Gase proportional. Die Theorie der hyperbaren Oxygenation geht davon aus, daß durch Erhöhung des Sauerstoffpartialdruckes in den Lungenalveolen vermehrt Sauerstoff physikalisch im Plasma gelöst und in die Peripherie transportiert wird. Durch Diffusion soll es auch ohne Blutzirkulation bis in das Ödem der vom Gasbrand befallenen Muskulatur gelangen und hier die Toxinbildung der Erreger unterbrechen.

Bei Luftatmung und Normaldruck beträgt der Sauerstoffpartialdruck in den Alveolen etwa 110 mm Hg. Atmung reinen Sauerstoffs bei 3 bar führt zu einem alveolären Sauerstoffpartialdruck von mehr als 2000 mm Hg, statt normal 0,3 Vol% können 0,6 Vol% physikalisch gelöst werden.

Eingehendere experimentelle Untersuchungen zu der Frage, in welchem Ausmaß eine Anreicherung von Sauerstoff im Gewebe, insbesondere in der durch die Toxine nekrotisierten Muskulatur des Gasbrandes tatsächlich erreicht werden kann, fehlen bislang.

Sauerstoff hemmt wohl nicht die Vermehrung der Erreger, noch ist er in der Lage, gebildetes Toxin zu inaktivieren. Er kann die Toxinproduktion verhindern, die in vitro unterbrochen wird, wenn die Keime reinem Sauerstoff bei 3 bar ausgesetzt werden, dieser Effekt tritt bei 2 bar noch nicht auf.

Technik

Die hyperbare Oxygenation erfolgt in Überdruckkammern. Zur Anwendung kommen kleinere röhrenförmige Einmannkammern und Großanlagen, in denen Arzt und Hilfspersonal den Kranken begleiten und überwachen können. Die kleinen Kammern werden durch Füllung mit reinem Sauerstoff auf den notwendigen Druck gebracht, in großen Kammern wird dieser Druck durch Preßluft erzeugt, der Patient atmet über eine dicht anliegende Narkosemaske reinen Sauerstoff.

Die eigenen Erfahrungen beruhen auf der Anwendung einer großen Kammer. Das Behandlungsschema wird nach den Empfehlungen von Borema und Brummelkamp in fast allen Zentren unverändert gleichartig angewandt: 3 Sitzungen zu je 2 1/2 Std einschließlich Kompression und Dekompression in den ersten 24 Std, 4 weitere Sitzungen im Abstand von jeweils 12 Std.

Organisation

Einrichtung und Betrieb einer hyperbaren Kammer erfordern hohe Investitionskosten und einen erheblichen personellen Aufwand. Die neuen Sicherheitsanforderung seitens des Bundesverbandes der Berufsgenossenschaften sind personell im Dienst rund um die Uhr kaum noch zu erfüllen. Für raschen Patiententransport wird oft der Hubschrauber eingesetzt. Meines Wissens können hyperbare Oxygenation und chirurgische Behandlung bei Gasbrandpatienten in der Bundesrepublik Deutschland und in West-Berlin zur Zeit in 12 Zentren durchgeführt werden.

Behandlungsergebnisse

Von unseren 67 Gasbrandpatienten sind 33 gestorben, 34 haben überlebt, Letalität also etwa 50%. Diese Aussage wird dadurch gemildert, daß dem Gasbrand unmittelbar nur 25 Patienten (entsprechend 37,3%) erlegen sind, andererseits bei den Verstorbenen auch Fälle sind, die moribund in die Klinik kamen und keiner Therapie mehr zugänglich waren. Der Statistik kommt hier nur eine untergeordnete Rolle zu. Interessant ist die Frage: Was bringt die hyperbare Oxygenation in der Therapie des Gasbrandes?

Unsere zentrale Erfahrung mit der hyperbaren Oxygenation ist die Beobachtung, daß eine fortgeschrittene Erkrankung mit dieser Behandlungsmethode nicht beherrscht werden kann und auch lokal begrenzte Erkrankungen unter der hyperbaren Oxygenation fortschreiten können.

Wir sehen daher seit Jahren die chirurgische Intervention als zentrale Maßnahme an und zwar für die Diagnose und Therapie gleichermaßen.

Eigenes Vorgehen

Wir gehen so vor: Lassen Anamnese und äußerer Aspekt den Verdacht auf Gasbrand nicht ausschließen oder bei anderweitigen Infektionen eine chirurgische Intervention notwendig erscheinen, wird sobald als möglich eine chirurgische Revision in Allgemeinnarkose durchgeführt. Bestätigt der makroskopische Lokalbefund hierbei dei Verdachtsdiagnose, wird sämtliches eindeutig irreversibel geschädigtes Gewebe entfernt und je nach Ausdehnung des notwendigen Debridements auch amputiert oder exartikuliert. Daß die Amputationsstümpfe offen bleiben ist selbstverständlich. Bei der Notwendigkeit, z.B. den ganzen Unterschenkel zu opfern, hat sich die offene Exartikulation im Kniegelenk mit späterer sekundärer Nachamputaiton im Oberschenkel bewährt.

Nach der chirurgischen Intervention wird über die weitere Behandlung in der Alternative entschieden, ob die Intensivpflege vorrangig oder die hyperbare Oxygenation als adjuvante Maßnahme vertretbar ist. Die Entscheidung fiel in letzter Zeit immer häufiger zugunsten der Intensivpflege mit Verzicht auf die hyperbare Oxygenation. In mehreren Fällen sahen wir hiervon keinen Nachteil für die Patienten.

Prophylaxe

Es wurde bereits betont, daß die prophylaktische und therapeutische Gabe des Gasbrandserums weitgehend verlassen wurde.

Tierexperimentell hat sich die frühzeitige Gabe hoher Dosen von Penicillin als wirksame Prophylaxe erwiesen. Sie sollte daher bei allen gefährdeten Verletzungen, da sie nicht schadet, angewandt werden.

Wichtig erscheint nach unseren Beobachtungen die frühe Erkennung und Behandlung aller Zustände, die ohne Infektion zum Bilde der ischämischen Muskelnekrose führen, also die Druckerhöhung in von Fascie umschlossener Muskulatur („Kompartment-Syndrom").

Als historische Reminiszenz sei die Originalarbeit aus dem Jahre 1898 erwähnt, in der Friedrich die heute mit seinem Namen benannte chirurgische Wundrandexcision einführte und begründete. Als experimentelle Grundlage diente ihm die Gasbrandinfektion von Mäusen.

Schlußfolgerungen

1. Die Diagnose der seltenen Wundinfektionkrankheit Gasbrand ist nicht so leicht wie allgemein angenommen wird und nur mit Hilfe einer chirurgischen Intervention zu stellen oder zu verwerfen.
2. Die ohne Behandlung 100%ige Letalität kann unter Einsatz aller modernen Mittel auf 30–50% gesenkt werden.
3. Die hyperbare Oxygenation erfüllt nicht die in sie gesetzten Hoffnungen.

Literatur

Borema, I., Brummelkamp, W.H.: Behandeling van anäerobe infecties met inademing zuurstof onder en druk van drie atmosferen. Ned. T. Geneesk. *104*, 2548–2550 (1960)

Caselitz, F.H.: Gasödem. Infektionskrankheiten. Hrsg. von O. Gsell u. W. Mohr Bd. II: Krankheiten durch Bakterien, S. 775–786. Berlin, Heidelberg, New York: Springer 1968

Friedrich, P.L.: Die aseptische Versorgung frischer Wunden unter Mittheilung von Thier-Versuchen über die Ankeimungszeit von Infektionserregern in frischen Wunden. Arch. Chir. *57*, 288–310 (1898)

Kerner, M., Meakins, J.L., Wilson, W.E., McLean, P.: Gas gangrene complicating limb trauma. J. Trauma *16*, 106–110 (1976)

McLennan, J.: The histotoxic clostridial infections of man. Bact. Rev. *26*, 177–274 (1962)

Roding, B., Groeneveld, H.A., Borema, I.: Ten years experience in the treatment of gas gangrene with hyperbaric oxygen. Surg. Gynec. Obstet. *134*, 579–585 (1972)

Schmauss, A.K., Bahrmann, E., Fabian, W.: Gasbrandbehandlung und hyperbare Oxygenation. Zbl. Chir. *98*, 912–925 (1973)

Schott, H.: Gasödem. Chirurgie der Gegenwart Bd. 1, Beitr. 15, 1–15. München, Berlin, Wien: Urban & Schwarzenberg 1975

Smith, L.D.S., Holdeman, L.V.: The pathogenic anaerobic bacteria. Springfield, Illinois USA: Charles C. Thomas Publishers 1968

Unnik, A.J. van: Inhibition of toxin production in clostridium perfringens in vitro by hyperbaric oxygen. Leuuwenhoek (Amsterdam) *31*, 181–186 (1965)

Spätzustände nach Infektion primär offener Verletzungen des Bewegungsapparates und deren chirurgisch-orthopädische Therapie

G. Friedebold, H. Zilch und P. Wilke, Berlin

Nach den Gesetzen der allgemeinen Chirurgie ist jede Wunde, mithin auch jede offene Fraktur als kontaminiert bzw. infiziert zu betrachten. Haben bereits die Richtlinien der Asepsis, von ihren Vätern Ernst v. Bergmann und Schimmelbusch vor ca. 90 Jahren aufgestellt, die Rate der manifesten Infektion entscheidend herabgesetzt, so ist heute bei der offenen Fraktur, nicht so sehr durch die Anwendung antibiotischer Mittel, sondern vielmehr durch die beschriebenen Möglichkeiten primärer Stabilisierung ein weiterer erheblicher Fortschritt erzielt worden. Die manifeste Infektion ist seltener geworden. Die Anwendung von metallischem Osteosynthesematerial, vor allem in Form von innerer Fixation hat jedoch als eine eigene Verlaufsform die Spätinfektion begünstigt. Diese Unterscheidung ist für die vorliegende Betrachtung zu vernachlässigen, da diese nur den Spätzuständen gilt, bei denen die Infektion primär nicht zu verhindern bzw. bei ihrem Auftreten mit den heute üblichen Verfahren des Débridements, der Herdausräumung, der Spongiosaauffüllung mit und ohne Saugspüldrainage bzw. PMMA-Ketten-Einlagerung nicht zu beherrschen war.

Die Infektionsrate nach offener Fraktur liegt nach Burri, Rittmann und Mattern bei 10%, während sie bei Osteosynthesen geschlossener Frakturen 2% nicht überschreiten sollte. Ein exakt geführter statistischer Vergleich zwischen konservativen und operativen Behandlungsverfahren primär offener Verletzungen liegt bisher nicht vor. Er dürfte nur mit sehr großen Zahlen zu führen sein, da der Einzelfall gerade bei dieser Verletzungskategorie erhebliche Besonderheiten aufweisen kann. Die Aussagen, ob eine chronische Osteomyelitis endgültig ausgeheilt oder nur temporär inaktiviert ist, bleibt für viele Fälle vorerst weiterhin zweifelhaft.

Eine annähernd zuverlässige Beurteilung von Spätzuständen nach Infektionen primär offener Verletzungen ist daher auch heute erst eigentlich nach Jahren möglich; Angaben über Infektionsraten, die nur die Frühinfekte beinhalten, sind wenig aussagekräftig. Andererseits schränkt die Forderung nach einem möglichst geschlossenen Kollektiv den Untersuchungszeitraum ein.

Tabelle 1

1972–1976	Frakturen gesamt	davon offen	Infektion n. offenen Fr.
O-Armschaft	127	10 (8,8%)	2
supracond. O-Arm	63	15 (23,8%)	2
U-Arm	116	30 (25,8%)	3
Radiusbasis	630	15 (2,4%)	1
O-Schenkel ohne SH	202	34 (16,8%)	3
Tibiakopf	71	6 (8,5%)	0
U-Schenkel	236	78 (33 %)	9
OSG	228	21 (9,2%)	4
	1673	209 (12,5%)	24 (11,5%)

Um eine einigermaßen umfassende Aussage über die Spätzustände nach Infektionen machen zu können, wurden *sämtliche* offenen Frakturen eines Fünfjahreskollektivs erfaßt. Gewählt wurde der Zeitraum 1972-1976. Der kürzere Nachuntersuchungszeitraum wird durch die komplette Erfassung des Kollektivs wettgemacht. Von den insgesamt 1 673 Knochenbrüchen dieses Zeitraums waren 209 als offen anzusehen (Tabelle 1). Das entspricht 12,5%. In 24 Fällen dieser 209 offenen Frakturen war eine posttraumatische Infektion abgelaufen. Das entspricht 11,5%. Es handelt sich im Einzelnen sowohl um Früh- als auch um Spätinfekte. Aufgeschlüsselt nach Schweregrad ergibt sich, daß die offenen Frakturen ersten Grades in 6% der Fälle zu einer Infektion führten, zweitgradig offene Frakturen in 15%, drittgradig offene in 19%. Die höchste Rate an offenen Frakturen wies der Unterschenkelbruch mit 33% auf. Es folgt der Unterarm mit 25,8%, der supracondyläre Oberarmbruch mit 23,8% (Tabelle 2).

Tabelle 2. 24 Infektionen von 209 primär offenen Verletzungen

		Infektionen
1. gradig offen:	98	6 (6%)
2. gradig offen:	79	12 (15%)
3. gradig offen:	32	6 (19%)
	n 209	n 24

Die primäre Behandlung der offenen Frakturen hatte zunächst überwiegend in operativer Wundversorgung und Stabilisierung durch Gipsverbände oder äußere Spanner bestanden, später – in der zweiten Hälfte des Zeitraumes – in geeigneten Fällen auch durch Plattenosteosynthese, die möglichst auf der abgekehrten Seite des Wundgebietes vorgenommen worden war. Marknagelungen wurden – wenn überhaupt – erst als Sekundärmaßnahme nach Abschluß der Wundheilung vorgenommen. In ähnlicher Weise war auch bei jenen offenen Frakturen verfahren worden, die in anderen Kliniken primär versorgt worden waren und erst im Stadium der Infektion zur Verlegung gelangten. Sie sind ebenfalls in diesem Kollektiv enthalten. Die Behandlung der manifesten Infektion war nach den bereits skizzierten aktiven Methoden erfolgt.

Alle 24 durch eine Infektion komplizierten offenen Frakturen wurden einer eingehenden Nachuntersuchung unterzogen, deren Ergebnis dieser Analyse zugrunde liegt. Die Aufschlüsselung nach Körperregionen ergibt folgendes Bild.

1. Oberschenkelfrakturen

Bei den Frakturen des coxalen Femurendes wurde in keinem Fall eine offene Verletzung registriert. Diese erstreckten sich vielmehr auf den Schaftabschnitt sowie den distalen Bereich. In allen *drei* Fällen handelte es sich um Spätinfekte (Tabelle 3). Schwerwiegend war der Fall eines supracondylären Femurbruches, der nach Wundheilung mit Condylenplatte versorgt wurde. Der Infekt war wegen Beteiligung des Gelenkes örtlich nicht zu beherrschen, so daß eine *Arthrodese* mit äußeren Spannern durchgeführt werden mußte. Die Beinverkürzung beträgt 3 cm; das Bein ist voll belastungsfähig, die Arthrodese ist knöchern einwandfrei konsolidiert.

Tabelle 3. Infektionen primär offener Oberschenkelbrüche, Spätzustände

1. Arthrodese des Kniegelenkes
   (Beinverkürzung 3 cm), keine orthop. Hilfsmittel
2. Nach Metallentfernung und Debridement
   Recidivfrei seit 4 Jahren
3. Bis jetzt 2 Rezidive, seit 1 Jahr rezidivfrei.
   Freie Gelenkfunktion

Die beiden übrigen offenen Frakturen mit Infekt erstreckten sich auf den Femurschaft. Während einmal eine radikale operative Revision mit Débridement zu einem rezidivfreien Verlauf von 4 Jahren geführt hat, war bei dem zweiten Fall ein mehrfaches Eingreifen erforderlich gewesen. Hier resultierte eine Beinverkürzung von 1,5 cm; in beiden Fällen jedoch gab es keine Beeinträchtigung der Gelenkfunktion.

2. Unterschenkelbrüche

Bei den 6 offenen Frakturen des *Schienbeinkopfes* innerhalb des Kontrollzeitraumes war es in keinem Fall zu einer Infektion gekommen. Gerade die Infektionen am Schienbeinkopf erweisen sich erfahrungsgemäß als besonders schwierig und mit hoher Rückfallneigung belastet. Eine besondere Problematik ist darin zu sehen, daß die Arthrolyse des in der Regel stark eingesteiften Kniegelenkes wegen des hohen Infektionsrisikos des Gelenkes erst sehr spät durchgeführt werden kann, dann jedoch in ihrem Erfolg begrenzt ist. Da auch ein künstlicher Gelenkersatz in der Regel nicht in Frage kommt, enden derartige Situationen überwiegend mit einer Arthrodese.

Von den 78 offenen Unterschenkelschaftfrakturen (Tabelle 4) wurde *neunmal* eine Infektion beobachtet. Vier dieser Fälle heilten unter den üblichen Behandlungsverfahren folgenlos aus. Zweimal kam es zu einer *Infektpseudarthrose,* die Spongiosaauffüllung, Plattenosteosynthese bzw. Fixateur externe erfordert hatte. Auch hier blieb keine Funktionsbehinderung zurück. Ein weiteres Mal mußte wegen einer Spitzfußstellung durch narbige Schrumpfung nachträglich eine Achillessehnenverlängerung vorgenommen werden.

Ein Stückbruch hatte nach Konsolidierung im Bereich des Schienbeinkopfes zu einer Fehlstellung geführt, die eine Umstellungsosteotomie notwendig machte. Sie wurde als Keilosteotomie mit Fixation durch eine Abstützplatte und eine zusätzliche kleine Neutralisationsplatte auf der Gegenseite vorgenommen.

Tabelle 4. 9 Infektionen primär offener Unterschenkelbrüche, Spätzustände

2 x	Infektpseudarthrosen Stabilität nach Spongiosaplastik u. AO-Verplattung
1 x	Achillessehnenverlängerung wegen Spitzfußstellung
1 x	Umstellungsosteotomie zur Achsenkorrektur
1 x	Gasbrand → O Sch. Amputation
4 x	folgenlose Ausheilung

Während somit alle diese acht Fälle schließlich zu einem *guten* Ergebnis geführt haben, kam es bei dem letzten dieser Unterschenkelfrakturen, bei dem es sich um einen offenen Bruch dritten Grades gehandelt hatte, zu einer Gasbrandinfektion, die trotz hyperbarer Sauerstollbehandlung eine Amputation zur Folge hatte. Der Patient ist mit Oberschenkelprothese versorgt und übt seinen Beruf weiterhin aus.

3. Verletzungen des oberen Sprunggelenkes

Die Folgen der Infektion in dieser Region sind fast immer schwerwiegend, da es sehr rasch zu einer Beteiligung des Gelenkes selbst zu kommen pflegt. Als endgültige Maßnahme bleibt entweder die Beschränkung auf einen orthopädischen Schuh mit hinterer Walklederkappe, oder aber die Durchführung einer talocruralen Arthrodese. Unter den *vier* Infektionen offener Sprunggelenksverletzungen (Tabelle 5) erforderten zwei die Arthrodese. Einmal

Tabelle 5. 4 Infektionen primär offener Verrenkungsbrüche des OSG, Spätzustände

2 x	Talocrurale Arthrodese
1 x	Außenknöchelosteomyelitis. Ausräumung des Herdes, Spongiosaplastik
1 x	folgenlose Ausheilung

war eine Herdausräumung und Spongiosaplastik notwendig. Das Bild zeigt das Sprunggelenk einer Frau, bei der wegen derartigen Infektion 10 Operationen durchgeführt worden waren. 4 Jahre nach dem Unfall erfolgte dann schließlich die *Arthrodese*. Die Patientin ist beschwerdefrei gehfähig.

Die Problematik der Spätarthrodese pflegt in derartigen Fällen darin zu liegen, daß das vordere untere Sprunggelenk im allgemeinen bereits stark eingesteift ist und kompensatorisch für die Abrollbewegungen des Fußes ausfällt. Ist daher absehbar, daß die Erhaltung des oberen Sprunggelenkes bei vorliegendem Infekt nicht erwartet werden kann, sollte mit der Durchführung der Arthrodese nicht zu lange gezögert werden.

4. Oberarmschaftfrakturen

Unter 127 Frakturen des Humerus fanden sich 10 offene (Tabelle 6), von denen *zwei* zu einer posttraumatischen Osteomyelitis geführt hatten. Einer dieser Patienten lebt mit einer Fistel; die Fraktur ist spät konsolidiert, eine Funktionsbehinderung besteht jedoch nicht. Bei dem anderen handelt es sich um einen Jugendlichen mit einer supracondylär gelegenen Infektpseudarthrose infolge eines Schußbruches. Die vorhandene Scharnierbewegung erfolgte nicht im Ellenbogengelenk, sondern in der Pseudarthrose. Trotz der starken Einschränkung des Ellenbogengelenkes war die Sanierung des Herdes unumgänglich.Nach Ausräumung, Debridement und Spongiosaauffüllung kam es zur Konsolidierung; der Infekt scheint nach 3 Jahren beherrscht zu sein, die Beweglichkeit in dem bestehenden Ellenbogengelenk ist jedoch minimal.

Tabelle 6. 2 Infektionen primär offener Oberarmschaftfrakturen, Spätzustände

1. Nach Fistel–und Herdausräumung und Metallentfernung beschwerdefrei
2. Keine NU

Nicht selten bestehen in derartigen Fällen Radialisschädigungen, da mit jeder weiteren Operation, besonders im infizierten Gebiet, die Gefahr einer unmittelbaren oder mittelbaren Läsion des Nerven zunimmt. Wegen dieser besonderen Problematik ist besonders bei älteren Menschen im allgemeinen die Versorgung mit einem Hülsenapparat vorzuziehen.

5. Ellenbogengelenksverletzungen

Offene Frakturen im Bereich des Ellenbogengelenkes sind wegen der geringen Weichteildeckung besonders infektionsgefährdet, zumal wenn eine aufwendige Osteosynthese es notwendig macht, daß hier viel Fremdmaterial versenkt wird. Das Kollektiv weist *zwei* Fälle auf, die besonders schwerwiegend sind (Tabelle 7). Obwohl bei dieser 40jährigen Jugoslawin mit einer drittgradig offenen, stark verschmutzten Wunde mit völliger Zerstörung des Ellenbogengelenkes nur eine Minimalosteosynthese vorgenommen worden war, trat ein Infekt auf, der die Entfernung des Osteosynthesematerials erforderte, dann jedoch rasch abklang. Nach 6 Monaten wurde der Versuch einer Alloarthroplastik durch Verwendung einer MAZZA-Prothese unternommen. Diese mußte jedoch wegen einer erneut aufflackernden Infektion trotz zweimaliger Revision schließlich wieder entfernt werden. Die Patientin ist mit Walkledermanschette versorgt.

Ein schwerer offener Verrenkungsbruch des Ellenbogengelenkes war in einer anderen Klinik primär konservativ behandelt. Hier war es zu einer Ankylose gekommen, die immerhin eine bessere Gebrauchsfähigkeit mit sich bringt, als sie bei der vorangehenden Patientin vorliegt.

6. Unterarmfrakturen

Unter 30 offenen Frakturen entwickelte sich *dreimal* eine Infektion (Tabelle 8). Im ersten Fall, der konservativ behandelt werden konnte, erfolgte Ausheilung in Fehlstellung. Nach Konsolidierung der Frakturen wurde eine Korrekturoperation notwendig. Das Bewegungsausmaß für Pro- und Supination beträgt 80-0-30 Grad.

Im zweiten Fall entwickelte sich nach Osteosynthese mit DC-Platte ein ausgedehnter Brückencallus (Abb. 1), der eine völlige Drehsteife zur Folge hatte. Nach Resektion und

Tabelle 7. 2 Infektionen primär offener Ellenbogengelenksverletzungen

1. MAZZA Prothese, wegen Infektion Entfernung der Prothese. Walkleder–Hülsen–Apparatversorgung
2. Spontane Ankylose

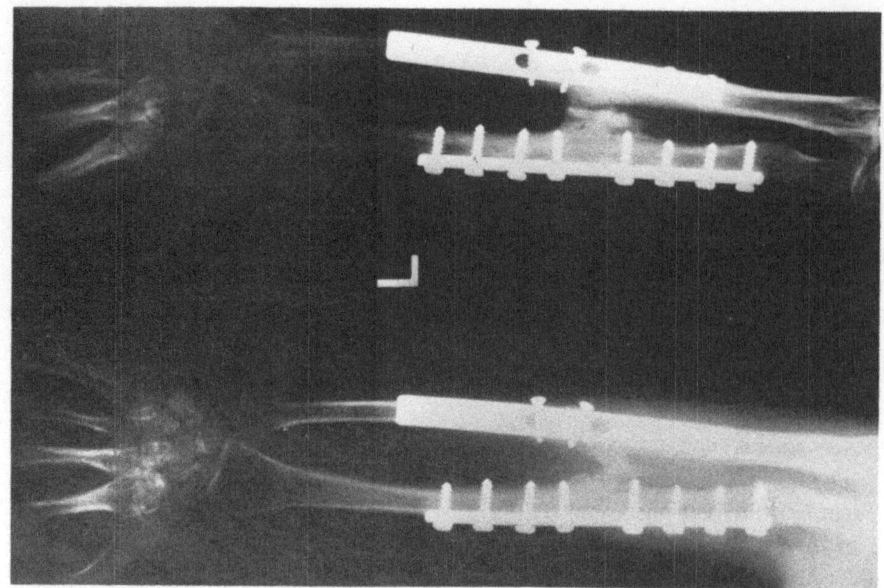

Abb. 1

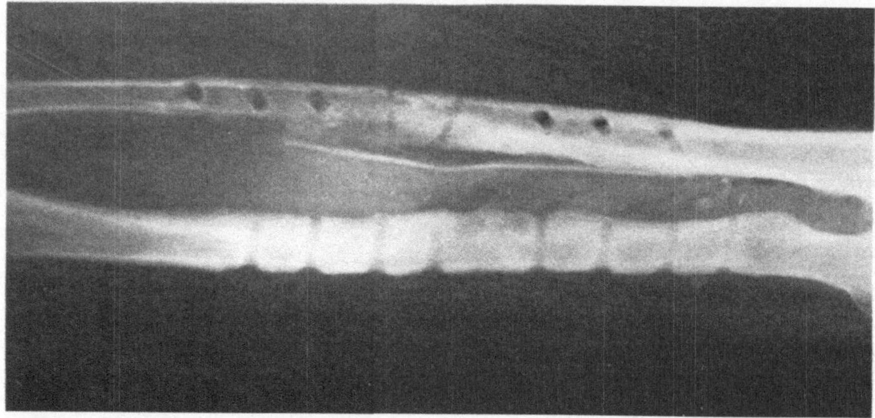

Abb. 2

Interposition einer Silastikmembran (Abb. 2) beträgt das endgültige Bewegungsausmaß bei der Nachuntersuchung 80-0-50 Grad für Pro- und Supination (Abb. 3 und 4).

Der dritte Patient lebt mit einer Fistel im Bereich des Ellenköpfchens; er lehnt eine weitere Operation ab.

Infektionen bei offenen Handgelenkverletzungen fanden sich im untersuchten Kollektiv nicht. Besteht eine Infektion des Gelenks selbst, ist auch hier nur die Arthrodese in Gebrauchsstellung angezeigt, da sie einwandfreie funktionelle Resultate ergibt und auch im Falle der Aktivierung eines Infektes keine besondere Gefährdung mit sich bringt. Bei

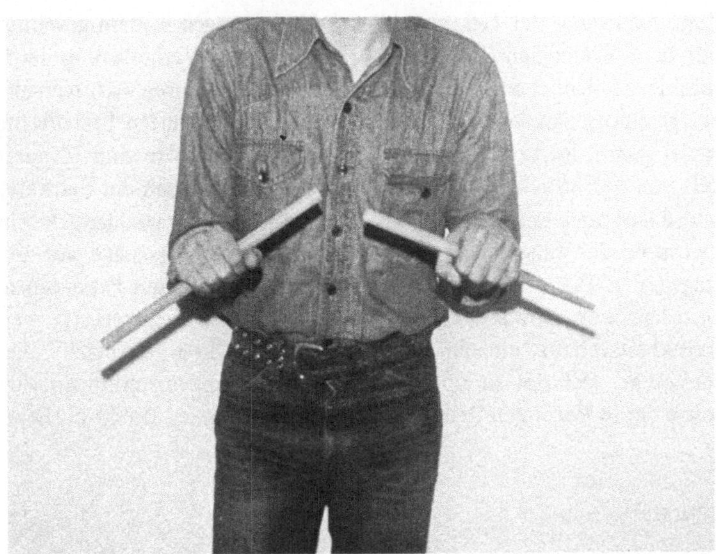

Abb. 3

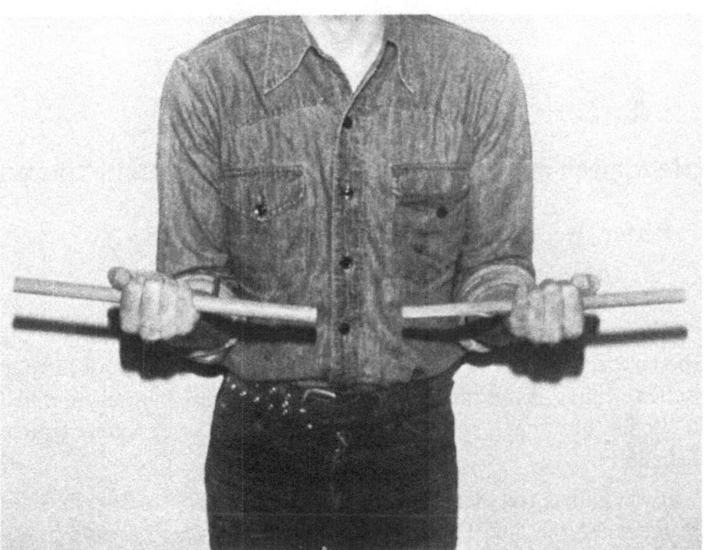

Abb. 4

einfachen Fehlstellungen sollte man sich auf Operationen mit geringstem Aufwand beschränken, z.B. nur die Resektion eines Ellenköpfchens. In jedem Falle ist ein Korrektureingriff im Bereich der Radiusbasis besser zu vermeiden. Die wiederkehrende Infektion führt mit hoher Wahrscheinlichkeit zu einer schweren Funktionsbehinderung.

Faßt man die hier zur Darstellung gebrachten Ergebnisse zusammen, so erscheint die Zahl auf den ersten Blick klein. Sie stellt jedoch ein geschlossenes Kollektiv dar, das bei

Zugrundelegung der Gesamtzahl von Verletzungen in dem gewählten Zeitraum zunächst nur den allgemeinen Schluß zuläßt, daß mit der Verbesserung der Behandlung manifester Infekte am Knochen, wie sie nach offenen Frakturen naturgemäß häufiger auftreten als bei geschlossenen, schwere Verläufe mit schicksalhaften Endzuständen, wie sie früher die Regel waren, heute doch wesentlich seltener geworden sind. Zweifellos wird in Abhängigkeit von der örtlichen Industrie und anderen Faktoren der Schweregrad der Verletzungen und damit auch der Schweregrad der Infektionen unterschiedlich sein. Die Unterschiedlichkeit aber des Einzelfalles macht eine statistische Aussage auf diesem diffizilen Gebiet fragwürdig. Die Tatsache, daß jedoch *alle* hier erfaßten Patienten nachuntersucht werden konnten, eine Abwanderung in andere Kliniken nicht erfolgt war, und daher auch der Krankheitsverlauf einzeln analysiert werden konnte, macht diese Zusammenstellung vertretbar, gestattet sie doch, die Zahl der Gelenkversteifungen, der Apparatversorgungen sowie der in Form von Restfisteln weiter bestehenden Infektionsherde zu erfassen.

Literatur

Burri, C.: Posttraumatische Osteitis. Bern-Stuttgart-Wien: Huber-Verlag, 1974.
Rittmann, W.W., Mattern, P.:Die offene Fraktur. Bern-Stuttgart-Wien: Huber-Verlag, 1977.

Erfahrungen mit der Behandlung von Gasbrandinfektionen

G. Ritter, W. Müller und F. Brost, Mainz

Im Universitätsklinikum Mainz wurden in den Jahren von 1970 bis 1978 in Zusammenarbeit zwischen dem Institut für Anaesthesiologie und der Chirurgischen und Unfallchirurgischen Klinik insgesamt 99 Patienten mit dem klinischen Bild des Gasbrandes (davon 74 sicher bestätigt) unter Mitanwendung der hyperbaren Sauerstofftherapie behandelt (Tabelle 1).

In 53 Fällen trat die Gasbranderkrankung nach meist schweren offenen Verletzungen der Extremitäten auf, 15mal nach Operationen im Abdomen bzw. am Rumpf und 28 mal nach Operationen an den Extremitäten. Seltenere Ursachen stellten eine i.m.-Injektion, ein Decubitus und ein periproktitischer Absceß dar.

Bei den nicht posttraumatischen Gasbränden ist eine auffallend hohe Koinzidenz von Diabetes und schweren arteriellen Durchblutungsstörungen gegeben. Während in der Gruppe ‚nach Unfallverletzungen' nur zweimal ein gleichzeitiger Diabetes vorlag und auch nur hier der Gasbrand nach relativ geringfügigen Verletzungen entstand (offene Vorfußquetschung, Platzwunde am Unterschenkel), spielt er in der Gruppe 'Gasbrand nach Operationen an den Extremitäten' mit 20 von 28 Fällen (vorwiegend nach Amputationen wegen schwerer Durchblutungsstörungen, nach Gefäßoperationen, aber auch z.B. nach Schenkelhalsosteosynthesen) und in der Gruppe 'nach Operationen im Abdomen bzw. am Rumpf'

Tabelle 1. Häufigkeit und Ursachen von Gasbrandinfektionen, Universitätsklinikum Mainz vom 1.12.1970 - 1.11.1978

Jahr	Gasbrand Zahl d. Pat. ges.	Nach offenen Unfallverletz.	Nach Operation Rumpf/Abdomen	Nach Operation an Extremität	Andere Ursachen
1970	1	-	1	-	
1971	18	8	3	7	
1972	18	9	3	4	2
1973	12	8	2	2	i.m.Inj.
1974	12	8	1	3	Decubitus
1975	14	10	1	3	
1976	8	4	1	3	1
1977	8	4	-	3	Periproct.
1978	8	2	3	3	Absceß
Ges.	99	53	15	28	3

mit über der Hälfte eins dominierende Rolle (z.B. Ileus, Anlegen eines Anus praeter, Dickdarmresektion, periproktitischer Absceß) (Tabelle 2).

Für den Unfallchirurgen sind die postttraumatischen Gasbrandinfektionen von besonderer Bedeutung. Sie entstehen vorwiegend nach schweren offenen Extremitätenverletzungen. In unserem Patientengut dominieren hier relativ junge, oft polytraumatisierte Patienten nach schweren Verkehrsunfällen, insbesondere auch mit Motorrädern. Aber das Krankengut enthält auch fast klassische landwirtschaftliche Unfälle, so z.B. die Verletzung durch einen Miststreuer.

Im Hinblick auf das ausführliche Hauptreferat von Schott möchten wir auf allgemeine Erörterungen zum Gasbrand verzichten. Wir möchten jedoch aufgrund unserer Erfahrung noch ergänzend zu einigen Punkten Stellung nehmen, die uns von besonderem Interesse erscheinen.

Tabelle 2. Häufigkeit von Diabetes und arteriellen Durchblutungsstörungen bei Gasbrandinfektionen, Universitätsklinikum Mainz vom 1.12.1970 - 1.11.1978

	GB nach Unfallverl. (Gesamt 53)	GB nach Operationen Rumpf/Abdomen (Ges. 15)	GB nach Op. an Extr. (Gesamt 28)
Diabetes Arterielle Durchblutungsstörungen	2 Offene Vorfußquetschung Platzwunde U-Schenkel	8 Ileus, Anuspraeter, Darmresektion Gefäßersatz U.A.	20 Amputationen wegen Durchblutungsstörungen Gefäß Op., Schenkelhalsosteos. U.A.

1. Verhütung des Gasbrandes; 2. Erstmaß
1. Verhütung des Gasbrandes;
2. Erstmaßnahmen bei Verdacht auf Gasbrand;
3. Weiterleitung zur hyperbaren O_2-Behandlung?
4. Amputation von Extremitäten: ja? nein? immer?
   Höhe? Zeitpunkt?
5. Frakturversorgung bei Gasbrand: Osteosynthese?
   Zeitpunkt?

Zu 1: Die beste Verhütung des Gasbrandes stellt eine zeitgemäße, operative Versorgung breit offener Frakturen dar. Hierbei werden Schmutz und nekrotisches Gewebe entfernt. Die stabile Osteosynthese mit Platte oder bei schwerster Traumatisierung am besten mit dem Fixateur externe schafft im Dienste der Weichteile die günstigsten Voraussetzungen für die Verhütung jeder Infektion, auch des Gasbrandes. Keinesfalls darf, wie man es leider immer noch sieht, die Haut unter Spannung verschlossen werden, hierdurch und eventuell noch durch einen zusätzlichen Gips kann der Rest der vorhandenen Blutzirkulation noch vollständig stranguliert werden. Je schwerer die Weichteilverletzung, desto gültiger ist die Regel: Offene Wunde = gute Wunde!

Zu 2: Die wichtigsten Erstmaßnahmen bei Verdacht auf Gasbrand, wie die offene Wundbehandlung, die intensivmedizinischen Maßnahmen, der Blutersatz, Antibiotica u.a., wurden im Hauptreferat von Schott ausführlich behandelt. Wir möchten aufgrund unserer Erfahrungen noch ergänzend vor ausgedehnten Incisionen im Gesunden warnen. Die Entfernung von unter Spannung stehenden Nähten, die Längsspaltung z.B. der Unterschenkelfascie über der Wade im Sinne der Dekompression und Verbesserung der Durchblutung ist natürlich richtig und wichtig. Extrem ausgedehnte und multiple Incisionen, wie wir sie immer wieder bei eingewiesenen Patienten sehen, können naturgemäß auf die Erkrankung des Gasbrandes, die sich ja vorwiegend an der Muskulatur abspielt, keinen Einfluß haben. Es entstehen vielmehr zusätzliche Hautnekrosen, Plasmaverlust, Sekumdärinfektionen, die Bedingungen für eine abschließende chirurgische Versorgung werden nur verschlechtert.

Zu 3 : Soll man einen Patienten mit Verdacht auf Gasbrand an ein Zentrum mit Überdruckkammer weiterleiten? Wir sind uns bewußt, daß zahlreiche Fragen um den Wert der hyperbaren Sauerstoffbehandlung noch keineswegs endgültig zu beurteilen sind. Von chirurgischer Sicht aus sind unsere rein klinisch-empirischen Erfahrungen jedoch recht positiv. Nur darf man an diese Behandlung keine falschen Erwartungen knüpfen und die übrigen intensivmedizinischen und chirurgischen Maßnahmen vernachlässigen. Der Gasbrand ist in vielem durchaus einem echten Brand vergleichbar. Rasch fortschreitend, spielt sich der eigentliche Prozeß an der Grenze zum Gesunden, in der Feuerzone ab. Dahinter ist bereits alles abgebrannt, irgendwelche therapeutischen Maßnahmen können keinen Einfluß auf das tote Gewebe mehr haben. Ein Fortschreiten des Brandes aber, und das ist unser wichtigster klinischer Eindruck neben der oft auffallenden Besserung der toxischen Situation, kann bei frühzeitigem Einsatz durch die hyperbare Sauerstoff-Therapie doch vielfach in eindrucksvoller Weise verhindert werden. Werden die Patienten allerdings erst sehr spät eingeliefert, sind die vitalen Funktionen bereits schwer beeinträchtigt, so kommt jede Therapie zu spät.

Zu 4 und 5: Bei sicherem fortgeschrittenem Gasbrand stellt die rechtzeitige offene Amputation im Gesunden – was naturgemäß leider nur bei Befall von Unterschenkel oder Unterarm sicher möglich ist – die primäre dringliche chirurgische Maßnahme dar. Muß aber immer sofort und ganz hoch amputiert werden? Aufgrund unserer positiven Erfahrungen mit der hyperbaren O_2-Therapie hat sich das therapeutische Vorgehen insbesondere bei jüngeren Patienten mit posttraumatischem Gasbrand gegenüber früher wesentlich gewandelt, weil wir gesehen haben, daß doch vielfach wesentlich sparsamer amputiert und sogar die Extremität erhalten werden kann. Unter zwei Bedingungen: Der Einsatz unserer Therapie, insbesondere der hyperbaren O_2-Behandlung (fünf Sitzungen a zwei Stunden mit 3 ata und 100% O_2-Atmung in einem Zeitraum von 48 Stunden) muß frühestmöglich und unter strenger kurzfristiger Kontrolle erfolgen. Zeigt sich hierbei eine deutliche und rasche Besserung des Krankheitsbildes, so warten wir mit unseren chirurgischen Maßnahmen bis nach Abschluß der Überdruckbehandlung. Zu diesem Zeitpunkt können jetzt wesentlich besser die Chancen eines Erhaltungsversuches oder auch die unbedingt notwendige Höhe der Amputation beurteilt werden. In manchen Fällen können auch zwischen den einzelnen Sitzungen der Überdruckbehandlung dringliche Maßnahmen, wie z.B. das Anlegen eines Fixateur externe, bei aussichtsreichem Erhaltungsversuch durchgeführt werden. Unser therapeutisches Vorgehen wird im Referat an den Dia-Serien von drei Patienten mit Gasbrand des Unterschenkels bzw. des Unterarmes demonstriert.

Zusammenfassung

Der Gasbrand stellt weiterhin die gefürchtetste Wundinfektion mit hoher Letalität dar. Es wird über die Erfahrungen in der Behandlung des Gasbrandes anhand von 99 Fällen (davon 74 sicher bestätigt, Mortalität 29 von 99, bzw. 26 von 74) aus acht Jahren berichtet und zu den die Unfallchirurgen besonders interessierenden Fragen wie Verhütung des Gasbrandes, Erstmaßnahmen, Wert der Überdruckkammer, Fragen der Amputation oder Erhaltungsmöglichkeit von Extremitäten eingegangen. Hinsichtlich der chirurgischen Therapie wird vor ausgedehnten Incisionen gewarnt.

Die Behandlung infizierter Osteosynthesen unter Verwendung von Gentamycin – PMMA – Kugelketten

K. Klemm, Frankfurt am Main

Eine sich ausbildende Infektion im Bereich einer Osteosynthese kann durch systemische Antibiotica – Therapie allein nicht beherrscht werden, weil sowohl der vorausgegangene Knochenbruch als auch dessen operative Stabilisierung die Durchblutungsverhältnisse im ohnedies bradytrophen Knochengewebe und in den angrenzenden Weichteilen beeinträchtigt haben. Bei den ersten Anzeichen einer Infektion wie Rötung, Überwärmung, lokale Druckschmerzhaftigkeit und Leukocytenanstieg muß unverzüglich operativ revi-

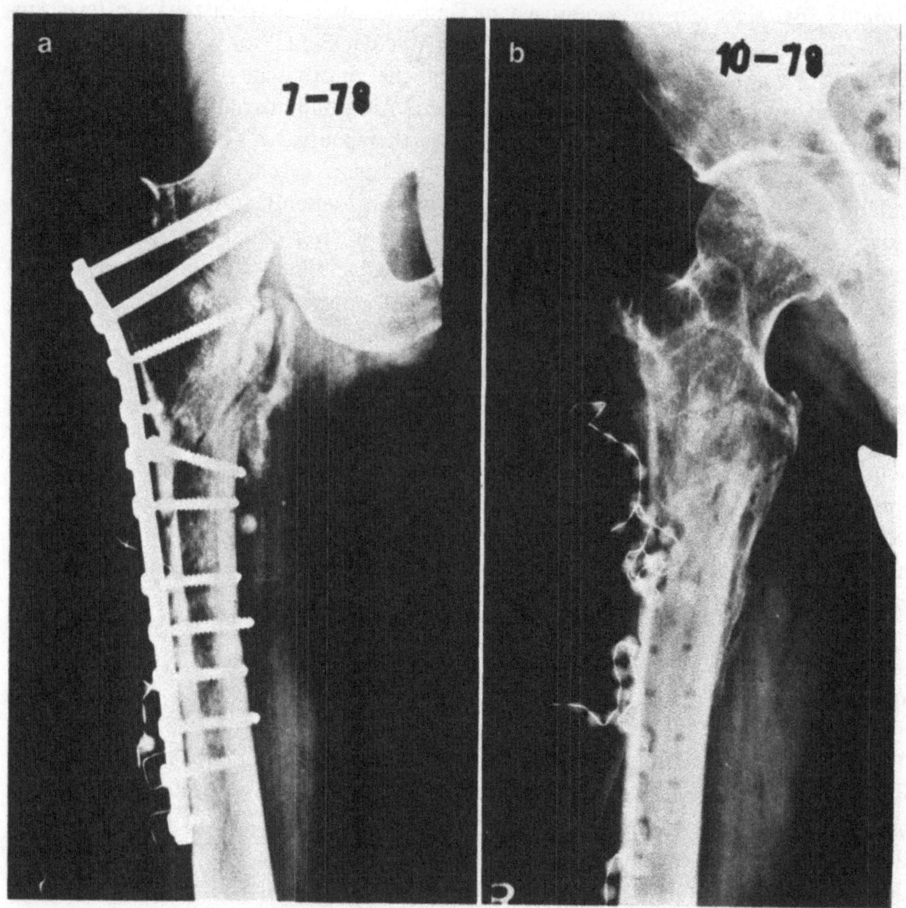

Abb. 1a. Plattenosteosynthese bei pertrochanterem Oberschenkelbruch, wegen tiefer Infektion Anlagerung von Gentamycin - PMMA - Kugelketten **b** Nach knöcherner Konsolidierung Entfernung der Osteosyntheseteile und Ketten mit erneuter Anlagerung von Gentamycin-PMMA-Ketten in das Plattenlager

diert werden. Absceßbildung und bakteriologischer Nachweis der Infektion sollten gar nicht erst abgewartet werden, da wertvolle Zeit verlorengeht, in der ein zusätzlicher Schaden und dadurch eine wesentliche Verzögerung im Heilungsverlauf eintreten kann.

Nach den heute gültigen Behandlungsgrundsätzen muß die Operationswunde wieder vollständig eröffnet werden, da nur bei gutem Überblick im ursprünglichen Operationsbereich sorgfältiges Debridement, Ausräumung des Hämatoms und Abtragung von nekrotischem Gewebe vorgenommen werden kann. Üblicherweise wird dann anschließend eine Spülsaugdrainage eingerichtet und die Operationswunde wieder verschlossen.

Erst im Zusammenhang mit diesen operativen Maßnahmen ist eine zusätzliche systemische Antibiotica – Therapie sinnvoll. Bei einem derartigen Vorgehen gelingt es je nach Zeitpunkt der Intervention, entweder die Infektion vollständig zu beseitigen oder wenigstens soweit einzudämmen, daß bei zwar fortbestehender Fisteleiterung die Knochenbruchheilung nicht beeinträchtigt ist.

In der Behandlung der chronischen Osteomyelitis hat sich die temporäre Implantation von Gentamycin – PMMA – Kugelketten zur lokalen Antibiotica – Therapie nach sorgfältig durchgeführter chirurgischer Revision bewährt. Das Verfahren stellt eine Alternative zur Spülsaugdrainage dar. Gentamycin wird durch Diffusion und unabhängig vom Durchblutungsgrad des Gewebes aus den Kunststoffkugeln, die nur als Trägersubstanz für das Antibioticum dienen, freigesetzt, wobei lokal Konzentrationen erreicht werden, die bis zu 100–fach über den Gewebsspiegeln bei systemischer Anwendung des gleichen Antibioticums liegen.

Gentamycin – PMMA – Kugelketten eignen sich auch für die Frühintervention bei infizierten Osteosynthesen. Nach der chirurgischen Revision werden anstatt Installation einer Spülsaugdrainage Gentamycin – PMMA – Kugelketten in die zwar ausgeräumten aber noch bakteriell infizierten Wundhöhlen eingelagert. Üblicherweise werden die Ketten nach 10 bis 14 Tagen durch Zug an den letzten, das Hautniveau überragenden Kugeln wieder entfernt, jedoch können diese zumindest bei einer Plattenosteosynthese im Interesse einer längeren Einwirkung bis zur Entfernung des Osteosynthesematerials belassen werden.

Bei einer infizierten Nagelosteosynthese eignen sich die Gentamycin – PMMA – Kugelketten nur bedingt, da es nur bei stärkeren Marknägeln im Oberschenkelbereich möglich ist, eine Kette mit dem Führungsinstrument in das Nagellumen einzuführen. Gelingt dies tatsächlich, dann muß die Gentamycin – PMMA – Kugelkette unter allen Umständen innerhalb von 14 Tagen gezogen werden, da bei erfolgreicher Beseitigung der Infektion die Kugeln vollständig von Bindegewebe umschlossen werden und im Zusammenhang mit der Nagelentfernung kaum noch aus der Markhöhle herausgeholt werden können.

An der Berufsgenossenschaftlichen Unfallklinik Frankfurt am Main wurde bisher in 5 Fällen von infizierter Plattenosteosynthese eine Frühintervention unter Verwendung von Gentamycin – PMMA – Kugelketten durchgeführt, dreimal im Bereich des Oberschenkels und zweimal am Unterschenkel. Der Wundabstrich intraoperativ ergab in allen Fällen Staphylokokkus aureus.

Völlige Beseitigung der Infektion wurde in 3 Fällen erreicht, in 2 weiteren Fällen trat nach zunächst vollständiger Rückbildung der Entzündungszeichen 8 Wochen später eine blande Fistelung auf, ohne das Keime nachgewiesen werden konnten. In allen 5 Fällen kam es zu keiner Sequestrierung von Fragmenten, bei weiterhin stabiler Osteosynthese verlief die knöcherne Konsolidierung ungestört.

Abschließend und zusammenfassend soll das therapeutische Vorgehen bei infizierten Osteosynthesen unter Verwendung von Gentamycin – PMMA – Kugelketten an 2 Beispielen erläutert werden:

Bei einem 39jährigen Mann entwickelte sich nach Achsenkorrektur der Winkelplattenosteosynthese wegen sub- und pertrochanterem Oberschenkelbruch eine tiefe Infektion. Das infizierte Hämatom und Nekrosen wurden ausgeräumt und 4 Gentamycin – PMMA – Kugelketten angelagert, danach war der Heilungsverlauf komplikationslos.

Bei einem 37jährigen Mann trat nach Plattenosteosynthese eines subtrochanteren Oberschenkelbruches Rötung und Schwellung mit tiefer Druckschmerzhaftigkeit auf. Die Revision wegen Frühinfektion erfolgte 10 Tage nach der Plattenosteosynthese, es wurden 2 Gentamycin – PMMA – Kugelketten angelagert. Nach zunächst völliger Rückbildung der entzündlichen Veränderungen entwickelte sich eine blanke Fisteleiterung 2 Monate später. Zum Zeitpunkt der Metallentfernung 5 Monate nach Unfall waren die Ketten vollständig im Bindegewebe eingescheidet. In das Plattenlager wurden nochmals Ketten eingebracht. Die knöcherene Konsolidierung verlief ungestört. Sequester mußten nicht entfernt werden.

Literatur

Asche, G., Klemm K.: Frühintervention bei infizierten Osteosynthesen unter Verwendung von Gentamycin – PMMA – Kugelketten. Akt. traumatol. 5 387–391 (1978).

Erfahrungen mit der kombiniert chirurgisch - hyperbaren Therapie bei Gasbrandinfekt nach offener Verletzung

H. Pinter, W. Rader und R. Reschauer, Graz

Einleitung

Die Gasödeminfektion ist eine lebensgefährliche Komplikation bei offenen Verletzungen. Die Erreger sind grampositive Stäbchen aus der Gruppe der Clostridien. Voraussetzung für das Zustandekommen einer Gasbrandinfektion ist außer der Erregerpräsenz noch devitales Gewebe und eine lokale Ischämie. Ein Gasödem ist in 90% der Fälle eine Mischinfektion der verschiedenen Clostridienarten und nicht selten auch mit Kokken, Proteus und Pyocyaneusstämmen kontaminiert.

Klinik

„Gas im Gewebe", heftigste Schmerzen im Wundbereich, Tachykardie bei auffallend niedriger Temperatur, sowie eine zunehmende Reduktion des Allgemeinzustandes sind pathognomonisch. Das miesfarbene süßlich fade, mit Gasbläschen vermengte Wundsekret, sowie eine Braunfärbung der Haut sind charakteristisch. Im Röntgen finden sich Gasblasen, sowie eine Auffiederung der Muskulatur (2).

Therapie

Die Indikation zu lebensrettenden Sofortmaßnahmen ist auf Grund der hohen Invasionskraft der Erreger selbst bei leisestem klinischen Verdacht gegeben. Es geht nicht an, über längere Zeit klinische Verlaufsbeobachtungen zu tolerieren, oder gar bakteriologische Befunde abzuwarten.
Gasbrandserum ist kontraindiziert !
Die von Boerema und Brummelkamp eingeführte hyperbare Therapie hat die früher allein angewandte chirurgische Behandlung nicht verdrängt (1).
Ein exaktes, frühzeitiges Wunddebridement stellt aber nach wie vor die sicherste Prophylaxe dar.

Unsere Klinik verfügt neben einem Hubschrauberlandeplatz über eine, aus zwei Räumen bestehende begehbare Druckkammer, die sich in einen aseptischen Operationsteil und septischen Behandlungsraum gliedert. Durch den in der Druckkammer anwesenden Anaesthesisten ist eine optimale Überwachung von EKG, ZVD, arteriellem Druck, Diurese etc. während der Schockbehandlung gewährleistet. In Narkose erfolgt die Paracentese und Kompression auf 3 ata. Der Patient atmet 100% Sauerstoff.

Erst jetzt werden gangränöse Wundränder, sowie mortifiziertes Gewebe radikal entfernt, ohne Rücksicht auf spätere Funktionsbehinderung. Unter hyperbarer Oxygenation ist gesundes, bei der Incision blutendes Gewebe besonders gut zu beurteilen. Haut und Fascie werden durch großzügige Incisionen und Gegenincisionen durchtrennt. Um Verklebungen zu verhindern, werden Gummilaschen eingelegt. Alle Wunden bleiben weit offen, werden mit Wasserstoffperoxyd gespült und mit Betaisodonakompressen verbunden.

Die bakteriologische oder histologische Diagnose ist nur von epikritischer Bedeutung. Die Sofortoperation in der Druckkammer als simultane operative und hyperbare Therapie bringt für den Patienten Zeitgewinn und konfrontiert uns nicht mehr mit der Frage der Prioriät von chirurgischer oder hyperbarer Behandlung.

Nach dem modifizierten BOEREMA- Schema mit insgesamt 6-10 Kompressionen von je 2 Stunden Dauer wird der Patient anschließend weiterbehandelt.

Eine lückenlose intensivmedizinische Überwachung während der Therapie gehört ebenso wie die Weiterbehandlung durch den Unfall- und Plastischen Chirurgen zum interdisziplinären Vorgehen.

Zur Beherrschung der Mischinfektion ist eine Chemotherapie unbedingt notwendig.

Die hyperbare Oxygenation stellt keine Alternative zum aktiv chirurgischen Vorgehen dar, sondern eine Bereicherung. Sie ermöglicht eine Einschränkung radikal chirurgischer Maßnahmen, wirkt antitoxisch baktericid und führt als Ergebnis der verbesserten Sauerstoffversorgung im Schock zu einer deutlichen Senkung der Letalität.

Eigene Ergebnisse

Am Department Thorax- & Hyperbare Chirurgie an der Universitätsklinik für Chirurgie in Graz wurden in den Jahren 1972-1978 38 gasbildende Infektionen behandelt.

In 25 Fällen war die untere Extremität betroffen, 5 mal ging die Infektion von Verletzungen der oberen Extremitäten aus, 5 mal handelte es sich um einen enterogenen Gasbrand und in 3 Fällen waren Spaltungen bzw. eine Pfählungsverletzung im Analbereich als Ursache anzusehen.

Die Diagnose wurde primär ausschließlich klinisch gestellt. In 29 Fällen wurde sie nachträglich bakteriologisch gesichert. Von 30 offenen Extremitätenverletzungen mußten 12 amputiert werden. 7 Patienten hatten eine offene Unterschenkelfraktur. Bei 2 bereits Amputierten war eine Nachamputation notwendig. 8 Patienten verstarben an toxischem Kreislaufversagen. Insgesamt haben wir 13 Patienten im septischen Schock bzw. durch ein Nierenversagen verloren.

Die späte Diagnose (Weekend diagnosis) bzw. der verschleppte Entschluß zum Transport aus einem peripheren Krankenhaus nach operativen Behandlungsversuchen, an unsere Klinik, waren die Ursache, daß ein Großteil der verstorbenen Patienten in praktisch moribundem Zustand eingeliefert wurden.

Zusammenfassung

Die klinische Diagnose „Gasödem" zwingt unaufschiebbar zur Entscheidung über den Soforttransport mit dem Helikopter an ein Behandlungszentrum.

Der Zeitfaktor ist neben der primären Lokalisation für die Prognose einer Gasbrandinfektion von entscheidender Bedeutung. Chirurgische Therapie und hyperbare Oxygenation sind nicht als konkurrierende sondern als sich ergänzende Maßnahmen zu bewerten.

Literatur

1. Boerema, J., Brummelkamp, W. H.: Behandlung von anaerobe infekties met inademing van zuurstof onder een druk van drie atmosferen. Ned. T.Geneesk. 104, 2430 (1961)
2. Brug, E.: Die Gasgangrän und ihre Behandlung. Klinikarzt 11, 312 (1974)

Immunologische Aspekte und mögliche therapeutische Konsequenzen bei offenen Verletzungen der Extremitäten

B. Petracic und W. Dürr, Koblenz

Die offenen Frakturen sind im Vergleich zu den geschlossenen mit vermehrten Wundheilstörungen und Infektionen belastet.

In unserem Krankengut aus dem Jahre 1976 haben wir bei 34 primär operierten offenen Frakturen der unteren Extremitäten in 6 Fällen, entspricht 17,6%, einen Infekt gegenüber 3 Infekten, entspricht 2,3%, bei 128 geschlossenen operierten Brüchen feststellen können.

Die vermehrte Infektionsbereitschaft bei offenen Brüchen wird durch primäre Kontamination der Komplikationswunde, Weichteilschäden und unfallbedingte Verminderung der allgemeinen Abwehrkräfte erklärt.

Das humorale Immunsystem ist ein wichtiger Teil unserer Infektionsabwehr. Ein Teil dieser Aufgabe wird durch Immunglobuline getragen. Immunglobulin G stellt die Hauptimmunglobulinfraktion im Serum und extravasalen Räumen dar.

Das Immunglobulin M-Molekül besitzt die cytolytischen und agglutinierenden Eigenschaften vor allem gegen gramnegative Bakterien, die neben grampositiven Kokken immer häufiger bei postoperativen Infektionen am Knochen anzutreffen sind.

Aufgrund dieser Tatsachen wurde in der Unfallchirurg. Abteilung und berufsgenossenschaftlichen Sonderstation für Schwerunfallverletzte in Koblenz bei 42 Verletzten mit offenen Frakturen eine quantitative Bestimmung der Immunglobulinfraktionen G. und M. nach Mancini mit Hilfe von Partigen-Immundiffusionsplatten der Behring-Werke zum Zeitpunkt der Einlieferung, am 1., 2., 3., 5., 7., und 14. Tag posttrauma bzw. post operationem durchgeführt.

32 Verletzte waren mehrfachfrakturiert oder polytraumatisiert.

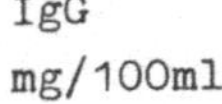

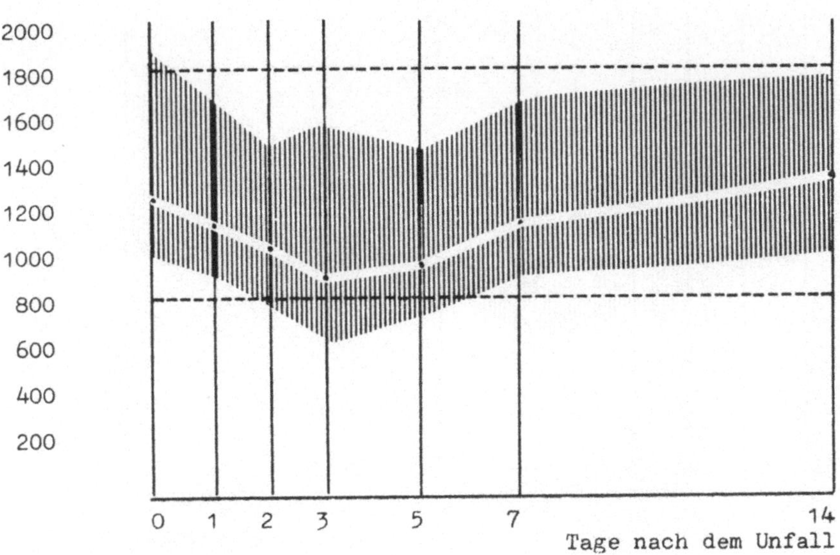

Abb. 1. IgG-Werte bei offenen Solitärfrakturen (12 Fälle)

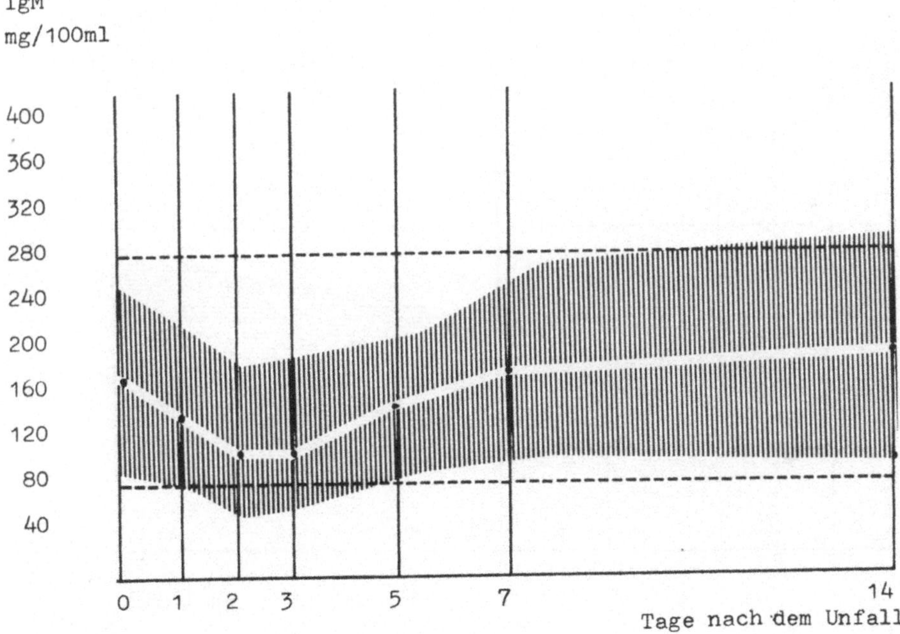

Abb. 2. IgM-Werte bei offenen Solitärfrakturen (12 Fälle)

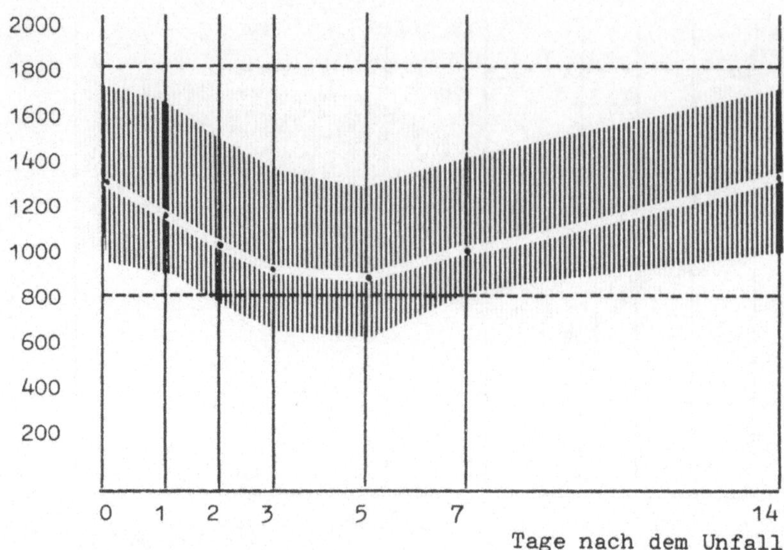

Abb. 3. IgG-Werte bei offenen Frakturen mehrfachfrakturierter oder polytraumatisierter Patienten (30 Fälle)

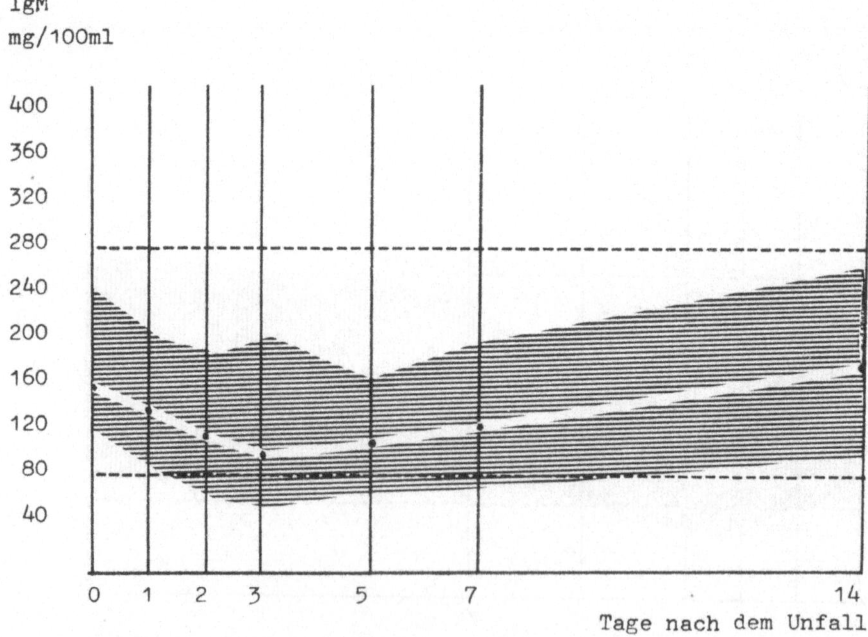

Abb. 4. IgM-Werte bei offenen Frakturen mehrfachfrakturierter oder polytraumatisierter Patienten (30 Fälle)

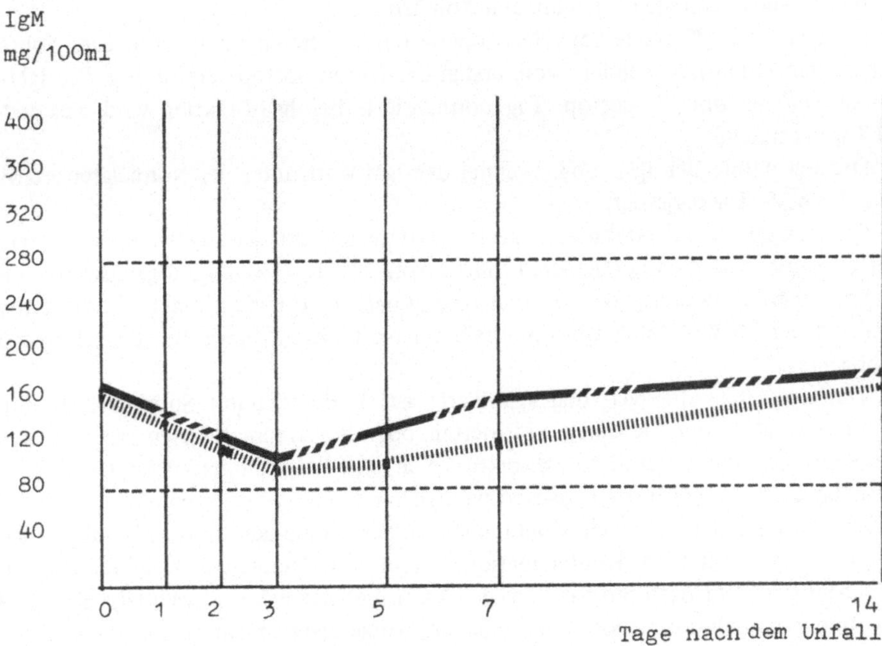

Abb. 5. IgM-Werte bei offenen Frakturen (42 Fälle) ▬▬/////▬▬ Solitärfraktur, ||||||||||| bei Polytrauma

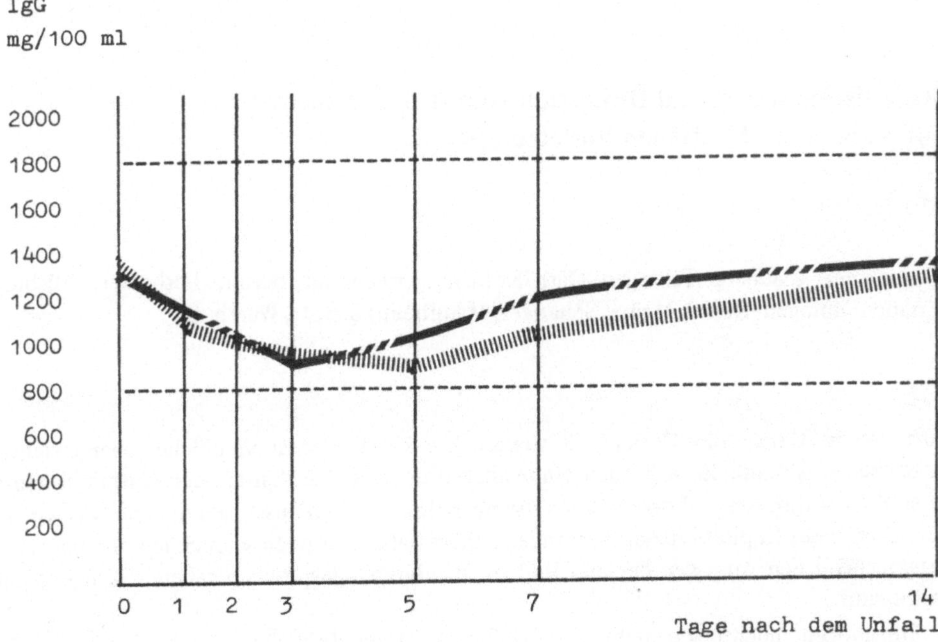

Abb. 6. IgG-Werte bei offenen Frakturen (42 Fälle) ▬▬/////▬▬ Solitärfraktur, ||||||||||| bei Polytrauma

In 12 Fällen handelte es sich um eine Solitärfraktur.

Die IgG- und IgM-Werte bei primär operierten Verletzten mit einer offenen Solitärfraktur zeigten abfallende Tendenz vom ersten bis dritten postoperativen Tag. Die IgM-Werte haben sich bis zum 7. postop. Tag normalisiert. Bei IgG-Fraktion wird dies erst nach 14 Tagen erreicht.

Dreimal wurde der IgG- und zweimal der IgM-Wert unter der Normalgrenze zwischen dem 2. und 5. Tag registriert.

Die beiden Globulinfraktionen zeigten bei mehrfachfrakturierten und polytraumatisierten Verletzten eine abfallende Tendenz von 30 bis 45% des Ausgangswertes mit niedrigsten Werten zwischen dem 3. und 6. Tag nach dem Unfall. Bei 11 Verletzten wurde IgG und bei 10 Verletzten IgM unterhalb der Normalgrenze zwischen dem 2. und 6. Tag beobachtet.

Vergleicht man die IgG- und IgM-Werte bei Verletzten mit Solitätfraktur mit dem Krankenkollektiv der Mehrfachfrakturierten oder Polytraumatisierten, so fällt auf, daß die Supressionsphase bei Mehrfachfrakturierten und Polytraumatisierten länger andauert, ohne daß dabei tiefere Werte registriert werden.

Das Ausmaß der primären Kontamination der Komplikationswunde, abgesehen von hospitalen postprimären Kontaminationen und unfallbedingten Weichteilschäden sind therapeutisch nicht beeinflußbar. Dagegen kann die allgemeine Abwehrlage über die Phase der Immunglobulinsupression mit Gabe der vorgefertigten Immunglobuline überbrückt und verbessert werden.

Dies wird insbesondere bei einem geplanten Sekundäreingriff innerhalb der ersten zwei Wochen erforderlich sein.

Rundtischgespräch und Diskussion zum II. Hauptthema: Infektionen nach offenen Verletzungen

Moderator: C. Burri, Ulm

Teilnehmer: Clauberg, Tübingen; Dürr, Koblenz; Friedebold, Berlin; Hierholzer, Duisburg; Knapp, Tübingen; Ritter, Mainz; Scharizer, Mannheim; Schott, Würzburg

Burri: Meine Damen und Herren! Die ausgesuchte Runde hier ist ein bißchen übergewichtig in Sachen Gasbrand. Es war auch ein Anliegen unseres Präsidenten, den Gasbrand heute verstärkt zur Sprache zu bringen. Ich kann mich dem nur voll anschließen; denn was wir gerade über dieses Kapitel infizierter Wunden gehört haben, ist doch schrecklich und bedarf – entsprechend den Aussagen der drei Redner, die darüber gesprochen haben – dringend der Diskussion.

Im übrigen möchte ich nicht die einzelnen Vorträge diskutieren lassen, sondern einige Gesichtspunkte herausgreifen und querbeet über die verschiedenen Gebiete besprechen lassen.

Wir dürfen beginnen mit der Infekthäufigkeit. Hier sind vielleicht noch einige Grundlagen zu besprechen. Ich möchte Herrn Knapp bitten, uns kurz seine Ansicht über die Richtigkeit und Aussagekraft der vorliegenden Infektstatistiken mitzuteilen und vielleicht als Schlußfolgerung Vorschläge zu machen, wie solches zu geschehen hätte.

Jeder im Saal ist sehr herzlich zur Mitdiskussion aufgefordert. Wir müssen bedenken, daß Unfallverletzte etwa zu 60 bis 70 Prozent in jenen Häusern überall behandelt werden und wir hier nur eine ganz kleine Auswahl von behandelnden Ärzten darstellen. Bitte helfen Sie uns in der Diskussion auch mit Ihren Erfahrungen.

Knapp: Zunächst zum letzten Punkt: Festlegung von Richtlinien. Das ist natürlich ein sehr, sehr problematischer Gesichtspunkt. Ich habe in meinem Referat zum Ausdruck zu bringen versucht, daß eine objektive Dokumentation einfach noch fehlt. Im Rahmen der berufsgenossenschaftlichen Kliniken wird es versucht, zum Teil auch mit Erfolg durchgeführt. Aber ich glaube, man sollte das noch weiter ausbreiten.

Zum anderen ist das Hauptproblem die Frage: Ab wann bezeichnen wir eine Wunde als „infiziert", und ab wann bezeichnen wir das noch als eine verlängerte Wundreaktion? Ist eine Wunde nur infiziert, wenn der Eiter herausläuft oder wenn durch eine Incision eine Eiterentleerung möglich ist, oder beginnt es nicht schon viel früher?

Ich glaube, daß es schon früher beginnt. Hier muß man sagen, daß wir in den letzten Jahren noch keine wesentlichen Fortschritte gemacht haben.

Burri: Ich glaube sagen zudürfen, daß es praktisch nur zwei Kriterien gibt, Infektzahlen festhalten zu dürfen. Das erste ist die klare Bezeichnung der Frühinfektion mit einer Beschränkung der Zeitdauer, die man berücksichtigt.

Das zweite ist eine lückenlose Kontrolle in einer prospektiven Studie. Infektzahlen, die sich auf 6.000 oder 8.000 Eingriffe in irgendeinem chirurgischen Gebiet beziehen, sind sehr mit Vorsicht zu genießen.

Zur Pathophysiologie der Infektionen nach offenen Verletzungen möchte ich Herrn Dürr bitten, uns etwas präziser noch zusätzlich zu sagen, wie es sich mit den Infektionen im Bauchraum verhält. Es gibt ja bestimmte Lokalisationen, die ganz besonders gefährlich sind. Hier wäre vielleicht eine Erweiterung Ihrer Aussagen angezeigt.

Dürr: Es ist ja allgemein bekannt, daß Dickdarmverletzungen ganz besonders problematisch sind. Die Quote an Peritonitiden, auch an der Mortalität, ist bei den Dickdarmverletzungen ganz besonders hoch. Die Dickdarmverletzungen sind am problematischsten. Die Mortalität lag ja im zweiten Weltkrieg bei 70 Prozent. Sie ist in der Zwischenzeit zurückgegangen. Aber ich habe keine geschlossene Statistik finden können über die Mortalität an Dickdarmverletzungen speziell in den letzten Kriegen.

Burri: Aber ist es nicht gerade so, daß die Lokalisation hier oben am Zwerchfell ganz besonders gefährlich ist wegen des Dränage-Systems im Bauchraum? Das Peritoneum wird ja nach oben dräniert. Der Hauptfluß befindet sich im Bereich des Zwerchfells.

Dürr: Ich weiß nicht ganz, ob Sie jetzt speziell auf die späten Abscedierungen hinauswollen, auf die Zahl der subphrenischen und subhepatischen Abscesse. Hier ist das Hauptproblem die Diagnostik. Ich habe ja die Möglichkeiten darzustellen versucht, die neuerdings gegeben sind, die aber noch sehr unterschiedlich beurteilt werden.

Burri: Wir wollen dieses Gebiet nicht zu sehr ausdehen. Ich möchte gern zur Diagnostik übergehen, und zwar zur Diagnostik im Gebiet der Infektionen an den Weichteilen am Knochen und im Bereich der Thorax- und Bauchwunden.

Ich darf Herrn Knapp noch einmal bitten, kurz zur Diagnosestellung im Bereich der Weichteilwunden und der Knochenwunden Aussagen zu machen.

Knapp: Im Vordergrund steht zunächst sicher die Leukocytose, die nicht am vierten postoperativen Tag oder vielleicht auch schon früher oder etwas später zurückgeht. Die von mir angesprochene Temperaturmessung möchte ich eigentlich zunächst nur als Denkanstoß gewertet wissen. Wir haben noch nicht genügend statistisch einwandfrei gesichertes Material. Deshalb wage ich es nicht, definitive Grundsätze aufzustellen. Aber ich glaube, daß die Richtung, in der wir marschieren, die richtige ist. Aber ich kann es noch nicht mit letzter Sicherheit und mit Zahlenmaterial beweisen.

Burri: Ich glaube, daß hier eine gute Möglichkeit besteht ein bißchen weiterzukommen. Auf der anderen Seite, Herr Schmitt-Neuerburg, würde ich vielleicht doch noch darum bitten, Aussagen zu machen über Senkungsreaktionen und Leukocyten.

Hierholzer: Wenn die Senkung in den ersten Tagen nicht zurückgeht, innerhalb der ersten Woche eine Rückbildungstendenz gegeben ist und wenn die Leukocyten mehrere Tage anhalten, dann ist das sicher ein wichtiges Symptom auf dem Weg zu einer Infektion. Man sollte festhalten, daß man in der Extremitätenchirurgie diese Entwicklung gar nicht abwarten darf. Wenn klinisch der Verdacht besteht, müssen wir vor dem Ablauf einer solchen Entwicklung aus meiner Sicht die Reintervention vorgenommen haben, um eine Infektion zu vermeiden.

Schmitt-Neuerburg: Ich meine, man muß auf alle Fälle festhalten, daß jede Temperatur, die am vierten bis sechsten Tag besteht, und jede Leukocytose, die über Normalwerte von 8.000 bis 10.000 hinausgeht, auch dann verdächtig im Hinblick auf eine Infektion im Extremitätenbereich ist, wenn dort gar kein lokaler Befund zu erheben ist. Wir haben immer wieder gesehen, daß Brennen beim Wasserlassen oder verschleimte Bronchien oder Husten, die gern als Infektherde angesehen werden, nicht Ursache dieser Störung sind, sondern fast immer Hämatome oder auch Gelenkinfektionen, Ergüsse – etwas trüb seröse Ergüsse –, die letzten Endes doch die Träger der Infektion sind. Man sollte immer zuerst dahin schauen und nicht erst auf die Bronchien oder auf den uriden Trakt.

Schweiberer: Ich möchte gerade diesen Parameter "Temperatur" sehr unterstützen, vor allem, wenn wir ein temperaturfreies postoperatives Intervall gehabt haben und wieder ein leichter Temperaturanstieg erfolgt ohne lokale Reaktion.

Ich möchte hier auf einen diagnostischen Parameter hinweisen, der heute von mikrobiologischer Seite ungeheuer gefordert wird. Ich war kürzlich auf einem Symposion sehr erstaunt, wie intensiv das von mikrobiologischer Seite gefordert wird, daß eben gerade bei diesen Temperaturanstiegen unbedingt die Blutkultur gemacht werden sollte. Es sei ein Parameter, der dringend notwendig sei.

Ich glaube, wir Chirurgen müssen uns damit vertraut machen, auch in diesen Fällen die eventuelle Bacteriämie frühzeitig zu erfassen.

Burri: Vielen Dank für diesen wertvollen Hinweis. Ich gehe damit vollständig einig. Ich möchte ganz allgemein davor warnen, daß man bei einer schweren Verletzung mit ziemlich ausgiebiger Zerstörung von Gewebe bei der Nachbehandlung in den ersten postoperativen Tagen Temperaturen um 38,5 hat, dann geht sie am dritten Tag auf 37,8, um dann möglicherweise, wie Herr Schweiberer gesagt hat, wieder anzusteigen, als ein Resorptionsfieber hinzunehmen und zu sagen: Das ist ein Hämatom, das resorbiert sich, das wird schon.

Das ist einer der Punkte. Der andere Punkt ist natürlich der, daß der Verlauf der Leukocytenphasen wie der Senkung und der Temperatur abhängig ist vom Ausmaß der ursprünglichen Verletzung. Man kann nicht erstgradig offene Unterschenkelfrakturen im Verlauf gleich erwarten wie eine drittgradige offene Beckenzertrümmerung mit Thorax- und weiteren Nebenverletzungen.

Hierholzer: Insbesondere muß eine lokale Infektion nicht mit einer allgemeinen Temperaturerhöhung einhergehen. Das ist ja gerade die diagnostische Schwierigkeit. Insoweit sollte man sich nicht zu sehr auf die Temperatur verlassen, insbesondere da heute immer noch in Verbindung mit der Behandlung der offenen Frakturen sozusagen prophylaktisch ein Antibioticum gegeben wird, das dann um so mehr geeignet ist, einen solchen Verlauf zu verschleiern.

Burri: Wir müssen unbedingt auf die Prophylaxe zurückkommen. Ich meine, das ist ein sehr wertvoller Hinweis: die Verschleierung eines Infekts durch prophylaktische Antibioticagaben. Wir kommen garantiert darauf zurück.

Friedebold: Die beiden unterschiedlichen Äußerungen lassen einen die Frage aufwerfen: Wann soll man aufmachen? Soll man es überhaupt tun? Das muß sich doch nach dem örtlichen Befund richten und kann sich weder nach der Blutsenkung, nach den Leukocyten richten, wenn man davon ausgeht, daß die in der ersten Zeit sowieso erhöht sind.

Die Frage ist also: Kann ich es riskieren, und wie lange kann ich es riskieren, Antibioticagaben zuzulassen? Wann muß ich, bloß weil der Druckschmerz vielleicht gerade besteht, oder weil es am Ort etwas hypertherm ist, schon aufmachen? Das ist die Gebrauchsfrage, die wir hier beantworten müssen. In einer Klinik kann man nicht alle zwei Stunden hingucken. Man kann sich Zeit lassen; man muß ja nicht sofort entscheiden. Es gibt sicher Situationen, in denen man gezwungen ist, die Entscheidung schneller zu treffen.

Burri: Ich meine, daß hier eine entscheidende Aussage gemacht wurde. Die Kriterien werden ein bißchen unterschiedlich gewichtet. Das scheint mir aber gar nicht so schlimm und läßt sich ruhig unter einen Hut bringen. Meiner Ansicht nach ist ganz entscheidend die Kontrolle der Wunde. Deshalb die Frage an das Plenum und an das Auditorium: Wie soll eine Wundkontrolle nach einer offenen Knochen- und Weichteilverletzung stattfinden? Sollen die Verbände über Tage belassen werden?

Hierholzer: Die Verbände müssen aus unserer Sicht am ersten postoperativen Tag aufgemacht werden. Es ist ganz wichtig, darauf zu achten, ob ein lokales Ödem entsteht. Das ist oft schon das Vorzeichen für eine beginnende Infektion. Dann ist eine fortlaufende Wundkontrolle nach einer offenen Fraktur jeden Tag erforderlich.

Burri: Wie ist das, wenn eine offene Fraktur offen belassen wird und mit Gips versorgt wird?

Hierholzer: Wie das ist, kann ich nicht beantworten; denn wir machen das nicht.

Burri: Es ist ganz entscheidend – darauf möchte ich hinweisen; es klingt banal, aber ich möchte Wert darauf legen –, daß auch bei konservativer Behandlung die Möglichkeit geschaffen wird, wenn die Wunden nicht allzu ausgiebig sind, daß diese Wunden täglich mehrmals inspiziert werden. Entscheidend ist, daß die Verbände nicht über Tage liegen bleiben. Man denkt, 37,8 Temperatur am dritten Tag, das ist normal.

Die verschiedenen Gewichtungen der einzelnen Faktoren sind akzeptiert, aber es gehören einfach bei einer sorgfältigen Überwachung eines Patienten alle Kriterien zusammen. Die müssen täglich überprüft werden

Scharizer: An der Hand liegt die Situation so, daß wir die Patienten meistens ambulant zu untersuchen haben. Die Patienten kommen bereits mit der Infektion, und wir haben gar keine Möglichkeit, lange Temperaturkontrollen und Kontrollen der Senkung durchzuführen.

An der Hand spielt mit Sicherheit die exakte Abtastung der Wunde und der Wundumgebung auch im Bereich der präformierten Hohlräume mit einem Stäbchen die entscheidende Rolle. Es ist auch die Frage zu beachten, ob die Patienten eine schlaflose Nacht verbracht haben oder nicht. Ist eine lokale hochgradige Empfindlichkeit vorhanden und die Nacht vorher war schmerzhaft gestört, dann ist das bereits ein Grund zur chirurgischen Intervention.

Schott: Herr Scharizer hatte bereits weitgehend gesagt, was ich sagen wollte. Ich wollte auf den nicht meßbaren Parameter des Schmerzes hinweisen, der uns veranlassen sollte, engmaschig zu kontrollieren und nicht zu sagen, der Patient sei überempfindlich.

Knapp: Noch ein kurzes Wort zur Temperaturmessung und zur Temperaturdifferenz. Ich meine damit nicht den Anstieg der allgemeinen Körpertemperatur, die natürlich erfahrungsgemäß nachhinkt, sondern die Messung zwischen der Operationswunde und der Umgebung, also die Temperaturdifferenz, die nach unseren bisherigen Erfahrungen zwei Grad nicht übersteigen sollte, sonst ist hohe Gefahr gegeben.

Friedebold: Dazu vielleicht noch eine Frage. Herr Knapp, messen Sie die Gewebstemperatur oder die Haut?

Knapp: Die Haut.

Friedebold: Glauben Sie, daß sich diese Temperaturmessung für die allgemeine Routine eignet und daß es einen Aussagewert hat, aus dem Konsequenzen zu ziehen sind?

Knapp: Momentan noch nicht. Aber ich glaube, daß die Industrie in der Lage ist, uns da eine Hilfe zu geben, so daß es auf lange Sicht gesehen vielleicht möglich sein wird.

Burri: Wir müssen hier abbrechen. Es führt jetzt zu weit, wir haben noch viel vor. Ich möchte an Herrn Hierholzer die Frage nach dem Verhalten gegenüber Hämatombildung stellen. Das ist eine ganz entscheidende Sache in der Prophylaxe von Infektionen.

Hierholzer: Wir kommen damit zu dem wichtigsten Prinzip der Willeneggerschen Drainage, nämlich der mechanischen Drainage. Es muß nach einer offenen Fraktur insbesondere eine ausreichende Redon-Drainage gelegt werden. Wir verwenden mehrere Drains. Wir haben wenig Probleme hinsichtlich der Hämatomentstehung, seit wir dickere Drains, also mit größerem Lumen, verwenden. Früher waren die Zwölferredons bei uns üblich. Wir verwenden jetzt Zwölfer- und Sechzehnerredons. Damit ist die Häufigkeit der Hämatome ganz entscheidend zurückgegangen.

Burri: Herr Richter, wenn Sie am dritten postoperativen Tag diese Drainagen nachziehen und ein Hämatom über einer Tibiafläche sehen, das etwa handtellergroß ist, was empfehlen Sie zur Therapie?

Ritter: Bei so deutlichen Hämatomen wird bei uns eine Frührevision – allerdings im OP unter sterilen Bedingungen, also keinesfalls wie vielleicht bei einer Bauchdeckenincision mit Ablassen des Eiters oder des Hämatoms — gemacht. Es wird unter streng aseptischen Bedingungen im OP ausgeräumt und die Drainage eingelegt.

Burri: Und die Wunde wird verschlossen?

Ritter: Das hängt davon ab. Wenn es ganz sauber und nur ein Hämatom ist, wird die Wunde wieder verschlossen.

Burri: Wie können Sie unterscheiden zwischen ganz sauber und ein wenig sauber?

Ritter: Das ist eine schwierige Frage. Das kann man nur dem persönlichen Eindruck im Einzelfall überlassen.

Burri: Ich möchte darauf hinweisen, daß Willenegger bereits vor Jahren eine Statistik über kontaminierte Hämatome erarbeitet hat. Er hat festgestellt, daß postoperative Hämatome zu über 20 Prozent kontaminiert sind, daß aber nur 20 Prozent von diesen wiederum später zu einem Infekt führen. Es ist also ganz entscheidend, diese Prophylaxe durchzuführen. Die postoperative Ruhigstellung, Hochlagerung und diese Prophylaxe der Hämatomversorgung erscheint mir entscheidend.

Nun eine Streitfrage – das kann auch interessant werden –: prophylaktische Antibioticagaben bei offenen Verletzungen des Knochens, des Thorax und des Abdomens.

Dürr: Bei den Thoraxverletzungen und Abdominalverletzungen sind die Meinungen sehr geteilt, ob die antibiotische Prophylaxe etwas bringt oder nicht. Im israelischen Feldzug wurde, wie ich berichtete, generell eine Antibioticaprophylaxe durchgeführt. Bei diesen niedrigen Zahlen mit 5 Prozent, die aufgetaucht sind, war eine Antibioticaprophylaxe dabei.

Burri: Ich darf einmal in der Runde fragen: Infektionsprophylaxe durch Antibiotica bei offenen Knochenverletzungen, ja oder nein?

Hierholzer: Grundsätzlich nein.

Friedebold: Nein.

Dürr: Nein.

Clauberg: In der Regel nein.

Knapp: Nur in Ausnahmefällen.

Ritter: Nein.

Scharizer: Nur in Ausnahmefällen.

Schott: Nein.

Burri: An die Gasbrandspezialisten die Frage: In meinen Augen gibt es einen Zwang zur Antibioticaprophylaxe praktisch nur bei drohendem Gasbrand. Deshalb würde mich die Meinung des Spezialisten sehr interessieren.

Knapp: In Ausnahmen ja; beim Diabetes mellitus und ähnlichen Erkrankungen Cortisontherapie oder überhaupt bei Risikopatienten.

Hierholzer: „Im Grundsatz nein" beinhaltet auch die Ausnahme. Das wollte ich damit zum Ausdruck gebracht haben. Wir sehen eine Ausnahme unter Umständen darin, wenn eine offene Fraktur verzögert aufgenommen wird, wenn also etwa die Sechs-Stunden-Grenze schon erreicht ist.

Burri: Wie ist es bei gesunden jungen Menschen mit einer offenen Fraktur jeglichen Grades, jeglicher Art der Verschmutzung innerhalb der ersten zwei Stunden?

Hierholzer: Nein.

Burri: Nach Ansicht der Runde hier bei keinem Grad der offenen Fraktur bei jungen gesunden Menschen? – Gut. Wir kommen zur Indikation.

Schweiberer: Ich glaube, wir können nicht so schnell auf die offenen Frakturen übergehen. Wir müssen noch etwas zu den offenen Bauchverletzungen und zu den offenen Thoraxverletzungen sagen. Ich glaube, daß niemand hier im Saal ist, der bei einer perforierenden Bauchverletzung mit der Öffnung des Darms kein Antibioticum gibt.

Schmitt-Neuburg: Ich möchte auch sagen, daß sehr oft die offenen Frakturen, die weit offenen schweren Verletzungen, mit anderen höheren Verletzungen kombiniert sind. Es ist die Frage, ob man nicht primär intraoperativ, d.h. innerhalb der ersten sechs, acht, zehn oder zwölf Stunden – in der Zeit der Primärversorgung – ein Antibioticum intravenös hochdosiert gibt. Wir machen es jedenfalls primär intraoperativ. Innerhalb des Versorgungszeitraums geben wir es hochdosiert, aber über diesen Zeitraum nicht hinaus.

Burri: Ich bitte Herrn Muhr, zur kurzfristigen hochdosierten Antibioticaprophylaxe etwas zu sagen. In Hannover läuft ja eine Studie, die hier vielleicht Aufschluß gibt.

Muhr: Wir werden morgen etwas darüber hören. Die Ergebnisse, die diese prospektive Studie gezeigt hat, sprechen eigentlich für die prophylaktische kurzzeitige hohe Dosierung.

Burri: Ich hoffe, daß Sie morgen alle da sein werden.

Arens: Ich möchte das auch noch einmal feststellen. Es kann doch nicht im Raum bleiben von einigen wenigen da vorne, daß bei einer drittgradigen offenen Fraktur der erfahrene Facharzt für Chrirurgie oder Orthopädie kein Antibioticum geben soll. Es machen doch weit über 80 Prozent von denen, die hier sitzen. Die geben bei der drittgradigen offenen Fraktur nach ihrer Entscheidung ein Antibioticum. Das können wir doch nicht wegdiskutieren!

Burri: Herr Arens, es war noch nie mit absoluter Sicherheit so, daß das, was die Mehrheit tut, richtig ist.

N.N.: Ich komme aus Lund. Ich möchte nur darauf hinweisen, daß es Untersuchungen von Bazakis von vor drei Jahren gibt. Er hat in einer Doppelblinduntersuchung gezeigt, daß man die Infektionsrate bei offenen Frakturen von 9 Prozent auf ungefähr 3 Prozent reduzieren kann. Nicht nur in Amerika, sondern auch in Skandinavien benutzen wir beim Typ 3 der offenen Frakturen prophylaktisch ein Antibioticum, gerade wenn der Patient in das Ambulatorium hereinkommt. Das ist, glaube ich, ein sicherer Weg für den Patienten. Es ist nicht ein Entweder-Oder, sondern ein Zusammenspiel.

Burri: Es ist nicht so, daß hier eine Meinung, die meiner Ansicht entspricht, in irgendeiner Form gebildet werden sollte.

Auf der anderen Seite, Herr Kollege: Es gibt genausoviele Arbeiten, die die Nutzlosigkeit der prophylaktischen Antibioticatherapie nachweisen. Mit der Statistik läßt sich ja alles beweisen. Es ist unsere Aufgabe, hier irgendeine Empfehlung zu geben.

Ich meine schon, daß man bei der drittgradigen schwer verschmutzten auch nur reinen Knochenwunde heute mit guter Absicht einfach geteilter Meinung sein kann. Ich würde niemandem aufzwingen, in dieser Beziehung meine Ansicht zu übernehmen. Jeder muß seine eigene Meinung bilden. Es ist nicht so, daß die Leute, die hier vorn sitzen, den anderen ihre Meinung aufzwingen sollen, sondern man diskutiert und sagt, was man selber macht.

Schweiberer: Das werden wir auch heute letztlich nicht klären können. Ich möchte nur noch auf die Art der Prophylaxe hinweisen. Ich möchte mich auf die Mikrobiologen, zum Beispiel auf Spitzy berufen, die, wenn schon die Prophylaxe, dann die peroperative Prophylaxe befürworten, d.h. vor und während des Eingriffs und nach dem Eingriff, dann noch drei Tage darüber hinaus. Dann ist Schluß; aber nicht die Prophylaxe, daß erst einen Tag nach der Operation die Antibioticaprophylaxe einsetzt. Es kommt darauf an, wie die Prophylaxe gestaltet wird.

Burri: Ich glaube, daß hier die Dinge wirklich im Fluß sind. Es bedarf einfach kontrollierter Studien. Ich darf auf die Baseler Alternativstudie hinweisen, die keine Unterschiede gezeigt hat, aber es sind prospektive sorgfältige Studien im Gange, auf die wir einfach warten müssen. Wir können kein abschließendes Urteil heute erreichen.

Jungbluth: Wenn man überhaupt eine Prophylaxe beginnen will, dan muß man doch gewisse Kriterien voraussetzen. Das eine ist, daß wir eine echte Prophylaxe nicht betreiben können. Wir können nicht vor dem Unfall das Antibioticum geben. Es gehört also dazu, daß das Antibioticum gegeben wird, wenn der Patient die Klinik erreicht.

Das zweite ist: Wir müssen zu einem hohen Prozentsatz damit rechnen, daß die Kontamination in der Klinik erfolgt. Wir müssen also über den Hygienestatus in unserer Klinik Bescheid wissen. Wir müssen wissen, welcher Keim bei uns vorliegt, welchen Keim wir als Hauskeim zu erwarten haben. Nur so können wir eine gezielte Prophylaxe durchführen. Es wäre unsinnig, mit einem großen Rundschlag zu versuchen, sämtliche Bakterien zu erfassen.

Das dritte ist, daß wir mit einigermaßen großer Sicherheit wissen müssen, daß das Antibioticum hoch genug dosiert ist, d.h. wir müssen es maximal hoch geben. Dann reicht es allerdings über kurze Zeit gegeben. Ich glaube, das sollte man, wenn jemand eine antibiotische Prophylaxe erwägt, ganz an den Anfang stellen.

Arens: Ich darf – vielleicht kommen wir damit weiter – die Herren des Auditoriums folgendes fragen. Jeder von Ihnen hat eine offene Knieverletzung.

Burri: Vom Knie war nie die Sprache, Herr Arens. Bleiben wir doch bei den Frakturen.

Arens: Herr Schweiberer ist eben auf die offenen Höhlenverletzungen zurückgegangen. Es geht jetzt um die Antibiotica. Nehmen wir an, Sie haben eine offene Knieverletzung. Wer läßt sich kein Antibiotikum geben?

Burri: Würden Sie doch bitte die Frage auf den Knochen bezogen stellen. Bei den Kniegelenken würden wir wahrscheinlich alle eine allgemeine Antibioticumgabe befürworten.

Arens: Damit ist meine Frage beantwortet. Vielen Dank.

Dürr: Vorhin beim Abfragen haben Sie die Prämisse gestellt: junger Patient. Ich meine, es ist schon ein Unterschied, ob man einen jungen oder einen älteren Patienten hat hinsichtlich seiner Abwehrlage.

Hierholzer: Ich möchte noch auf eine Schwierigkeit hinweisen. Es gibt ja bereits eine Unzahl von Statistiken. Ich möchte davor warnen, das Problem dadurch lösen zu wollen, daß man eine prospektive Studie durchführt. Es ist gar nicht möglich, diese Frage über eine prospektive Studie zu lösen, weil wir in der Tat nicht so viele Kliniken zusammenbekommen und nicht so viele vergleichbare Gruppen, daß wir dieses Problem damit lösen können. Diese Studie muß auch über eine relativ lange Zeit durchgeführt werden. In dieser Zeit ändern sich wichtige Behandlungsmaßnahmen, ändern sich Faktoren, so daß wir vorher gar nicht festlegen können, daß hinterher die Ergebnisse etwas aussagen. Mit einer Studie klinischer Art werden wir diese Frage nicht lösen, noch weniger mit einer emotionalen Diskussion.

Insbesondere kann es auch gar nicht zur Diskussion stehen, daß ein Kollege in der Maßnahme behindert werden soll. Ich bin nur der Auffassung: Solange eine positiver Effekt dieser Maßnahme bisher nicht bewiesen ist, solange aber die Grundlagenforschung uns eine große Zahl von anderen Argumenten an die Hand gibt, die dagegen sprechen, bin ich zunächst gegen eine prophylaktische Antibioticagabe.

Burri: Wir haben gehört, daß es gewisse Fälle gibt, in denen auch Sie Antibiotica geben. Wir müssen damit aufhören; ich glaube, wir kommen heute tatsächlich nicht mehr weiter. Emotionen sind manchmal auch schön.

Rojczyk: Es wäre eventuell hilfreich, hier die international üblichen Definitionen einzuführen, d.h. eine prophylaktische Antibioticagabe nur dann zu empfehlen, wenn es sich um eine aseptische Operation handelt und wenn mit der Antibiotikagabe präoperativ begonnen wird. Bei den offenen Verletzungen haben wir tatsächlich immer kontaminierte Wunden und beginnen mit der Therapie ganz selten präoperativ. Damit wäre es eher eine präventive Therapie.

N. N.: Offenbar sind die Meinungen geteilt zwischen dem Präsidium und einem gewissen Teil des Auditoriums. Bisher wurde nur gesagt, daß es offenbar nutzlos sei, prophylaktisch Antibiotica zu geben. Wenn man generell kein Antibiotikum gibt, muß man sich später die Frage stellen: Hätte man diese Infektion nicht verhüten oder abmindern können, wenn man vorher Antibiotica gegeben hätte?

Wenn man sagt „ grundsätzlich nein", muß man auch zum Schaden und nicht nur zum fehlenden Nutzen einer solchen Gabe Stellung nehmen, damit man nachher die Rechtfertigung hat.

Burri: Auf der anderen Seite: Wenn Sie Antibiotica geben und unter einer nicht adäquaten oder einer falschen Antibioticatherapie entsteht ein Infekt, dann kann das für den Patienten sehr viel schlimmer sein, als wenn Sie gewartet hätten, bis Infektzeichen auftreten. Es gibt hier einfach beide Punkte, die zu berücksichtigen sind.

Weller: Es gibt immer Argumente dafür und dagegen.. Wenn Sie jetzt sagen, daß Sie nachher irgendwelche Schwierigkeiten dadurch hätten, daß Sie keine Antibiotica gegeben hätten, muß man andererseits sagen, daß wir soundsoviel Fälle kennen, wo wir hochdosiert Antibiotica gegeben haben und dadurch den Zeitpunkt der Frühintervention vertagt haben, d.h. die Infektion wurde erst so spät apparent, daß sie soweit fortgeschritten war, daß unsere Intervention praktisch zu spät kam. Das muß man immer sehen.

Im übrigen dürfen Sie nicht vergessen: Wenn wir sagen, wir müssen Antibiotica in allen Fällen geben, dann müssen wir auch die Resistenzlage unserer Erreger in den Krankenhäusern ganz erheblich verändern.

Vecsei: Ich möchte Herrn Hierholzer etwas zustimmend und ergänzend fragen. Die vorliegenden Statistiken über prophylaktische Antibioticagaben beruhen überwiegend auf unterschiedlichen Antibiotica. Antibioticum und Antibioticum ist nicht dasselbe. Es ist gar kein Wunder, Herr Burri, wenn Sie in Ihrem Buch über die prophylaktische Anwendung bei Chloramphenicol eine erhöhte Infektionsrate zitiert haben. Da wurde Chloramphenicol als Prophylactikum gegeben. Das ist natürlich Unsinn. Wenn Herr Schweiberer Herrn Spitzy zitiert: Der hat eindeutig keine Penicillin/Oxacillin-Kombination zur Staphylokokken-Prophylaxe angegeben. Dieses Schema ist dann mehr oder weniger im deutschen Sprachraum verbreitet als Penicillin/Anticillin-Kombination. Das ist natürlich völlig verkehrt.

Die zitierte Arbeit von Bazakis wägt eine Gruppe von Penicillin und Cephalosporine gegeneinander ab. Wenn Sie Penicillin allein anwenden, kann man damit gar keine Prophylaxe erreichen.

Burri: Noch eine Frage an Herrn Schott zur Antibioticagabe bei Gasbrandverdacht oder bei einer stark verschmutzten Wunde auf einem Kinderspielplatz mit erhöhter Gasbrandgefahr.

Schott: Die chirurgische Versorgung mit entsprechendem Offenlassen der Wunde sollte im Vordergrund stehen. Tierexperimentelle Untersuchungen besagen, daß man einen Gasbrand verhindern könne. Wir haben unter unseren Patienten auch einen, der vorher Penicillin erhalten hatte. Andererseits: Die Penicillingabe schadet nichts. Ich meine, man sollte solche gefährdeten Patienten wie die von Herrn Burri zitierte Gruppe mit Penicillin prophylaktisch behandeln.

Burri: Gehen damit die Mainzer und die Grazer einig? Das wäre ein Grund zum Frohsein. (Zuruf: Ja!)

N.N.: Es wird immer nur von der systematischen Gabe von Antibiotica gesprochen. Wie stellen Sie sich aber zur lokalen Applikation? Spülen Sie während der Operation mit Polybactrin oder gleichwertigen Lösungen? Halten Sie das für sinnvoll oder nicht?

Muhr: Wir geben der Spülflüssigkeit ein nicht resorbierbares Antibioticum zu. Aber ich glaube, die Antibioticaprophylaxe ist ja nur ein kleiner Aspekt der gesamten Behandlung. Sie werden morgen in den Statistiken sehen, daß zu Beginn der offenen Fraktur die Wunde kontaminiert ist und daß allein durch die mechanische Spülung mit Litern von Ringer-Lösung auf einmal nach mehreren Abstrichen ganz deutlich zu sehen ist, wie der Keimbefall der Wunde verringert und auf ein Minimum bis Null gesenkt werden kann. Ich glaube, das ist das, was im Vordergrund stehen sollte.

Hierholzer: Man sollte dieses Thema vielleicht einmal auf einem Kongreß breiter diskutieren. Das können wir hier nicht weiter vertiefen. Das ist ganz ausgeschlossen. Wir kämen jetzt auf die lokale Anwendung. Da gibt es wieder genauso heiße Diskussionen. Das ist auch nicht Inhalt dieser Sitzung.

Burri: Man könnte vielleicht sagen, daß Spülungen einer Wunde ausschlaggend sind, daß man sie mit Ringer-Lactat durchführt und daß die Zugabe von nicht resorbierbaren Antibiotica oder Desinfektionslösungen möglich und vertretbar ist. Das wäre für heute ein Kompromiß.

Wir gehen zur Therapie über. Zum Thema von Herrn Schmit-Neuerburg – infiziertes Knie nach einer offenen Verletzung –. Behandlung: offene oder geschlossene Spüldränage?

Hierholzer: Geschlossene Spüldrainage.

Burri: Mit Zusatz von Antibiotica?

Ritter: Die Gelenkverletzungen mit Infekt sind nicht so häufig. Aber wenn bei uns so etwas ist, machen wir eine Spüldrainage.

Burri: Wir waren uns einig: Eine offene verschmutzte Verletzung eines Gelenks wird mit Antibiotica behandelt. Jetzt kommt der Zusatz durch Antibioticum zum Spezialmittel bei einer stattfindenden Infektion: ja oder nein?

Ritter: Ja. Wir benutzen da Refobacin in der Spüllösung.

Burri: Unabhängig vom Keim, unabhängig vom allgemeinen Antibioticum?

Ritter: Damit kommt man erst später. Die bakteriologische Testung liegt ja am Anfang nicht vor.

Burri: Herr Weller, eine Frage an Sie zum Nutzen und zum Schaden von antibioticahaltigen Spüllösungen im Knorpel und am Gelenk.

Weller: Wir haben Untersuchungen durchgeführt, immer unter der Voraussetzung der Relativität der Bedeutung: Wenn eine schwere Infektion besteht, dann geht es letztendlich um die Erhaltung der Extremität. Dort hat man wenig Rücksicht zu nehmen auf eine späte Arthrose, die durch eine Behandlung entstehen könnte. Aber als Prophylaxe würde ich meinen, daß man mit dem Spülen, noch dazu mit Medikamenten, die sehr wesentlich vom normalen pH-Wert abweichen, sehr zurückhaltend sein sollte. Es hat sich einfach gezeigt, daß solche Gelenke später mit erheblichen Sekundärarthrosen reagieren.

Burri: Man darf vielleicht hier schon berücksichtigen, daß einfach die Tatsache besteht, daß bei einer parenteralen Gabe von Antibiotica innerhalb von drei Stunden ein absolut wirksamer Spiegel in einer Gelenkflüssigkeit nachgewiesen wird.

Muhr: Ich glaube, beim Frühinfekt des Kniegelenks kann man einfach mit der Spezialdrainage überhaupt nicht mehr alle jene Buchten erreichen. Ich habe etwas die Betonung der Frühsynovektomie vermißt, wobei man durch diesen Eingriff praktisch durch die Ausschneidung des Infekts eine fast uneingeschränkte Funktion zurückerhalten kann.

Burri: Ich glaube, das hat Herr Schmit-Neuerburg gesagt. Die Frage der Spezialbehandlung schien mir im Vordergrund zu stehen. Vielleicht können wir uns ein bißchen festlegen, daß man, wenn man spült und Antibiotica zusetzt, auch bei den Gelenkspülungen vielleicht eher nicht resorbierbare Antibiotica verwenden sollte. Oder ist das falsch?

Hierholzer: Die haben aber in der Tat ein pH-Optimum, das ungünstig liegt. Man sollte sich, wenn man ein solches Antibioticum gibt, auch hinsichtlich der physikalisch-chemischen Eigenschaften orientieren. Es gibt in der Tat welche, die ein pH-Optimum bei dem neutralen Wert haben. Das sollte man dann gegebenenfalls wählen.

Burri: Weiter zur Therapie. Herr Scharizer, sind Sie einverstanden, daß das bisher Gesagte auch für die Hand- und Fingergelenke gilt? – Gut. Nun zur Therapie. Man hat einen manifesten Infekt am Knochen. Die Spülbehandlung wurde erwähnt. Die Behandlung mit Refobacin-Pallakos-PMMA-Ketten wurde von Herrn Klemm dargestellt. Eine Frage an die Panel-Teilnehmer: Herr Dürr, verwenden Sie die Spüldrainage beim akuten ossären Infekt? In welcher Form?

Dürr: Beim akuten Infekt spülen wir. In einzelnen Fällen haben wir auch eine PMMA-Kette eingelegt. Aber ich muß betonen, daß das Entscheidende die akute Ausräumung ist, wie es Herr Hierholzer dargestellt hat. Die PMMA-Kette stellt allenfalls ein Adjuvans dar.

Burri: Ich glaube, da herrscht im ganzen Saal absolute Einigkeit, daß das Chirurgisch-Mechanische absolut im Vordergrund steht.

Herr Hierholzer, in welcher Form führen Sie die Spülbehandlung, die Sie erwähnt haben, durch: offen oder geschlossen? Womit spülen Sie?

Hierholzer: Eine Spüldränage in dem Sinne, daß man in der Tat Spülflüssigkeit nimmt, führen wir nur durch bei einer präformierten Höhlenbildung zum Beispiel bei einem infizierten Röhrenknochen nach einer Marknagelung. Das ist eine Situation, bei der man eine Spüldränage durchführen kann ohne das Risiko, daß die Spülflüssigkeit in Weichteilsepten vordringt und sich damit die Infektion ausbreitet. Es ist in jedem Fall die offene Dränage zu bevorzugen, weil sie eben nicht diesen Nachteil aufweist.

Knapp: Wir spülen ausschließlich bei Markhöhlen-Phlegmonen geschlossen, bei den anderen Indikationen auch vorwiegend geschlossen, wenn es geht. Sonst eventuell einmal offen.

Burri: Offen wäre die Ausnahme in Tübingen?

Knapp: Ja.

Ritter: Bei den häufigsten Infekten im Bereich des Unterschenkels ist manchmal eine geschlossene Spülung überhaupt nicht möglich. Ich meine, man sollte keine Scheu davor haben, auch wenn der Knochen freiliegt, auch eine wirklich offene Behandlung durchzuführen. Das führt letzten Endes am besten zur Heilung aus der Tiefe mit Granulationen.

Burri: Wir haben riesige offene Wunden gesehen. Hier läßt sich kaum mehr spülen. Andere Möglichkeiten dieser riesigen offenen Wunden: Wir haben gehört, daß präformierte Höhlen gespült werden sollen. Alternative: PMMA-Ketten. Wer hat Erfahrung mit den PMMA-Ketten im akuten Infekt?

Scheuba: Ich habe sehr viel gespült, habe aber den Eindruck, daß die PMMA-Kugelketten auch beim akuten Infekt besser sind. Die Spüldrainage kommt bei der angesprochenen Markraumphlegmone nicht überall hin. Wenn man die Kugelkette hineingibt, vielleicht auch einmal nach vierzehn Tagen wechselt, so hat man den Infekt meiner Meinung nach besser in der Hand. Ich wollte fragen, welche Erfahrungen Sie mit dem Povidon-Iod gemacht haben.

Burri: Ich glaube, daß die Desinfektionsmittel heute mit absoluter Sicherheit ins Gespräch kommen werden. Wir verwenden selbst bei offenen Wunden zum Beispiel Einlagen von Guanidin-Derivaten. Wir haben damit angefangen. Das scheint eine sehr gute Möglichkeit zu sein, von den Antibiotica wegzukommen.

Hierholzer: Ich halte es aus allgemeinchirurgischer Sicht nicht für vertretbar, daß man beim akuten Infekt auf das Drainageprinzip verzichtet. Da hätte ich allergrößte Bedenken.

Burri: Ich glaube, daß da kein Widerspruch besteht. Sie drainieren wahrscheinlich auch zusätzlich, wenn Sie Ketten einlegen. Ich weiß, daß Herr Klemm auch drainiert. Jeder, der Ketten einlegt, muß auch zusätzlich drainieren im akuten Stadium.

Vecsei: Im akuten Stadium natürlich drainieren; das ist gar keine Frage. Das Problem ist folgendes. Ich habe natürlich bei Primärinfekten mehr dokumentierte Fälle als Herr Klemm. Solange ein Implantat drinbleibt, ist mit einem Rezidiv der Infektion früher oder später zu rechnen, d.h. der Abschluß der Behandlung kann erst definitiv mit einiger Hoffnung erwartet werden, wenn man Ortimplantate entfernen kann. Man schiebt nur die letzte Handlung auf die lange Bank. Aber es ist eine Möglichkeit.

Burri: Hervorragend. Das ist eine ganz klare Aussage. Ich bin Ihnen sehr dankbar, Herr Vecsei. Solange Metall liegt und ein akuter Infekt vorhanden war, führt jede Maßnahme, die jetzt besprochen worden ist, zu einer Beruhigung des Infektgeschehens. Aber es besteht überhaupt nie eine Garantie, daß der Infekt auch abheilt. Dessen müssen wir uns klar bewußt sein und nicht allzuviel und zu weitgreifend diese Methoden anwenden, sondern auf das Wichtige achten. Das ist nicht das Hereinbringen, sondern das Herausholen. Es muß ein absolut zuverlässiger Abfluß gestattet sein. Auch so kann das Infektgeschehen ruhig bleiben. Ich glaube, die Zahl der Rezidive ist bei allen Methoden ungefähr gleich hoch.

Hierholzer: Noch ein Wort zur Metallentfernung. Bei der infizierten Situation kann das Metall bereits dann entfernt werden, wenn eine übungsstabile Durchbauung erzielt worden ist, nicht erst bei Belastung stabiler Durchbauung.

Burri: Bei der Metallentfernung ist das Entscheidende das Wegbringen des Fremdkörpers in Kombination wiederum mit einem sauberen Debridement mit einer Reinigung des Plattenlagers. Auch das ist mechanisch das absolut Entscheidende. Ob zwei, drei Tage gespült wird, oder eine Kette eingelegt wird oder ob nur gesaugt wird,da sind, glaube ich, die Unterschiede sehr minimal.

Ein Fall noch ganz kurz zur Besprechung. Man hat eine instabile Situation, und man will sie in eine stabile überführen. Gleichzeitig räumt man aus. Man muß nun ein blandes

Lager schaffen für die Aufnahme der Spongiosa. Was ist hier zu tun? Soll man spülen, Ketten einlegen oder gar nichts machen?

Schott: Wir bevorzugen die Spülung, auch großzügig offen.

Scharitzer: An der Hand stellt sich dieses Problem wohl nicht so in diesem Ausmaß.

Burri: Nein, einfach in einem kleinen.

Scharitzer: Wir spülen an der Hand nicht, wir machen auf; offenlassen.

Burri: Keine Miniketten?

Scharitzer: Nein, wir verwenden auch keine Miniketten.

Ritter: Die Spongiosaplastik sollte im allgemeinen erst dann erfolgen, wenn das Lager vital und gut ist, gute Granulationen da sind. Dann ist eigentlich auch kein Grund mehr vorhanden für eine Spülung, sondern dann kann man die Wunde offenlassen.

Burri: Sie würden also auch Sequester entfernen und einfach offenlassen und warten, bis Granulationen vorhanden sind? Am Oberschenkel geht das nicht so gut. Natürlich kann man Oberschenkel offenlassen.

Ritter: Normale kräftige Saugdrainagen; aber wenn wir Spongiosaplastiken machen, dann keine Spülung.

Burri: Beim Einbringen der Spongiosa – da sind wir uns einig – sollte man nicht mehr spülen. Man kann – und das wird von einigen Autoren vertreten – bei der Plastik auch die Ketten verwenden.

Knapp: Wenn Sequestrotomie, dann Ketten für etwa 14 Tage und dann gleich primär Spongiosa.

Burri: Ich glaube, daß man heute die Ketten in irgendeiner Form, ohne jetzt auf die ganze bakteriologische und immunologische Problematik einzugehen, als Alternative zur Spüldrainage bezeichnen kann.

Friedebold: Wir führen schon seit zwei Jahren diese Spongiosaplastik nach vorheriger Ketteneinlagerung durch. Wir haben den Eindruck, daß bessere, saubere Verhältnisse bestehen und daß die Spongiosaplastik eine etwas höhere Chance hat.

Burri: Damit hätten wir eine Indikation zur Spüldränage und zur Ketteneinlage bei eitrigen Affektionen des Knochens nach der Ausräumung zur Schaffung eines blanden Lagers – das wäre eine Indikation für diese beiden Verfahren –, während der akute Infekt mit Platte gleichbleibende Ergebnisse bringt und nach der Metallentfernung keine unabdingbare Indikation gesehen wird.

Schmit-Neuerburg: Ich meine, daß die Ketten nicht überbewertet werden sollten. Wir machen es folgendermaßen. Wir räumen aus, machen eine Spül-Saug-Drainage für höchstens zwei bis drei Tage, entfernen die Dränage dann. Dann kommt ein blandes Stadium. Das kann man beispielsweise für eine Woche belassen. Es beweist einem auch, daß die Wunde in Ordnung ist. Macht man dann auf, hat man saubere Verhältnisse, kann ausräumen und Spongiosa einbringen.

Ich finde, daß die Ketten zum einen mehr Narben bringen – man hat ein dickes Narbengewebe mit Ketten innerhalb der Wunde –, und zum anderen ist es oftmals so – das haben wir beobachtet –, daß die Erreger gar nicht mehr gegen Gentamycin empfindlich sind. Man sollte überhaupt darauf hinweisen, daß nicht Ketten in Wunden eingelegt werden, wo die Erreger gar nicht empfindlich gegen Gentamycin sind.

Burri: Es wird hier auch gesagt, daß die Höhe der Konzentration auch auf diese Keime wirkt.

Ein Wort noch zum chirurgischen Vorgehen. Herr Hierholzer hat Ihnen heute schöne Fälle gezeigt. Mir scheint, daß er sehr, sehr früh die Sequestrotomie auch bei stabilen Verhältnissen durchführt und durch Spongiosa ersetzt.

Wir haben bisher immer gesagt, daß eine stabile Platte belassen werden kann, bis der Durchbau erfolgt. Ich glaube, wir sind uns einig, daß wenn eine gute Adaptation der Fragmente da ist, eine stabile Situation und Infekt, nichts daran gemacht wird.

Hierholzer: Ich wollte nur aus didaktischen Gründen darauf hinweisen, daß man auch den anderen Fehler machen kann, daß man aus dem Röntgenbild fälschlicherweise ableitet, es bestünde noch Stabilität. Aus der Beobachtungszeit von Wochen dürfen dann nicht viele Monate werden.

Burri: Es ist natürlich ebenso wichtig, darauf hinzuweisen, daß man nicht 14 Tage nach Beginn eines Infekts jeden nekrotisch scheinenden Knochen wegnimmt. Sonst kann man eine Katastrophe schaffen.

Burri: Zum Transplantat. Herr Hierholzer, Sie haben die Spongiosa gezeigt. Was meinen Sie zu corticospongiösen Spänen? Wo besteht eine Indikation zur Anwendung von corticospongiösen Spänen im Infekt?

Hierholzer: Ich bin der Auffassung, daß wir uns trotz der guten Ergebnisse bisher noch im Experimentierstadium befinden. Es müssen noch weitere Untersuchungen vorgelegt werden. Wir führen das auch durch bei einem Defekt, der sonst nicht überbrückt werden kann, in einer Situation, in der dem Span auch eine mechanische Eigenschaft zukommt.

Burri: Zum Beispiel ein Defekt medial am Oberschenkel.

Hierholzer: Am Oberschenkel ist es sicher problematisch. Insbesondere am Unterarm haben wir Erfahrungen.

Burri: Wir müssen weitergehen. Ich glaube, daß wir nun zu diesen spezifischen Infektionen, zum Tetanus, übergehen sollten. Herr Clauberg hat uns ja die erfreuliche Tatsache mitgeteilt – schön bebildert –, daß in seinen Gruppen je 15 Fälle waren, wobei die ersten

Gruppen jeweils nur zwei Jahre umfaßt haben, die letzte Gruppe aber 14 Jahre. 15 Fälle in 14 Jahren, das ist doch für unser Land hier sehr erfreulich.

Eine einzelne Frage an Herrn Clauberg zur Prophylaxe des Tetanus. Ich glaube, daß man das hier einmal sagen sollte. Wie wird die Tetanus-Prophylaxe richtig gehandhabt?

Clauberg: Zur Tetanusprophylaxe liegen mehrere Empfehlungen vor. Die letzte ist von der Deutschen Gesellschaft für Chirurgie im März 1978 herausgegeben worden. Sie war veranlaßt durch eine Konferenz in Dacca 1975. In Dacca kamen Änderungen bezüglich der Empfehlung von 1973 zur Sprache. Man hatte in Dacca erwähnt, man könnte eventuell die Tetagam-Gabe von 250 I.E. auf 500 I.E. heraufsetzen. Es war auch noch Stellung zu nehmen zu der Frage, ob nicht eventuell das Humanimmunglobulin gleichwertig sei mit dem Fremdkörperimmunglobulin.

Die Deutsche Gesellschaft für Chirurgie hat Änderungen in den Empfehlungen grundsätzlich abgelehnt. Sie sah keine Veranlassung dazu, von der Gabe von 250 I.E. abzugehen. Allerdings war bei sehr verschmutzten und sehr tetanusverdächtigen Wunden auch schon früher immer eine Gabe von 500 I.E. empfohlen worden. Diese Empfehlung, nur bei ganz besonderen Fällen 500 I.E. statt 250 I.E. anzuwenden, wird weiter beibehalten.

Zur Frage, ob Humanimmunglobulin nicht grundsätzlich besser ist als das tierische Immunglobulin, möchte ich sagen: Ich bin der Meinung, daß zwischen beiden in der antitoxischen Wirkung sicherlich kein Unterschied besteht, daß aber in der Verträglichkeit – und das ist für uns das Entscheidende – zweifellos ein ganz gewaltiger Unterschied besteht; denn das Humanimmunglobulin ist besser verträglich und hält länger vor. Wir wissen, daß es vier Wochen anhalten kann, womit das sogenannte schutzlose Intervall überbrückt werden kann.

Burri: Sind irgenwelche Fragen zur Tetanusprophylaxe? – Dann gehen wir über zum Gasbrand. Wir haben drei wunderschöne Vorträge gehört, die sich zum Teil ergänzen und zum Teil auch ein bißchen Stoff zur Diskussion bieten. Es ist eine furchtbar schwierige Sache, aus diesen Ausführungen die endgültigen Schlußfolgerungen zu ziehen. Deshalb möchte ich doch noch ganz kurz darauf zurückkommen.

Die Frage ist natürlich sehr schwierig zu beantworten: Was tut man? Ich möchte jetzt umgekehrt mit Herrn Ritter anfangen und ihn bitten, Stellung zu nehmen zur Problematik des therapeutischen Vorgehens bei Gasbrandverdacht.

Ritter: Die Hauptproblematik für die Diskussion sehe ich eigentlich in den unterschiedlichen Auffassungen, die auch in den Vorträgen aufgetaucht sind hinsichtlich der chirurgischen Maßnahmen. Wir sahen große ausgedehnte Incisionen. Wir in Mainz sind der Meinung, daß man von diesen großen Incisionen abkommen sollte, denn sie bringen unserer Meinung nach nichts. Es ist chirurgisch fragwürdig, wenn ich vom Kranken ins Gesunde incidiere. Man öffnet wahrscheinlich der Infektion den Weg. Wir sind davon vor Jahren völlig abgekommen.

Wir meinen, sinnvoll ist eine Incision, die die Durchblutung bessert, denn sie ist unser eigentlicher Angriffspunkt, also zum Beispiel die Spaltung der Fascie. Was sollen die übrigen Incisionen eigentlich bewirken? Die Gasableitung hat ja auf die Erkrankung gar keinen Einfluß.

Burri: Ich darf Sie bitten, doch kurz auf die Diagnostik zurückzukommen. Herr Schott sagt, es bedarf nicht nur des Erregernachweises und des entsprechenden klinischen Zeichens lokal, sondern es bedarf auch der Allgemeinsymptome.

Hier erscheint es mir ein bißchen gefährlich, daß es, wenn man zu lange auf Allgemeinsymptome wartet, zu spät sein könnte. Vielleicht sind die eher schlechteren Erfahrungen aus Würzburg gegenüber denen aus Graz und auch gegenüber denen von Amsterdam darauf zurückzuführen, daß auch an den zuweisenden Klinken zu lange gewartet wird.

Wenn wir die Chance haben, dann nur durch die Früherkennung, gerade mit der hyperbaren Therapie. Später ist das Gewebe schon verbrannt; da können wir überhaupt nicht mehr heran. Wir haben überhaupt nur einen Einfluß in der Grenzzone, in der sich der Gasbrand abspielt. Dahinter ist praktisch alles gelaufen, da ist praktisch alles tot.

Die Kammer kann auch eine Extremität überhaupt nur dann erhalten, wenn der Patient sehr frühzeitig kommt. Klinisch ist die Diagnose auch dann noch relative schwierig und kann auch einmal eine Fehldiagnose sein. Andererseits ist es so: Wenn der Gasbrand sehr früh der hyperbaren Therapie zugeführt wird, spricht er sehr gut an. Eine andere gasbildende Infektion spricht auf die hyperbare Therapie gar nicht an.

Bei frühzeitiger Therapie gibt es sicher auch einmal Behandlungen unter falscher Diagnose, aber ich glaube, die sollte man in Kauf nehmen.

Burri: Ich glaube, daß man bei den Ergebnissen aus Graz berücksichtigen sollte, daß das nicht alles wirkliche Gasbrandinfektionen sind. Habe ich mich da getäuscht?

Pinter: Von den 38 gasbildenden Infektionen – ich habe ausdrücklich diesen Ausdruck gebraucht – waren nur 29 nachträglich bakteriologisch verifiziert worden.

Ich darf nachträglich eindringlich darauf hinweisen, daß das zu Beginn der Diskussion erwähnte Kardinalsymptom "Temperaturerhöhung" vor allem im Initialstadium beim Gasbrand nicht zutrifft, sondern die Diagnose hauptsächlich aufgrund anderer klinischer Parameter – die allgemeine Zustandsreduktion, Tachykardie ohne Temperaturerhöhung – gestellt wird.

Schott: Ich wäre mißverstanden, wenn man meinte, ich hätte der therapeutischen Incision das Wort geredet. Es geht mir um die diagnostische Incision.

Natürlich darf man nicht auf Allgemeinsymptome warten. Ich konstatiere nur, daß wir diagnostisch sicher auf verschiedenen Standpunkten stehen. In Tübingen ist publiziert worden: 1974 20 Zuweisungen, 14 bestätigt. Wir hören heute aus Mainz: 99 Zuweisungen, 74 bestätigt.

Ritter: Das muß ich korrigieren. 99 klinische Fälle von Gasbrandverdacht. Die Zuweisungen sind etwa das Doppelte.

Schott: In der Arbeit von Herrn Müller steht, wenn man es ausrechnet: etwa 70 Prozent. Wir kommen auf 27 Prozent. Ich behaupte nicht, daß ich recht habe, aber ich behaupte, daß wir von verschiedenen Voraussetzungen ausgehen.

Burri: Aber aufgrund Ihrer Erfahrungen – das scheint mir wichtig für uns Leute aus der Provinz, wo es keine hyperbaren Kammern gibt; wir schicken unsere Patienten alle fort –, was würden Sie uns empfehlen: Wann sollen wir Ihnen die Leute zuweisen und wie?

Wir haben einen Patienten mit Gasbrandverdacht, wir haben das Clostridium oder den Gasbrandkeim nachgewiesen. Wir haben die Röntgenzeichen, wir haben die Luft im Gewebe, und der Patient ist somnolent. Er hat den Beginn einer klinischen Symptomatik. Was sollen wir tun?

Schott: Möglichst früh und möglichst schnell überweisen, wenn Sie es nach unseren Erfahrungen nicht selbst übernehmen, nur die chirurgische Therapie durchzuführen.

Burri: Ist es sinnvoll, mit der chirurgischen Therapie zu warten und den Patienten nach Würzburg zu fliegen? Ist es nicht absolut indiciert, daß zuerst chirurgisch gehandelt wird?

Ritter: Es hängt vom Stadium ab. Wenn es wirklich frühzeitig ist, können wir vielleicht die Extremität sogar erhalten und eine frühzeitige chirurgische Amputation, die, wenn sie rechtzeitig kommt, sicher gut ist, vermeiden.

Burri: Wir reden jetzt nicht von der Amputation, sondern nur von der Eröffnung.

Ritter: Es dreht sich um etwa eine Stunde. Es ist sicher so, daß der Fall im allgemeinen zu Leuten kommt, die schon öfters einen Gasbrand gesehen haben, wenn man den Patienten in ein Zentrum einliefert, das sich dann mit der Entscheidung Amputation, Osteosynthese, äußerer Spanner vielleicht doch etwas leichter tut.

Burri: Sicher. Auf der anderen Seite kriegen wir soviele Nachrichten vom Labor, daß da irgendein Clostridium drin ist. Wenn wir Ihnen jeden schicken, sind die negativen Zahlen noch zehnmal höher. Ich glaube, daß man hier auch ein bißchen zurückhaltend und vorsichtig sein muß.

Schmit-Neuerburg: Die holländischen Kollegen aus der Nachbarschaft, die auch diese Gasbrandfälle übernehmen, sagen immer, sie wollen die Patienten lieber uneröffnet haben, ohne chirurgische Therapie. Sie sagen: Die chirurgische Therapie im Heimatkrankenhaus verzögert und verschlechtert die Aussichten. Was ist wahr?

N. N.: Unseres Erachtens ist die schnelle Diagnosestellung wohl das ausschlaggebende Problem bei der Behandlung der Gasödeminfektion. Diese Möglichkeit existiert aufgrund eines gaschromatografischen Toxin-Nachweises, der bei uns regelmäßig durchgeführt wird. Solche Frühbehandelten, ausschließlich der OHP zugeführten Patienten sind in aller Regel positiv beeinflußt worden. Wir überblicken ein Gut von 100 gaschromatographisch verifizierten Gasödemen, die im Prüfstadium in aller Regel, was das Überleben angeht, positiv behandelt werden konnten. In den allermeisten Fällen konnten auch die Amputationsstellen, wenn sie erforderlich waren, weiter in der Peripherie herausgesetzt werden, was hinsichtlich der Prothetik wohl eine ganz entscheidende Rolle spielt.

Zur medikamentösen Therapie darf ich sagen, daß bislang unerwähnt blieb, daß wohl die hochdosierte Gabe von Immunglobulin auch ein sehr wesentlicher initialer Therapiefaktor ist, der zusätzlich zu einer hochdosierten Penicillin-G-Gabe wohl allgemein angeraten erscheint.

Burri: Vielen Dank für diese Mitteilung. Dazu haben unsere Fachleute das Wort.

Schott: Zu Herrn Schmit-Neuerburg möchte ich sagen, daß es mir problematisch erscheint, die Diagnose zu stellen, wenn man die Patienten mit uneröffneter Wunde und ohne die Tiefe der Wunde zu kennen, ohne den Zustand der Muskulatur zu kennen, in die Kammer tut. Wir haben sehr wohl putride Mischinfektionen gesehen, vom Knöchel ausgehend, mit brauner Verfärbung und Gasansammlung bis zum Oberschenkel, wo die Muskulatur des Unterschenkels vollkommen in Ordnung war. Meines Erachtens ist das kein Gasbrand.

Burri: Ich glaube, das war ein Mißverständnis.

(Zuruf: Ich weiß aber auch aus Berichten von Symposien in Japan her, daß die Holländer auch dafür plädiert haben, gar nicht oder nur minimal aufzumachen!)

Noch ganz schnell zum toxischen Nachweis.

(Zuruf: Der gaschromatographische Toxin-Nachweis geht innerhalb von zwei Stunden vor sich! Eine toxikologisch verifizierte Diagnose, die praktisch zwei Stunden nach Ausbruch des Verdachts entsprechend mit Oxygenierung sicherlich erfolgreich behandelt werden kann!

Schott: Das ist ein sehr interessanter Aspekt. Das war mir bisher nicht bekannt.

Burri: Ich finde das ganz hervorragend. Die Herren, die Gaskammern haben, müssen sich sicher sofort nach ihrer Rückkehr damit beschäftigen.

Wie hoch ist denn die Letalität in Ihrem Krankengut?

(Zuruf: Wir überblicken 100 gaschromatographisch gesicherte Fälle; dabei haben wir unter Einschluß sämtlicher letalen Ausgänge eine Letalität von knapp 40 Prozent!)

Da kann man nur gratulieren!

Ecke: Direkt zu dem Hinweis des Kollegen. Es gibt etwa zehn bekannte Toxine. Meine Frage geht dahin: Weist man das Alpha-Toxin nach oder welches?
(Zuruf: In aller Regel Alpha-Toxin von den uns bekannten 18 Toxinen, die üblicherweise auftreten können!)

Burri: Meine Damen und Herren, ich darf dieses Rundtischgespräch und die Diskussion, für die ich mich auch bei Ihnen sehr bedanken möchte, abschließen, nicht ohne das Wort dem Präsidenten zu geben.

Weller: Meine sehr verehrten Damen und Herren, bevor Sie jetzt zum Mittagessen gehen, muß ich etwas nachholen, was ich gestern schon hätte tun sollen. Ich möchte in unserer Mitte einen Gast begrüßen, der regelmäßig bei uns war und einen weltweiten Ruf genießt. Ich freue mich sehr, daß er auch heute wieder da ist. Er ist Herr Professor Iselin aus Paris. Ich darf das nachholen.

Alsdann darf ich den Teilnehmern am Rundtischgespräch, an der Spitze Herrn Burri, sehr herzlich danken für dieses sehr produktive Gespräch. Ich danke auch allen Diskussionsrednern. Sie sehen: Viele Dinge sind offengeblieben. Aber auch ich glaube, es war notwendig, den Gasbrand wieder einmal anzusprechen. Er macht uns eben doch immer wieder erhebliche Sorgen. Vielen Dank.

III. Stellenwert der krankengymnastischen, physikalischen und beschäftigungstherapeutischen Begleitbehandlung von Verletzungen in der Früh- uns Spätphase

Einleitung

A.N. Witt, München

Die Krankengymnastik und die Ergotherapie sind, was die Rehabilitation funktionsgestörter Menschen anbelangt, nicht mehr aus dem therapeutischen Handeln wegzudenken. Sie haben beide, um das vorweg zu sagen, einen hohen Stellenwert, und jeder Arzt, der sich mit Unfallverletzten oder mit orthopädischen Erkrankungen, die mit Funktionsstörungen einhergehen, befaßt, weiß, daß die Krankengymnastin und die Ergotherapeutin zu seinen wichtigsten Mitarbeiterinnen gehört.

Beide Berufe ergänzen sich, sind keine Konkurrenten und nutzen dem Wohle des Patienten in jeglicher Hinsicht, die Krankengymnastik hat die Aufgabe, mittels methodischer Bewegungsübungen und physikalischer Heilmaßnahmen zur Verhütung, Beseitigung, oder Besserung des Zustandes des Menschen beizutragen.

Die Krankengymnastik hat in den letzten Jahrzehnten eine entscheidene Entwicklung erfahren, die Krankengymnastin arbeitet nicht nur an der Seite des Arztes in den Kliniken, sondern sie kann auch eine bedeutende Helferin des Arztes in der freien Praxis sein. Das besagt, daß Patienten nicht immer wegen einer Nachsorgebehandlung in der Klinik verweilen müssen, sondern daß durch eine gekonnte krankengymnastische ambulante Behandlung auch kostensparende Therapie getrieben werden kann. Die Krankengymnastin ist wichtig für alle medizinischen Fachdisziplinen, besonders aber in denjenigen, die mit Funktionsstörungen einhergehen, und das ist vor allem auch die Unfallchirurgie und die Orthopädie. Die Krankengymnastik ist eine zielgerichtete Übungsbehandlung gestörter Funktionen, dabei steht die Übung im Vordergrund und nicht, wie manche glauben, die Massage. Zusammenfassend kann also gesagt werden, daß heute in einer großen Klinik, die sich mit Unfallchirurgie befaßt, die Krankengymnastin eine wichtige Rolle im Rahmen rehabilitativer Aufgaben zu erfüllen hat.

Das gilt nicht nur für die individuelle Betreuung einzelner Patienten sondern auch für Krankengymnastik und für den so wichtigen Versehrtensport.

Es muß aber festgestellt werden, daß die Krankengymnastin bei wichtigen Funktionsstörungen nicht allein arbeiten soll, sondern nur auf Anordnung des Arztes. Es ist ein Verdienst unseres Vorsitzenden, daß er dieses Problem hier auf einem deutschen Unfallkongreß einmal behandeln läßt , weil, darüber gibt es gar keinen Zweifel, sich auch die Ärzteschaft mit der Vorordnung und Leitung von krankengymnastisch-therapeutischen Maßnahmen intensiver befassen sollte. Es ist überhaupt ein Manko, daß bei der Ausbildung unseres medizinischen Nachwuchses dieses Problem kaum behandelt wird oder ggf. in den großen Vorlesungen nur am Rande Andeutungen findet.

Die Beschäftigungstherapie ist eine systematische Nutzung handwerklicher und künstlerischer Vorgänge zum Zwecke der physischen und psychischen Mobilisierung. Sie hat entscheidende Unterschiede zur Krankengymnastik, da sie von den eigentlichen Übungen ablenken soll und das Interesse ganz auf die Gestaltung eines Werkstückes ausgerichtet sein soll. Der Patient achtet also während der Übung auf das, was er entstehen läßt und merkt nicht, daß er nebenbei seine Funktion verbessert und die Kraftleistungen steigert, die Gelenke mehr mobilisiert und mehr Geschicklichkeit und Koordinationen in seinen Bewegungen schafft. Ein wichtiges Problem der Beschäftigungstherapie ist außerdem das Prothesentraining, vor allem der oberen Extremität und die Schaffung von Behelfsschienen für das Selbsthilfetraining. Mit diesen soll der Behinderte lernen, sich wieder an- und auszuziehen, selbst zu essen. Er wird geschult in der Körperpflege, im Rollstuhlfahren, in der Haushaltsführung und im Schreiben, um nur einige wichtige Dinge des täglichen Lebens hier anklingen zu lassen.

Wenn wir den Stellenwert der Krankengymnastik und der Ergotherapie so hoch einschätzen, dann ist es auch selbstverständlich, daß beide Berufsgruppen engstens mit den Ärzten zusammenarbeiten. Ihre Vertreterinnen sollten in Kliniken mindestens einmal wöchentlich eine Visite mitmachen oder, wenn sie in freier Praxis arbeiten, ganz genaue ärztliche Anordnungen für ihre Tätigkeit bekommen. Selbständiges Arbeiten ohne Verletzungen, Verletzungsfolgen oder eine Erkrankung richtig zu kennen muß abgelehnt werden, der Arzt muß mit beiden Berufsgruppen seine Gespräche führen und ganz genaue Anordnungen erlassen. In Kliniken müssen die therapeutischen Handlungen beider Berufsgruppen ergänzend aufeinander eingestellt werden zum besten Nutzen der Patienten.

Zum Abschluß möchte ich vor allem auf einem ärztlichen Kongreß feststellen, was ich schon angedeutet habe – daß sich die Ärzte mehr mit diesem Behandlungsverfahren auseinander setzen müssen, um durch eigenes Wissen, eigenes Können, eigene Erfahrung auch Ihren Mitarbeiterinnen die richtigen Hinweise zu geben. Es hat keinen Zweck, auch das muß gesagt werden, mit einem Rezept einen Patienten zu einer krankengymnastischen Behandlung zu schicken mit der lapidaren Anweisung „zehnmal krankengymnastische Behandlung". Hier muß ebenso, wie bei einem Rezept eines Medikamentes, differenziert erklärt werden, was mit dem Patienten zu geschehen hat.

Die nun folgenden Vorträge werden uns differenzierte Fragen näherbringen und das abschließende Rundgespräch Ihnen, meine lieben Kolleginnen und Kollegen, Gelegenheit geben, sich selbst aktiv mit Fragen und Diskussionen zu betätigen.

Die Möglichkeiten der krankengymnastischen, physikalischen und beschäftigungstherapeutischen Behandlung im Rahmen der Rehabilitation von Verletzten

K.-A. Jochheim, Köln

Das mir gestellte Thema macht gerade in der Abgrenzung von der Aufgabe, die Herr Schlegel übernommen hat, eine sorgfältige Vorklärung notwendig, wann wir von kurativen Leistungen und wann wir von Rehabilitation sprechen wollen.

Ich möchte meinen Auftrag bewußt auf diejenigen Unfallfolgen begrenzen, bei denen ein bleibender medizinischer Schaden zu erwarten ist. Angebote auf Übernahme von Rehabilitationsmaßnahmen nur weil die überweisende Klinik ihre Krankengymnastin in den Mutterschutz entlassen mußte, können noch nicht als Rehabilitation gewertet werden. Abb. 1 gibt uns Gelegenheit, die Möglichkeiten aus dem Programm der WHO von 1976 *„Ziele und Aufgaben im Rehabilitativen Bereich"* etwas präziser zu beschreiben und zugleich den Umfang der Maßnahmen sichtbar zu machen, die im Rehabilitationsverfahren zu berücksichtigen sind.

Kernpunkt aller rehabilitativer Überlegungen ist die Integration der angewandten Maßnahmen unter dem Konzept des Zugewinns eines erhöhten Funktionsniveaus, zunächst in Bezug auf Mobilität und Selbständigkeit, ohne Rücksicht auf Art und Umfang der eingetretenen Schädigung und der eventuell anfänglich erforderlichen Kompensationshilfen.

Im Stadium der durch das Unfallereignis und die primäre chirurgische Versorgung erzwungenen *Bettruhe* bedeutet dies zunächst Verhütung von *unnötigen Sekundärschäden*, insbesondere bei zentralen und peripheren Lähmungen und bei Beeinträchtigungen der Mitarbeit durch Störung des Bewußtseins.

Die Verhütung, insbesondere *von Druckgeschwüren* und *Thrombosen* sowie von *Kontrakturen*, kann nur durch regelmäßige Bewegungsübungen und einen etwa zweistündigen Lagewechsel erreicht werden. Als erste *aktive* Maßnahmen des Verletzten sind dann *isometrische Spannungs*-Übungen gegen den Widerstand der Krankengymnastin von großer Bedeutung und mit wachsender eigener Mitarbeit des Verletzten können bereits die *Gebrauchsbewegungen* des Alltags aus der Bettruhe bei der Körperpflege und bei der Nahrungsaufnahme zur Aktivierung beitragen.

Sobald das Bett selbst unter Verwendung eines Zimmerfahrstuhls oder mit Hilfe von Unterarmstützen verlassen werden kann, ist ein entscheidender Abschnitt der Mobilitätsverbesserung erreicht, der die Teilnahme an krankengymnastischen Behandlungen in der kleinen Gruppe ermöglicht, selbst wenn die Belastbarkeit von Wirbelsäule oder unteren Gliedmaßen eine Stehbelastung noch nicht zuläßt, kann das Übungsprogramm auf dem Tilt-Table (Abb. 2) bereits kompensatorische Muskelarbeit und je nach dem Neigungswinkel die Anpassung des Kreislaufes bereits untersützen.

Während die *vorsichtige Mobilisation* eingesteifter Gelenke in der Regel als Individualbehandlung durchgeführt werden muß, läßt sich das *isometrische Kraft*-training und die Verbesserung der *Ausdauerleistung* bereits gut in kleinen Gruppen unter Aufsicht einer Krankengymnastin durchführen.

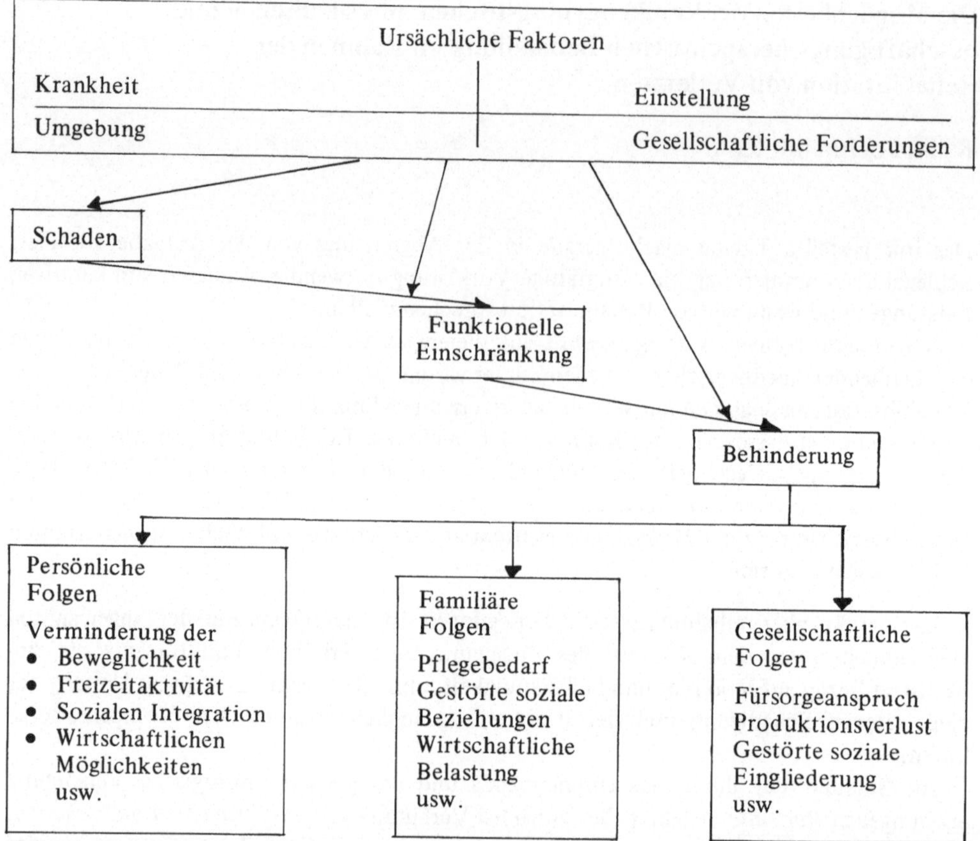

Abb. 1. Die Beziehung zwischen Schaden und Behinderung und ihren Auswirkungen auf Betroffenen, die Familie und die Gesellschaft

Die erforderlichen Vorrichtungen, Rollenzüge mit Gewichtsbelastung, Hanteln, Pulling-Former und so weiter – erlauben eine individuelle Dosierung, sofern die Motivation des Patienten eine gute Mitarbeit verspricht und keine wesentliche Schmerzbehinderung vorliegt. Gerade *bei geklagten Schmerzen* ist eine sorgfältige Analyse unter Einsatz medikamentöser und physikalischer Vorbehandlung notwendig, um den Teufelskreis zwischen Schmerz und Schonung zu durchbrechen, der einer Funktionsverbesserung oft im Wege steht.

Uns hat sich dabei oft die Umwegsleistung über die Kompensation bewährt, zunächst möglichst viel an Aktivität zurückzugewinnen.

Bei belastungsabhängigen Beschwerden im Bereich der unteren Gliedmaßen und der Wirbelsäule ist eine anfängliche Unterstützung durch Gehhilfen oft die goldene Brücke, den Gangrhythmus zurückzugewinnen.

Eine ähnliche begrenzende Rolle wie der Schmerz spielt häufig auch die Ängstlichkeit. Auch hier gilt es, durch die Wahl der Gehhilfen ein ausreichendes Maß an Sicherheit zu vermitteln und jeden Schritt des Abbaus von Hilfsmitteln zumindest unter sorgfältiger Überwachung durch die Krankengymnastin zu vollziehen.

Die in der Rehabilitation unerläßliche Teamarbeit zwingt zu *gemeinsamen Visiten*, sowohl am Krankenbett als auch in der krankengymnastischen Abteilung. Nur so können sich Arzt und Krankengymnastinnen am individuellen Heilverlauf orientierend auf weitere methodische Schritte rasch einigen. Diese Form der Zusammenarbeit ist von gleicher Bedeutung wie die zwischen Arzt und Schwester in der Anfangsphase nach der Verletzung. Krankengymnastische Mitwirkung hat sich auch bei der *Verordnung von Hilfsmitteln* zur Verbesserung der Mobiliät bewährt, weil gerade in diesem Bereich die technischen Lösungen nicht unabhängig vom Lernprozeß gesehen werden können und die Krankengymnastin gerade diese Lernleistung des Verletzten aus dem täglichen Übungsprogramm recht gut mitzubewerten vermag.

Aus dem Katalog der medizinischen Leistungen zur Rehabilitation ist schließlich die *Bewegungstherapie* – auch unter dem Aspekt des Übergangs zum *Behindertensport* – zu sehen. Hier ist gerade für Schwerbehinderte ein wesentliches Anknüpfungsfeld gegeben, wenn bereits in der Klinik kleine Sportspiele den Appetit auf Fortsetzung in einer Versehrtensportgemeinschaft geweckt haben. Der weitere Aufbau einigermaßen homogener Gruppen in den Ballungsräumen muß insbesondere auch im Interesse der sozialen Integration Behinderter energisch voran getrieben werden. Wieweit sich daran allerdings Krankengymnastinnen beteiligen können, hängt nicht zuletzt von dem weiteren *Ausbau der Schulen* ab, die zur Zeit bei 926 Neuaufnahmen im Jahre 45650 Bewerber vor ihren Türen stehen sehen.

Beschäftigungstherapeutische Abteilungen werden zur Zeit nur in größeren Unfallkliniken bereitgestellt. Sie sind vor allem *funktionell* ausgerichtet und erfüllen insoweit ähnliche Aufgaben wie die der Krankengymnastik, wenngleich mit recht unterschiedlicher Methodik. Neben sehr gezielten Aufgaben in der Verbesserung der Greiffähigkeit der verletzten Hand, ist vor allem auch die *statistische Gesamtbelastung*, bs pw. bei Arbeiten in der Holzwerkstatt mit verschiedenen Werkzeugen und unterschiedlichen Holzarten von großem Nutzen. Erst nach solchen *allgemeinen Traningshilfen* sind schließlich die vorberuflichen Aufgabenstellungen im handwerklichen und im bürotechnischen Bereich die Voraussetzung für eine als Arbeitstherapie und Belastungserprobung bezeichnete Abschlußphase im Katalog der medizinischen Leistungen zur Rehabilitation sinnvoll.

Die *Vorbildung* in den derzeitigen Schulen für Beschäftigungs- und Arbeitstherapie für eine solche berufsbezogene Abschlußphase ist noch keineswegs überall verwirklicht. Bis dahin wird man derartige Aufgaben der Beschäftigungs- und Arbeitstherapie zunächst in *Fortbildungslehrgängen* vermitteln müssen.

Mit Hilfe eines detaillierten, im ganzen Team erarbeiteten Abschlußberichtes, der Qualität, Tempo und Durchhaltevermögen verzeichnet, sind prognostische Aussagen hinsichtlich der *sozialen Konsequenzen* der entstandenen Schädigung relativ zuverlässig zu treffen.

In unserem Krankengut aus den Jahren 1971-76 haben wir eine Trefferwahrscheinlichkeit von 74% erreichen können, wenn wir die Ergebnisse einer nach zwei Jahren vollzogenen Katamnese berücksichtigen. Sehr dürftig waren dagegen unsere Voraussagen, wenn nicht die Krankheit oder Verletzung die soziale Prognose prägten, sondern Eingliederungsschwierigkeiten durch seelische Konflikte und durch persönlichkeitseigene Züge bedingt waren.

Zusammenfassend darf ich aus unserer Erfahrung folgern, daß der frühe Einsatz krankengymnastischer und beschäftigungstherapeutischer Übungshilfen gerade bei bleibenden Schädigungen nach Unfallverletzungen eine erhebliche Hilfe zur Besserung der Mobilität, der Selbständigkeit und der beruflichen Wiedereingliederungschancen darstellen, weil die kontinuierliche, in kleinen Schritten geforderte Mitleistung des Verletzten die Entwicklung von Resignationshaltungen deutlich vermindert. Zusammen mit einer sorgfältigen ärztlichen Prognose zum biologischen Heilverfahren mit psychologischen und sozialen Hilfen in der Überwindung der Auswirkungen des Schadens kann Krankengymnastik und Beschäftigungstherapie dem Verletzten auf den Weg zur Annahme seines persönlichen Schicksals und damit zur Entwicklung neuer Zielvorstellungen hinsichtlich der Teilhabe am beruflichen und gesellschaftlichen Leben führen.

Die krankengymnastische, physikalische und beschäftigungstherapeutische Begleitbehandlung von Verletzungen in der Frühphase (ärztliche Anordnung und Überwachung der Durchführung)

K. F. Schlegel, Essen

Die spektakulären Fortschritte bei der Therapie der Verletzungen des Haltungs- und Bewegungsapparates sind ohne den assistierenden Einsatz physiotherapeutischer und ergotherpeutischer Maßnahmen nicht möglich.

Grundlage jeglicher Physiotherapie ist die richtige Lagerung des Patienten, natürlich auch des Frischverletzten. Hier gilt die wesentlichste Regel, daß Gelenke niemals in Streckstellung gelagert werden dürfen, sondern immer in einer sogenannten physiologischen O-Stellung, die Gelenkkapsel optimal entspannt und damit das Entstehen von Kontrakturen verhindert. Verwerflichste Beispiele sind der in Streckstellung auf einem Spatel fixierte Finger oder das in Streckstellung im Bett gelagerte Kniegelenk.

Die allgemeinen Gesetze der richtigen Lagerung zur Verhütung von Kontrakturen haben sich inzwischen bei Arzt und ärztlichem Assistenzpersonal wohl so eingebürgert, daß diese Seite der passiven Behandlung nicht weiter ausgeführt werden muß. Wesentlicher ist es schon, auf die Hochlagerung hinzuweisen, damit posttraumatisch oder postoperativ keine Zirkulationsstörungen auftreten.

Allein die Bettruhe reduziert vom zweiten postoperativen Tag an den venösen Rückstrom in der unteren Extremität auf 10% des Ausgangswertes. Interessant sind in diesem Zusammenhang die Untersuchungen von Mühe (1977) über die Veränderungen der venösen Strömungsgeschwindigkeiten ohne oder mit physikalischen Maßnahmen.

Passive Maßnahmen reichen, wie aus der Tabelle ersichtlich, nicht aus. Aus diesem Grunde müssen frühzeitig lokale und allgemeine aktive Maßnahmen verordnet werden,

Tabelle 1. Untersuchungen über die Veränderung der venösen Strömungsgeschwindigkeit ohne oder mit physikalischen Maßnahmen (n. Mühle, E., 1977)

Venöse Strömungsgeschwindigkeiten	in den Beinvenen	Beckenvenen
Im Liegen	100%	100%
Zunahme bei		
Zehengymnastik	160%	150%
Fußgymnastik	190%	150%
Stehen	60%	70%
Gehen	120%	113%
Fußende 20° hoch	250%	180%
Beine 90° hoch	370%	260%
Atemübungen	130%	115%
Bettfahrrad	440%	470%
Elastische Strümpfe	190%	120%

die bereits am Operationstage auf der Intensivstation durch die Krankengymnastin einzuleiten sind.

Das initiale allgemeine krankengymnastische Übungsprogramm beginnt mit der Bettgymnastik. Dazu gehört die Atemtherapie mit Übung der Brustkorbbewegung, Beeinflussung des Atemrhythmus und Besserung der Ventilation.

Zu ihr gesellt sich die sogenannte Stoffwechselgymnastik. Hierunter versteht man schnelle, kräftige Bewegungen der distalen und nicht betroffenen Gelenke mit anhaltender Beanspruchung der Muskelgruppe an den Gliedmaßen. Hierdurch werden Hyperaemie und Stoffwechselsteigerungen erzielt, die von Tempo und Dauer der mit oder ohne Bewegungsausschlag ausgeführten Übungen abhängig sind. Wenn möglich, sind als aktive Maßnahmen zur Thromboseprophylaxe außer der schon genannten Hochlagerung und rückstromfördernden Massagen Bewegungsübungen der nicht ruhig zu stellenden Gliedmaßenabschitte und Gliedmaßen zu forcieren. Als sogenannte konsensuelle Verfahren lassen sie auch auf die fixierten Gliedmaßen ihre günstige Wirkung nicht vermissen.

Unter isometrischen Übungen versteht man die aktiven Muskelanspannungen ohne Bewegungsausschlag. Von ihnen ist nicht nur ein Kraftzuwachs zu erwarten, sondern auch wesentliche kreislaufanregende und stoffwechselsteigernde Reaktionen des Gesamtorganismus. Wird der Patient in der frühen postoperativen Phase immer besser ansprechbar und bereiter zur Mitarbeit, steigern sich die Übungen unter Einbeziehung von achsengerechten Bewegungsausschlägen. Diese dehnen und kräftigen die Muskulatur, dienen der Mobilisation und Lockerung und beugen Gelenkeinsteifungen vor. Diese Bewegungsausschläge werden zunehmend ziel- und zweckgerichtet eingeübt und fördern damit nicht nur die Funktion, sondern auch die Koordination.

In den letzten Jahren hat sich zunehmend die neurophysiologische Krankengymnastik durchgesetzt, die jedoch die sogenannte klassische Krankengymnastik nicht verdrängen darf. Kabat hat die Komplexbewegungen entwickelt, die in ganzen Bewegungsmustern von Gliederketten vollzogen werden. Ausgangspunkt ist die Tatsache, das jede Bewegung drei Komponenten hat, nämlich Beugung und Streckung, Abduktion und Adduktion,

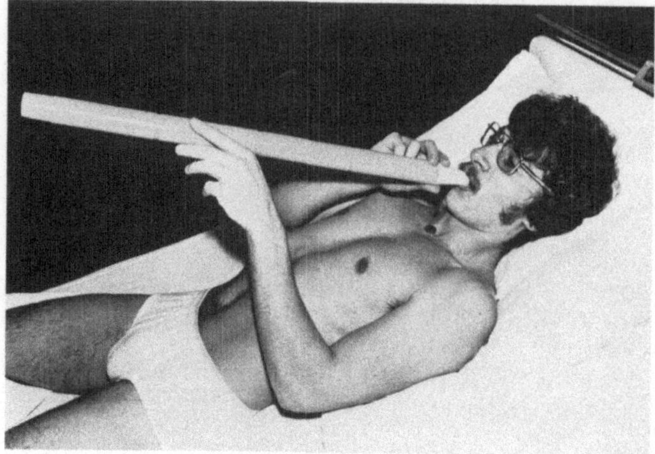

Abb. 1. Die Extension gegen Widerstand ist ein wesentlicher Bestandteil der Atemtherapie

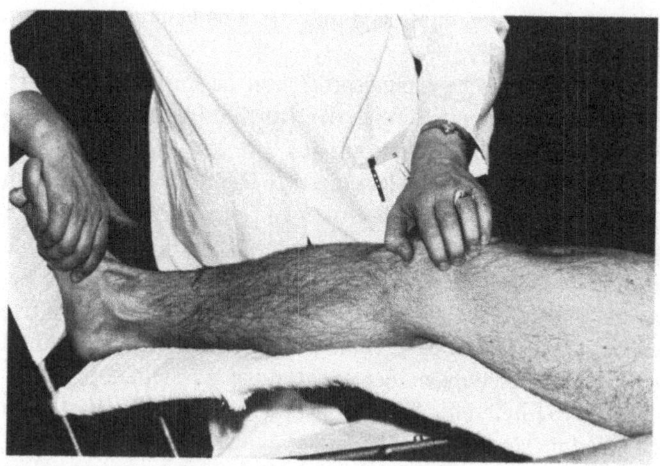

Abb. 2. Eine wichtige isometrische Übung ist die Anspannung des Kniestreckers und der Fußheber nach Kniegelenkstraumen

Innen- und Außenrotation. Dabei muß der normale Ablauf dieses Patterns von distal nach proximal gegen manuellen Widerstand erfolgen. Dieses Üben in Gliedmaßenkomplexen setzt ein bei größtmöglicher Dehnung und ist beendet beim Erreichen der bestmöglichen Kontraktion. Ziel ist, Ausdauer und Koordination der Muskelgruppen zu verbessern, sie zu kräftigen und die Entspannung zu fördern. Der manuelle Kontakt durch die Krankengymnastin ist wesentlich als taktiler Reiz im Sinne von Zug und Druck während des gesamten Bewegungsablaufes.

Die krankengymnastische Behandlung wird noch komplizierter, wenn sie an Patienten durchzuführen ist, die speziell gelagert sind. Hier muß die ärztliche Anwendung sehr genau erfolgen, damit keine Dissonanz zwischen ärztlicher und krankengymnastischer

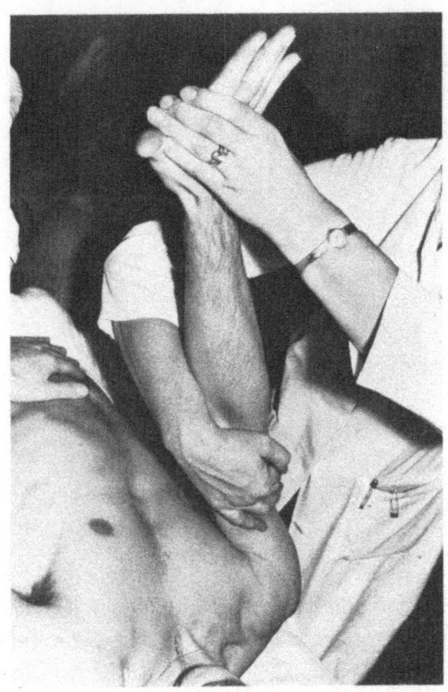

Abb. 3. Die sog. Komplexgymnastik mit der aktiven Beübung von Bewegungsmustern an Gliederketten ist wesentlicher Bestandteil der modernen krankengymnastischen Therapiemaßnahmen auf neurophysiologischer Grundlage

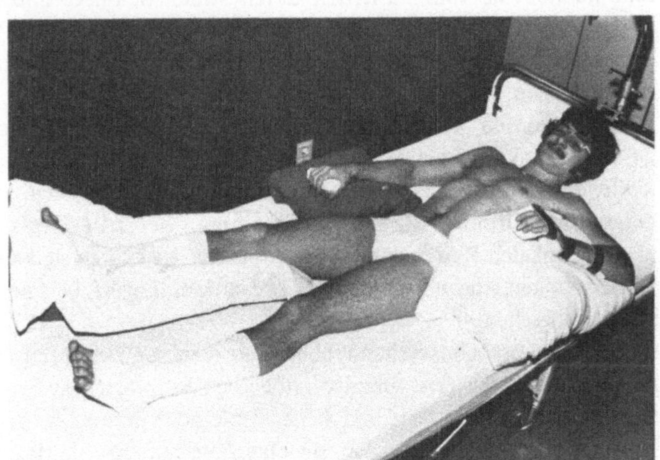

Abb. 4. Nach der krankengymnastischen Therapie ist die schädigungsabhängige korrekte Lagerung auf jeden Fall wiederherzustellen

Therapie besteht. Nach der Behandlung ist die notwendige Lagerung wieder entsprechend herzustellen, damit es nicht zu Zwischenfällen kommt.

Die Kompliziertheit von sachgerechten und funktionell förderlichen Extensionsbehandlungen sollte jedoch einerseits den Arzt nicht dazu verleiten, auf jeden Fall eine stabile Osteosynthese, besonders im Kindersalter, erzielen zu wollen.

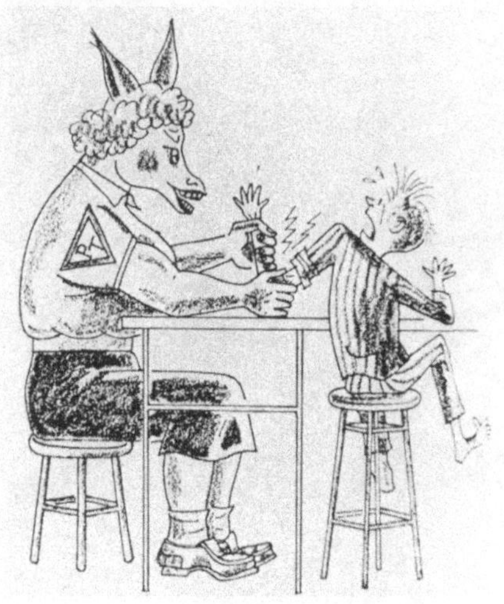

Abb. 5. Passive Mobilisierungsverfahren sind, besonders im Kindesalter, wesentlich gefährlicher als aktive Bewegungstherapie (nach Blount)

Werden temporäre Extensionen als Hilfsmittel benützt, muß die Krankengymnastin immer mit dem oft vorhandenen Unverständnis und der Indolenz des Patienten rechnen und wissen, daß sie nicht selten ein gefährliches Werkzeug dem Patienten ohne Aufsicht übergibt. Die ständige Kontrolle ist unerläßlich. Ideal ist es, wenn mit Hilfe moderner audiovisoneller Verfahren der Patient stets sein selbsttätiges Überwachungsprogramm am Bildschirm verfolgen und entsprechend korrigieren kann.

Insgesamt gilt der Satz, daß alle passiven Behandlungsverfahren wesentlich gefährlicher sein können als vom Patienten durch seinen Schmerz und seine Empfindlichkeit selbst zu steuernde aktive Maßnahmen. Dies gilt nicht nur im Kindesalter, wo gerade am Ellenbogengelenk auch heute noch viel gesündigt wird, sondern in ähnlicher Weise auch beim älteren Patienten.

Bei stumpfen Verletzungen im Sinne von Prellungen, Kontusionen und Distorsionen ist die physikalische Lokalbehandlung nach wie vor wirkungsvoll. Dabei haben wir von kühlenden Kataplasmen im allgemeinen weniger gesehen als von Umschlägen, die wir gerne mit Hirudoid-Alkohol durchführen. Bei frischen, stumpfen Verletzungen, aber auch bei lokalen Reizzuständen postoperativ, bewähren sich außerordentlich Eispackungen. Nach wenigen Tagen sind dann Wärmeanwendungen, beispielsweise Moorparaffin-Packungen, vorzuziehen.

Der Kompressionsverband über Gelenken ist bei stumpfen Gelenkverletzungen unerläßlich, aber auch postoperativ unbedingt zu indizieren. Er muß jedoch sachgemäß angelegt werden. Leider wird am Kniegelenk noch immer in den meisten Fällen die Patella fest mit angewickelt, so daß sie einerseits auf ihr Gleitlager drückt, andererseits neben der Patella genügend Raum in der Gelenkkapsel gegeben wird, um stärker hineinzubluten. Hier ist unbedingt das sogenannte Lange'sche Filzkreuz oder besser ein Schaumstoffkreuz mit speziell zugeschnittener Kniescheibenöffnung fest anzulegen. Daß der Kompressionsverband von der Interdigitalfalte bis hinauf zum Oberschenkel reicht, versteht sich von selbst.

Die Elektrotherapie dient der aktiven Hyperaemisierung. Sie kann im Niederfrequenz- und Hochfrequenzbereich durchgeführt werden. Dabei hat die Hochfrequenztherapie außer der vorzugsweise im Körperinnern erfolgenden Wärmeentwicklung keine wesentliche

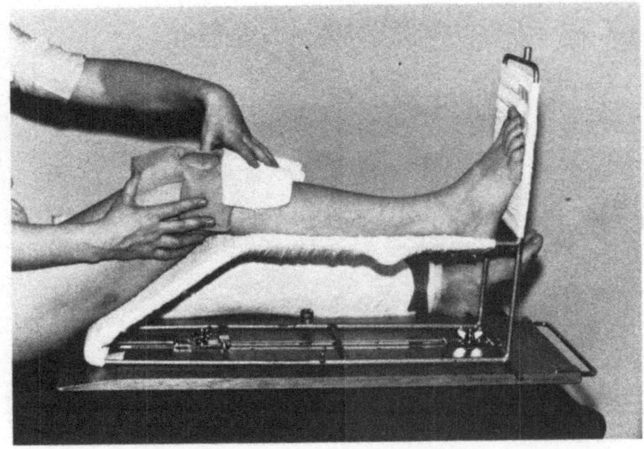

Abb. 6. Bei Kompressionsverbänden am Kniegelenk darf nicht die Patella auf die Unterlage gepreßt werden, sondern mit dem Lange'schen Kniekreuz ist nur der Gelenkrecessus zu komprimieren

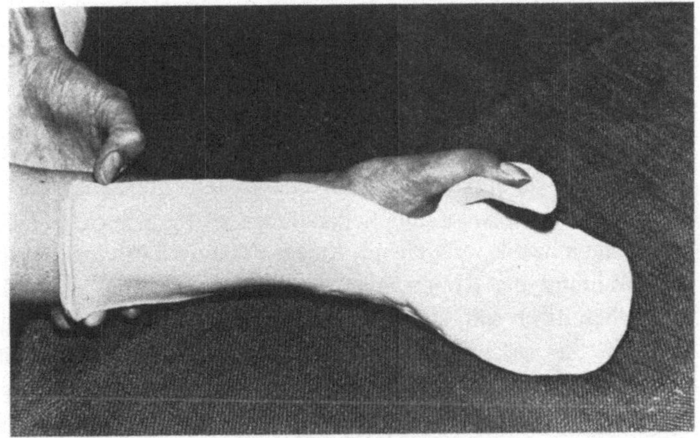

Abb. 7. Thermoplastisches Material eignet sich zur Schienenherstellung vorzüglich und kann der jeweils notwendigen Position der Gelenke mühelos angepaßt werden

biologische Bedeutung, wenn man von ihrer im unmittelbaren Bereich der Elektroden zu erzielenden aktiven Hyperaemisierung absieht. Von der Hochfrequenztherapie kann also gelten, daß sie in der Regel immer dann angezeigt ist, wenn Wärmemaßnahmen jeglicher Art erwünscht sind und angenehm empfunden werden. Eine absolute Kontraindikation für jegliche Hochfrequenztherapie, also auch für die Kurzwellendurchflutung im Kondensatorfeld, stellt implantiertes Metall dar.

Obwohl die niederfrequenten Ströme hier nicht so nachteilig sind, sollten auch sie vermieden werden, da es zu unerwünschten elektrochemischen Veränderungen kommen kann. Lediglich bei behandlungsbedürftigen Lähmungen nach operativen Behandlungen ist die vorsichtige Elektrogymnastik angezeigt.

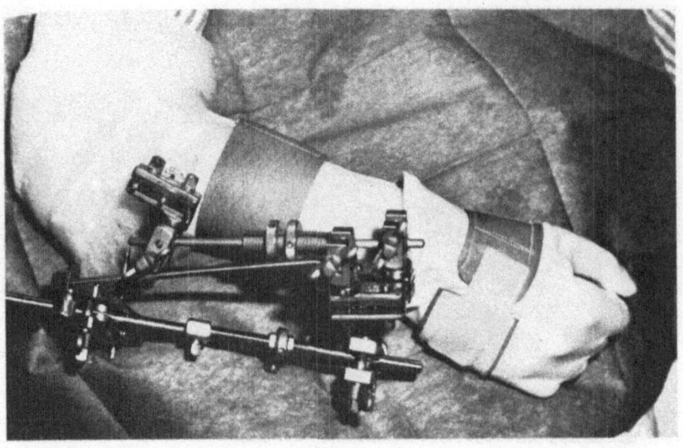

Abb. 8. Mitläufer können situationsgerecht in der Beschäftigungstherapie gefertigt werden

Diadynamische Ströme eignen sich besonders für die Behandlung von Zuständen nach Distorsionen, Kontusionen und bei lokalen Durchblutungsstörungen.

Die Beschäftigungstherapie macht sich die Beschäftigung als Mittel zur Behandlung kranker Menschen zunutze. Dabei tritt das Produkt der Beschäftigung in den Hintergrund Sie ist sinnvoll in den Heilplan einzuordnen und beginnt möglichst früh nach der Verletzung.

Sie hat auch die Aufgabe, die seelische Situation des Verletzten zu beeinflussen. Als funktionelle Ergotherapie, entsprechend der Intelligenz und dem Beruf des Patienten, trachtet sie das gewünschte Behandlungsziel zu erreichen. Dabei berührt sie sich mit der Krankengymnastik weitgehend. Keine Methode kann jedoch durch die andere ersetzt werden. Während die Krankengymnastik durch gezielte Übungsbehandlung gestörte Funktionen beseitigen soll, stellt die Beschäftigungstherapie eine angewandte Form der Behandlung dar. Sie verlangt eine unbewußte Durchführung des behinderten Bewegungsablaufes und soll das Interesse des Patienten voll auf die Beschäftigung richten. Was die Krankengymnastik anbahnt soll die Beschäftigungstherapie zur gewohnheitsmäßigen Ausführung bringen.

Sehr zu Unrecht wird von vielen noch angenommen, daß nur Beschäftigung an sich das Wesentliche in der ersten Phase nach der Verletzung sei, dies vielleicht auch als Alibi, weil die Kosten einer Begleitbehandlung sich natürlich durch den Einsatz der Beschäftigungstherapie erhöhen. Dabei kann sie mit dem von ihr eingesetzten und auch dem jeweiligen Zustand angepaßten Hilfsmittel nicht nur fehlende Funktionen kompensieren, sondern beispielsweise in der Kontrakturbehandlung ganz wesentlich nützen. Sie stellt nach Maß in der notwendigen und vom Arzt angegebenen Funktionsstellung aus leichtem thermoplastischem Material Schienen her.

Hier ist auch der Platz, über die Behandlung und Prophylaxe von Kontrakturen zu sprechen. So wird beispielsweise die Beschäftigungstherapeutin nach Anweisung und eigenen Ideen Mitläufer bei Fingersehnenverletzungen oder Quengelhandschuhe herstellen. Sie wird außerdem der enge Partner der Krankengymnastin bei der Kontrakturbehandlung auch der Beingelenke sein, indem sie ihre Arbeitsgeräte, beispielsweise den Fußwebrahmen, entsprechend verändert und aufquengelnd einsetzt. Letzten Endes wird sie in enger Besprechung mit Behandler und Krankengymnastin die einfachen Hilfsmittel für den Alltag zeigen und den Patieten im Gebrauche unterweisen.

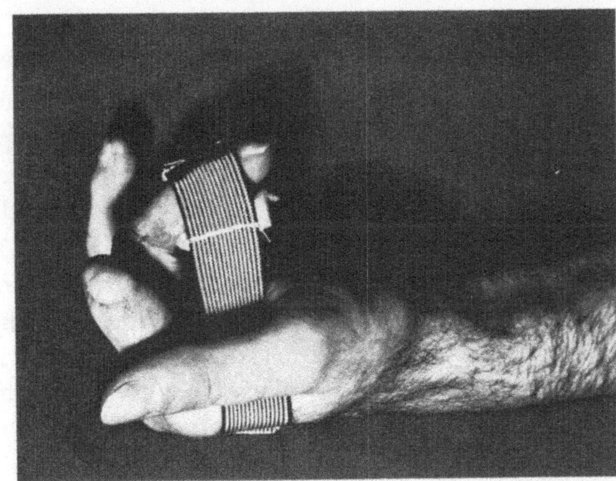

Abb. 9. Quengelhandschuhe sind zur Kontrakturbehandlung oft unerläßlich

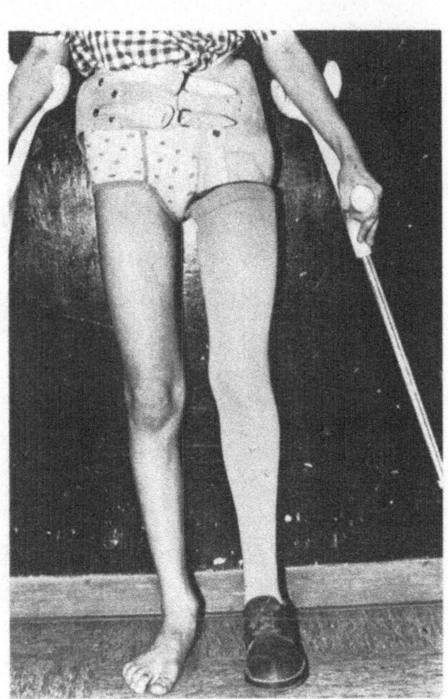

Abb. 10. Die Einübung mit einem Körperersatzstück erfordert die enge Zusammenarbeit des gesamten Behandlerteams

Die Dosierung beschäftigungsterapeutischer Maßnahmen ist immer abhängig von der körperlichen Beanspruchung durch die Art der Technik, der Beobachtung des Auftretens von Ermüdungserscheinungen, den Möglichkeiten der Belastungsteigerung und der Erleichterung der Tätigkeit durch Hilfsmittel. Arzt, Krankengymnastin und Beschäftigungstherapeut werden letztlich gemeinsam bei Gliedmaßenteilverlust oder -verlusten tätig sein müssen und die Einübung mit dem Körperersatzstück erfolgreich zu gestalten haben.

Wenn der Untertitel aussagt, daß ärztliche Anordnung und Überwachung der Durchführung physiotherapeutischer und ergotherapeutischer Maßnahmen geboten sind, ist es unerläßlich, daß der Arzt sich mit den Möglichkeiten und Grenzen der Physio- und Ergotherapie beschäftigt. Wenn vom Behandler Rezepte ausgeschrieben werden, wie „Heißluft und Massage" oder „Krankengymnastik" oder Anweisungen an die Beschäftigungstherapeutin wie „Fröhlichmachen und so", mitunter Diagnosen fehlen und das persönliche Gespräch mit den unerläßlichen Helfern nicht gesucht wird, ist dies obsolet.

Wenn außerdem, von Gewerkschaften und Kultusbehörde initiert, beim Gesetzgeber Tendenzen bestehen, den dualen Ausbildungsanspruch von Schülern der Massage, Krankengymnastik und Beschäftigungs- und Arbeitstherapie in der Sekundarstufe II des Bildungsbereichtes anzusiedeln, ist dies jedoch mindestens ebenso obsolet. Wir Ärzte müssen uns energisch durch aktive Information und Mitarbeit dafür einsetzen, daß die Ausbildung in jedem medizinischen Assistenzberuf unter ärztlicher Führung geschieht. Tendenzen, die diese Ausbildungsstätten unter die Führung von Pädagogen, Sozialpädagogen Psychologen und Soziologen stellen wollen und in denen Ärzte zu Unterrichtssöldnern degradiert werden, muß energisch entgegengetreten werden. Bei allem Teamgeist muß der Arzt im therapeutischen Konzept anordnen, überwachen und beenden und damit der Dirigent bleiben.

Die krankengymnastische, physikalische und beschäftigungstherapeutische Behandlung von traumatisch Querschnittgelähmten in der Früh- und Spätphase (ärztliche Verordnung, Überwachung)

H. Bilow, Tübingen

1. Einleitung

"Man findet den Patienten ohne Bewußtsein seiner beiden Arme und Beine, sein Penis ist erigiert und Harn träufelt aus seinem Gliede, ohne daß er es spürt. Das ist ein Leiden, das nicht behandelt werden kann. Man muß den Kranken seinem Schicksal überlassen." (Ende des Zitats einer über 4500 Jahre alten Beschreibung)

Wenn uns einerseits dieses Krankheitsbild also so hoffnungslos geschildert wird, andererseits aber heute nur noch etwa 10% aller Querschnittgelähmten an dieser Erkrankung oder Verletzung sterben, dann zeugt dies von einem beeindruckenden Wandel in der Therapie. Während früher der Patient seinem Schicksal überlassen wurde, greifen wir heute aktiv in den Krankheitsverlauf ein. Die frisch eingetretene Querschnittlähmung macht von Anfang an eine kritische Überwachung, eine Prophylaxe und Therapie der zahlreichen Komplikationen sowie ein Training der erhaltenen Muskulatur notwendig. Ziel aller Behandlungen ist es, den Behinderten von fremder Hilfe weitgehend unabhängig zu machen.

Krankengymnastik und Beschäftigungstherapie bilden wesentliche Bestandteile der Therapie, die sich entsprechend dem Krankheitsverlauf in drei Abschnitte aufteilen läßt:

Früh- oder Liegephase
Mittel- oder Aufrichtphase
Spät- oder Rollstuhlphase.

Jeder der Abschnitte macht andere Behandlungsarten notwendig und auch erst möglich.

2. Liegephase

Sie ist durchaus nicht von passivem Abwarten gekennzeichnet. Im Vordergrund der Krankengymnastik stehen Atemübungen, das Durchbewegen gelähmter Extremitäten und das Kräftigen der erhaltenen Muskulatur. Die Beschäftigungstherapie beginnt gleichzeitig mit einem Aktivitätentraining.

Der Thorax des Tetraplegikers verbleibt im Liegen durch Ausfall der Intercostalmuskulatur in einer Inspirationsstellung. Die Zwerchfellkontraktion allein aber bewirkt eine nur unvollständige Vergrößerung des Thorakalraumes, da mit ihr die untere Thoraxappertur verengt und gleichzeitig mit dem Tiefertreten des Zwerchfells infolge des entstehenden Unterdrucks der Brustkorb insgesamt eingezogen wird. Es entsteht die sogenannte paradoxe Atmung. Folglich verringert sich die Luftventilation und damit auch die Sauerstoffaufnahme. Außerdem unterbleibt eine ausreichende Belüftung aller Lungenanteile. Es kommt zur Schleimretention, zur Ausbildung von Atelektasen und damit zu einer weiteren Verkleinerung der Lungenoberfläche. Dies zu verhindern hat sich uns die intermittierende positive Überdruckinhalation unter Beigabe von Secretolytika bewährt, die je nach Atemfunktion zwei- bis dreimal täglich eingesetzt wird. Das Abhusten erleichtern zwei Krankengymnastinnen, die von beiden Seiten den Thorax zusammenziehen. Der Erfolg der Atemtherapie wird sowohl mit dem Vitalographen, als auch durch Blutgasanalysen überwacht. Die Bauchlage erweist sich beim Tetraplegiker als günstiger Reiz, da der Thorax in eine Mittelstellung kommt. Atmung und Abhusten erfahren dadurch eine Erleichterung. Eine schlechtere Atmung in Bauchlage tritt allenfalls bei lang anhaltender Bauchlage in der ersten Woche nach Eintritt der Querschnittlähmung auf.

Neben dem Durchbewegen gelähmter Extremitäten ist die Lagerung insbesondere der Hände in Funktionsstellung unabdingbare Voraussetzung für die angestrebte Selbständigkeit des Behinderten. Stehen keine Funktionshandschuhe zur Verfügung, so erfüllt eine aufgewickelte elastische Binde in der Hohlhand eine ähnlich gute Funktion.

Daneben beginnt schon in der Frühphase ein aktives Üben. Nacken- und Schultergürtelmuskulatur werden isometrisch, die Arme des Paraplegikers mit Hanteln und Expandern auch isotonisch gekräftigt, wodurch gleichzeitig ein Kreislauftraining einsetzt.

Großflächige bewegliche Spiegel am Bett vergrößern den Blickwinkel des durch Crutchfieldzange fixierten Kopfes. Es spricht sicher für die gute Bewältigung von Trauma und Behinderung, wenn Patientinnen die Vorteile eines ständigen Spiegels auch für ihre kosmetischen Bedürfnisse benutzen. Sehr viele Aktivitäten wie Schreiben mit Maschine und von Hand sowie Malen, Spielen, aber auch Essen, können bereits in Bauchlage trainiert werden.

3. Mittelphase

Sie beginnt mit einem Kreislauftraining durch Hochkippen des Bettes und später des Stehbrettes. Paraplegiker mit reinen Kompressionsfrakturer können ab der 5. Woche die Bauchfahrerliege benutzen. Nach weiteren 2 Wochen richten sie sich von der Liege aus mit angewickelten Gipsschienen aus der Bauchlage im Gehbarren auf. Eine Kyphosierung wird so vermieden und der Wirbelkörper bleibt entlastet.

4. Therapie der Spätphase

Sie baut die Vorübungen insbesondere auf der Matte und im Schlingentisch aus.

Gleichgewichtsübungen auf der Matte sind unabdingbare Voraussetzung für ein Rollstuhltraining. Sie beginnen zunächst unter visueller Kontrolle im Spiegel und dann frei. Die notwendige Kräftigung der Rückenstreckmuskulatur erfolgt sowohl in Bauchlage als auch im Vierfüßlerstand über die Diagonale. Außerdem muß der Patient lernen, sich selbst durchzubewegen und auf der Matte allein zu drehen.

Der Schlingentisch bietet durch verschiedene Aufhängungen die Möglichkeit, auch nur gering verbliebene Funktionen zu kräftigen, z.B. in der Latissimusaufhängung ohne und mit Führung. In der Dehnlagerung der ischiocruralen Muskulatur erfolgt gleichzeitig eine Kräftigung der oberen Latissimusanteile. Ein wesentlicher Schritt zur Selbständigkeit gelingt dem Patienten mit dem Überwechseln vom Rollstuhl auf die Matte, zum Bett oder zur Toilette.

Sicherlich sind die Bemühungen vieler Krankengymastinnen und der anfänglich verständliche Ehrgeiz der Patienten übertrieben, ein Gehen über weite Strecken erreichen zu wollen. Andererseits dürfen wir angesichts der 1973 veröffentlichten Untersuchungen von Schneider-Sickert auch nicht alle Gehübungen aufgeben. Es kann den Patienten nicht eindrücklich genug klargemacht werden, daß Gehen nicht nur der Fortbewegung dient, sondern gleichermaßen für Kreislauf und ableitende Harnwege nützlich ist. Abschluß aller Gehübungen außerhalb des Barren muß ein Fall- und Aufstehtraining sein.

Neben aller Anstrengungen im krankengymnastischen Programm wird die Belastbarkeit des Patienten in der Beschäftigungstherapie überprüft und durch intensive Selbsthilfeübungen gesteigert. Das Programm reicht von der Körperpflege über Essenzubereitung, Freizeit bis hin zu handwerklichen Tätigkeiten. Notwendige kleine technische Hilfen paßt die Beschäftigungstherapeutin dem Behinderten allein seinen Bedürfnissen entsprechend an. Schon einfache Einhänghalterungen können das Aktionspotential des Behinderten enorm vergrößern. Das sichtbare Produkt seiner Bemühungen spornt den Behinderten in der Beschäftigungstherapie weiter an. Gleichzeitig bleibt sie aber immer Therapie (Weben am Hochwebrahmen zur Kräftigung der Rückenstrecker oder als Gleichgewichtsübung, Arbeiten am Kufenwebstuhl bei inkompletten Querschnittlähmungen als Muskeltraining). Mit zunehmender Geschicklichkeit kann der Behinderte auf immer mehr dieser kleinen Hilfsmittel verzichten.

Koordination und Überwachung der krankengymnastischen Behandlung und Beschäftigungstherapie obliegen immer dem behandelnden Arzt, der allerdings die dazu notwendigen Kenntnisse besitzen sollte.

Das eingangs abgesteckte Behandlungsziel, den Behinderten von fremder Hilfe weitgehend unabhängig, also selbständig zu machen, bedeutet aber auch, daß der Behinderte befähigt wird, sein weiteres Leben selbst zu gestalten. Wir waren deshalb beim Anblick dieses Lebkuchen-Herzens (Dia) bloß gerührt, aber keinesfalls erfreut.

Krankengymnastische und physikalische Begleitbehandlung von Verletzungen aus der Sicht der Krankengymnastin

M. List, München

Innerhalb der letzten Jahrzehnte haben Körperverletzungen als Folge von Verkehrs-, Arbeits- oder Sportunfällen sehr stark zugenommen. Die Bedeutung und Weiterentwicklung der Traumatologie, vor allem in der Alloplastik, waren dementsprechend stürmisch. Biomechanische, physikalische und chemische Erkenntnisse schlossen die Unfallheilkunde mehr an die Naturwissenschaften an. Mit der Entwicklung der Mikrochirurgie entstanden Aufgaben und Probleme, mit denen weder der Arzt noch der Krankengymnast früher konfrontiert worden sind. Ich möchte den Versuch unternehmen, meine Betrachtungen über den Stellenwert der Krankengymnastik in der Unfallchirurgie von 4 Gesichtspunkten aus zu sehen.

I. Rückblick auf die Krankengymnastik in der Vergangenheit;
II. Erwartungshaltung des Traumatologen, des Verletzten und des Kostenträgers an den Krankengymnasten;
III. Eigene kritische Betrachtungen zur krankengymnastischen Tätigkeit;
IV. Aufgabenbereich des Krankengymnasten in der modernen Unfallchirurgie.

I. Rückblick auf die Krankengymnastik in der Vergangenheit

Die Geschichte beweist, daß eine ähnlich stürmische Entwicklung, wie sie die Traumatologie der letzten Jahre erfahren hat, nur in Kriegszeiten beobachtet wurde. So hat die Krankengymnastik während des 2. Weltkrieges einen bemerkswerten Aufschwung erfahren. Betrachten wir die damals verwendeten Techniken und Methoden, so fällt immer wieder auf, daß gesunder Menschenverstand, exaktes Beobachten und eine selbst gesammelte Erfahrung die Grundlage der krankengymnastischen Behandlung war. Es wurden zahlreiche Geräte verwendet, sei es zur Mobilisation von Gelenken zur Kräftigung geschwächter Muskeln oder zur Schulung von Alltagsbewegungen. Altbewährte Behandlungsmaßnahmen aus der Physikalische Medizin wie Massage, Güsse, Packungen, Bäder, etc. wurden häufig verordnet und durchgeführt. Wer kennt nicht den leider noch heute anzufindenden Stempel "Heißluft – Massage – Bewegungsübungen"? 1956 sprach v. Braunbehrens auf einer Tagung an einer Unfallklinik von der Krankengymnastin als einer "speziell ausgebildeten und durch Erfahrung geschulten Hilfe".

Die Ausbildung zum Krankengymnasten stützte sich damals vorwiegend auf die Erfahrungen einiger angesehener Persönlichkeiten, deren Behandlungstechniken und -methoden übernommen wurden. Im vorher zitierten Vortrag hieß es außerdem, "die Arbeit, die der Arzt dem Krankengymnasten übergibt, ist in jedem Fall ein Teil derjenigen Arbeit, die er (der Arzt) gegebenenfalls auch selbst durchführen kann."

Dies dürfte heute kaum noch möglich sein. Frau Hüter hat 1974 auf einem Symposion des Hartmannbundes die Entwicklung der Krankengymnastik von der Gründerzeit zur Gegenwart verglichen mit der eines Volksempfängers zu einer Stereoanlage. An Hand der

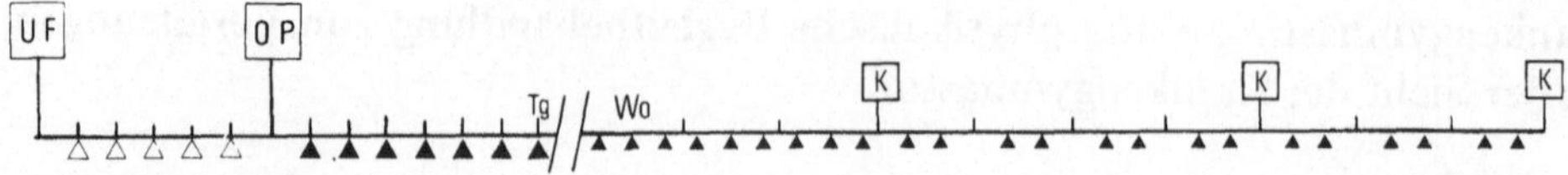

Krankengymnastik (▲) einer Fraktur

Abb. 1

Abb. 1 soll verdeutlicht werden, in welchem zeitlichen Umfang ein Krankengymnast im Vergleich zum Traumatologen eingesetzt ist. Die Tätigkeiten des Arztes sind oberhalb der Linie dargestellt; sie betreffen die Unfallversorgung, die Operation, die Nachbehandlung bis zum Tag der Fädenentfernung und die regelmäßigen Kontrollen.

Der Krankengymnast arbeitet in der 1. postoperativen Woche täglich am Patienten, dann in der ambulanten Phase 3mal oder 2mal wöchentlich. Setzt man bis zur Wiedererlangung der Arbeitsfähigkeit einen mittleren Zeitraum von ca. 10 Wochen an, so ergeben sich 31 Behandlungen.

Bei einer 1/2-stündigen Behandlungsdauer erfordert die Krankengymnastikbehandlung im Vergleich zur ärztlichen Tätigkeit den 5-fachen Zeitaufwand.

II. Welche Erwartungen werden an den Krankengymnasten gestellt?

Der Krankengymnast soll dazu beitragen, eine möglichst vollständige Wiederherstellung der Funktion des geschädigten Bewegungsapparates zu erreichen. Dies soll darüber hinaus in möglichst kurzer Zeit und unter angemessenen Kosten geschehen.

Um dieses Ziel zu erreichen, wird an die moderne Krankengymnastik die Forderung gestellt, daß sie eine sorgfältige und effektive, d.h. gezielte Nachbehandlung von Verletzungsfolgen anbietet. Wenn durch moderne Medizin das Leben eines Schwerverletzten verlängert oder erhalten werden kann, so fällt dem Krankengymnasten u.a. die Aufgabe zu, die Lebensqualität zu verbessern.

Der Traumatologe erwartet vom Krankengymnasten, daß er die von ihm durchgeführte konservative oder operative Behandlung des Verletzten bis zur vollständigen funktionellen Rehabilitation weiterführt. Der Artz bestimmt die Zielsetzung der postoperativen und der späteren Behandlungsphase und überläßt es dem Krankengymnasten in der Regel auf Grund seiner krankengymnastischen Befunde und anamnestischen Daten, die geeignete Technik und die entsprechende Dosierung seiner Maßnahmen auszuwählen. Die Anordnungen des Traumatolgen bezüglich der Therapie können um so präziser sein, je besser seine Kenntnisse von den Möglichkeiten einer differenzierten Krankengymnastik sind. In der Behandlung von Grenzfällen, z.B. der Frage der Übungs- oder Lagerungsstabilität, wäre der Krankengymnast absolut überfordert, wenn er die Entscheidung über seine Behandlungsmaßnahmen allein fällen müßte. Die entsprechenden Informationen müssen ihm durch den Operateur gegeben werden.

Häufig kann der Unfallchirurg die Behandlungen des Krankengymnasten nur oberflächlich überwachen, er wird jedoch erwarten, daß der Krankengymnast ihn im Gespräch und bei Visiten über den Stand der Behandlung und die Reaktionen auf die krankengymnastischen Maßnahmen informiert. Letztendlich wird der Traumatologe Entscheidungen über Behandlungsveränderungen, über den Behandlungszeitraum oder den Abbruch der Krankengymnastik fällen.

Der Verletzte erwartet vom Krankengymnasten die Lösung seiner funktionellen Probleme auf möglichst schonende, d.h.schmerzfreie Weise. Krankengymnstik bedeutet für ihn ein Mittel zur Wiedererlangung seiner Arbeitsfähigkeit und seiner persönlichen Selbständigkeit,.

Der Kostenträger ist in erster Linie daran interessiert, daß die Behandlungskosten möglischst gering gehalten werden. Niedrige Kosten entstehen bei kurzem Krankenhausaufenthalt, bei komplikationslosem Heilungsverlauf, bei kurzen Liegezeiten und geringem Pflegeaufwand. Darüber hinaus wünschen sich die Kostenträger ein optimales Langzeitergebnis ohne Invalidität oder chronische Verletzungsfolgen, wodurch in einigen Fällen Behandlungszeiten über Monate, ja sogar Jahre erforderlich werden können.

III. Welche Anforderungen stellt der Krankengymnast an sich selbst?

In kritischer Auseinandersetzung mit unserem Tun müssen Techniken und Methoden ständig überprüft und auf ihre Effektivität oder ihren Nutzwert kontrolliert werden. In der Behandlung von Unfallverletzten sollte der Krankengymnast sich fragen, ob seine Maßnahmen darauf abgestimmt sind, in möglichst kurzer Zeit die Funktionsfähigkeit des Bewegungsapparates und dessen Einsatz im Alltag zu erlangen. Gleichermaßen muß er sich fragen, ob ihm Techniken zur Verfügung stehen, die dieses Ziel kostensparend erreichen. Konkret gesagt heißt das: Ist eine krankengymnastische Behandlung sinnvoll, nützlich oder wertlos? Wird eine Besserung der Gelenkbeweglichkeit der Muskelkraft, der Ausdauer oder Geschicklichkeit trotz Krankengymnastik oder wegen Krankengymnastik erzielt? Bisher wurden i.a. die Beurteilungen der krankengymnastischen Behandlungen in persönlicher Urteilsfindung, etwa durch vergleichende Messungen und Befunderhebungen vor und nach der Behandlung, ermittelt. In den letzten Jahren haben auch Physiologen, Neuroanatomen, Biomechaniker, Sportmediziner, Physikalische Mediziner und Krankengymnasten versucht, krankengymnastische Methoden und Techniken zu untersuchen. So liegen immerhin einige Ergebnisse vor, die die Wirksamkeit krankengymnastischer Maßnahmen erklären oder die einige alltägliche Bewegungsmuster analysieren. Diese Techniken gezielt anzuwenden und sich von anderen zu trennen sollte das Bestreben aller Krankengymnasten sein. Von einer Objektivierung im wissenschaftlichen Sinn sind wir aber noch weit entfernt. Dazu wären klinische Forschungsarbeiten nötig, wie z.B. Effektivitätskontrollen, die an Hand von Kontrollgruppen ausgeführt würden. Um Krankengymnastik ökonomisch, d.h. zielgerichtet einsetzen zu können, müssen wirksame Techniken den exakten Befunderhebungen zugeordnet werden. An den Krankengymnasten muß deshalb die Anforderung gestellt werden, seine Befunderhebungen besonders sorgfältig vorzunehmen und seine manuellen Techniken ständig zu verfeinern. Dies ist um so notwendiger, wenn man an den Einsatz des Krankengymnasten in der unmittelbaren postoperativen Phase denkt. Eine Frühmobilisation im Sinn der AO erfordert besonders subtiles Vorgehen. Darüber hinaus soll sich der Krankengymnast in den Fachgebieten Biomechanik und Sportmedizin weiterbilden, wenn er den Anforderungen der modernen

Unfallchirurgie gerecht werden will. Daß er seine Kenntnisse in Funktioneller Anatomie und Physiologie auf dem Laufenden hält, dürfte eine Selbstverständlichkeit sein. Ebenso sorgfältig muß sich der Krankengymnast auf dem Gebiet der Traumatologie und deren moderner Operationsverfahren weiterbilden.

IV. Das Aufgabengebiet des Krankengymnasten

Dieses Aufgabengebiet sehe ich unter folgenden Gesichtspunkten.

1. Die Erstellung eines präzisen krankengymnastischen Befundes, der im Aufbau einer medizinischen Anamnese und Epikrise vergleichbar sein soll

Der Krankengymnast kann, wie bereits erwähnt, auf Grund seiner anatomischen und bewegungsanalytischen Kenntnisse funktionelle Befunde erstellen, die dem Arzt wichtige Informationen für seinen Behandlungsplan, evtl. auch für seine gutachterliche Tätigkeit liefern können. Je detaillierter diese Befunderhebungen sind, um so gezielter kann die Behandlungsplanung vorgenommen werden. In der Wiederholung der Befunderhebung liegt eine Kontrollmöglichkeit für den Unfallchirurgen und den Behandler, aber auch die Möglichkeit der Dosierungsänderung und der Auswahl der Behandlungsmaßnahmen.

2. Planung der krankengymnastischen Behandlung und Durchführung an Stelle empirischer Behandlungsformen

Der Krankengymnast wird auf Grund der ärztlichen Diagnose und seiner eigenen Befunderhebungen einen Behandlungsplan erstellen. Dieser berücksichtigt die Vorschläge des Unfallchirurgen. Die Wahl der Methode und Technik wird ihm jedoch weitgehend selbständig überlassen sein. Beispielhaft möchte ich einen Behandlungsplan für eine postoperative Phase einer Frakturversorgung anführen; sie wird bestimmt sein von

- dem Allgemeinzustand des Patienten,
- Dauer und Art der Narkose,
- der Operationsdauer,
- der operativen Frakturversorgung,
- dem Atembefund,
- der Kreislaufsituation,
- der Gewebsreaktion auf die Op. Versorgung und das Trauma,
- der Übungs- oder Lagerungsstabilität der Fraktur,
- dem Muskel- und Gelenkstatus etc.

Eine krankengymnastische Behandlung kann dann nach folgenden Gesichtspunkten geplant werden:

- Pneumonie-, Thrombose-, Decubitusprophylaxe,
- Lagerungskontrolle,
- Erhalten der Beweglichkeit und Muskelkraft der nicht verletzten Extremitäten,

– Abbau des Gewebsreizzustandes (Ödems),
– Spannungsaufbau einer Muskelspannung zur Sicherung der Fraktur oder Ausnützung der aktiven Übungsstabilität.

In der Spätphase wird der Behandlungsplan vom Heilungszustand der Fraktur und dem funktionellen Befund bestimmt werden, d.h. vom Muskelstatus, Gelenkstatus und dem allgemeinen Trainingsstand. Die Gesichtspunkte der krankengymnastischen Behandlung können z.B. sein:
– Kräftigung der insuffizienten Muskulatur,
– Mobilisation der Gelenkkontrakturen mit subtilen manuellen Techniken,
– Schulung der Muskelausdauer,
– Schulen ökonomischer Bewegungsabläufe für die alltäglichen Tätigkeiten, für das Berufsleben, die Körperpflege, für Sport und Freizeitbeschäftigungen.

Außerdem muß der Krankengymnast einen Zeitplan erstellen, der die Aufgaben des Pflegepersonals, die ärztlichen Tätigkeiten und die Bedürfnisse des Patienten mit einplant.

3. Pädagogische Aufgaben

Dem Krankengymnasten fällt in der Durchführung seiner Maßnahmen die Aufgabe zu, den Patienten zu motivieren, sich selbst aktiv an seiner Wiederherstellung zu beteiligen. Er befindet sich dann in der Rolle eines Lehrenden. Er muß den Willen des Verletzten verstärken, Bewegungen, die er früher bewußt oder unbewußt ausgeführt hat, wieder neu zu erlernen. Dies fordert die ganze Persönlichkeit des Krankengymnasten und sein uneingeschränktes Engagement für den Patienten. Viele Beispiele beweisen, daß auch ungeübte und ältere Patienten zu konzentrierter Mitarbeit zu bringen sind und ungewohnte und schwierige Übungen gut zu erlernen sind, wenn sie richtig vermittelt werden. Die Freude an der eigenen Leistung und deren Anerkennung spielen dabei sicher eine große Rolle.

4. Soziale Aufgaben

Der Krankengymnast kann durch langfristige Betreuung von Schwerverletzten, Amputierten, Politraumatisierten o.ä. Patienten einen wichtigen Beitrag dazu leisten, daß die Arbeitsfähigkeit und Selbständigkeit des Verletzten erreicht wird oder erhalten bleibt.

5. Aufgaben im Klinikteam

Innerhalb des Klinikteams oder in Zusammenarbeit mit dem weiterbehandelnden Arzt können die fachspezifischen Kenntnisse des Krankengymnasten im Sinn einer Beratertätigkeit ausgenützt werden. Die Ausbildung zum Krankengymnasten vermittelt heute intensiv medizinisches Wissen und stellt den Krankengymnasten an die Seites des Arztes.

Voraussetzung für eine gute Teamarbeit ist die wertfreie Anerkennung der fachbezogenen Ausbildung und die Erfahrung jedes einzelnen Teammitgliedes, des Traumatologen, des Pflegepersonals, des Beschäftigungstherapeuten, des Masseurs und des Sozialarbeiters. So können bei Visiten oder wöchentlichen Besprechungen viele Aufgaben gemeinsam gelöst werden. Mit der Schwester oder dem Pfleger können Lagerungsprobleme oder die Selbständigkeit des Verletzten bei der Pflege diskutiert werden. Eine ergänzende Beschäftigungstherapie oder die Herstellung von Hilfsmitteln können gemeinsam geplant werden, ebenso Verlegungen in Pflegeheime, Nachsorgekliniken oder Umschulungsstätten. Unfallchirurg und Krankengymnast sollten gemeinsame Überlegungen über die Weiterführung der Behandlung, deren Abbruch oder über eine Entlassung in ambulante Behandlung anstellen. Die anfangs aufgestellte Forderung, den Verletzten in möglichst kurzer Zeit und unter geringen Kosten vollständig zu rehabilitieren, kann nur im Team gelöst werden, in dem der Krankengymnast eine ernstzunehmende Rolle hat.

Zusammenfassung

Innerhalb der letzten 10 Jahre fand eine sprunghafte Entwicklung der Traumatologie statt, der sich der Krankengymnast in der Behandlung von Verletzungsfolgen ebenso intensiv anpassen mußte.

Zeitlich gesehen beschäftigt sich der Krankengymnast im Sinn der Begleitbehandlung etwa 5mal so viel mit dem Patienten wie der Arzt. Die krankengymnastische Behandlung muß sich nicht nur an den Fortschritten der Medizin, sondern auch an den Forderungen der Kostenträger und des Gesamtteams orientieren. Präzise Befunderhebungen und Behandlungsplanungen sollen Grundlage der Behandlungsdurchführung sein. Im Rahmen der vollständigen Rehabilitation des Verletzten hat der Krankengymnast darüber hinaus auch pädagogische und soziale Aufgaben zu erfüllen, die ihm eine wichtige Rolle innerhalb des Klinikteams übertragen.

Die beschäftigungstherapeutische Begleitbehandlung von Verletzungen in der Früh- und Spätphase

A. Kiesinger, Karlsruhe

Zunächst möchte ich Ihnen danken, daß ich in diesem Kreise sprechen darf. Ich habe es sehr begrüßt, daß als eines der Hauptthemen dieser Tagung der Stellenwert der krankengymnastischen und beschäftigungstherapeutischen Begleitbehandlung gewählt wurde. Es ist eigentlich längst an der Zeit, daß die Angehörigen unserer Berufe für sich selber sprechen.

Eigentlich möchte ich in diesem Kreise voraussetzen, daß bekannt ist, was Beschäftigungstherapie ist, was Beschäftigungstherapie für unsere Patienten leistet und wie sie es leistet. Bedauerlicherweise stellen wir Beschäftigungstherapeuten aber immer wieder fest, daß über unseren Beruf und dessen Möglichkeiten oft absolute Unkenntnis herrscht und das leider nicht nur bei Laien, sondern insbesondere auch bei Kostenträgern, Krankenhausträgern, Ärzten und anderem Fachpersonal. Da es aber Aufgabe und Verantwortung des Arztes ist, beschäftigungstherapeutische Maßnahmen zu veranlassen, erscheint es mir doch sinnvoll, kurz auf das Leistungsbild der Beschäftigungstherapie einzugehen, vielleicht hilft es einigen hier Anwesenden in Zukunft besser und sinnvoller Beschäftigungstherapie zu handhaben.

Beschäftigungstherapie findet vorwiegend Anwendung bei:

1. Verletzungen der oberen Extremitäten (z.B. Amputationen, Handverletzungen, Armplexus).
2. Verletzungen des Rückenmarks und der Wirbelsäule.
3. Verletzungen des Kopfes (z.B. Schädelfrakturen und anderen Hirnverletzungen, insbesondere mit Halbseitenlähmungen).
4. Verletzungen der unteren Extremitäten, die bleibende Bewegungseinschränkungen im Hüft- und Kniegelenk nach sich ziehen. Hierbei ist besonders das Selbsthilfetraining und die Hilfsmittelversorgung wichtig. Die intensive Behandlung der Verletzungen der unteren Extremitäten obliegt mit Schwerpunkt der Krankengymnastik, die hierfür wesentlich mehr gezielte Behandlungsmethoden anbieten kann.

Die Behandlungsarten der Beschäftigungstherapie teilen sich etwa in folgende Hauptgebiete ein:

Funktionelle Beschäftigungstherapie

Ziel der funktionellen Beschäftigungstherapie ist es, Muskel- und Gelenkfunktionen, sowie Bewegungsabläufe zu erhalten oder zu verbessern. Außerdem soll Kontrakturbildung verhindert werden. Das gleiche Ziel hat auch die krankengymnastische Behandlung. Die Methoden aber, wie dieses Ziel erreicht werden soll, sind unterschiedlich. Die Beschäftigungstherapie bietet mehr Möglichkeiten in der späteren Phase der Behandlung, da hier gleichzeitig die trainierte Funktionsfähigkeit im täglichen Leben umgesetzt und angewendet wird. Es wurden im Verlauf der Jahre ganz spezielle Geräte und Behandlungsverfahren entwickelt, die man für die funktionelle Therapie als Grundlage anwendet. Insbesondere gilt hierfür die Erhebung einer systematischen Bewegungsanalyse bei allen durchzuführenden Tätigkeiten. Aufgrund dieser Bewegungsanalyse wird man unter Umständen oft erkennen, daß ausgefallene Funktionen durch körpereigene Kompensations- und Trickbewegungen zu ersetzen sind. Ist dies nicht mehr möglich, geben wir Hilfsmittel als Ersatzfunktion. Insbesondere bei dem gesamten Gebiet des sogenannten *Selbsthilfetrainings* und *Haushaltstrainings* ist die Anpassung von *Hilfsmitteln* und der Umgang damit die Hauptaufgabe. Es werden nicht nur die inzwischen handelsüblichen Hilfsmittel, sondern auch ganz individuell angefertigte Hilfen eingesetzt. Im Rahmen des Selbsthilfe- und Haushaltstrainings wird auch die Wohnung, Küche, Bad und Toilette des Patienten überprüft und entsprechend notwendige Änderungen veranlaßt.

Bei Patienten mit Handverletzungen ist die Herstellung von Handschienen: Quengelschienen, Lagerungsschienen und Funktionsschienen eine sehr spezielle Aufgabe. Die Handschienen werden nach vorgegebenen und selbst entworfenen Schnitten individuell hergestellt und in Zusammenarbeit mit dem Arzt ständig überprüft. Die Vergabe von Handschienen ist insbesondere auch bei ambulanten Patienten gut möglich.

Das *Prothesentraining* der oberen Extremität ist eines der umfassendsten Aufgabengebiete der Beschäftigungstherapeuten. Hierzu gehört die funktionelle Therapie, Stumpfabhärtung, Sensibilitätstraining, aber auch Selbsthilfetraining, Hilfsmittelversorgung, Schreibtraining und das Üben mit der Prothese selber. Es ist für mich immer wieder erstaunlich, wieviele Patienten ohne diese Schulung nach einer Prothesenversorgung entlassen werden. Man kann eigentlich sicher sein, daß der Patient, der den Umgang mit seiner Prothese nicht wirklich beherrscht, diese nicht benutzen wird.

Ich erwähnte bereits das *Schreibtraining*, das besonders für handverletzte Patienten, Prothesenträger oder Halsquerschnittsgelähmte in Frage kommt. Hierbei werden auch Schreibhilfen individuell angefertigt und bei querschnittsgelähmten Patienten wird der Umgang mit den neuentwickelten elektronischen Umweltkontrollgeräten geübt. Diese Geräte ermöglichen dem schwerstbehinderten halsquerschnittsgelähmten Patienten, gewisse Selbständigkeit in seiner direkten Umgebung zu erreichen. Außer einer Schreibmaschine sind hier Bedienungsmöglichkeiten für das Licht, den Fernsehapparat, das Radio, das Telefon, die Klingel für das Pflegepersonal, oder auch ein Blattwendegerät angeschlossen.

Ein sogenanntes *Belastungstraining* im Sinne einer leichten und mittelschweren physischen Belastbarkeit kann durch die Beschäftigungstherapie durchgeführt werden. Es kann für Patienten nach langer Bettlägerigkeit, insbesondere aber für Patienten nach Hirnverletzungen in Frage kommen. Gerade die hirnverletzten Patienten müssen außerdem einem frühen Wahrnehmungstraining, einer systematischen Konzentrationsbelastung und Übungen ihrer geistigen Fähigkeiten zugeführt werden.

Natürlich bietet die Beschäftigungstherapie auch einen handwerklichen Therapieteil an, ich möchte diesen Bereich einmal die *aktivierende Beschäftigungstherapie* nennen. Wir verstehen hierunter die Art der manuellen Therapie, die Patienten über bestimmte psychische Konflikte hinweg hilft, oder dem Patienten die Auseinandersetzung mit seiner Behinderung erleichtern kann. Mancher Patient steht noch unter einem Schockerlebnis und ist daher sämtlichen Therapiemaßnahmen gegenüber unzugänglich.

Oft können wir hier Motivationshilfen geben. Die aktivierende Beschäftigungstherapie kommt, und das möchte ich betonen, aber nicht schlechthin für alle Patienten in Frage, etwa weil „Basteln so schön ist" und die Patienten dann „ruhig auf Station sind". Auch hier, wie in allen anderen Bereichen der Beschäftigungstherapie muß eine klare Indikation vorliegen und der Behandlungsverlauf sowie das Behandlungsziel mit dem Arzt und dem übrigen Behandlungsteam abgesprochen werden. Beschäftigungstherapie kann wie jede andere therapeutische Maßnahme nur durch gute Zusammenarbeit innerhalb des Teams wirksam werden.

Erlauben Sie mir nun, auf einige Schwierigkeiten unseres Berufes einzugehen, aus dieser Sicht sollte man die Beschäftigungstherapie unbedingt beleuchten. Durch die Unkenntnis, die über unseren Beruf sicherlich nicht zuletzt wegen der völlig falschen Berufsbezeichnung besteht, läßt sich wohl auch erklären, daß immer noch große städtische Kliniken oder Universitätskliniken ohne Abteilung für Beschäftigungstherapie sind. Eine solche Abteilung gehört in jedes Krankenhaus und zwar mit der notwendigen Personalbesetzung und nicht etwa mit einer Beschäftigungstherapeutin für 200 oder mehr Betten. Da es noch keine einheitlichen Personalschlüssel für Beschäftigungstherapeuten gibt, bestehen zum Teil geradezu abenteuerliche Schlüsselsätze. Problematisch ist hierbei, daß in unserem Beruf immer noch Personalmangel besteht. Seit vielen Jahren haben wir darauf hingewiesen, daß die damals bestehenden sieben Schulen für Beschäftigungstherapie in der

Bundesrepublik mit ca. 25 Ausbildungsplätzen pro Schule und Jahr viel zu wenig Nachwuchspersonal ausbilden können. Da Beschäftigungstherapeuten aber immer noch vorwiegend weibliche Berufsangehörige sind, rechnen wir mit einer beruflichen Verweildauer von durchschnittlich 3 Jahren. Es könnte also der Bedarf nur gedeckt werden, wenn die Streuung aus den Schulen extrem viel höher wäre. Ausbildungsanwärter müssen wegen diesem Schulmangel bis zu drei Jahren auf die Aufnahme warten, und dies war bei unseren Schulen auch schon zu der Zeit so, als man in andere Ausbildungsgänge lückenlos nach einem Schulabschluß eintreten konnte. In jüngster Zeit hat man dies nun endlich erkannt und es entstehen in allen Teilen der Bundesrepublik neue Schulen, z.B. in Hamburg, Freiburg, Bad Bergzabern, z.Zt. bestehen 13 Schulen.

Ein weiteres großes Problem unseres Berufes ist die Berufsausbildung. Seit 1964 hatte unser Verband einen Antrag zur gesetzlichen Regelung unseres Berufes beim Bundesgesundheitsministerium vorliegen. Erst 1976 wurde endlich das Gesetz zur Anerkennung unseres Berufsbildes mit der dazugehörigen Ausbildungs- und Prüfungsordnung verabschiedet. Allerdings entspricht es nicht im ganzen Inhalt unseren Vorstellungen. Es wurde uns zwar eine 3-jährige Ausbildung zugesichert, aber wer sichert auch, daß deren erstes Ausbildungsjahr nicht bald ein Berufsgrundbildungsjahr wird, durch das uns dann wieder die Fachausbildung gekürzt wird? Bedenklich ist auch, daß die Aufnahmebedingungen lediglich einen mittleren Bildungsabschluß, also auch das vollendete 10. Schuljahr vorsehen, von einem Aufnahmealter (früher 18 Jahre) ist man abgekommen. Und damit werden eben nach unserer Erfahrung zu junge Menschen mit ca. 15 Jahren die Ausbildung antreten. Selbstverständlich wird sich das auch auf das Niveau und die Qualität der Ausbildung auswirken.

Herr Professor Mariann Weiss aus Polen sagte anläßlich des Rehabilitationskongresses in Heidelberg, daß unsere Berufsgruppen nur dann eine wichtige Weiterentwicklung nehmen können, wenn wir selber Forschung treiben. Die Voraussetzungen hierfür sind aber letztlich durch diese gesetzliche Regelung bereits im Keime erstickt. Sicherlich ist hierin ein Grund für die enorm starke Abwanderung von Beschäftigungstherapeuten in andere Berufe und Studiengänge zu sehen.

Der Stellenwert der beschäftigungstherapeutischen Behandlung, die therapeutischen Inhalte und Qualitäten der Beschäftigungstherapie, meine Damen und Herren, werden aber immer von der Qualität der Ausbildung und den Fähigkeiten der Auszubildenden abhängen.

Fehler und Gefahren bei krankengymnastisch-physikalischen und beschäftigungstherapeutischen Begleitbehandlungen in der Früh- und Spätphase von Verletzungen

W. Perret, München

Wie bei ärztlichen Behandlungen gibt es auch in der Krankengymnastik und Beschäftigungstherapie wie für physikalische Anwendungen keine starren Regeln. Jedes Schema ist gefährlich. Alter, Konstitution und Verletzungsfolgen führen zu verschiedenen Reaktionen auf die Begleitbehandlung, müssen, verschieden in Art und Intensität, berücksichtigt werden. Unzureichende Überlegungen, Unaufmerksamkeit, Nicht-daran-Denken, unangebrachte Sorglosigkeit, mangelnde Erfahrung und falscher Ehrgeiz können zivilrechtlich als fahrlässig-schuldhaft ausgelegt werden.

Zur rechtlichen Situation im Team soll nicht Stellung genommen werden, es wird auf bekannte Zusammenfassungen von Spann, Westermann, Kohlhaas u.a. verwiesen. Über alle Gefahren und Fehler kann nicht berichtet werden, nur häufige, wie sie sich aus meiner Erfahrung als Gutachter ergeben haben.

Verletzte sind nicht selten gehbehindert, unsicher, überängstlich, ohne daß dies exakt abschätzbar ist, obwohl davon das Ausmaß erforderlicher Hilfsstellungen, Sicherungen abhängig ist. Grundsätzlich sollte der Umfang der Hilfsstellungen reichlich bemessen werden, zumal die bisherige Rechtsprechung, wenn auch unterschiedlich, sich überwiegend ungünstig für den Behandler geäußert hat[1]. Gefahren durch Unsicherheit-Überängstlichkeit bei Behandlungen im Wasser sollen nicht unterschätzt werden, vor allem bei höheren Temperaturen im Wannenbad, Dampfbad. Auch bei sonst gesund erscheinenden älteren Verletzten können Kreislaufbelastungen bei Gehversuchen, im nassen Element durch zuvor nicht erkennbare hyper- oder hypotone Regulationsstörungen prekäre Situationen schaffen (König).

Wärmeempfinden und Wärmeverträglichkeit sind konstitutionell verschieden, der eine verträgt viel, der andere wenig, dazu kommen die Durchblutungsstörungen im Bereich der Verletzungsfolgen mit wechselhaften Auswirkungen auf dies Empfinden und die Verträglichkeit. Dem subjektiven Empfinden des Verletzten kommt hohe Bedeutung zu. Ängstlichkeit des Verletzten muß versucht werden ausreichend abzuschätzen, aber auch die Bagatellisierung eines Verletzten, der an schneller Heilung interessiert ist, berücksichtigt werden. Immer ist auch daran zu denken, daß Verletzte sich gegen alle Behandlungen eingestellt haben, angeblich nichts vertragen, weil die Behandlung statt einer Rente oder Kur verordnet wurde.

Auch bei allen anderen Behandlungen ist das Schmerzempfinden des Verletzten von hoher Bedeutung, angefangen bei den einfachen Spannungsübungen über Lockerungen bis zu Widerstands-Belastungsübungen bei teilversteiften Gelenken, speziell nach Retransplantationen. Die uralte Regel, daß alles nur bis zur Schmerzgrenze gehen darf bzw. ein

---

[1] OLG Düsseldorf, 22.7.76 (VersR. 28–1977–456), BGH. 24.9.62. (VersR. 13–1962–1157), BGH 30.3.1971, Med. Wschr. 29–1975–223. OLG München, 10.11.1959 (VersR. 11–1960–861) OLG Düsseldorf, 18.7.1974. Dtsch. Med. Wschr. 101–1976–1234.

Kranker mit Schmerzen immer Recht hat, ist leicht postuliert. Starre Grenzen, vor allem beim Übergang der anfangs nur indizierten aktiven zur passiven Belastung eines Gelenkes und des Weichteilmantels gibt es nicht. Zu bedenken ist auch, daß das Schmerzempfinden als Warnsignal durch Verletzungsfolgen erhöht oder erniedrigt ist, vor allem bei den vielen Kombinationsschäden. Im jeweiligen Zeitpunkt auch die gefahrlose Dosierung in den verschiedenen Übungen abzuschätzen ist eine hohe Kunst. Es gibt Hilfen für den Behandler wie erlernbare Kenntnisse der Materie, der Röntgenbilder, Rücksprachen mit dem Arzt, die eigene Erfahrung und das leider nicht erlernbare optimale Fingerspitzengefühl für die augenblickliche Situation (Prollius).

Der Gutachter muß sich jedenfalls davor hüten, daß Ausmaß der erforderlichen Sorgfalt des Behandlers nicht zu überspannen, wenn nachträglich ein Schaden zur Diskussion steht. Auch bei Folgen von Wärmeanwendungen, zumal nachträglich nicht immer einfach zu beurteilen ist, ob es sich um Wärmeschäden oder Verbrennungen handelt (Perret).

Bei Schäden am Skelet (Frakturen) oder an den Weichteilen (Muskel-Sehnenrisse, Blutergüsse) wird das in der Regel in der Sicht des Laien als Folge "brachialer" Maßnahmen hingestellt vor allem auf die Nichtbeachtung mehrfach, deutlich geäußerter Schmerzempfindungen bzw. noch nicht indiziert gewesener passiver Übungsbehandlung. Sich widersprechende Behauptungen der Beteiligten sind dann nachträglich die Regel. Der Beweiswert der jeweiligen Behauptungen ist aber nachträglich vom Gutachter nicht überprüfbar. Zuweilen zeigt sich nachträglich, daß verletzungsbedingte Veränderungen vorgelegen haben müssen (Durchblutungsstörungen der Weichteile und des Skeletes vasoneurale Störungen), die auch bei sorgsamster Behandlung nicht immer Schäden vermeiden lassen. Entstandene Schäden für den Arzt und den Behandler nicht voraussehbar waren, also nicht vermeidbar. Denn der Grad der jeweiligen Vulnerabilität ist in keinem Fall ausreichend abschätzbar.

Bei allen Begleitbehandlungen müssen auch Verletzte betreut werden, die bettlägerig sind bzw. in fixierenden Verbänden liegen. Schäden durch Bettlägerigkeit, Lagerung und Verbände gehören in den Bereich der Sorgfaltspflicht des Behandlers/Arztes und des Pflegepersonals, teils auch in den Bereich der Begleitbehandlungen. Vor allem bei Schäden durch Lagerungen und Verbände müssen alle Beteiligten sich anbahnende initiale Warnsignale beachten (Rueff, Perret – BGH, 21.4.1961. – Versr. 12, 1961, 614). Druckgeschwüre sind nicht immer Mängel in der pflegerischen Betreuung bzw. der Begleitbehandlungen, sie können es aber im Einzelfall einmal sein (Pampus, Heftner). Die Druckgeschwürsprophylaxe muß in ihrem Ausmaß vom Arzt bestimmt werden, vom Verletzten aus muß aber auch Einsicht und Disziplin für das optimale Decubitus-Schutzverhalten gefordert werden.

Der engen Zusammenarbeit von Arzt und Behandler kommt jedenfalls hohe Bedeutung zu, bei allen sich anbahnenden Störungen ist Rücksprache mit dem Arzt erforderlich. Ein verordnete Behandlung erzwingen bzw. nach eigenem Ermessen neue Behandlungen einzuleiten, ist immer risikoreich. Das gilt vor allem bei auftretenden Reizerscheinungen der Gelenke und der Weichteile,. Das sind in der Regel bedeutsame Warnsignale, die sofortige Unterbrechung aller Behandlungsmaßnahmen erfordert. Mit eigenmächtigen neuen Behandlungsmaßnahmen, Salben, trockenen Wärmeanwendungen kommt es zwangsläufig zu Verschlimmerungen. Rechtzeitige Rücksprache mit dem Arzt ist besser als falscher Ehrgeiz.

Begleitbehandlungen sind auf Heilung ausgerichtet, was aber nicht von der bedeutsamen Pflicht aller Nachbehandler entbindet, schriftliche und ausreichende Dokumentation aller Befunde bei Behandlungsbeginn, vom Verlauf und vom Ende zu erstellen. Das ist ja nicht nur für die eigene Kontrolle des jeweiligen Heilungsergebnisses wichtig (Miller). Vor allem sind alle Störungen im Heilverlauf sofort und nicht erst nachträglich schriftlich zu fixieren.

Speziell dann, wenn vermutet werden muß, daß mit Vorwürfen aufgewartet wird. Unterlassungen solcher Dokumentationen setzen Beweislücken, die Entlastung gegen erhobene Vorwürfe wird erschwert oder unmöglich gemacht (Kohlhaas, Perret).

Vielfältige, unerwünschte Komplikationen im Verlauf der verschiedenen Behandlungen sind unter Berücksichtigung der Vielzahl tgl. Behandlungen Einzelfälle – sie kommen aber vor, was man wissen muß. Oft sind die Folgen zuvor nicht erkennbarer körpereigener Reakionen auf die spezielle Behandlung. Im Einzelfall ist aber auch nicht auszuschließen, meist mangels Gegenbeweis, daß Bagatellisierung subjektiver Beschwerden des Verletzten Festhalten an starren Regeln u. a. m. ursächlich waren. Dann wird für den Gutachter die Annahme nicht auszuschließen sein, daß ein Schaden bei erforderlicher Sorgfalt hätte vermieden werden können.

Literatur

Hefter, E.: Druckgeschwüre – kein ärztliches Problem. Münch. Med. Wschr. *109*, 1868–73 (1967)

Kohlhaas, H.: Zur Haftung des Arztes für Fehler des Personals. Dtsch. Med. Wschr. *94*, 1946 (1969)

Pampus, I.: Vorbeugung und Behandlung von Druckgeschwüren im Allgemeinkrankenhaus. act. traumat. *7*, 172–176 (1977)

Perret, W.: Geschlossener Unterschenkelbruch. Med. Klin. *119*, 57–62 (1977)

Perret, W.: Die besondere „Buchführungspflicht" Med. Klin. *55*, 378–79 (1960)

Perret, W.: Verbrennung oder Wärmeschaden? M.f. Unfallhlkd. *52*, 248–250 (1949)

Perret, W.: Haftpflicht des Arztes bei Schäden durch Lagerung und Verbände. Hfte z. Unfallhlkd. *91*, 234–236

Prollius, S.: Beschäftigungstherapeutische Nachbehandlung von Finger-Replanationen. Beschäftigungstherapie und Rehabilitation *16*, 172–176 (1977)

Rueff, F.L.: Beengende Verbände. Münch. Med. Wschr. *119*, 57–62 (1977)

Spann, W.: Die rechtliche Stellung des nichtärztlichen Mitarbeiters im Team. Krankengymnastik *29*, 257–60 (1977)

Rundtischgespräch und Diskussion zum Thema: Sinnvolle Koordination der begleitenden Behandlungsmaßnahmen nach Verletzungen

Moderator: J. Probst, Murnau

Teilnehmer: A.N. Witt, München; K.A. Jochheim, Köln; K.F. Schlegel, Essen; H. Bilow, Tübingen; M. List, München; A. Kiesinger, Karlsruhe; W. Perret, München; S. Weller, Tübingen

Probst: Meine sehr verehrten Damen und Herren! Ich bitte, zum „Konzert" Platz zu nehmen. Unser Thema lautet „Sinnvolle Koordination der begleitenden Behandlungsmaßnahmen nach Verletzungen". Herr Schlegel sprach vom Arzt als dem „Dirigenten". Die bisherige Therapie kennen wir aber häufig eher als Geschwindmarsch, der mit einem

Paukenschlag beginnt. Das Adagio con molto – die Betonung liegt auf „con" – fehlt meistens. Stattdessen hört man ein Furioso; angestrebt wird aber ein Vivace. Ich hoffe, daß wir heute damit enden können.

Die hier gewissermaßen öffentlich beklagte Beziehungslosigkeit zwischen den an der Behandlung beteiligten Berufen hat wohl auch ihre Ursache darin, daß der Vorrang der operativen Behandlung Unfallverletzter, der sich zweifellos auch als notwendig erwiesen hat, die anderen Berufe gewissermaßen in den Hintergrund gedrückt hat, weil wir meinen – als Beispiel –, die Osteosynthese sei ein Akt. Aber die Osteosynthese ist ein Prozeß, und so ist genau dieBehandlung Unfallverletzter eben nicht mit der Behandlung im Operationssaal abgeschlossen, sondern sie zieht sich als Prozeß über Tage, Wochen oder auch Monate hin. Wir haben gehört: Es gibt Behandlungen, die gehen über Jahre.

In diesem Sinne möchte ich das Gespräch eröffnen. Ich darf zuerst das Wort an Herrn Kollegen Schlegel geben, weil er eigentlich mit der Frühphase begonnen hatte. Ich darf Herrn Schlegel noch einige Fragen stellen.

Es geht beispielsweise um die Prophylaxe der Kontrakturen. Ich möchte Herrn Schlegel gern fragen: In welcher Weise kann die Krankengymnastin nach einem gelenknahen Eingriff sofort an der Behandlung beteiligt werden?

Schlegel: Ich kann sie daran beteiligen, indem ich sie bereits auf die Intensivstation nehme und ihr bereits auf der Intensivstation zeige, wie gelagert werden muß. Noch besser ist es – und es wird in unseren Ausbildungsstätten immer durchgeführt –, daß grundsätzlich bei verschiedenen Operationen, wenn es die Zeit erlaubt, die Krankengymnastin mit dabei ist und die Grundprinzipien einzelner Eingriffe – Sie sprachen von Gelenkeingriffen – dabei kennenlernt.

Weller: Herr Schlegel, das ist sehr ideal, was Sie vorgestellt haben. Es wäre erstrebenswert, das zu erreichen. Aber ich glaube, wir müssen auf dem Boden der Realität bleiben. Es ist wohl kaum möglich, daß wir die Krankengymnastin jeden Tag in den Operationssaal nehmen und ihr zeigen, was dort gemacht wird. Das wäre zu schön, um wahr zu sein.

Sie haben den schönen Vergleich zwischen Arzt und Dirigent gebracht. Herr Probst hat das schon etwas ausgeschmückt. Das kam mir gerade gelegen in einer Sache, die eigentlich dieser ganzen Sitzung zugrundeliegt. Es ist in der Tat so: Der Arzt sollte der Dirigent sein, aber er muß wissen, was gespielt wird. Das ist das Entscheidende. Wenn er dieses Dirigieren ausführen soll, dann muß er einen engen Kontakt mit seinen Musikern haben; um gleich bei diesem Thema zu bleiben.

Jetzt zurück zu dieser Möglichkeit, die Krankengymnastin und schließlich auch die Beschäftigungstherapeutin in den unmittelbaren Prozeß einzubauen. Es ist sicherlich das Beste, man würde sie gleich vorher informieren, wenn der Patient kommt, was vorliegt, und sie dann am weiteren Prozeß teilnehmen lassen, vom Operationssaal ausgehend. Das ist in der Regel aus technischen Gründen nicht möglich. Aber was man tun kann, ist ganz sicherlich, die Verletzung anhand des Röntgenbildes mit der Krankengymnastin und schlußendlich mit dem Patienten zu besprechen. Ich glaube, es ist das Primitivste, was man von jedem Arzt fordern muß, daß er der Krankengymnastin ein Röntgenbild gibt mit dem, was war und was gemacht wurde, damit sie nicht blindlings mit dem Patienten irgendeine Sache machen muß, die nicht einmal recht angeordnet werden kann.

Ich glaube, das ist das Entscheidende, daß ihr zunächst das Substrat dargebracht wird, nämlich die Verletzung, dann das, was gemacht wurde. Anschließend kommt das Gespräch, was man dem Patienten im Rahmen der Behandlung von Seiten der Krankengymnastin und der Beschäftigungstherapeutin zumuten kann. Ich glaube, das war letztendlich auch das, was Sie wollten.

Witt: Diese Frage, ob man die Krankengymnastin zum Beispiel in den Operationssaal mitnehmen soll oder nicht, scheint mir doch schon von einer gewissen Bedeutung zu sein. Es ist richtig, was Herr Weller gesagt hat: daß das nicht immer so sein kann und nicht zur Routine werden kann. Aber es gibt doch gewisse Wiederherstellungseingriffe, bei denen die Krankengymnastin schon während der Operation sehen muß, unter welcher Spannung zum Beispiel eine Naht gemacht ist, damit sie sich vorstellen kann, wie weit sie den Patienten belasten kann.

Der Dirigent mit dem Taktstock muß natürlich auch an seine Mitspieler denken und muß entweder sehr zartfühlend sein oder muß sie etwas schärfer anfassen, mit Fortissimo. Daraus entsteht das Gespräch im Team, wie es Frau List erwähnt hat, eben daß der Arzt mit der Krankengymnastin oder der Beschäftigungstherapeutin alles bespricht, ihr die Linie zeigt. Dann kommt bei der Beobachtung des Patienten aus der Erfahrung heraus hinzu, was man sonst noch einsetzen kann. Das wird sich sehr individuell entwickeln.

Schlegel: Vielen Dank, Herr Witt, daß Sie mir etwas geholfen haben. Ich möchte etwas vorwegschicken: Den Röntgenbildfetischismus möchte ich nicht zu weit in die Krankengymnastik und die Ergotherapie hineintragen. Es genügt meistens, einer Krankengymnastin oder Ergotherapeutin mit zwei Strichen das Prinzip oder das Problem zu zeigen. Sie sollen keine Röntgendiagnostinnen werden.

Wesentlicher scheint es mir zu sein, daß wir den Arzt dazu zwingen, konkret Stellung zu nehmen – da müssen wir selbst als Klinikchefs mit gutem Beispiel vorangehen – und in jedem Operationsbericht, der ja spätestens am nächsten Tag darliegt, Anweisungen beizugeben. Damit fördern wir den Zwang des Behandlers, sich mit der Musik, die gespielt werden soll, auch in allen Kontrapunktarten auseinanderzusetzen.

Probst: Ich möchte auch den beiden Damen, die hier am Tisch sitzen, hierzu das Wort geben, damit wir hören, wie sie denn dazu stehen, an einem artfremden Arbeitsplatz, nämlich im Operationssaal, zuschauen zu müssen.

Frau Kiesinger: Ich wollte nicht unbedingt auf die spezielle Frage bezüglich des Operationssaales eingehen. Ich halte das nicht generell und immer für wichtig als Voraussetzung. Das ist sicher in einigen Situationen angezeigt, aber ganz bestimmt nicht die ausschließliche Voraussetzung, um in einem Team gut zusammenzuarbeiten.

Nach meiner Meinung und nach meiner Erfahrung gibt es zweierlei wichtige Punkte – es gibt sicherlich auch noch andere –, um ein Team zusammenzuhalten. Das ist zunächst für mich immer eine Frage der Organisation. Ich muß es sagen: Es gibt leider Ärzte, die nicht so sehr gute Organisatoren sind.

Das zweite ist für mich und somit für den Organisator, für den Arzt, die Frage der Wichtigkeit. Zweifellos ist primär immer die Operation das Wichtigste, was vorgenommen werden muß. Wenn aber für den operierenden Arzt die Wichtigkeit der gesamten Therapie dabei stehengeblieben ist – und das ist leider oft im Alltag so –, dann ist das Interesse an der weiteren Arbeit meist nicht mehr so groß, und man setzt sich dafür nicht mehr so stark ein.

Meine Erfahrung ist die, daß man mit Angehörigen solcher ärztlicher Berufsfachrichtungen, die nicht operativ arbeiten, wesentlich besser in ein Teamgespräch kommt, ganz einfach weil zum Beispiel der Neurologe das Medium „Operation" nicht hat und deswegen viel mehr auf konservative Behandlungsmaßnahmen wie Krankengymnastik und Beschäftigungstherapie angewiesen ist. Er braucht sie viel mehr, also muß er sie einbeziehen und auch Organisationsformen für Teamgespräche und ähnliches finden. Das ist meine persönliche Erfahrung.

Frau List: Ich glaube, praktikabel ist es sicher nicht, daß ein Krankengymnast täglich in den OP geht. Daß er in seinem Ausbildungsstand aber, also während der Ausbildungszeit, Gelegenheit hat, solche Erfahrungen zu sammeln, halte ich für wichtig. Sonst kann die Kommunikation zwischen Krankengymnast und Arzt durchaus so vor sich gehen, daß man einen OP-Bericht hat mit den Anweisungen, wie das vielfach geübt wird, und daß man sich das Röntgenbild ansieht.

Ich bin schon der Meinung, daß ein Krankengymnast gerade bei den vielen manuellen Techniken Überlegungen anstellt, wie das Material liegt usw. Er sollte das Röntgenbild schon kennen.

Probst: Vielen Dank für den Applaus. Vielleicht dürfen wir ihn jetzt ein bißchen einsparen, nicht immer nach jedem Akt. Das ist sehr liebenswürdig, aber wir müssen ja weiterkommen.

Ich hatte das mit dem Besuch im Operationssaal nur als Versuchsballon hochgelassen, weil die Kommunikation bekanntermaßen schlecht ist. Hier wurde das Rezept „Heißluft und Massage" genannt. Ich kann dem das Rezept „Eine Prothese" hinzufügen. Das ist ja nicht erfunden worden, sondern das ist Wirklichkeit, das ist auch heute noch Wirklichkeit. Man braucht sich nur einmal die Akten anzusehen.

Ich wollte hier an meine ärztlichen Kollegen den Appell richten, davon abzugehen, nur „Krankengymnastik" oder „Bewegungsübungen" oder wie immer das heißen mag, zu verordnen, sondern die Krankengymnastin in dem Moment, da man den Befund erhoben hat, zu holen und ihr das zu erläutern, denn ihr stehen ja nicht die Erkenntnismöglichkeiten zur Verfügung, die dem Arzt gegeben sind.

Das gilt natürlich insbesondere auch fürs Röntgenbild. Das kann unter Umständen eine sehr gute Hilfe sein, aber das Röntgenbild ist ja auch ein großer Verführer.

Wir wollen gleich zu einem ähnlichen Thema übergehen; das ist die Einübung von Körperersatzstücken. Dort treffen wir ein ähnliches Thema an. Die Patienten werden zum Facharzt für Orthopädie, sofern man über einen solchen im Hause verfügt, geschickt. Dann wird es diesem Arzt überlassen, was er macht. Der Krankengymnastin wiederum wird überlassen, wie der Patient sein Laufen oder sein Handheben mit der Prothese erlernen kann.

Witt: Mit Freude habe ich etwas über Krankengymnastik und krankengymnastische Behandlung gehört. Dann habe ich von Frau Kiesinger gehört: Beschäftigungstherapie, beschäftigungstherapeutisches Handeln.

Jetzt meine Frage. Nachdem Herr Schlegel den Ausdruck „Physiotherapie" gebraucht hat und auch immer wieder der Begriff „Ergotherapie" im Raum steht, möchte ich ganz gern von den beiden Damen hören, wie sie ihren Beruf benannt haben wollen, ob sie etwas von „Physiotherapie" oder „Ergotherapie" halten oder lieber bei den schönen und so vertrauten Begriffen „Krankengymnastik" und „Beschäftigungstherapie" bleiben möchten.

Probst: Ich darf das kurz ergänzen. Das Gesetz heißt „Gesetz über den Beruf des Beschäftigungstherapeuten" und nicht „Gesetz über den Beruf des Ergotherapeuten". Ich bin seinerzeit bei den Gesetzesberatungen dabeigewesen; wir haben uns darauf geeinigt. Dabei sollte es nun auch bleiben. Hier tauchte noch der Begriff „physikalische Therapie" auf. Das hat so eine Zwischenbedeutung. Wir haben gesehen, was damit gemeint ist. Das hat auch seine Richtigkeit.

Witt: Zu der Frage im Zusammenhang mit den Prothesen: Man muß meines Erachtens wesentlich unterscheiden, ob der Verlust die untere oder obere Extremität betrifft. Da ist schon wieder zu unterscheiden: Was ist mehr ein Schwerpunkt der Krankengymnastik, was ist mehr ein Schwerpunkt der Beschäftigungstherapie? Ich glaube, daß zum Beispiel die Gehschulung für Amputierte an der unteren Extremität eine Sache spezialisierter Krankengymnastinnen ist. Das kann auch nicht jede Krankengymnastin machen. Sie muß sich sehr intensiv damit befassen.

Wir haben während des Krieges natürlich Krankengymnastinnen gehabt, die unerhörte Erfahrungen hatten. Heute gibt es nicht mehr so viele Amputierte. Sie sind zwar in einzelnen Instituten zusammengefaßt, und dann kann auch die Krankengymnastin die entsprechenden Erfahrungen sammeln. Die Einschulung der oberen Extremität, also der Greifakt, um die Prothese zu gebrauchen, ist, so meine ich, eine Tätigkeit, die in erster Linie von den Beschäftigungstherapeuten getätigt werden soll.

Es war ganz interessant, daß Frau Kiesinger auch auf die Prothesenversorgung eingegangen ist und festgestellt hat, daß manche nach Hause geschickt werden, bevor sie überhaupt mit ihrer Prothese etwas anfangen können.

Meine Damen und Herren, das ist die Erfahrung von uns Älteren, vor allem nach großen Kriegen, wo Tausende von Leuten mit Prothesen versorgt worden sind, vor allem einarmig Amputierte – bei der doppelseitigen Amputation ist es ein bißchen anders –, und keiner der Patienten hat je die Prothese getragen, weil er so schnell in der Lage war, mit seiner gesunden Hand alles viel schneller zu machen als mit seiner Prothese.

Deswegen halte ich es für sehr wichtig, was Frau Kiesinger gesagt hat: Entweder wir schulen sie ganz intensiv, damit der Patient den Nutzen empfindet, den eine Prothese geben kann, oder die Prothese bleibt ein lästiges Übel für ihn.

Bilow: Es scheint mir oft bei den Verordnungen so zu sein, daß die Prothesen ähnlich wie Warenhausartikel verschrieben werden. Es gerät völlig in Vergessenheit, daß es sich dabei um Hilfsmittel handelt. Hilfsmittel machen es aber notwendig, daß ihr Gebrauch eingeschult wird. Auch diese Therapie muß unter der koordinierenden Hand des Arztes bleiben.

Ein praktikables Beispiel wäre: Wir machen es zum Beispiel so, daß wir mindestens einmal in der Woche eine Prothesensprechstunde abhalten. In dieser Prothesensprechstunde sind nicht nur der Arzt und die Krankengymnastin anwesend, sondern auch der Orthopädietechniker. Es können so vom funktionellen Gesichtspunkt her Abänderungen getroffen werden, die sofort mit dem Techniker besprochen werden können.

Oft passiert es bei den orthopädischen Versorgungsstellen, daß eine Prothese unter dem Gesichtspunkt abgenommen wird, ob auch alle Teile, die dazu verwandt werden, dran sind. Bei unseren Prothesensprechstunden wird nach funktionellen Gesichtspunkten gearbeitet. Ich glaube, man sollte gerade diese Kommunikationsmöglichkeit viel mehr – auch in den Krankenhäusern, die weniger spezialisiert sind – nutzen.

Probst: Ich darf das Auditorium abfragen, ob zu diesen Dingen, die wir jetzt aufgegriffen haben, Fragen zu stellen sind.

Meinecke: Wir haben uns eben bemüht, herauszufinden, wie wir den Informationsstand in den Übungsbereichen verbessern können. Ich glaube, eine mindestens gleich wichtige Frage ist mehrfach angeklungen: Wie können wir den Informationsstand bei denjenigen verbessern, die die Rezepte verschreiben und die Verordnungen machen, die wir eben angesprochen haben? Das scheint mir eine ganz wesentliche Frage.

Probst: Das ist zweifellos eine Frage an unseren diesjährigen Präsidenten.

Weller: Das ist eine sehr schwierige Frage. Ich bin mir im klaren darüber, daß das ein sehr heißes Eisen, aber auch das entscheidende Eisen ist. Dort ist der Ansatzpunkt, wo wir beginnen müssen. Dort müssen wir uns alle befleißigen; etwas anderes gibt es gar nicht. Wir müssen uns notfalls fortbilden. Wir müssen uns auch sagen lassen, welche Möglichkeiten bestehen, um eine decidierte Anweisung zu geben und um das, was wir tatsächlich verordnen, auch sinnvoll nachkontrollieren zu können.

Meine Damen und Herren, dahinter steckt noch ein weiterer Punkt. Der Arzt ist für das, was er verordnet, verantwortlich. Er überträgt nun eine Tätigkeit, die er verordnet, an die Krankengymnastin oder an die Beschäftigungstherapeutin und läßt jene mangels eigener Kenntnisse das tun, was sie für richtig hält. Gott sei Dank tut sie immer oder meist das Richtige. Sonst ginge es dem Arzt sehr schlecht.

Aus diesem Grunde müssen wir die rechtliche Situation betrachten, weil das, was die Krankengymnastin oder die Beschäftigungstherapeutin dort mit dem Patienten macht, sie auf unsere Verantwortung macht. Darüber müssen wir uns klar sein. Der Arzt muß sehen, daß er sich etwas mehr darum kümmert, was wirklich aus seiner Verordnung gemacht wird, was also die Krankengymnastin oder die Beschäftigungstherapeutin im Einzelfall anwendet.

Lassen Sie mich einen weiteren Punkt anführen. Solange – das ist ein ganz primitiver Ansatz – die Ärzte nicht erkannt haben, daß die Krankengymnastik und die Beschäftigungstherapie eine Begleitbehandlung und keine Nachbehandlung sind, so lange wird das nicht ernstgenommen.

Probst: Das ist sicher des Beifalls wert. Ich darf hier erwähnen, daß dieses häßliche Wort „Nachbehandlung", d.h. „nach der Behandlung" – immer dann, wenn es zu spät ist, dann sollen die Krankengymnastinnen helfen –, einfach falsch ist. Wir haben schon vor vielen Jahren in den Vorschriften der Berufsgenossenschaften dieses Wort ausgemerzt. Weil es eben kein besseres gibt, haben wir den Begriff „Übungsbehandlung" eingeführt. Ich finde es immer noch besser als dieses häßliche Wort „Nachbehandlung".

Peter: Wer darf die Prothesen überhaupt verordnen? Es gibt bei uns in Deutschland zwei Arten von Verletzten: diejenigen, die berufsgenossenschaftlich verletzt sind, die unter einer guten Gesundheitskontrolle stehen, bei denen eine Prothese durch Fachleute verordnet wird, und es gibt die andere Gruppe, da verordnet womöglich der Internist eine Prothese. Heute machen die Internisten ja alles. Wenn man die Leute dann bei der Landesversicherungsanstalt wiedersieht und sagt „Ich möchte Ihnen gern eine Gehschule verordnen", dann heißt es „Ach nein, das macht mein Orthopädiemechaniker, der hat mir gesagt, wie das gemacht wird".

Probst: Unter Umständen kann das eine ganz sinnvolle Zusammenarbeit geben.

Jochheim: Ich möchte zu zwei Punkten etwas anmerken und mit einer kleinen Anekdote beginnen. Bei der Behandlung von großen Zahlen von Gelähmten in Marokko im Jahre 1960 hatten wir nur zwei von den 10.000, die Kontrakturen hatten. Das waren diejenigen, die unglücklicherweise ins Krankenhaus gekommen waren! Alle anderen, die sozusagen den Streß des Alltags bewältigen mußten, waren ohne Kontrakturen geblieben.

Wir sehen eigentlich aus Mängeln in der Frühbehandlung hinterher eine ganze Reihe von solchen pflegerischen Schäden, nämlich deshalb, weil Krankengymnastik und Beschäftigungstherapie in der ersten Runde nicht sinnvoll eingesetzt wurden. Wir haben es bisher, glaube ich, verabsäumt, den Mangel an Effizienz aus dem ärztlichen Sektor heraus stärker nachzuprüfen, zum Beispiel eine A- und B-Reihe zu machen, was wohl aus jenen geworden ist, die mit einer sachgerechten Beschäftigungstherapie und Krankengymnastik versorgt worden sind, und solchen, bei denen diese Lösung nicht stattgefunden hat. Das wäre ein Punkt, den wir wissenschaftlich aufgreifen müssen.

Ein zweiter Punkt liegt in der fehlenden beschäftigungstherapeutischen Nachbehandlung in der Ambulanz. Wir können heute den stationären Sektor nicht weiter ausweiten. Wir müssen eine gemeindenahe Versorgung mit einer teilstationären Maßnahme in den Vordergrund rücken. Das Krankenhaus kann nicht nur durch die Zahl seiner Übernachtungen seine Dienste bestreiten. Ich glaube, daß wir aus diesem Grunde sehr intensiv dafür Sorge tragen müssen, daß auch der beschäftigungstherapeutische Teil im Rahmen der ambulanten Maßnahmen zur Verfügung steht.

Witt: Da gibt es übrigens im Ausland, vor allem in Kanada, hervorragende Beispiele. Die fliegen in Teams an, wo Arzt, Beschäftigungstherapeutin, Krankengymnastin und unter Umständen eine Pflegekraft zusammen ein gewisses Areal versehen, sogar mit Autos ausgerüstet sind. Da sind wir weit zurück. Allerdings haben es die Kanadier natürlich in erster Linie für rheumatische Erkrankungen.

Frau Kiesinger: Abgesehen davon, daß es im Ausland für vieles, was in unseren Berufen passiert, hervorragende Beispiele gibt, wollte ich nur sagen, daß wir innerhalb unserer Berufsgruppe diese Bestrebungen seit einiger Zeit aktiv betreiben und in entsprechende Gebührengespräche mit den Kostenträgern getreten sind.

Es ist aber unglaublich schwer, hier klarzumachen, daß wirklich beschäftigungstherapeutische ambulante Leistungen zum Beispiel bei Handverletzungen Tagesgelder und Klinikaufenthalte verkürzen können. Wir sind da ziemlich alleingelassen. Wir würden uns sehr unterstützt fühlen von den dafür ja verantwortlichen Ärzten, wenn wir von daher Hilfe erhielten.

Probst: Daran, daß da noch eine Informationslücke besteht, ist wohl kein Zweifel.

Perret: Zu der Einwendung von Frau Kiesinger eine Frage. Gibt es Schwierigkeiten zwischen den allgemeingesetzlichen Krankenkassen und den Unfallverletzten, die unter dem Schutz der BG stehen?

Frau Kiesinger: Bei berufsgenossenschaftlich versicherten Patienten gibt es im allgemeinen überhaupt keine Schwierigkeiten. Das betrifft vorwiegend die allgemeinen Ortskrankenkassen, die Betriebskrankenkassen usw. In den Berufsgenossenschaften sind wir zum Glück schon lange genug bekannt.

Schlegel: Ein Satz zum Gebührenstreit. Es gehören immer zwei dazu, wenn es über Gebühren zu streiten gilt. Es ist bisher noch kein entsprechender Tätigkeitskatalog von beschäftigungstherapeutischer Seite vorgelegt worden, der den Leitsatz beherzigt „Est modus in rebus": Es ist Maß in allen Dingen. Es sind nicht nur die Ärzte, die nicht helfen.

Probst: Ich darf eine andere Frage an Herrn Jochheim stellen. Er hat hier die Arbeitstherapie mit erwähnt und die Berufsvorbereitung. Nach meinem Verständnis gehört eigentlich die Arbeitstherapie nicht zur Beschäftigungstherapie. Ich möchte das klargestellt wissen, ob Sie das sozusagen nur als Ausblick und Übergang angerissen haben oder ob Sie tatsächlich die Arbeitstherapie einbeziehen wollen.

Jochheim: Ich habe das sehr bewußt betont, weil das Berufsbild ja seit der gesetzlichen Bundesregelung „Beschäftigungs- und Arbeitstherapeut" heißt. An den Stätten unserer Unfallverletzungsbehandlung lassen sich wenig Verwirklichungschancen von diesem zweiten Teil aufzeigen.

Die technische Voraussetzung für so etwas ist verhältnismäßig leicht zu schaffen. Wir müssen uns darüber klar werden, ob das, was wir unter Arbeitstherapie und Belastungserprobung als Ende der rehabilitativen Phase anschauen, etwas ist, was noch in das Gesundheitswesen hineingehört, oder ob es etwas ist, was zwischen Gesundheitswesen und beruflicher Rehabilitation steht, wie das in den „Industrial Rehabilitation Units" in England versucht worden ist. Aber diese Entscheidung muß irgendwann getroffen werden. Sie ist im Grunde genommen vom Gesetzgeber dahingehend getroffen, daß es in § 10 des Angleichungsgesetzes hereingenommen worden ist.

Probst: Nur läßt sich das sicher nicht in Unfallkliniken usw. durchführen, denn dann wird der Überhang an Patienten riesengroß. Da können wir keine Arbeitstherapie durchführen. Wir können wohl eine Belastungserprobung machen, aber auch keine Berufserprobung. Das dürfte einfach unmöglich sein.

Weller: Ich möchte noch einmal zur Akutbehandlung oder zur subakuten Behandlung, zur Begleitbehandlung, zur Übungsbehandlung zurückkommen. Dort liegt sehr viel, was noch nicht geklärt ist. Herr Jochheim, Sie haben vorhin die Effizienz angesprochen, die durch eine frühzeitige Begleitbehandlung krankengymnastischer oder beschäftigungstherapeutischer Art gegeben sei oder nicht. Das sei nicht ganz klar.

Ich glaube, es ist fast müßig, darüber zu diskutieren, daß die krankengymnastische Frühbehandlung bei Traumatisierten und Polytraumatisierten aller Art eine hohe Effizienz aufweist. Sie können nicht hergehen und eine alternierende Reihe machen. Das geht sowieso nicht. Das ist gar nicht möglich.

Andererseits muß ich sagen: Die Effizienz besteht nicht immer allein in einer Therapie, sondern die Effizienz besteht auch darin, zu erkennen, wann man eine Begleitbehandlung krankengymnastischer oder beschäftigungstherapeutischer Art unterbrechen oder mit ihr aufhören muß. Das gehört auch dazu. Dazu gehört auch die Zusammenarbeit, d.h. der Arzt und die Krankengymnastin müssen zusammen entscheiden: Komme ich jetzt noch weiter auf diesem Wege, oder mache ich eine Pause?

Das alles sind Dinge der unmittelbaren Kooperation, um die es im Zentrum zunächst einmal geht.

Ich möchte noch eine andere Sache ansprechen, die ich generell loswerden möchte – Herr Witt hat das in seinen einleitenden Worten zum Ausdruck gebracht –; das ist das Ausbildungsproblem unserer Studenten und das Fortbildungsproblem der Ärzte, was die Krankengymnastik und die Beschäftigungstherapie anlangt. Wir haben schon gehört, daß es rein gesetzmäßig gar nicht möglich ist, dort effizient – um mit Ihren Worten zu sprechen – einzugreifen, da das Gesetz eine solche Ausbildung zunächst einmal nicht vorsieht. Es bleibt also gar nichts anderes übrig, als daß wir in den einzelnen Fachbereichen, in den einzelnen Fachdisziplinen diesem Gesichtspunkt bei unserer Ausbildung der Studenten und bei der Weiterbildung der Ärzte etwas mehr Rechnung tragen. Das heißt, daß man offiziell dazu aufruft, weiter die Ausbildung auf diesem Gebiet zu betonen und weiter die Fortbildung zu unterstützen.

Probst: Dazu ist zu ergänzen, daß das in der Weiterbildungsordnung der Ärzte allerdings verankert ist. Ob das durchgeführt wird, ist eine ganz andere Frage. Auch unsere Standesorganisationen handeln sicher nicht richtig, wenn sie ihren Blick einseitig auf den Operationskatalog richten, aber diese Dinge überhaupt nicht geprüft werden. Wenn man danach fragt, bekommt man unter Umständen unfreundliche Antworten.

Schmit-Neuerburg: Es gibt durchaus effektive Formen der Zusammenarbeit. Man soll sich zunächst einmal von jeglichem Rezept- und Formularfetischismus lösen. Das Wichtigste ist, daß die Krankengymnastin an der täglichen Visite teilnimmt, und zwar aktiv auf der Station. Dadurch kommt es zu einer gegenseitigen Fortbildung und Weiterbildung der Ärzte und der Krankengymnastin. Beide lernen dann nämlich voneinander, was der eine dem anderen sonst nur umständlich auf dem Papier sagen könnte.

Das zweite ist, daß die Krankengymnastinnen auch regelmäßig an Chefvisiten teilnehmen sollten, bei denen dementsprechend die Richtlinien für die Übungsbehandlung festgelegt werden.

Das dritte ist, daß es eine regelmäßige Patientenvorstellung für die Patienten der Krankengymnastik geben muß, an der auch die Ärzte pflichtmäßig teilnehmen. Auch das ist ein Teil der Weiterbildung.

Das vierte ist schließlich, daß man durchaus in einer Vorlesung, wie wir es auch machen, der Krankengymnastin einmal Raum geben kann, ihrerseits die Vorlesung zu bestreiten – es gibt sehr viele, die auch die Fähigkeiten dazu haben – und zu demonstrieren, was man außerhalb der rein ärztlichen Behandlung tun kann.

Weller: Ich kann das nur unterstützen, Herr Schmit-Neuerburg. Das, was Sie gesagt haben, ist optimal. Das wird auch in vielen Bereichen verfolgt.

Sie vergessen aber einen ganz wesentlichen Bereich der Krankengymnastik: das ist die niedergelassene Krankengymnastin. Der müssen Sie eine Verordnung herausreichen. Da Sie auch rein distanzmäßig von ihr getrennt sind und nicht immer in der Lage sind, geschwind ins nächste Zimmer zu gehen und zu sehen, was sie macht, und das mit ihr zu besprechen, müssen Sie eine detaillierte Anordnung geben. Sie müssen wissen, was Sie dort schreiben müssen. Sie müssen lernen, in verständlichen Worten auszudrücken, was Sie wollen. Sie müssen allerdings – da, so meine ich, wäre des öfteren durchaus die Möglichkeit gegeben, sich einmal kurzzuschließen – auch der Krankengymnastin einmal die Möglichkeit geben, Sie anzurufen und zu sagen: Was meinen Sie denn? Ich komme da nicht mehr weiter.

Das ist ein Bereich, den Sie nicht ansprechen wollten. Ich meine, der klinische Bereich ist noch relativ ordentlich dran. Die Schwierigkeit tritt in dem Moment auf, da der Patient entlassen ist und der niedergelassene Arzt – oder wer immer das macht – eine Verordnung schreiben muß und vielleicht nicht einmal die Krankengymnastin kennt, wohin der Patient geht.

Probst: Es gibt aber noch eine ganz große Schwachstelle, Herr Weller – das wissen Sie genauso gut wie ich –, und das ist das sogenannte flache Land. Dazu zähle ich auch die Großstädte. Dort gibt es in vielen Krankenhäusern nicht genügend oder gar keine Krankengymnastinnen; Beschäftigungstherapeutinnen gibt es überhaupt nicht. Der Fehler liegt dort nicht so sehr darin, daß dort überhaupt niemand ist, sondern darin, daß die Patienten nicht rechtzeitig weitergegeben werden, entweder an eine niedergelassene Krankengymnastin oder in eine Klinik, die das möglichst bald übernehmen kann. Dann kommt eben das, was wir vorhin beklagt haben: die „Behandlung danach".

Witt: Ein ganz schwieriges Problem scheint mir zu sein, daß unsere Kollegen aufgrund der vorliegenden Verletzungsfolgen manchmal nicht überdenken, was man eigentlich von einer Krankengymnastin verlangen kann, aus dieser Extremität noch herauszuholen. Die Krankengymnastin bekommt keine richtige Information. Die Patienten werden einfach in die ambulante Behandlung geschickt. Manche Krankengymnastinnen sind sehr ehrgeizig; dadurch kann auch noch Schaden entstehen.

Aber man kommt nicht weiter, und man verzweifelt. Der Arzt ist nicht zufrieden mit dem Fortschritt, aber er erkennt selber nicht, daß die Krankengymnastin eben nur bis zu einem gewissen Punkt kommen kann. Dann ist es mit der Wiederherstellung aus, oder es müssen neue wiederherstellende Eingriffe gemacht werden. Mit der Brechstange ist jedenfalls in der Krankengymnastik nichts zu machen, sondern nur mit feinfühliger Behandlung. Der Arzt sollte der Krankengymnastin sagen: Wir werden nur einen Teilerfolg haben können. Dann ist sie auch mit ihrer Tätigkeit zufrieden, wenn sie den Teilerfolg erreicht.

Frau Kiesinger: Die Frage der Arbeitstherapie ist zwar schon etwas vorbei, aber sie steht noch im Raum. Ich möchte es so definieren, daß die Grenzen der Beschäftigungs- und und Arbeitstherapeutin in unserem Ausbildungssinne da liegen, wo die berufsspezifische Arbeit anfängt. Das heißt, wir können Ihnen als Beschäftigungstherapeuten in Kliniken mit nicht so sehr aufwendigen Möglichkeiten sehr wohl bestimmte physische Belastbarkeiten testen, nicht berufsspezifisch. Wir können dem Patienten die Möglichkeit geben, sich in einem bestimmten zeitlichen Umfang zu betätigen oder in bestimmten Materialien zu betätigen, um allgemein festzustellen: Wie weit ist der Patient belastbar, wie weit ist er lärmbelastbar, staubbelastbar, ablenkbar? Das sind ganz allgemeine Gesichtspunkte. Das ist unsere Aufgabe und Möglichkeit.

Ich kann nicht ganz klar sagen: Dieser Patient ist nicht mehr in der Lage, Lastwagenfahrer zu sein, sondern in Zukunft kann er nur noch Kfz.-Mechaniker werden. Das kann ich nicht, denn ich habe nicht die berufliche Voraussetzung, das zu beurteilen. Das ist meiner Meinung nach auch nicht mehr Aufgabe der medizinischen Rehabilitation – wenn wir diese Klassifizierung vornehmen wollen –, sondern es ist der berufliche Teil, der zum Teil in anderen Zentren stattfinden kann.

Probst: Das geht auch schon über das hinaus, was uns obliegt. Wir sind ja in beruflicher Hinsicht auch Laien. Wir können eigentlich auch nur den allgemeinen Verstand dafür einsetzen.

Frau List: Ich wollte gern Herrn Professor Witt antworten. Ich fühle mich aufgerufen, für die subtile Krankengymnastik einzutreten. Es ist sicher richtig, daß massive Techniken in der Akutphase der Unfallchirurgie nichts zu suchen haben. Es hilft eigentlich in der Dosierung unserer Maßnahmen immer wieder nur die exakte Befunderhebung und dann die Rückmeldung an den Arzt: Soweit sind wir gekommen, das haben wir gemacht; wie kann das weitere Procedere vorgenommen werden?

Andererseits sind die Ärzte darauf erpicht, daß in möglichst schneller Zeit die Patienten aus ihrem Bereich verschwinden. Sie sind ihnen nämlich lästig, nachdem sie sie aus dem OP heraushaben. Das heißt: Wenn Sie 90 Grad Kniegelenkfunktion in der Beugung erreicht haben, wird der Patient entlassen. Schon kommen diese vielen Fehler herein, einfach durch eine falsche Lenkung von unter Druck gesetzten Krankengymnastinnen.

Probst: Ich stimme Ihnen da völlig zu, Frau List, daß keine Krankengymnastin und kein Beschäftigungstherapeut unter Druck gesetzt werden darf, um ein bestimmtes Ziel zu erreichen. Ich möchte beinahe meinen: So war es nicht gemeint. Um den rechten Winkel am Knie als Beispiel zu nehmen: Das ist ein mittlerer Funktionsbereich, mit dem man schon sehr viel anfangen kann, bei dem man froh ist, wenn man ihn erreicht. Vielleicht war es so gemeint. Ich hoffe es jedenfalls.

Weller: Es ist nun einmal so, daß eine gewisse Systematisierung eintreten muß, damit Sie in einem Behandlungsablauf eine Linie haben. 90 Grad mögen eine Mittelleistung sein, aber ich muß andererseits sagen: Das Gelenk selber wird Ihnen demonstrieren, ob Sie intensiv oder zu intensiv arbeiten oder nicht. Wenn der Patient zuviel tut und die Krankengymnastin auch, dann wird eben entweder ein Erguß auftreten oder die Behandlung wird stehenbleiben oder die Bewegung wird zurückgehen.

Dort ist der Punkt der Zusammenarbeit gegeben, daß man gemeinsam entscheidet: Jetzt muß man langsam tun, jetzt muß man stehenbleiben, einmal einen Sonntag oder ein Wochenende oder einen Tag nichts tun. Dann geht es von selber wieder weiter.

Oder wir sagen dem Patienten: Jetzt geht es gar nicht mehr weiter, er hat nicht die 90 Grad erreicht. Der Patient soll trotzdem nach Hause gehen. Nach vier Wochen werden wir uns wundern, was passiert ist.

Witt: Ich wollte eine Frage an Frau List stellen. Ich habe bei meinen einführenden Worten davon gesprochen, daß die Krankengymnastik in erster Linie eine Bewegungstherapie ist und die Massage nicht so besonders wichtig. Da habe ich aus Ihren Reihen sogar Beifall bekommen.

Meine Frage ist nun, Frau List: Hat sich denn die Krankengymnastik langsam so retrahiert, daß sie von der Massage gar nichts mehr wissen will? Sie haben nämlich in Ihrem Team auch einen Masseur angeführt, der dort mit dabei ist. Ich kann mir also vorstellen – das möchte ich gern von Ihnen wissen –, daß Sie vielleicht die Massage nur an den Masseur delegieren, und Sie machen ausschließlich Bewegungstherapie. Gibt es noch gewisse Dinge im Muskelapparat oder sonstwo, wo sich die Krankengymnastin aufgrund ihrer Ausbildung zuständiger fühlt als der Masseur?

Frau List: Der Berufsstand des Masseurs ist ja grundsätzlich kein Berufsstand, der in Konkurrenz zum Krankengymnast steht. Es ist ein unterschiedliches Aufgabengebiet. Also kann es auf der einen Seite eine Abgrenzung geben, auf der anderen Seite keine Ausschließlichkeit: Der eine tut nur das. Der Krankengymnast sollte nicht nur Bewegungsformen finden und Übungsprogramme machen, sondern im Sinne der Vorbehandlung kann er doch auch das ausschöpfen, was er in seinem Ausbildungsprogramm lernt. Er muß genauso Verbände lernen oder Maßnahmen der Ersten Hilfe. In seinem Ausbildungsprogramm steht auch die Massage. Wenn er die richtig gelernt hat, wird er sie gezielt im Sinne einer Vorbehandlung einsetzen.

Ich glaube, daß das durchaus in eine Gesamtausbildung zum Krankengymnast gehören kann. In der akuten Traumatologie hat die Massage heute eigentlich keinen rechten Platz mehr. Das ist der Punkt, weshalb ich das nicht erwähnt habe.

Schlegel: Es ist sicher auch die vorbereitende Maßnahme ebenso notwendig wie die Lagerung, und es ist ein integrierender Bestandteil der krankengymnastischen Behandlung. Wenn dies verlorengeht, dürfen wir uns nicht wundern, wenn sogenannte Physiotherapeuten kommen. Man kann keinen Vortrag immer nur über Krankengymnastik und Beschäftigungstherapie halten. Das ist zu langweilig. Aus diesem Grunde habe ich die anderen Ausdrücke gebraucht.

Aber jetzt melden sich Physiotherapeuten, die dann nur die Massage durchführen. Die Krankengymnastik kommt in das Hintertreffen und muß auf dem Wege über die Justiz sich vielleicht ein Monopol schützen lassen, was die Justiz nicht kann. Meine Damen und Herren, wenn Sie krankengymnastisch tätig sind: Mißachten Sie die vorbereitende Massage nicht.

Probst: Soweit das die Verletzungen in der Frühphase betraf, brauchten wir uns damit ohnehin nicht zu befassen. Deswegen ist das hier auch in den Hintergrund getreten. Um diese Dinge zu vereinfachen, war das vielleicht auch ganz gut.

Ich wollte noch den Sorgfaltsbereich ansprechen, weil es auch notwendig ist, daß wir Ärzte uns an die Brust schlagen, wenn wir keine zuverlässigen Verordnungen herausgeben. Der Grad der Vulnerabilität ist ja für die Krankengymnastin gar nicht ohne weiteres erkennbar. Insoweit ist eigentlich der Arzt verpflichtet, nicht nur den Patienten, sondern auch die Krankengymnastin aufzuklären, welchen Grad der Verletzlichkeit ein bestimmter Zustand nach einem Ereignis aufweist.

Perret: Es kommt auf den Individualfall an. Starre Regeln gibt es nicht. Wenn der Arzt einen Fall zu einer freipraktizierenden Krankengymnastin schickt, kurz vorher ist eine Winkelplatte herausgenommen worden, und es ist eine schwere Osteoporose da, dann hat der Arzt die Pflicht, auf die Gebrechlichkeit, die besondere Vulnerabilität des Knochens aufmerksam zu machen, damit die Behandlerin nicht beim ersten Versuch, das Kniegelenk zu beugen, einen supracondylären Oberschenkelbruch setzt.

Meistens ist es so, daß einer versucht, dem anderen den Schwarzen Peter in die Schuhe zu schieben. Der Rücken der Klinik mit zig Beschäftigten ist breit genug, um vieles in der Schublade verschwinden zu lassen.

Hier ist es so, daß es immer auf den Einzelfall ankommt. Eine frisch niedergelassene Therapeutin ohne viel Erfahrung wird natürlich viel leichter einmal in so eine Lücke treten und einen Schaden setzen können als eine Erfahrene, die langjährig in der Klinik war und ein gewisses Fingerspitzengefühl hat, die riecht „Hier ist etwas!" und Nachfragen anstellt.

Die Frage der Sorgfaltspflicht stellt sich auf beiden Seiten. Nur ist die Frage, wer nachträglich was zu beweisen hat und was gesagt worden ist.

Schlegel: Ein sehr wesentlicher Faktor ist, daß zwischen Bewegungsstabilität und Belastungsstabilität ein kaleidoskopartig buntes Feld von Belastungen liegt. Wenn wir wirklich die Weisung geben „Hier ist eine bewegungsstabile Fraktur", müssen wir der Krankengymnastin schon mehr dazu sagen. Wir sagen: bewegungsstabil unter Abnahme der Eigenschwere, bewegungsstabil gegen geringen Widerstand usw.

Es ist nicht mit dem Röntgenbild allein getan. Ich würde empfehlen, exakt festzulegen, wieweit die Bewegungsstabilität und die Belastungsstabilität gegeben sind.

Witt: Ich stimme Herrn Schlegel vollkommen zu. Es ist unbedingt notwendig, daß die Krankengymnastin erfährt, was war und wie die Belastungsmöglichkeiten sind. Aber ich meine, jede Krankengymnastin ist auch verpflichtet, wenn sie von dem überweisenden Arzt diese Richtlinien nicht bekommt, selber nachzufragen. Dann muß man antelefonieren und sagen: Sie haben mir den Patienten geschickt, was war da, ich weiß ja gar nicht, was ich machen soll. Ich kann doch nicht an einem Patienten therapeutische Maßnahmen vornehmen, die gewisse Gefahren in sich bergen.

Dann muß man an den Doktor selber herantreten und sagen: Bitte klären Sie mich auf, was da vorliegt, wie weit ich gehen kann.

Frau List: Icch möchte noch eine Frage hier in den Raum stellen. Wir fühlen uns ziemlich alleingelassen in der Frage der Entlastungszeiten. Sie variieren ungeheuer schon im Bereich der Klinik, oder auch von einem Arzt zum anderen. Echte Kriterien bezüglich Belastung oder Entlastung sind eigentlich nie zu erfahren. Ich hätte gern gewußt, ob mir einer der Herren hier auf dem Podium etwas genauer Hilfestellung geben kann.

Weller: Frau List, da muß ich sagen: Die Medizin besteht ja nicht aus ganz gleichläufigen und gleich aussehenden Leuten. Dann wäre die Medizin sehr viel einfacher. Das heißt, in jedem Einzelfall wird man entscheiden müssen, wie stark die Belastung sein darf, wann sie einsetzen kann usw.

Dort liegt ja gerade die Schwierigkeit. Dort können uns dann nur Gespräche und der persönliche Kontakt weiterbringen. Das geht gar nicht anders. Wenn die Krankengymnastin das Gefühl hat, sie ist dort nicht richtig beraten bzw. es fehlt etwas, dann muß sie rückfragen, wie Herr Witt das eben gesagt hat, oder umgekehrt. Generelle Angaben lassen sich wie bei der Knochenbruchbehandlung machen: Zu diesem oder jenem Zeitpunkt ist unter normalen Umständen ein Knochenbruch geheilt.

Das variiert über mehrere Wochen. Dann kommen bei vielen anderen Dingen zusätzliche Imponderabilien hinzu. Aus diesem Grunde läßt sich dort keine genaue Aussage machen.

Der einzelne Arzt muß Stellung nehmen und muß Ihnen sagen, was der Patient machen darf und wieviel Kilopond er belasten darf, wann er mit der Belastung beginnen darf usw. Das ist gerade die Schwierigkeit; dort muß der Kontakt zustandekommen. Anders geht das nicht.

Probst: Was natürlich in dem Verhältnis hinüber gilt, muß auch herüber gelten. Die Krankengymnastin muß sich auch dann melden, wenn sie eine Beobachtung macht, wenn sie merkt, eine Behandlung paßt nicht zu dem Befund. Das ist unbedingt notwendig.

N.N.: Ich wollte nur etwas sagen zur Information der niedergelassenen Krankengymnastinnen. Es wäre an sich ganz einfach, wenn der Entlassungsbericht der Klinik doppelt geschickt würde: einmal an den Arzt, zum anderen an die Krankengymnastin, die die Behandlung weiter übernimmt. Es kann auch ein Teilentlassungsbericht – speziell auf die Krankengymnastik abgestellt – sein. Es ist dem Arzt nicht zuzumuten, daß er eine ganz lange Erklärung auf die Heilmittelverordnung schreibt. Dazu hat er nicht die Zeit, da ist auch nicht der Platz.

Aber wie soll die Krankengymnastin genau informiert werden? Wenn ein Bericht oder Teilbericht zu ihr gelangte, wäre der Krankengymnastin sehr geholfen. Sie könnte sich dann auch etwaige Fehler ersparen.

Perret: Ihr Begehren ist berechtigt, und es ist lobenswert, daß Sie die Frage gestellt haben. Es ist aber so, daß der Arzt immer noch unter der Schweigepflicht steht und der Patient ihn davon noch nicht entbunden hat. Wenn der Krankenhausarzt den Patienten zum Dr. XY entläßt, ist noch gar nicht heraus, wer die Behandlung übernimmt. Es ist nicht Sache des Krankenhauses, sondern es ist Sache des Behandlers, der dann in entsprechendem Umfang mit Einsicht oder Zurverfügungstellung des Berichts vom Krankenhaus die Nachbehandlerin instruieren kann. Aber automatisch, wie Sie das meinen, geht das aus rechtlichen Gründen leider nicht.

Jungbluth: Ich meine, diese Anregung ist es wert, aufgegriffen zu werden. Wir sehen in vielen Dingen, daß äußere Erinnerungen sehr wesentlich sind. Man könnte sehr wohl an den Vordruck einer Krankengeschichte einen Teil anheften, der die weitere krankengymnastische, physikalische oder sonstige Therapie anschließt und speziell dafür gedacht ist. Das könnte man mit einem Durchschlag – natürlich nur diesen Teil – weiterreichen. Ich glaube, in dieser Weise habe ich Sie verstanden.

Scheuba: Ich bin ganz dagegen, daß der praktische Arzt, der den Arztbrief bekommt, dann die Weiterbehandlung durchführt; denn diese Patienten landen beim Masseur und nicht bei der Krankengymnastin.

Ein weiterer ganz wichtiger Kostenfaktor: Es gibt leider zu wenig Krankengymnasten, auch keine freipraktizierenden. Wir haben immer wieder Schwierigkeiten mit den Krankenkassen wegen der hohen Fahrtkosten, wenn die Patienten 20 oder 30 Kilometer zur Nachbehandlung – bei der ambulanten Nachbehandlung – kommen müssen.

Probst: Vielen Dank. Ich wollte das noch anschließen, was hier von Herrn Perret und von Herrn Jungbluth vorgetragen worden ist. Die Sache mit der ärztlichen Schweigepflicht nehme ich in diesem Fall nicht so sehr ernst. Man kann nämlich den Patienten fragen, ob er damit einverstanden ist, daß der Krankengymnast auch diesen Bericht bekommt. Dann ist die Rechtslage geklärt. So einfach ist das mitunter. Das muß man natürlich aufschreiben.

Ist noch eine Frage aus dem Auditorium?

N.N.: Zu dem Vorschlag, den Arztbrief zu vervielfältigen: Wäre es nicht sinnvoller, die vorbehandelnde Krankengymnastin am Krankenhaus macht einen abschließenden Bericht über die bisher abgelaufenenen Behandlungen, und dieser Bericht wird weitergegeben? Darauf steht die Diagnose. Das ist für die Krankengymnastin, die weiterbehandeln soll, viel sinnvoller als der Arztbrief. Wir umgehen damit auch die gesamte Frage der Schweigepflicht.

Probst: Die umgehen Sie damit nicht!

N.N.: Ich möchte nur eine ganz kurze Bemerkung anschließen und sagen, daß alles, was Sie hier gesagt haben, durchaus seine Richtigkeit hat und uns wirklich sehr bewegt. Ich möchte doch betonen, daß es auch Ärzte und Krankengymnastinnen gibt, bei denen die Information klappt, bei denen die Zusammenarbeit sehr gut ist. Das möchte ich aus meiner langjährigen Erfahrung doch noch bemerken.

Probst: Meine Damen und Herren, der Herr Präsident hatte ein neues Buch mitgebracht, ein neues Buch aufgeschlagen, und wir konnten eigentlich nur einige Seiten davon hier lesen. Ich hoffe, daß das ein Anfang war, ins Gespräch zu kommen, und daß dieses Gespräch weitergeführt wird, damit wir eine sinnvolle Koordination üben und nicht immer erst „danach" darüber sprechen.

Ich hoffe, daß dieses kleine Konzert einigermaßen erträglich für uns alle gewesen ist, daß uns keine schrillen Töne im Ohr bleiben. Ich gebe hiermit an unseren diesjährigen Dirigenten zurück.

Weller: Meine sehr verehrten Damen und Herren, ich muß sagen: Ich bin befriedigt über diese Nachmittagssitzung, hat sie doch zumindest das gebracht, daß wir endlich einmal die Möglichkeit hatten, in diesem Rahmen miteinander zu sprechen. Wenn das ein Anfang war, dann war es gut.

IV. Experimentelle Unfallchirurgie

Hämodynamische und elektronenmikroskopische Lungenfrühveränderungen im traumatischen Schock

H.-J. Oestern, H. Bartels, G. Hempelmann und O. Trentz, Hannover und Gießen

Trotz zahlreicher Untersuchungen (Zapol, Wilson) ist die initiale Ursache der respiratorischen Insuffizienz nach Polytrauma noch nicht restlos geklärt, insbesondere fehlen Korrelationen zwischen pathomorphologischen und pathophysiologischen Veränderungen. Einer möglichen Klärung dieser Fragestellung dienten unsere Untersuchungen.

Material und Methodik

Als Versuchstiere wurden 16 Bastardhunde, 7 Versuchs- und 9 Kontrolltiere, mit einem Durchschnittsgewicht von 32,4 kg gewählt. Bei Versuchsbeginn wurde zur hämodynamischen Verlaufskontrolle ein Swan-Ganz-Katheter über die V. jugularis in die A. pulmonalis, ein arterieller Druck- und Blutentnahmekatheter in die A. carotis communis sowie ein Katheter-Tip-Manometer in den linken Ventrikel plaziert. Ein traumatischer Schock wurde induziert durch Segmentresektion der Tibia, Quetschung der Unterschenkelmuskulatur mittels einer speziell angefertigten Zange und Entbluten bis auf einen Mitteldruck von 40 mm Hg in 15 Minuten-Rhythmus. Zur Bestimmung des Oberflächen PO_2 der Leber mittels einer selbstgefertigten PO_2-Elektrode, wurden die Tiere zusätzlich laparatomiert.

Die Hunde wurden bei einem Mitteldruck von 40 mm Hg 4 Stunden belassen, anschließend mit Eigenblut auftransfundiert und eine Stunde später getötet.

Lungenbiopsien wurden über eine rechtsseitige anterolaterale Thoracotomie vor Traumatisierung, eine, vier und sieben Stunden nach Traumabeginn entnommen, sofort in einem Aldehydgemisch immersionsfixiert und nach der Gefrierbrechungsmethode aufbereitet. Die Abdrücke wurden anschließend im Elektonenmikroskop Siemens Elmiskop IA untersucht.

Hämodynamische Ergebnisse

Bei den traumatisierten Hunden konnte ein erheblicher Anstieg der Herzfrequenz bis auf 205 ± 12,1 Schläge/min. beobachtet werden. Besonders ausgeprägt war der Abfall des

Herzzeitvolumens. Die Durchschnittswerte fielen bis zur 5. Stunde auf 0.99 ± 0,0391/min. ab. Die Retransfusion führte nur zu einer leichten Verbesserung des Herzzeitvolumens (1,83 ± 0,17 l/min.). Anfangs- und Endwerte waren hochsignifikant verschieden ($p < 0,01$).

Die Myokardkontraktilität nahm im Gegensatz zu den Kontrolltieren bei den traumatisierten Hunden während der Schockphase erheblich ab. Auch nach Retransfusion bestand ein signifikanter Unterschied zwischen Anfangs- und Endwert ($p < 0,005$).

Besonders deutlich wurde der Grad des Schockgeschehens im linksventriculären Schlagarbeitsindex, der bereits kurz nach Trauma und Entblutung dramatisch abfiel.

Auch nach Retransfusion trat nur eine geringe Erholung dieses Parameters ein mit sehr hochsignifikanten Unterschieden zum Anfangswert ($p < 0,001$) (Abb. 1). Als Ausdruck der frühzeitig einsetzenden pulmonalen Veränderungen kam es bereits kurz nach dem Trauma zu einer Erhöhung des pulmonalen Widerstandes, der auch nach Retransfusion fortbestand. Anfangs- und Endwerte unterschieden sich wiederum hochsignifikant ($p < 0,001$) (Abb. 2).

Die gemischtvenöse Sauerstoffsättigung nahm im Verlauf der Schockphase sehr stark ab und war in der Retransfusionsphase hochsignifikant niedriger als in der Entblutungsperiode ($p < 0,01$).

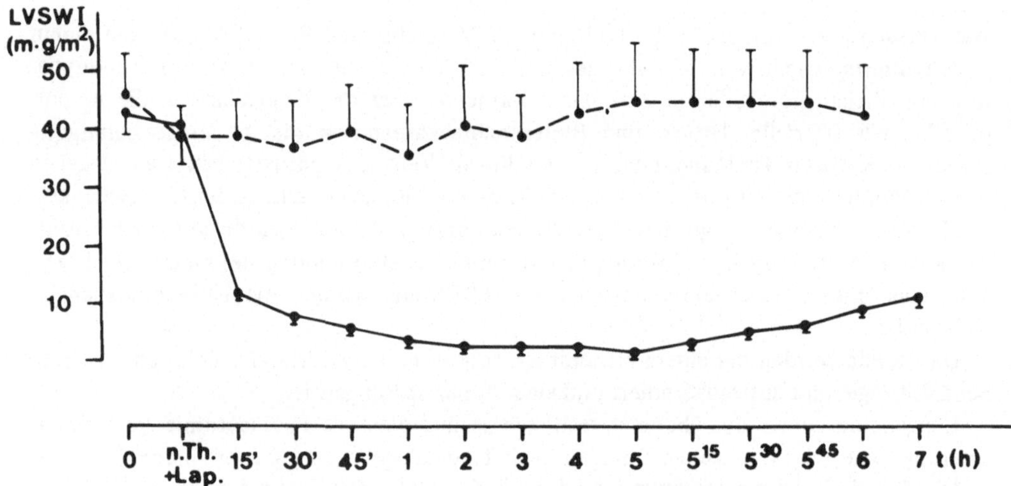

Abb. 1. Deutlicher Abfall des linksventriculären Schlagarbeitindex bereits 15 Min. nach Trauma und Entblutungsbeginn. Die schrittweise Retransfusion nach 5 Std. führt nur zu einer geringen Erhöhung dieses Parameters. --- Kontrollgruppe; —— Traumagruppe

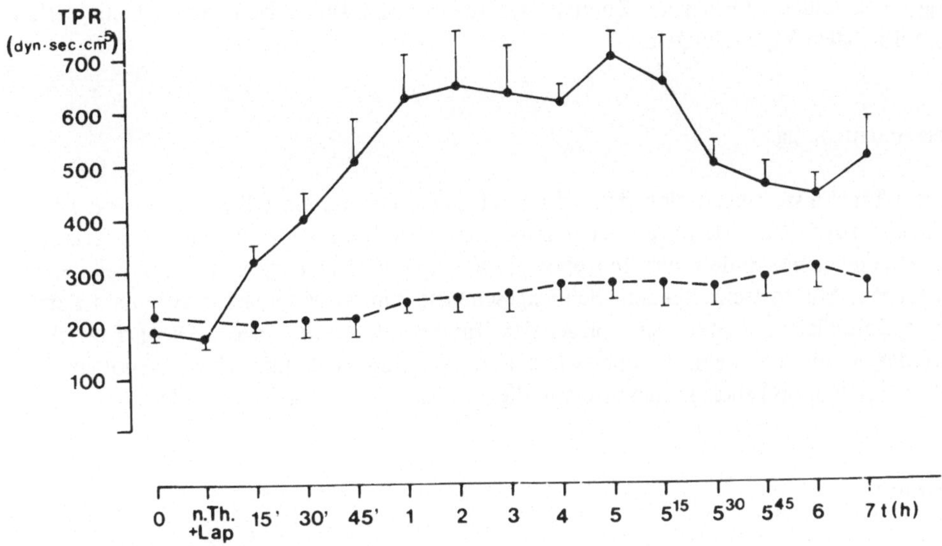

Abb. 2. Steiler Anstieg des pulmonalen Widerstandes 15 Min. nach Trauma und Entblutungsbeginn. Auch nach schrittweiser Retransfusion nach 5 Std. verbleibt eine Erhöhung des pulmonalen Widerstandes. --- Kontrollgruppe; —— Traumagruppe

Morphologische Ergebnisse

Sowohl zwischen Alveolarepithelzellen und den Capillarendothelzellen der alveolären Gefäße fanden sich bei den Kontrollbiopsien kontinuierliche Zonulae occludentes. Aufgrund bekannter physiologischer Daten und der Feinstruktur der Verbindungen sind die epithelialen Zonulae occludentes als physiologisch „tight", die endothelialen hingegen als „leaky" zu betrachten (Taylor, Claude). Eine Stunde nach Traumabeginn konnten keine Abweichungen von den Kontrollen beobachtet werden. 4 Stunden nach Traumabeginn wurde ein Zerfall einzelner Capillarendothelialer Zonulae occludentes in kleine Bruchstücke (Maculae occludentes) beobachtet. Zu diesem Zeitpunkt zeigte das Alveolarepithel normale Verbindungen.

7 Sunden nach Traumabeginn wurden zusätzliche Unterbrechungen im Verlauf der epithelialen Zonulae occludentes festgestellt.

Die Fähigkeit einer Zellschicht, die unbehinderte Diffusion hochmolekularer Substanzen, wie z.B. Proteine, einzuschränken ist an die Existenz kontinuierlicher Zonulae occludentes gebunden (Luciano).

Ein Zerfall dieser Verbindungen in Maculae occludentes geht mit einem Funktionsverlust der betreffenden Zellschicht einher, d.h. Plasmaproteine haben einen ungehinderten Zugang zum Interstitium im Verlauf der gesamten Länge der alveolären Gefäße bei Zerstörung der Capillarendothelialen Zonulae occludentes und zum Alveolarraum beim Zerfall der epithelialen Verbindungen.

Zusammenfassung

Unsere Ergebnisse zeigen eine sich sehr rasch nach Trauma einstellende myokardiale Insuffizienz sowie Veränderungen der pulmonalen Hämodynamik. In dieser ersten Phase des Schockgeschehens finden sich morphologisch keine Veränderungen der Intercellularverbindungen. Mit fortschreitendem Schockgeschehen kommt es zunächst zu einem Zerfall der endothelialen, später der epithelialen Intercellularverbindungen. Diese Ergebnisse korrelieren mit den beim traumatischen Schock gefundenen klinisch-röntgenologischen Befund (Ostendorf) eines frühen interstitiellen und späteren intraalveolären Ödems.

Literatur

1. Claude, P., Goodenough, D.: Fracture Faces of Zonolae Occludentes from "tight" and "leaky" Epithelia. J. Cell Bioz. *58*, 390–400 (1973)
2. Luciano, L., Reale, E.: Morphologische und funktionelle Entwicklung der Rattenschilddrüse. Verh. Anat. Ges. im Druck (1978)
3. Ostendorf, P., Birnle, H., Vogel, W., Mittermayer, C.: Pulmonary radiographic abnormalities in Shock. Radiology *115*, 257–263 (1975)
4. Taylor, A.E., Gaar, K.A.: Estimation of Equivalent Pore radii of Pulmonary Capillary and alveolar Membranes. Am. J. Physiol. *218*, 1133–1140 (1970)
5. Wilson, R.S., Pantoppidan, H.: Acute respiratory failure: diagnostic and therapeutic criteria. Crit. Care Med. *2*, 293–304 (1974)
6. Zapol, W.M., Snider, M.T., Schneider, R.C., Rie, M., Roth, S.J.: Pulmonary hypertension in severe acute respiratory failure. In: Artificial lungs and acute respiratory failure (W.M. Zapol a. J. Qvist, Ed.). Washington, DC: Hemisphere Publ. Corp. 1976

Biochemische und histologische Veränderungen nach Trauma und Schock – Tierexperimentelle Untersuchungen zur Pathogenese des akuten Lungenversagens und der sog. Fettembolie

W. Kox, H.-G. Schindler und E. Brug, Münster/W.

1. Einleitung

Die Überlegung, daß die posttraumatische Fettembolie als Folge des Schocks auftritt und mit dem akuten Lungenversagen und der sog. Schocklunge gleichzusetzen ist, ist heute unbestritten [4, 5, 6, 13]. Die weit verbreitete Auffassung, daß die in den Lungencapillaren nachzuweisenden Fetttröpfchen bei Frakturen aus dem Knochenmark freigepreßt werden, bzw. aus dem subcutanen Fettgewebe des Körpers stammen [12], bedarf daher der Überprüfung. Aus diesem Grunde ist auch die Zusammensetzung der Blutlipide, eine charakteristische Änderung ihrer Konzentration unter Bedingungen wie Trauma und Schock in den Mittelpunkt des Interesses gerückt.

2. Material und Methode

In einer tierexperimentellen Versuchsreihe mit Kaninchen wurden drei Serien zu je 8 Tieren durchgeführt. Allen Tieren wurden 100 Mikrocurie 3H-Palmitinsäure in das Knochenmark der Tibia implantiert. Die erste Gruppe galt als Kontrollgruppe, bei der zweiten Gruppe wurden nach zwei Tagen drei Bohrlöcher in die Tibia gebohrt, um das markierte Knochenmarksfett unter frakturähnlichen Bedingungen freizusetzen. Der dritten Gruppe wurde zusätzlich bis zu einem Drittel des Blutvolumens entzogen, um einen hämorrhagischen Schock zu erreichen. Dabei bestand bis zu 20 min ein Volumenmangelschock mit systolischen Drucken um 20–40 mm/Hg. Während der folgenden vier Tage wurden im Serum die Triglyceride, die freien Fettsäuren und die Phospholipide bestimmt. Danach wurden die Tiere getötet und das Lungengewebe histologisch untersucht.

3. Ergebnisse

Die Messung der Radioaktivität im Serum zeigt bei der Gruppe der ausschließlich frakturierten Tiere eine Erhöhung von anfänglich 53,1% auf 83,8% nach 4 Tagen gegenüber der Kontrollgruppe. Bei den zusätzlich schockierten Tieren ist die Aktivität im Serum um 10% nach 1 Std erhöht, nach 4 Tagen steigt sie bis auf nahezu 50% gegenüber der Kontrollgruppe an. Bei der Verteilung des radioaktiv markierten Knochenmarksfettes fällt auf, daß die Lunge 6,2% mehr Fett aus dem Knochenmark bei den ausschließlich frakturierten Tieren aufnimmt, während sie bei den zusätzlich schockierten Tieren einen Abfall um 5,1% im Vergleich zur Kontrollgruppe zeigt.

Bei der Verlaufskontrolle der Triglyceride ist innerhalb der ersten 24 Stunden post traumam und Schock ein deutlicher Anstieg der Serumwerte zu beobachten, der sich bis zum zweiten Tag fortsetzt, um dann abzufallen bis zum 4. Versuchstag (Abb. 1). Die freien Fettsäuren sind schon unmittelbar nach Trauma und Schock erhöht und gipfeln am 2. Versuchstag bei 1,0 mMol/l Serum dreimalsoviel wie es bei der Kontrollgruppe zu beobachten ist. Die Phospholipide steigen nach 4 Std bei der zusätzlich schockierten Gruppe auf Werte um 400 mg/100 ml Serum gegenüber Werten von 100 mg/100 ml Serum bei der Kontrollgruppe (Abb. 2).

In einigen für die zusätzlich schockierte Tiergruppe typischen histologischen Bildern finden sich gehäuft intravasal megakaryocytäre Zellformen neben capillären und präcapillären Fettablagerungen. Im Bereich der stärkergradigen Fettansammlungen weist das Lungengewebe einen teils intravasalen, teils perivasalen Zellreichtum auf, der auf die Gefäßobstruktion durch das Fettmaterial zurückzuführen ist.

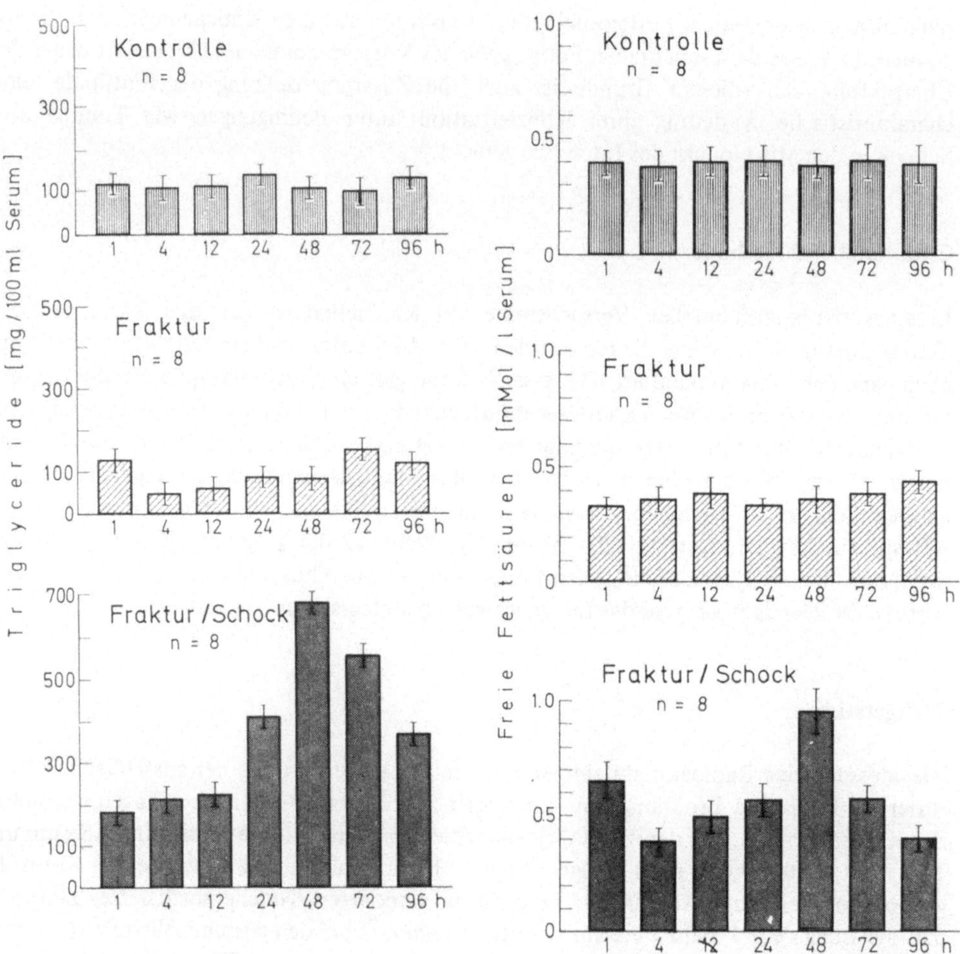

Abb. 1. Serumtriglyceride der Kontrollgruppe (oben), nach Fraktur (mitte), nach Fraktur und Schock (unten)

Abb. 2. Freie Fettsäuren im Serum der Kontrollgruppe (oben), der frakturierten Tiere (mitte) und der zusätzlich schockierten Tiere (unten)

4. Diskussion

Die Untersuchungen zeigen, daß nach Trauma und Schock eine Intravasation von Knochenmarksfett stattfindet, die Mengen aber nicht ausreichen, einen Verschluß der Lungencapillaren von klinischer Relevanz hervorzurufen.

Unsere Untersuchungen zeigen, daß vielmehr signifikante Veränderungen der Lipide im Serum auftreten. Diese sind obligater Teil eines komplexen pathogenetischen Geschehens, das klinisch zum akuten Lungenversagen und dem sog. Fettembolie-Syndrom führt.

Trauma, Schock und neurohumorale Dysregulation, die sog. traumatische Trias, führen über Stase, Hypoxie und Acidose zu Lungenparenchym- und Capillarendothelschäden mit interstitiellem Ödem, Hämorrhagien und Mikroatelektasen, die das akute Lungenversagen mit verursachen [8].

Die schockbedingte Ausschüttung der Katecholamine führt über das cyclische 3,5-AMP zum Abbau von Depotfett zu freien Fettsäuren, die in den Intravasalraum gelangen und in der Leber zu Plasmatriglyceriden resynthetisiert werden.

Unsere Ergebnisse zeigen, daß durch den starken Anstieg der Plasmatriglyceride die Relation zwischen Neutralfetten und den durch die Acidose in ihrer Genese gehemmten Phospholipiden einem charakteristischen Wandel unterworfen ist. Die Phospholipide tragen auf Grund ihrer Oberflächenaktivität zur Suspensionsstabilität der Blutfette bei. Ist dieses Gleichgewicht gestört, kommt es zur Entemulgierung und Koalescenz der Lipoproteine.

Die neurohumorale Dysregulation kumuliert in der Verlegung der Lungencapillaren durch Fetttröpfchen. Die daraus resultierende Störung der Mikrozirkulation und die Toxizität der freien Fettsäuren [1] führen zu einer Störung des Gerinnungssystems mit mehr oder weniger ausgeprägtem DIC-Syndrom [2, 9, 10, 11]. Die traumatische Trias steht also am Anfang eines Circulus vitiosus, der allzu häufig im therapeutisch nicht mehr beeinflußbaren akuten Lungenversagen endet.

5. Literatur

1. Baker, P.L., Pazell, J.A., Peltier, L.B.: Free Fatty Acids, Catecholamines and Arterial Hypoxia in Patients with Fat Embolism. J. Trauma *11*, 1026 (1971)
2. Bergentz, S.E., Lewis, D., Ljungqvist, U.: Die Lunge im Schock: Thrombozytenhäufung nach Trauma und intravasale Gerinnung. Arch. Clin. Chir. *329*, 658–664 (1971)
3. Brunner, P.: Morphologische Untersuchungen zu Ätiopathogenese und Eliminierung fettembolischer Blutgefäßverschlüsse. Med. Welt *28*, 1211–1214 (1977)
4. Durst, J.: Posttraumatische Fettembolie: biochemische und experimentelle Untersuchungen zur Ätiologie, Pathogenese und Klinik. Fortschr. Med. *91*, 12 (1973)
5. Durst, J., Probst, H., Flack, A., Geisbe, H.: Ein Beitrag zur Pathogenese der traumatischen Fettembolie. II. Serumproteinveränderungen Med. Welt *48* (1967)
6. Fuchsig, P.: Die Fettembolie – ein Epiphänomen des traumatischen Schocks. Dtsch. med. Wschr. *96*, 1210–1213 (1971)
7. Gauss, H.: Pathology of Fat Embolism. Arch. Surg. *9* (1924)
8. Glaser, E.: Zum Problem der sogenannten Schocklunge. Med. Welt *26*, 855–859 (1975)
9. Saldeen, T.: The Importance of Intravascular Coagulation and Inhibition of the Fibrinolytic System in Experimental Fat Embolism. J. Trauma *10*, 287–298 (1970)
10. Saldeen, T.: Intravascular Coagulation in the Lungs in Experimental Fat Embolism. Acta Chir. Scand. *135*, 653–662 (1969)
11. Somnoggy, St.v., Denk, S., Blumel, G.: Das Verhalten der Thrombozyten bei experimenteller Fettembolie. Med. Welt *25*, 42 (1974)
12. Szabó, G., Serényi, P., Kocsár, L.: Fat Embolism: fat absorption from the site of injury. Surgery *54*, 756 (1963)
13. Tedeschi, C.J., Walter, C.E., Tedeschi, L.G.: Schock and Fat Embolism. Surg. Chir. N. Amer. *48*, 431–452 (1968)
14. Whitenack, S.H., Hausberger, F.X.: Intravasation of Fat from the Bone Marrow Cavity. Am. J. Pathol. *65*, 335–346 (1971)
15. Zichner, L.: Zur Bedeutung der Spongiosa- und Knochenmark-Embolie in der Lunge. Langenbecks Arch. Chir. *326*, 367–379 (1970)

Kritischer Vergleich verschiedener Untersuchungsmethoden zur Ermittlung des Blutgehaltes menschlicher Gewebe

B. Oellers und O. Müller, Mannheim

Die Feststellung des Blutgehaltes menschlicher Gewebe gewinnt Bedeutung im Zusammenhang mit der Messung von Wirkstoffspiegeln im Interstitium. Sie ist Voraussetzung für die Trennung der intra- und extravasalen Wirkstoffanteile. Da die Konzentration eines applizierten Antibioticums im Blut naturgemäß wesentlich höher ist als im extravasalen Raum, können schon geringe Blutbeimengungen die gemessenen Wirkstoffspiegel entscheidend beeinflussen. Der festgestellte Antibioticagehalt ist dann eher ein Maß für die momentane Blutfülle des betreffenden Gewebes. Rosin u. Mitarb.[1] stellten bei der Bestimmung von Gentamycin im Knochengewebe fest, daß die gemessene Aktivität der Substanz sowohl in der Spongiosa als auch in der Corticalis dem jeweils anteiligen Blutgehalt entspricht. Sie unterstreichen die Forderung, daß bei der Bestimmung von Antibioticaspiegeln im Gewebe der Blutanteil quantitativ erfaßt werden muß. Ausgehend von der Überlegung, daß IgM weitgehend auf die Blutbahn beschränkt ist, bestimmte Bardens [2] in seiner Arbeit über Thienylcarbenicillinspiegel menschlicher Gewebe den Restblutgehalt durch IgM-Messungen.

Infolge hoher Ungenauigkeit bei der IgM-Bestimmung und fehlender gesicherter Kenntnis über die Verteilung des IgM im intra- und extravasalen sowie intracellulären Raum kam diese Methode in der Folgezeit nicht mehr zur Anwendung.

Rosin u. Mitarb. [1] haben bei Gewebespiegelbestimmungen stets den Hämoglobin-Gehalt der Eluatflüssigkeit kontrolliert und konnten auf diese Weise eine rechnerische Trennung der intra- und extravasalen Antibioticaanteile vornehmen.

Eine weitere Möglichkeit zur quantitativen Erfassung der in den Gewebeproben enthaltenen Blutbeimengungen bietet die Dextran-Bestimmung. Hochmolekulares Dextran tritt nicht nennenswert aus der Blutbahn in das extravasale Gewebe über. Durch quantitativen Nachweis des Dextrans in der Gewebeprobe läßt sich daher auch ihr Blutgehalt ermitteln [3].

Ergebnisse

Im Rahmen einer Untersuchungsreihe über die Gewebegängigkeit von Cefamandol [4], einem Cephalosporin der vierten Generation, wurde der Blut- bzw. Serumgehalt der untersuchten Gewebe ermittelt. Hierbei kamen zwei Methoden zur Anwendung:

1. Hb-Bestimmung nach Rosin [1];
2. Dextran-Bestimmung in einer Modifikation von Appel [3].

Bei 44 Patienten wurden anläßlich unfallchirurgischer Operationen jeweils 6 verschiedene Gewebearten gewonnen: Corticalis, Spongiosa, Muskulatur, Cutis, Subcutis und Fascie. Insgesamt wurde 636mal der Serumgehalt der untersuchten Gewebe bestimmt. Ebenso oft erfolgte die Berechnung des Blutgehaltes unter Berücksichtigung des Hämatokrits. In Abhängigkeit von der Bestimmungsmethode (Hb- oder Dextranmessung) wurden in gleichen Geweben verschieden hohe Blut- bzw. Serumgehaltswerte gemessen (Tabelle 1).

Die Corticaliswerte differierten mit 2,5% nur gering. Auch die Meßergebnisse von Muskulatur und Subcutis sind mit jeweils weniger als 40% Differenz noch vergleichbar. Die Wertepaare von Fascie, Cutis und Spongiosa, die sich um mehr als 50% unterscheiden lassen keinen Vergleich mehr zu.

Die Differenz des Serumgehaltes in der Spongiosa (Hb: 16,3%, Dextran: 10,4%) ist auf den höheren Gehalt an Vorstufen des Erythrocyten-Hb zurückzuführen. 10,4% Serumgehalt in der Spongiosa, ermittelt durch Dextran-Messung, entspricht dem tatsächlichen Wert am ehesten. Genau entgegengesetzte Ergebnisse wurden in den Geweben mit hohem kollagenen Anteil an der Grundsubstanz, der Fascie und der Cutis gewonnen. Die nach der Dextran-Methode gemessenen Werte für den Serumgehalt (Fascie: 9,5%, Cutis: 11,3%) liegen offenbar, bedingt durch einen bisher noch nicht erfaßten methodischen Fehler, zu

Tabelle 1. Blut- bzw. Serumgehalt der untersuchten Gewebe in Gewichtsprozent (Standardabweichung)

Gewebeart	Hb-Methode		Dextran-Methode	
	Blut	Serum	Blut	Serum
Corticalis	6,0	3,9	6.9	4,0
n = 54	(3,1)	(2,1)	(3,9)	(1,6)
Spongiosa	27,3	16,3	18,0	10,4
n = 54	(10,7)	(7,2)	(4,8)	(4,1)
Muskulatur	13,5	7,6	16,8	9,1
n = 52	(5,6)	(4,0)	(3,7)	(2,4)
Cutis	3,7	2,1	18,2	11,3
n = 52	(4,8)	(1,8)	(2,9)	(1,6)
Subcutis	6,5	4,1	10,7	6,2
n = 53	(4,1)	(2,7)	(3,2)	(2,1)
Fascie	7,2	5,6	15,4	9,5
n = 54	(12,0)	(4,1)	(3,2)	(2,1)

Tabelle 2. Blut- bzw. Serumgehalt der untersuchten Gewebe in Gewichtsprozent (Standardabweichung)

Gewebeart	Hb-Methode		Dextran-Methode	
	Blut	Serum	Blut	Serum
Corticalis	4,9	3,4	6,9	4,1
n = 26	(3,1)	(2,5)	(3,7)	(1,8)
Spongiosa	20,6	14,2	20,1	11,7
n = 26	(8,6)	(5,3)	(5,0)	(3,5)
Muskulatur	12,6	9,1	15,9	9,6
n = 26	(7,1)	(1,5)	(2,9)	(1,6)
Cutis	2,1	1,8	18,1	10,9
n = 26	(1,0)	(0,5)	(3,1)	(1,8)
Subcutis	4,2	3,5	10,1	5,8
n = 26	(1,7)	(1,1)	(2,1)	(1,3)
Fascie	4,1	3,8	18,5	8,7
n = 26	(2,7)	(2,2)	(4,3)	(3,0)

hoch. Den tatsächlichen Durchblutungsverhältnissen kommen hier die mit der Hb-Methode gemessenen Werte (Cutis: 2,1%, Fascie: 5,6%) am nächsten.

Die Möglichkeit zur Kontrolle der ermittelten Werte ergab sich bei einem zweiten Kollektiv von 26 Patienten zur Untersuchung über die Diffusionsrate von Fosfomycin in verschiedene menschliche Gewebe.

Für die 6 untersuchten Gewebearten wurde aus den Werten der 312 Einzelbestimmungen der durchschnittliche Blut- bzw. Serumgehalt für die Hb- und die Dextran-Methode errechnet (Tabelle 2).

Auch hier ergab sich eine gute Übereinstimmung der Wertepaare von Corticalis (Hb: 3,4%, Dex: 4,1%), Muskulatur (Hb: 9,1%, Dex: 9,6%) und Subcutis (Hb: 3,5%, Dex:5,8%). Die auch hier nachgewiesene Differenz des Serumgehaltes in der Spongiosa sowie Fascie und Cutis läßt sich auf die bereits angesprochenen Ursachen zurückführen.

Die zweite Untersuchungsreihe macht deutlich, daß die Daten reproduzierbar sind und erhöht daher den Wert derselben. Anhand der ermittelten Durchschnittswerte für den Blutgehalt der verschiedenen Gewebearten läßt sich auch für frühere Veröffentlichungen, bei denen lediglich der Gesamtgewebespiegel festgestellt wurde, unter Berücksichtigung der jeweiligen Serumkonzentration der extravasale Wirkstoffspiegel rechnerisch eingrenzen.

Zusammenfassend kann festgestellt werden, daß beide Methoden mit den genannten Einschränkungen bei bestimmten Geweben zur Bestimmung des Restblutgehaltes geeignet sind. Die Hb-Methode ist einfacher in ihrer Durchführung als die Dextran-Methode, bei der die Messung der Dextran-Konzentrationen einen hohen apparativen und Zeitaufwand erfordern. Als Routinemethode zur Bestimmung des Restblugehaltes ist die Hämoglobin-Messung geeignet. Die Zuverlässigkeit dieses Verfahrens ist durch den kritischen Vergleich mit der Dextran-Methode nachgewiesen.

Literatur

1. Rosin, H., Rosin, A.-M., Krämer, J: Determination of Antibiotic Levels in Bone: Gentamycin Levels in Bone. Infection *2*, 12 (1974)
2. Bardens, W.: „Gewebs- und Serumspiegeluntersuchungen über Thienylcarbenicillin am Menschen“. Med. Inaug. Diss., Heidelberg (1975)
3. Appel, W., Wirmer, V., Sprengard, D.: „Quantitative Mikrobestimmung von Dextran: I. Bestimmung in Körperflüssigkeiten“. Zbl. Klin-Chem. u. Klin. Biochem. *5*, 452, (1968)
4. Plaue, R., Müller, O., Fabricius, K., Bethke, R.O.: Untersuchungen über die Diffusionsrate von Cefamandol in verschiedene menschliche Gewebe. Arzneimittelforsch. Drug research – im Druck

Eine neue Rippenplatte zur Stabilisierung mehrfacher Rippenbrüche und der Thoraxwandfraktur mit paradoxer Atmung

V. Vecsei, I. Frenzel und H. Plenk Jr., Wien

Einleitung

Thoraxwandfrakturen mit paradoxer Atmung stellen aufgrund der Störung der ventilatorischen Lungenleistung einen lebensbedrohlichen Zustand dar. Folgende pathophysiologische Veränderungen sind festzustellen: Die Totraumbelüftung, die Atemfrequenz, der Atemwegwiderstand, die Atemarbeit, das Shuntvolumen nehmen zu, die alveoläre Kohlendioxydspannung und die Kohlendioxydausscheidung pro Minute, nehmen ebenso ab, wie das Herzminutenvolumen und die arterielle und venöse Haemoglobinsättigung. Es kommt zur Acidose.

Diese Veränderungen sind durch Wiederherstellung der Integrität des Brustkorbes im Tierexperiment nachweisbar zu bessern.

Folgende chirurgisch-mechanische Maßnahmen wurden neben der Respirator-Behandlung mit positiv endexspiratorischem Druck (PEEP) in der Behandlung von Thoraxwandbrüchen mit paradoxer Atmung angewendet:

1. Extension,
2. Osteosyntheseverfahren,
3. „äußere Schienung",
4. Rippenadaptation mit Pericostalnähten.

Den geschilderten Behandlungsverfahren haftet entweder der Nachteil mangelnder Stabilität, die Schwierigkeit der Applikation, oder beide Nachteile zugleich an.

Aus diesem Grunde wurde eine Plattenkonstruktion entwickelt, die sowohl eine gute Stabilität sichert und zugleich ohne große Mühe appliziert werden kann.

2. Beschreibung der Platte

Die Platte weist rippenseitig mehrere Dornen auf, die in die Rippen durch Zwirbeln der subperiostal geführten Drahtcercalgen verankert werden. Für die Drahtcerclagen sind Einkerbungen in dem Plattenkörper vorgesehen.

Die Platte kann durch Biegen der Rippenform angepaßt werden. Eine Kompression zwischen den Frakturflächen wird nicht angestrebt.

3. Tierexmperimentelle Erprobung

In Intubationsnarkose wurden an Bergziegen nach Freilegung von je 5 Rippen einer Seite in einem Abstand von 15 cm zweifach subperiostal Osteotomien angelegt und die Rippen anschließend verplattet. Die Mitteilung der zugleich durchgeführten atemgasanalytischen Untersuchungen würde den Umfang dieses Vortrages sprengen. Es soll jedoch festgestellt werden, daß nach der Stabilisierung die eingangs erwähnten pathophysiologischen Ver-

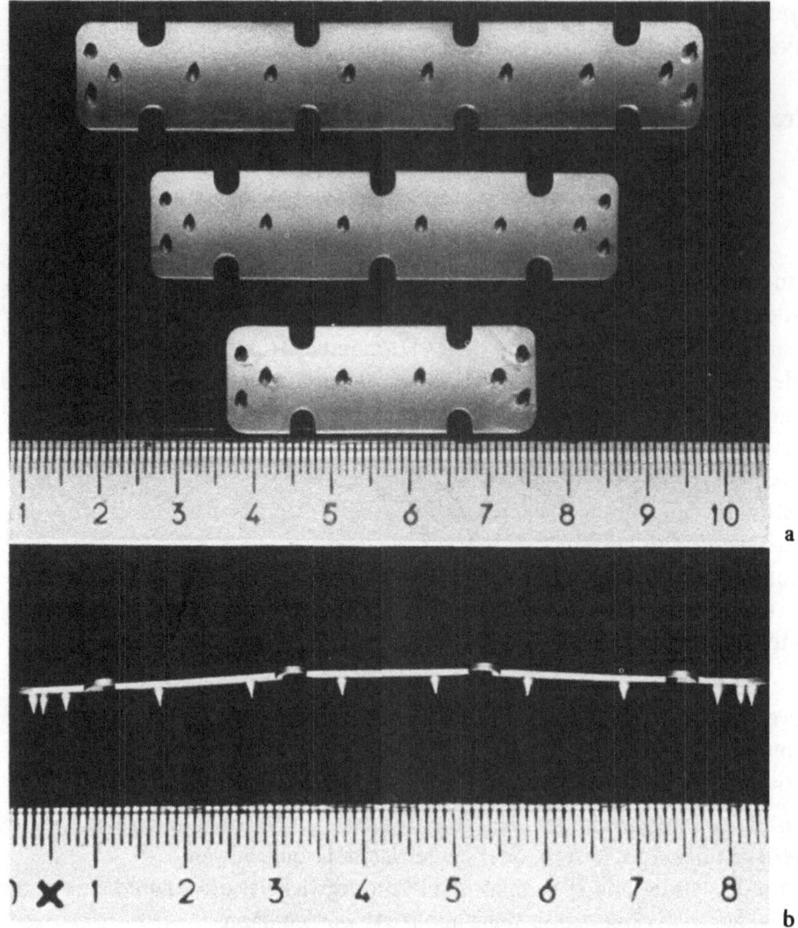

Abb. 1a,b. Die Rippenplatten mit den unterschiedlichen Längenmaßen von 40, 60 und 80 mm, **a** Ansicht von der Rippenseite; **b** Ansicht von der Seite

änderungen sich normalisiert hatten und somit eine Besserung der respiratorischen Funktion eintrat;

4. Ergebnis

Als Beweis der Stabilität der Osteosynthese mit dieser neuartigen Platte soll nicht nur der intraoperative Befund angeführt werden, sondern vor allem die Tatsache, daß die Tiere bereits postoperativ ihre vordere Extremität belastet haben.

Die monatlich durchgeführten Röntgenkontrollen ließen keine Lockerung oder Brüche der Implantate erkennen.

Zur makroskopischen und histologischen Beurteilung der Knochenbruchheilung wurden nach 8 und 12 Wochen Rippen im Verband mit der Platte in Narkose entnommen.

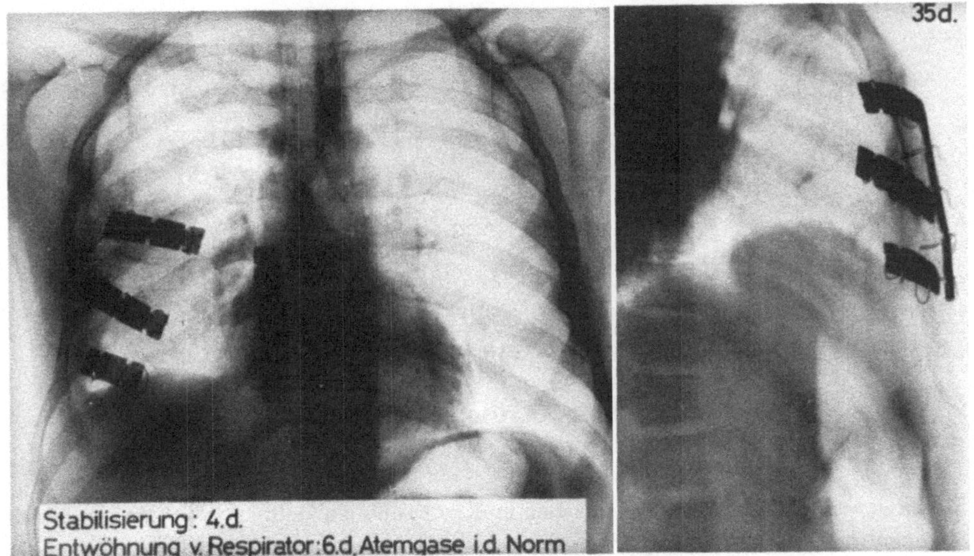

Abb. 2. Ö.R. 37 Jahre, Zustand nach Rippen- und Sternumverplattung (siehe Text)

Makroskopisch waren die Osteotomiestellen nicht mehr zu lokalisieren, die „Fraktur" also geheilt. Diese Heilung ist auch im Röntgenbild dokumentiert.

Die histologische Untersuchung hat folgendes ergeben: Die Osteotomieränder sind selten und nur in Randbezirken zu treffen, sonst nicht mehr erkennbar. Die Platte und deren Dornen, bzw. die Drahtcerclagen sind von Bindegewebe umgeben. Eine einheitliche Kompaktastruktur ist nach 12 Wochen festzustellen. An umschriebenen Stellen lassen sich An- und Abbauvorgänge feststellen, die etwa den Durchbau von neuen Gefäßkanälen, wie bei der primären Knochenbruchheilung zu sehen, entsprechen.

Abschließend sollen die modifizierten Plattenkonstruktionen die bereits klinisch erprobt wurden, vorgestellt werden (Längenmaße 40, 60 und 80 mm; , Breite 14 mm, Dicke 1 mm). Abb. 1a und b.

5. Fallbericht

Ö.R. KG.-Nr. 10888/78, 37 Jahre, männlich. Am 31. 8. 1978 wird der Hilfsarbeiter von einem Hochstapler an die Wand gepreßt. Er zieht sich eine Gesichtsschädelzertrümmerung mit Augenverletzung und eine Thoraxwandfraktur zu. Im Vordergrund steht die kieferchirurgische Versorgung der offenen Verletzung und eine respiratorische Insuffizienz. Nach Intubation und Revision Respirationsbeatmung. Der Patient ist 3 Tage später ansprechbar, kann jedoch vom Respirator nicht entwöhnt werden. Nach Stabilisierung der Rippenfrakturen und der Sternumfraktur am 4. Tag nach dem Unfall kann innerhalb von 2 Tagen die schrittweise Entwöhnung vom Respirator ohne Schwierigkeiten erfolgen. (Abb. 2).

Die Notwendigkeit der operativen Stabilisierung von Rippenserien- und Thoraxwandfrakturen ist eine Seltenheit im klinischen Alltag. Ihre Indikationen sind eingeschränkt, die Vorteile jedoch aus gegebener Indikation bestechend.

6. Literatur

Vécsei, V.: Osteosyntheseverfahren zur Stabilisierung von mehrfachen Rippen- und Thoraxwandbrüchen unter Verwendung einer neuartigen Platte. Vortrag gehalten an der 18. Tagung der Österreichischen Gesellschaft für Chirurgie Graz 19. bis 21. Mai 1977

Vécsei, V.: Zur Pathophysiologie des stumpfen Thoraxtraumas. Acta chirurg. Austriaca *3*, Suppl. 24 (1978)

Fehlwachstum nach metaphysärer Verletzung im Wachstumsalter*

F. Klapp, F. Eitel, und L.T. Dambe, Homburg/Saar

Einseitige metaphysäre Frakturen können im Kindesalter ein Mehrwachstum der verletzten Seite verursachen, am geläufigsten ist eine Valgusfehlstellung nach medialer Fraktur der proximalen Tibiametaphyse. Die Fehlstellung gleicht sich spontan im Verlaufe des weiteren Wachstums nicht wieder aus, nach einer Korrekturosteotomie wird sogar eine Tendenz zur erneuten Valgisierung erkennbar. Das Phänomen des Fehlwachstums nach unvollständiger metaphysärer Fraktur ist nicht auf die proximale Tibiametaphyse beschränkt. Wir beobachteten bei einem 5-jährigen Mädchen eine radialseitige metaphysäre Fraktur am distalen Humerus, die zunächst unter geringer Callusbildung scheinbar folgenlos zur Ausheilung kam. Anläßlich einer Nachuntersuchung 4 Jahre später zeigte sich jedoch im Vergleich zur Gegenseite eine Varusfehlstellung des verletzten re. Armes von 12°.

Die Erklärungen für das einseitige Mehrwachstum mit anhaltender Fehlstellung konnten bisher nicht ausreichend überzeugen. Als Ursache des Mehrwachstums wurde die Stimulierung durch Hyperämie [4], bei einseitiger Verletzung die einseitige Stimulierung der Epiphysenfuge angesehen [1]. Neben den Reaktionen des Wachstumsknorpels wurden auch ein übermäßiges Wachstum des Bruchcallus [2] sowie eine vermehrte Biegebeanspruchung des Schaftes durch Ruptur und Einklemmung des Periostes und des Pes anserinus diskutiert [5].

Zur Abklärung dieser Wachstumsvorgänge führten wir experimentelle Untersuchungen an 9 Bastardhunden im Alter zwischen 2 1/2 und 4 Monaten durch, die Versuchsdauer betrug 9 Wochen. In 3 Fällen wurde am medialen Tibiakopf nach zungenförmiger Präparation des Periostes eine querverlaufende Osteotomie durchgeführt und das Periost eingeschlagen. Es trat stets ein auffallendes Mehrwachstum der verletzten Seite ein von 3, 2 und 1 mm, das zu einer Valgusfehlstellung der proximalen Tibia führte (Abb. 1).

Bei 2 Versuchen wurde keine Osteotomie gesetzt, sondern lediglich eine querverlaufende, semizirkuläre, 1 cm breite Periostresektion in Höhe der Metaphyse durchgeführt. Die Resektionsränder wurden mit Drahtnähten markiert. Am Versuchsende zeigte sich ebenfalls ein einseitiges Mehrwachstum von 3 bzw 2 mm (Abb. 2).

Zur Abgrenzung des Einflusses des Pes anserinus auf das Längenwachstum wurden die Sehnen des M. sartorius, gracilis und semitendinosus in 2 Fällen in Höhe des Knie-

* mit Unterstützung der DFG.

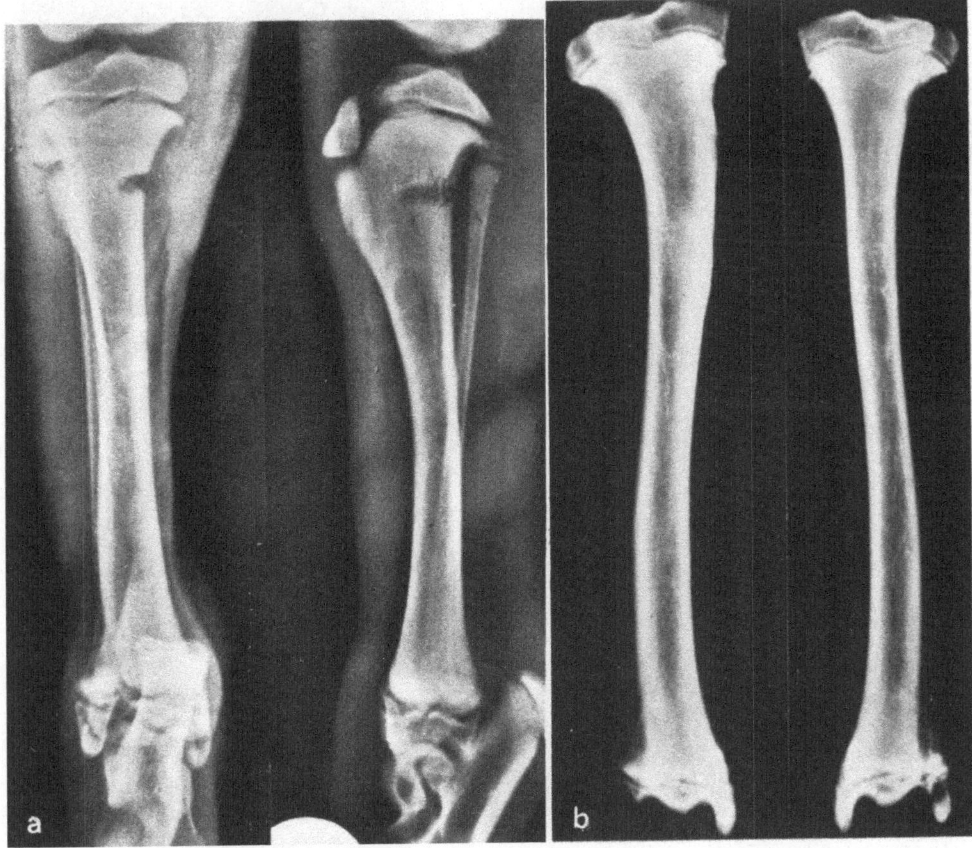

Abb. 1. a Mediale einseitige Osteotomie an der proximalen Tibiametaphyse, **b** 9 Wochen postoperativ: Mediales Mehrwachstum der proximalen Tibia um 3 mm

gelenkes durchtrennt. Weiter distal strahlt der Pes anserinus in das Periost ein und ist dort präparatorisch nicht zu isolieren. Nach 9 Wochen ergab sich ein mediales Mehrwachstum von je 1 mm.

In 2 weiteren Versuchen wurde die Längsspannung des Periostes und des einstrahlenden Pes anserinus belassen oder wiederhergestellt. Nach längsverlaufender, 2 mm breiter und 3 cm langer Periostresektion sowie nach Naht des querincidierten Periostes ließ sich kein einseitiges Mehrwachstum nachweisen.

Unsere Ergebnisse lassen den Schluß zu, daß das Wachstum der Epiphysenfugen allseits gleichmäßig durch die Spannung des Periostes, den Tonus der umgebenden Muskulatur und letztlich der gesamten Weichteile gesteuert wird. Die Epiphysenfuge kann nur so schnell wachsen, wie der Weichteilmantel dies zuläßt. Dem Periost kommt dabei als regulierende Struktur sicher eine große Bedeutung zu; es ist im Wachstumsalter kräftig ausgebildet, zieht unmittelbar über den Wachstumsknorpel hinweg und inseriert gelenknah an der Epiphyse. Eine einseitige Verletzung des metaphysären Periostes am Tibiakopf oder am distalen Humerus führt zu einer Druckentlastung und einem einseitigen Mehrwachstum.

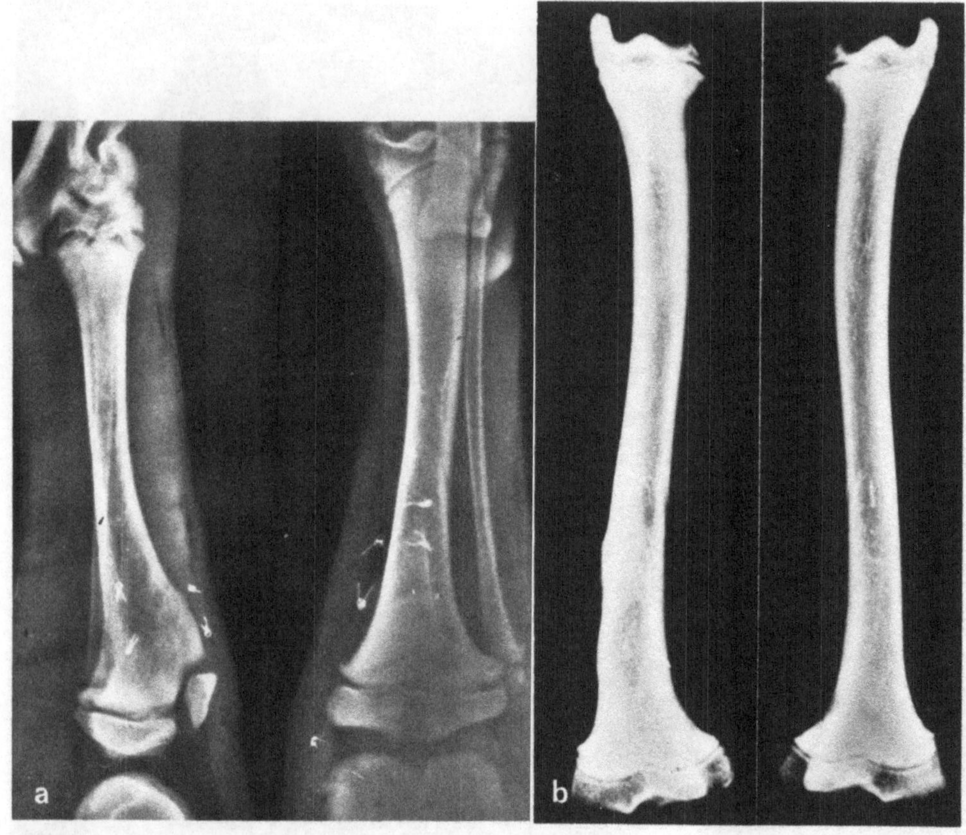

Abb. 2. a Mediale, querverlaufende Periostresektion an der proximalen Tibiametaphyse. Die Resektionsränder sind mit Drahtnähten markiert; **b** 9 Wochen postoperativ: Mediales Mehrwachstum der proximalen Tibia um 3 mm

Diese Beobachtungen stehen im Einklang mit dem Gesetz von Hueter (1862) und von Volkmann (1882), welches beinhaltet, daß vermehrter Druck auf die Epiphysenfuge das Wachstum hemmt und Druckentlastung das Wachstum fördert. Das Wolff'sche Transformationsgesetz, nach welchem unter Belastung Knochen angebaut, unter Entlastung jedoch abgebaut wird, gilt nach unseren Ergebnissen nur für die osteogene Regeneration des Schaftes und nicht, wie Wolff selbst und Pauwels [3] annahmen, für das epiphysäre Wachstum. Die von Pauwels beschriebene funktionelle Anpassung durch Längenwachstum erfolgt nicht über den vermehrten Belastungsdruck, sondern über den veränderten Tonus der Weichteile. Bei Achsenfehlstellungen erhöht sich der Weichteiltonus auf der konvexen Seite und führt hier entsprechend dem Hueter-Volkmann-Gesetz zu einer Verminderung des Wachstums. Auf der Gegenseite wird die Weichteilspannung verringert, so daß hier ein Mehrwachstum auftritt, bis der Tonus allseits wieder ausgeglichen ist.

Eine einseitige Hyperämie oder ein einseitiger Verletzungsreiz scheiden als Ursache des Fehlwachstums weitgehend aus. Unsere Versuche haben gezeigt, daß bei etwa gleichwertigen Operationstraumen nur dann mit einem Fehlwachstum zu rechnen ist, wenn die zügelnden Strukturen durchtrennt sind.

Zusammenfassend kann festgestellt werden, daß durch Wiederherstellung des Weichteiltonus und der Periostspannung das einseitige Mehrwachstum verhindert werden kann, denn dessen Ursache liegt in der Durchtrennung der zügelnden Weichteilstrukturen. Die Hyperämie der Epiphysengefäße scheint nicht wesentlich ursächlich für das einseitige Mehrwachstum zu sein.

Literatur

1. Blount, W.P.: Knochenbrüche bei Kindern. Stuttgart: Thieme 1957
2. Lehner, A., Dubas, J.: Sekundäre Deformierungen nach Epiphysenlösungen und epiphysenliniennahen Frakturen. Helv. chir. Acta *21*, 388 (1954)
3. Pauwels, F.: Gesammelte Abhandlungen zur funktionellen Anatomie des Bewegungsapparates. Berlin-Heidelberg-New York: Springer 1965
4. Trueta, J.: The influence of the blood supply in controlling bone growth. Bull. Hosp. Joint Dis. *14*, 147 (1953)
5. Weber, B.G., Brunner, Ch., Freuler, F.: Die Frakturenbehandlung bei Kindern und Jugendlichen. Berlin-Heidelberg-New York: Springer 1978

Temporärer Hautersatz mit Kunststoffolien

B. Domres, D. Veihelmann, und H. Seboldt, Tübingen

Einleitung

Weichteilwunden und Hautdefekte über Knochenbrüchen mit erhöhter Gewebespannung dürfen nicht durch eine Primärnaht verschlossen werden.

Für die offene Behandlung solcher Wunden müssen 3 wichtige Voraussetzungen gewährleistet sein, um das Risiko einer sekundären Infektion weitgehend auszuschließen:

1. Schutz der Wunde vor sekundärer Keimkontamination;
2. Spannungsfreiheit des Gewebes;
3. Vermeidung von Sekretverhaltungen.

Anstelle von Mullkompressen, die sich mit Sekret vollsaugen und so eine Straße für das Einwandern von Keimen bilden, hat sich in den letzten Jahren der temporäre Hautersatz mit dem zweischichtigen synthetischen Epigard[1] gut bewährt.

Material

Für spezielle Indikationen haben wir seit 4 Jahren stattdessen bei 41 Patienten den temporären Hautersatz mit einer Silastikfolie durchgeführt, die unter der Bezeichnung „Si-

[1]Hersteller: Parke Davis u. Co., München.

lastik-Sheeting"[2] bereits vorher zur Abdeckung von angeborenen Omphalocelen und Gastrochisis Verwendung fand.

Das Material entstammt chemisch den Silikonen, seine Zugfestigkeit ist durch ein Dacron-Tricotgewebe verstärkt (Brown et al.). Die Folie ist durchlässig für Gase, haftet nicht am umgebenden Gewebe und ruft daher so gut wie keine Fremdkörperreaktionen hervor.

Technik

Wir verwenden die Folie in einer mittleren Dicke von 0,5 mm.

Die Silastikfolie wird (Abb. 1a) zunächst entsprechend der Form der Defektwunde zurechtgeschnitten. Nach Einlegen von Redondrainagen (Abb. 1b) wird die Folie mit einem fortlaufenden, monofilen, atraumatischen Faden eingenäht.

Die so mit der Folie abgedeckte Wunde wird täglich 2 mal mit Merfen desinfiziert. Schmerzhafte und trotz hygienischer Sorgfalt die Gefahr der Infektion in sich tragende Wechsel des Hautersatzmittels entfallen bei dieser Methode.

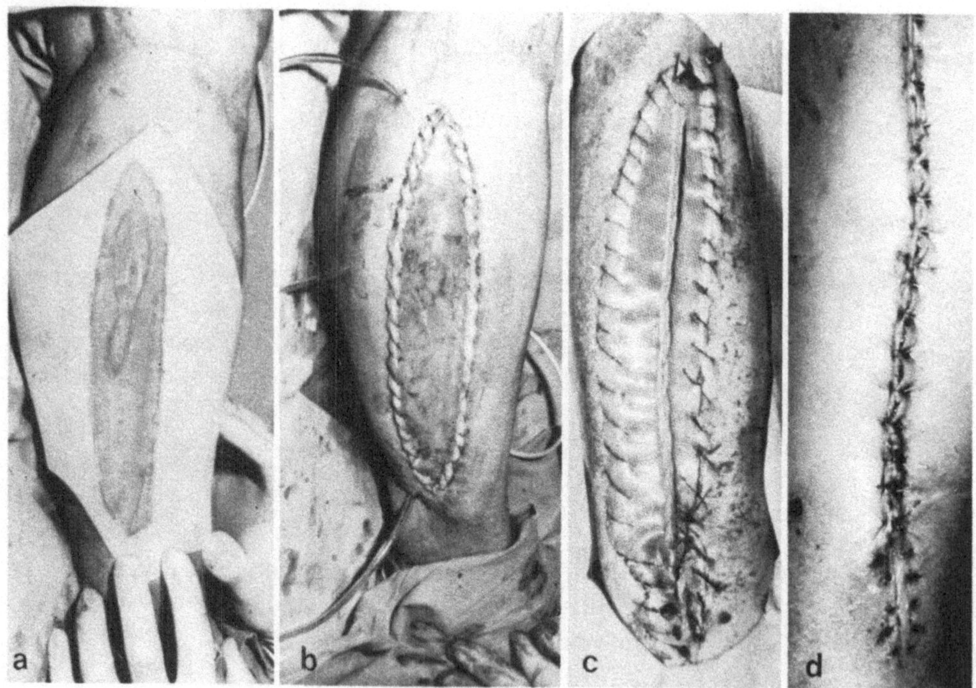

Abb. 1. a Anpassen der Silastikfolie entsprechend der Form der Wunde, **b** Mit fortlaufender Naht implantierte Folie, **c** Raffung des Folienzentrums, **d** Reizlose Sekundärnaht nach Entfernung der Folie

---

[2]Lieferfirma: A.D. Krauth, Hamburg.

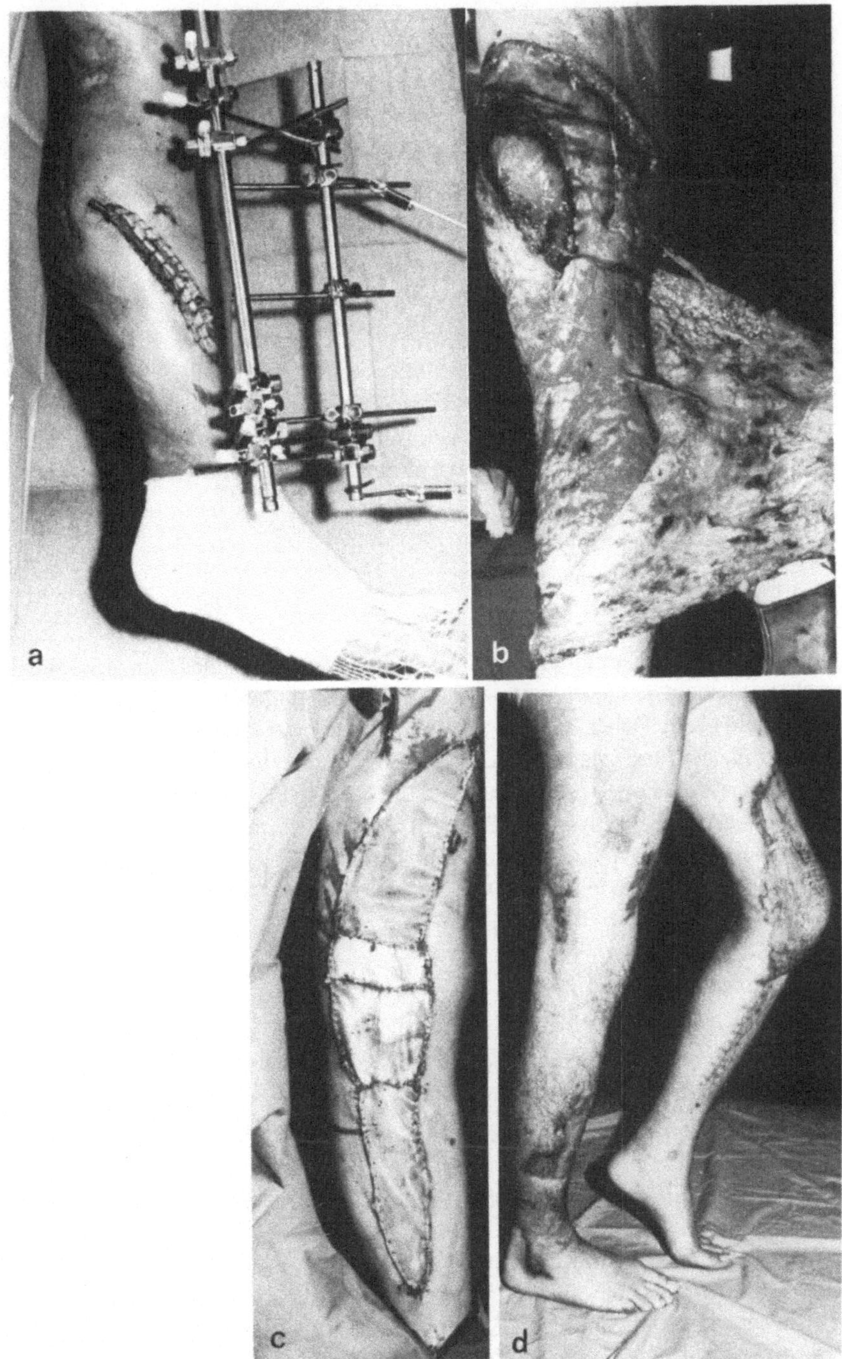

Abb. 2. a Geraffte Folie bei offener Fraktur, Stabilisierung mit äußerem dreidimensionalem Festhalter, **b** Hautdefekt und Decollement des linken Beins, **c** Implantierte Silastikfolien zur temporären Wundabdeckung, **d** Ausheilung der Defektwunde nach Hauttransplantation

Bei Rückgang der Schwellung (Abb. 1c), also vom 3.–4. Tag an kann mit der Raffung der Folie durch Abnäher im Zentrum der Folie begonnen werden. Die Hautränder werden so schrittweise adaptiert und eine Schrumpfung der Haut und des Gewebes vermieden.

Nach Entfernen der Folie (Abb. 1d) kann die Hautwunde nach sparsamer Wundrandanfrischung verzögert primär bzw. sekundär durch Naht verschlossen oder durch ein freies Transplantat gedeckt werden.

Kasuistik 1

Bei diesem 30jährigen Mann wurde eine offene 2-Etagenfraktur des Unterschenkels (Abb. 2a) mit einem dreidimensionalen äußeren Festhalter stabilisiert. Die Wunde wurde temporär mit einer Silastikfolie gedeckt und mit einer Redondrainage versehen. In der Abbildung sind die Wundränder bereits durch zentrale Raffnähte angenähert. Später konnte die Wunde durch Sekundärnaht verschlossen werden. Die Wunde und der Knochenbruch heilten ohne Infekt.

Kasuistik 2

Ein 19jähriger Mopedfahrer geriet in einer Kurve ins Schleudern. Um einem Frontalaufprall mit einem entgegenkommenden LKW zu entgehen, hechtete er sich vom Moped unter den LKW. Dabei blieb er mit seinem Bein an einem vorstehenden Teil des LKW-Bodens hängen und zog sich (Abb. 2b) einen Defekt und dieses Decollement der Weichteile, sowie eine Femurfraktur zu. Auch in diesem Fall (Abb. 2c) nähten wir in den Hautdefekt Silastikfolien ein. Nach 8 Tagen fand sich unter der Folie eine saubere, gut granulierende Wundfläche, die durch Hauttransplantate gedeckt wurde (Abb. 2d). Die mit einem Nagel versorgte Oberschenkelfraktur heilte ohne Infektion ab.

Indikationen

Die Indikation für das Verfahren (Veihelmann u.a.) stellen wir

1. bei offenen Frakturen;
2. nach Fascienspaltung bei drohender Volkmannscher Kontraktur oder dem „tibialis anterior-Syndrom";
3. bei Osteosynthesen mit gleichzeitiger Gefäßrekonstruktion zur Prophylaxe des postischämischen Ödems.
4. Auch unabhängig von Knochenbrüchen hat sich das Verfahren bei unseren Gefäßchirurgen bestens bewährt; vor allem nach Spätrevascularisationen mit der Gefahr eines schweren postischämischen Ödems werden die Silastikfolien in Haut-Fascien-Entlastungsschnitte temporär implantiert.

Zusammenfassung

1. Vorteile dieses Verfahrens sehen wir in der pflegerischen Erleichterung der Wundbehandlung, denn die Folie wird bis zum endgültigen Wundverschluß nicht gewechselt, sondern lediglich zweimal täglich desinfiziert.
2. Diese Behandlung ist schmerzfrei und birgt nicht die Gefahr der Infektion in sich wie beim täglichen Wechsel anderer temporärer Hautersatzmittel.
3. Durch die Raffung des Folienzentrums, die ohne Betäubung durchführbar ist, gelingt es häufiger, ohne Hauttransplantation die Wundränder sekundär aneinanderzunähen.
4. Bei größeren Hautdefekten wird die zu transplantierende Fläche durch die Wiederholte Folienraffung wesentlich kleiner als nach anderen Verfahren der Wundabdeckung.

Literatur

1. Brown, J.B., Ohlwiller, D.A., Fryer, M.P.: Investigation of and Use of Dimethyl Siloxanes, Halogenated Carbons and Polyvinyl Alkohol as Subcutaneous Protheses. Ann. Surg. *152*, 534 (1960)
2. Veihelmann, D., Domres, B., Kothen, W.von: Primärversorgung großer Weichteildefekte bei Frakturen. Akt. traumatol. *8*, 341 (1978)

Corticalisdurchblutung des wachsenden Röhrenknochens nach Plattenosteosynthese

C.D. Wilde und K.M. Stürmer, Essen

Die hier vorgetragenen Untersuchungsergebnisse basieren auf Beobachtungen aus früheren Versuchen, in denen wir dem Wachstumsverhalten jugendlicher Röhrenknochen nach Plattenosteosynthese nachgegangen waren.

Die osteotomierte Tibia 5 Monate alter Lämmer wurde durch Doppelplattenosteosynthese stabilisiert unter Erhaltung des Periosts und seiner Gefäße. Im Verlauf von 10 Monaten zeigten alle operierten Knochen ein deutlich vermehrtes Längenwachstum. Die Platten lagen reizlos am Knochen, außer den üblichen Randzacken an den Längsseiten der Platten waren keine Knochenneubildungen abgelaufen, im Plattenlager konnten ebenfalls keine groben Strukturveränderungen der Corticalis festgestellt werden.

Bei *subperiostal* durchgeführter Verplattung dagegen war das Osteosynthesematerial innerhalb kürzester Zeit von einem kräftigen periostalen Callus überdeckt, im Plattenlager fand sich einheitlich bei 5 so operierten Tieren distal der ehemaligen Osteotomie eine *ausgedehnte Knochennekrose*.

Am *intakten* Knochen bewirkte die *auf das Periost* aufgeschraubte Platte keine Veränderungen der Corticalis, nach *Deperiostierung* kam es zu Spongiosierung und Knochenverlust im Plattenlager.

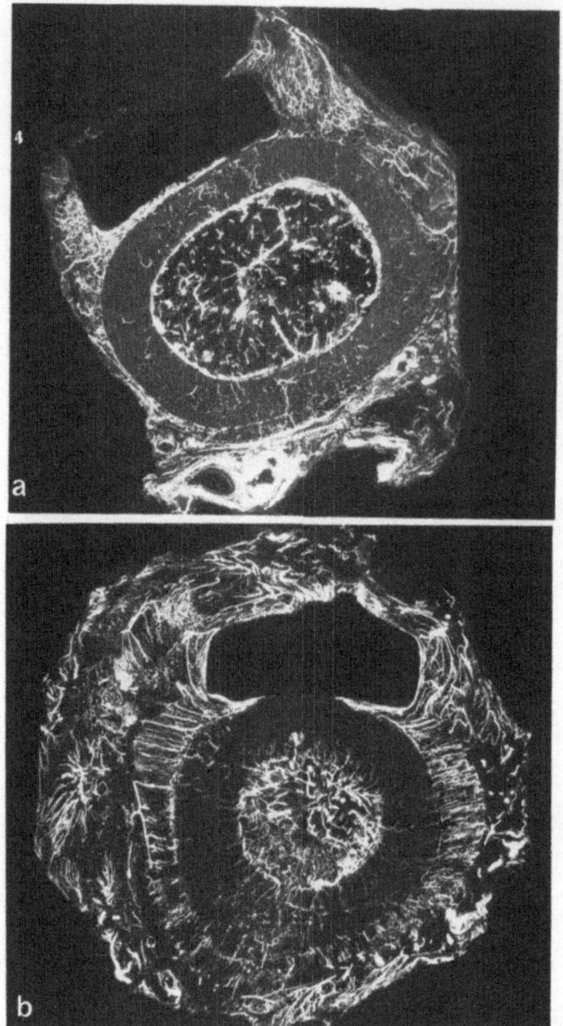

Abb. 1 a, b. Corticalisdurchblutung des kindlichen Röhrenknochens bei epiperiostaler, **a** und subperiostaler, **b** Plattenlage am intakten Knochen. Die Deperiostierung verursacht eine ausgedehnte Knochennekrose in der plattentragenden Corticalis. Schonung des Periosts zeigt vollständige Durchblutung unter der Platte

Aufgrund dieser Ergebnisse lag es nahe, die Ursache für die dargestellten Knochenveränderungen in einer Störung der periostalen Knochenernährung zu suchen, die bereits während der Operation durch ausgedehnte Deperiostierung eingeleitet wurde.

An 5 Monate alten Lämmern wurde eine Plattenosteosynthese sowohl an der intakten als auch an der quer osteotomierten Tibia mit und ohne Erhaltung des Periosts durchgeführt. Alle Tiere wurden nach 3 Wochen getötet und die Knochengefäße mit 30%-iger Micropaque-Lösung gefüllt.

Im Übersichtsangiogramm fallen keine Besonderheiten im Gefäßbild auf, die A. nutritia teilt sich nach ihrem Eintritt in die Markhöhle in zwei aufsteigende und eine abstei-

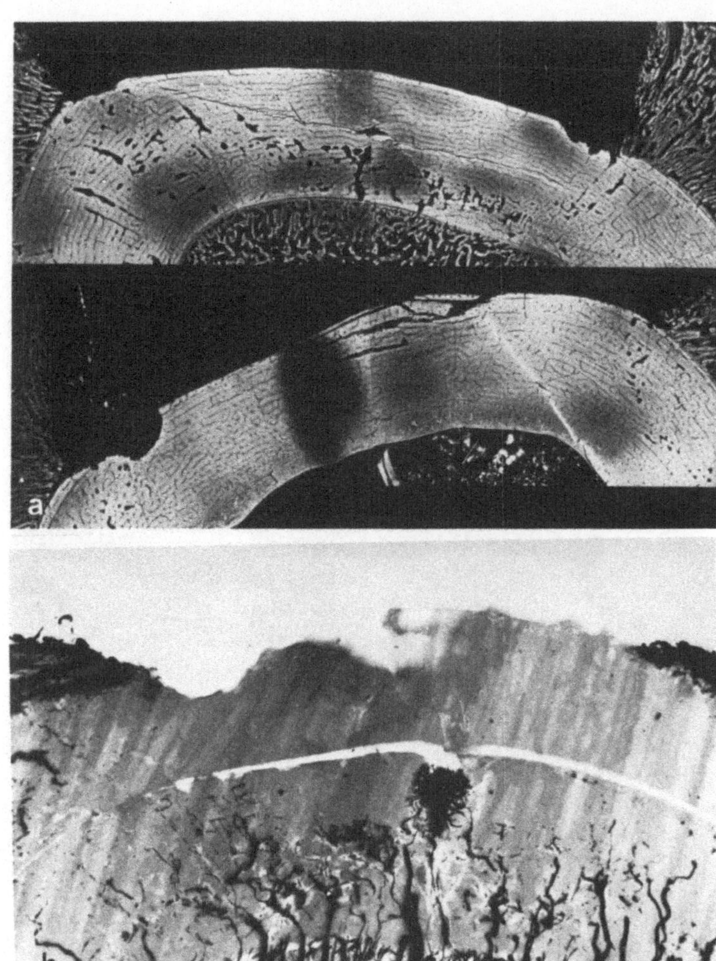

Abb. 2 a-d. Corticalisdurchblutung oberhalb und unterhalb einer Tibiaschaftosteotomie am wachsenden Schaft. Mikroradiographie, **a** mit Resorptionskanälen oberhalb der Osteotomie und reaktionslosem Knochen unterhalb der Osteotomie. Oberhalb der Osteotomie wird der Knochen von endostal durchblutet, distal der Osteotomie sind keine Gefäße nachweisbar (**b**, **c**). Gleiches Gefäßverhalten im Längsschnitt Mikroangiogramm (**d**)

gende Arterie auf. Von diesen Stammarterien gehen zahlreiche radiär angeordnete Capillaren ab, die sich auf der endostalen Oberfläche zu einem dichten Gefäßnetz vereinigen und über die Volkmann'schen Kanäle in die Corticalis eindringen.

Bei Plattenlage *auf dem Periost* zeigt sich 3 Wochen nach der Operation trotz des hohen Plattendruckes *keine Schädigung des periostalen Gefäßsystems*, die Gefäße zwischen Platte und Knochenoberfläche sind gut gefüllt, die Durchblutung der Corticalis ist in voller Breite erhalten (Abb. 1 a).

Nach *Deperiostierung* baut sich das Gefäßnetz unter der Platte erst langsam wieder auf, die plattentragende Corticalis ist in ihrer *äußeren Hälfte avasculär* (Abb. 1 b). Durch die zusätzliche Osteotomie wird am deperiostierten Knochen auch die medulläre Gefäßstrombahn unterbrochen, so daß im peripheren Schaftabschnitt die Corticalisernährung

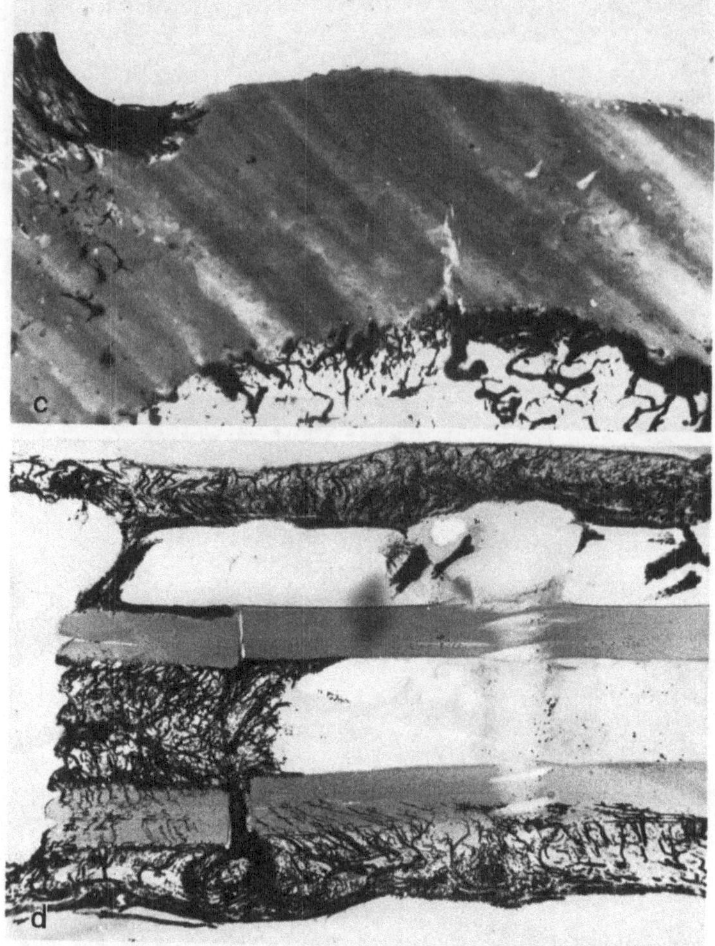

Abb. 2 c, d

unter der Platte vollkommen ausfällt. Am unentkalkten histologischen Querschnittspräparat und in der Mikroradiographie zeigen sich nach 3 Wochen proximal der Osteotomie bereits zahlreiche Resorptionskanäle im endostalen Versorgungsanteil. Sie sind als die erste Stufe der posttraumatischen Umbauvorgänge zu werten. Distal der Osteotomie ist die Corticalis unter der Platte reaktionslos.

Die Mikroangiographie des gleichen Präparates führt den Beweis, daß diese Resorptionskanäle von Gefäßen durchzogen werden, die eine Teilernährung der Corticalis aufrecht erhalten. Im distalen Schaftfragment dagegen findet eine Durchblutung der plattentragenden Corticalis nicht mehr statt (Abb. 2 a-c).

Längsschnitthistologie und Mikroangiogramm verdeutlichen nochmals die eingreifenden Corticalisernährungsstörungen, die zu erwarten sind, wenn der frakturierte kindliche Knochen bei einer Plattenosteosynthese zusätzlich deperiostiert wird. Im Plattenlager oberhalb der Osteotomie ist die Corticalis in ihrer äußeren Hälfte gefäßleer, endostal und plattenfern sind zahlreiche Knochengefäße gut gefüllt.

Unterhalb der Osteotomie sind in der plattentragenden Corticalis keine Gefäße dargestellt, ebenso ist die vom endostalen Gefäßsystem ernährte innere Knochenschicht

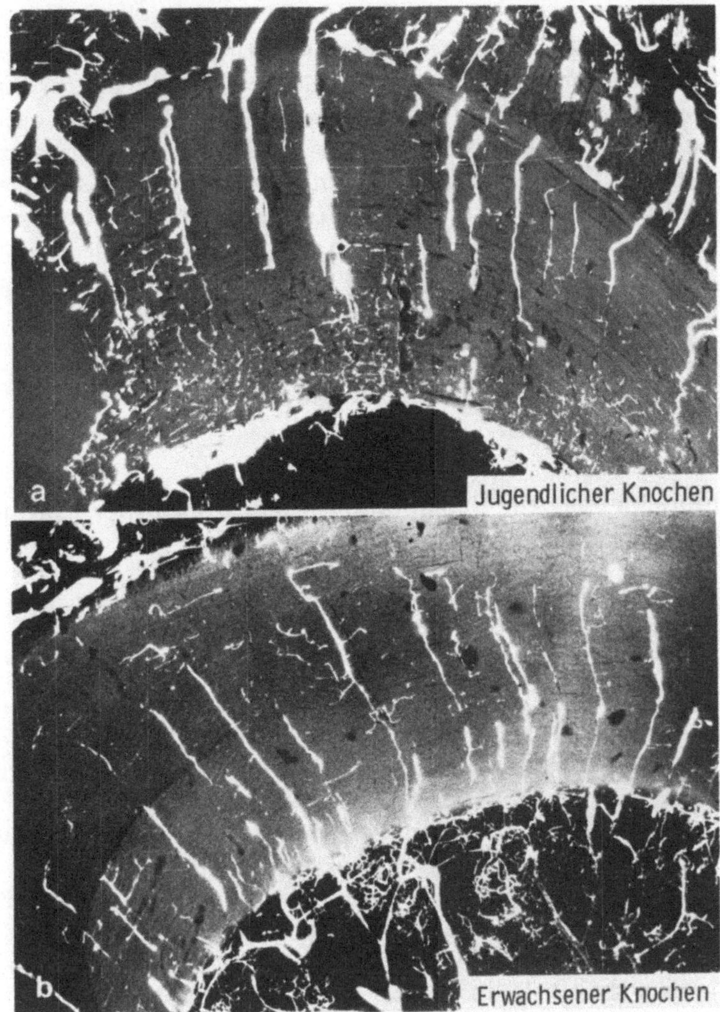

Abb. 3 a, b. Unterschiedliche Knochenernährung am jugendlichen und erwachsenen Röhrenknochen. Beim Kind überwiegend periostale Ernährung (**a**); beim Erwachsenen überwiegend endostal (**b**)

gegenüber der Platte nicht mehr durchblutet (Abb. 2 d). Entsprechend diesen mikroangiographischen Ergebnissen in der postoperativen Frühphase nach Plattenosteosynthese am wachsenden Knochen lassen sich die eingangs geschilderten Knochenveränderungen im Langzeitversuch als Folge einer nicht nur vorübergehend bestehenden Ernährungsstörung erklären.

Am ausgewachsenen Röhrenknochen liegen die Durchblutungsverhältnisse anders als beim Kind, wo die Ernährung der Corticalis in etwa zu gleichen Teilen von periostalen und endostalen Gefäßen aufrecht erhalten wird, während sie beim Erwachsenen vorwiegend von endostal erfolgt (Abb. 3). Aus diesem Grund können die geschilderten Ergebnisse nicht vorbehaltlos und uneingeschränkt auch für die Osteosynthese beim Erwachsenen gelten.

Zusammenfassend läßt sich sagen, daß die Periostgefäße einen hohen Anteil der Knochenernährung übernehmen. Bei einer Plattenosteosynthese am kindlichen Knochen sollte man daher stets bemüht sein, das Periost nicht von der Knochenoberfläche abzulösen, bzw. abgescherte Periostlappen dem Knochen wieder anzulegen, da sich gezeigt hat, daß sich die cortico-periostalen Gefäßverbindungen innerhalb kurzer Zeit wieder aufbauen. Gleiches Vorgehen möchten wir für die Osteosynthese beim Erwachsenen empfehlen, denn unseres Erachtens ist die Ursache der „stress protection" nicht so sehr in biomechanischen als vielmehr in biologischen Veränderungen auf der Knochenoberfläche zu suchen, da dem Periost bei der operativen Versorgung von Frakturen bisher nicht die ihm gebührende Bedeutung zugeordnet wurde.

Fibrinklebung zur Replantation osteocartiliganärer Fragmente am Kniegelenk des Kaninchens

A. Braun, G. Schumacher und W.D. Heine, Heidelberg und Würzburg

Nachdem Matras u. Mitarbeiter erstmalig 1972 hochkonzentriertes Fibrinogen Kryopräcipitat im Tierexperiment zur erfolgreichen Klebung von Nervenanastomosen verwendet haben, wurden zahlreiche experimentelle und klinische Studien über die Anwendung des Fibrinklebesystems durchgeführt.

Passl u. Mitarbeiter berichteten 1976 über gute Ergebnisse nach Transplantation homologen – mit Fibrinkleber fixierten – Gelenkknorpels am Schaf.

Die durch Tomographie und Arthroskopie in zunehmendem Maß diagnostizierte frische traumatische Knochenknorpelabsprengung hat uns veranlaßt, an 81 Kaninchenkniegelenken eine osteochondrale Fraktur zu simulieren und mit Fibrinkleber zu fixieren.

Nach lateraler Meniscektomie wurde vom Tibiaplateau ein keilförmiges Knochenknorpelfragment entnommen.

Das Fragment wurde 24 Stunden intraarticulär belassen. Nach erneuter Arthrotomie erfolgte die Fixation.

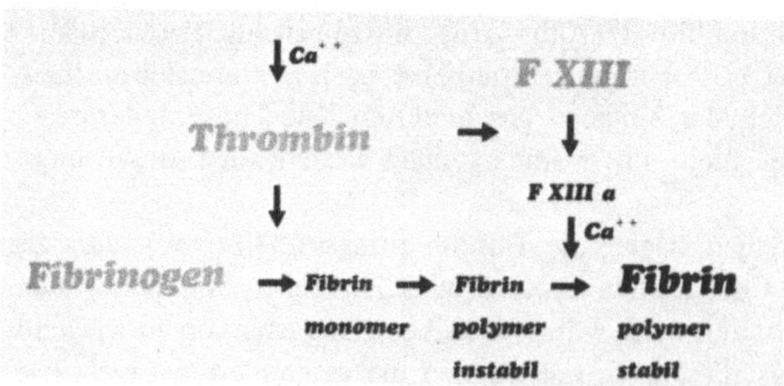

Abb. 1. Schematische Darstellung der Entstehung und Vernetzung von Fibrin

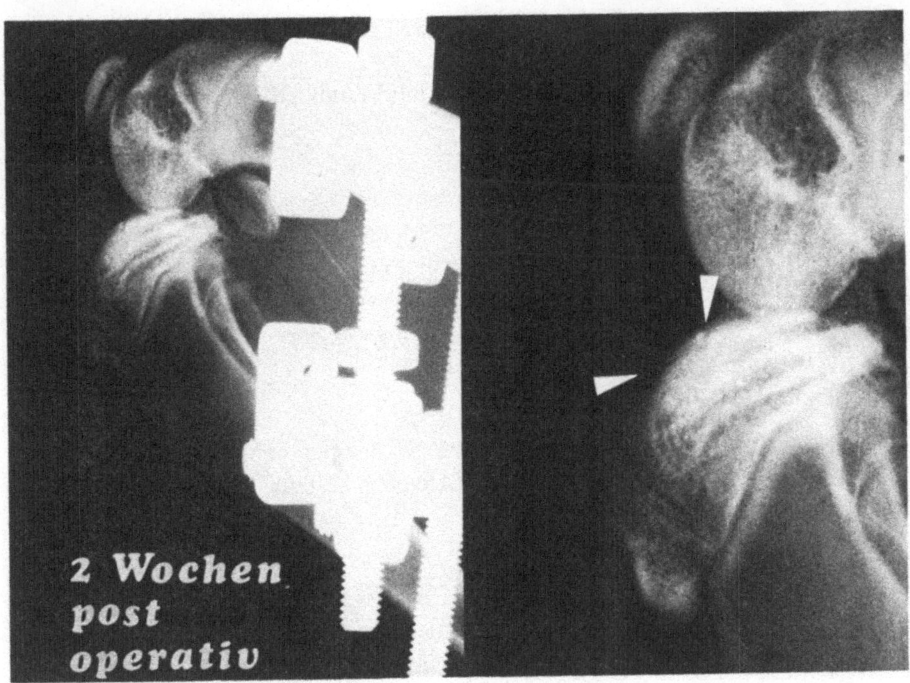

Abb. 2. Röntgenologisch zeigt sich 2 Wochen nach Fibrinklebung eine anatomische Reposition des osteochondralen Fragments

Der Kleber besteht aus drei Komponenten – *Fibrinogen, Thrombin* und *Faktor XIII.*

Aus Fibrinogen und Thrombin entsteht unter Anwesenheit von Ca^{++} monomeres bzw. polymeres Fibrin. Durch Einfluß des fibrinstabilisierenden Faktors XIII – aktiviert durch Thrombin – werden die locker aneinandergelagerten Fibrinstränge peptidartig miteinander verknüpft. Dadurch wird der Fibrinverschluß mechanisch belastbar und die Fibroblastenproliferation gefördert.

Grundlage des Klebers ist hochkonzentriertes humanes Fibrinogen, das als Kryopräcipitat vorliegt und ca. 90 mg/ml thrombinfällbares Plasmaprotein enthält. Nach dem Auftauen wird Fibrinogen in Solform auf das knöcherne Wundbett getropft. Um das fibrinolytische Potential zu verringern, sollte man Blutungen aus dem Spongiosalager vermeiden. Hier kann bereits die thrombinhaltige Lösung eingesetzt werden, wo 3000 I.E. Thrombin in 5 ml Ringerlösung mit doppeltem Gehalt an Ca^{++} gelöst sind. Mit der gleichen Lösung wird das osteochondrale Fragment benetzt.

Als dritte Komponente wird Faktor XIII Konzentrat hinzugefügt. 4 ml entspricht 250 Einheiten Aktivität.

Das Fragment wird unter Druck adaptiert – nach 30 sec hat sich der Kleber verfestigt.

Um die Belastungsfähigkeit der Klebestelle durch Druck- und Scherkräfte zu prüfen, wurden drei postoperative Gruppen kontrolliert:

Gruppe A hatte *keine* Gelenkfixierung
Gruppe B hatte *temporäre* Gelenkfixierung durch Fixateur externe für 2 Wochen
Gruppe C hatte *permanente* Gelenkfixierung durch Fixateur externe für 6 Wochen

2 Wochen postoperativ zeigt sich röntgenologisch eine gute Lage des osteochondralen Fragments (Abb. 2).

Die Festigkeit des Replantates wurde ohne und mit Fibrinkleber untersucht.

Ergebnis

In Gruppe A *ohne* Gelenkfixierung:

Kein signifikanter Unterschied auf dem Niveau $2\alpha = 0{,}05$ zwischen geklebten und nicht geklebten Proben.

In Gruppe B mit *temporärer* Gelenkfixierung:

Die Wahrscheinlichkeit, daß die geklebte Probe bei temporärer Fixation fest wird, ist signifikant größer als die Wahrscheinlichkeit, daß sie ohne Klebung fest wird.

In Gruppe C mit *permanenter* Gelenkfixierung:

Die Wahrscheinlichkeit, daß die geklebte Probe bei permanenter Fixation fest wird, ist signifikant größer als die Wahrscheinlichkeit, daß sie ohne Kleber fest wird.

Histologisch läßt sich am 3. postoperativen Tag eine nahezu mikroanatomische Reposition nachweisen (Abb. 3).

Zwischen den Spongiosabälkchen liegt noch ausreichend Fibrin. In den Markräumen stellt sich junges Granulationsgewebe dar. Fibroblastenformationen lassen den Verlauf der Klebestelle vermuten. Osteoblastensäume bilden junges Osteoid.

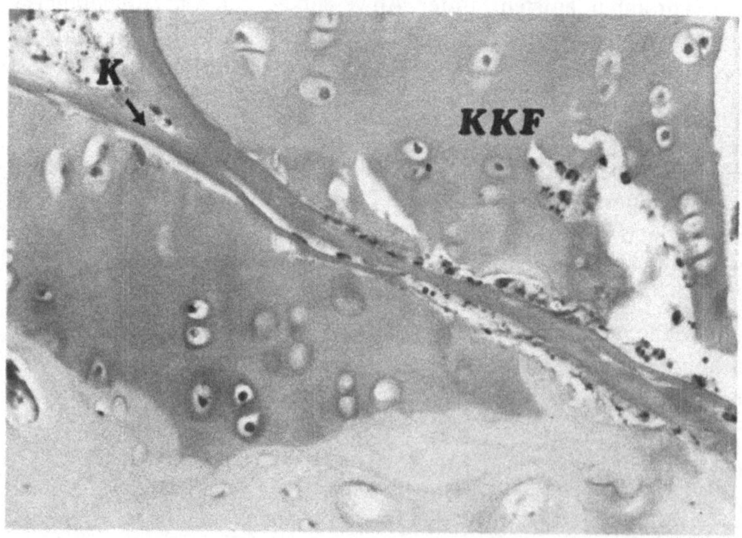

Abb. 3. Fibrinkleber (K) am 3. postoperativen Tag zeigt ausreichende Haftung zwischen Knochenknorpelfragment (KKF) und Wundbett

Am 7. postoperativen Tag zeigt sich eine fortgeschrittene Organisation des Klebers mit dichtem Granulationsgewebe und Fibrinresten. Die Capillarisierung reicht bereits bis in den subchondralen Raum.

Nach 6 Wochen ist der Knochen geheilt. Die Knorpelwunde ist noch sichtbar und läßt Clusterformationen im Sinne der Regeneration erkennen.

Ein aktiver Knorpelmetabolismus im replantierten Fragment läßt sich 6 Wochen postoperativ autoradiographisch nachweisen. Nach intraarticulärer Injektion von 250 μ ci ^{35}S zeigt sich innerhalb von 24 Stunden eine aktive Incorporation von Sulfatradioisotopen in die Chondroitinschwefelsäure. Dies beweist die Vitalität der Chondrocyten als Stoffwechselzentren des Knorpels.

Auf dem Kodak AR-10 stripping film läßt sich nach einer Belichtungszeit von 55 Tagen die Aufnahme radioaktiven Sulfates in die Grundsubstanz des Knorpels nachweisen.

Zusammenfassend kann man sagen, daß sich im Tierexperiment das Fibrinklebesystem bei osteochondralen Frakturen bewährt hat, wobei eine 14-tägige Gelenkruhigstellung die besten Ergebnisse zeigt. Die Indikation zur klinischen Anwendung erscheint uns somit gegeben.

Literatur

Matras, H., Dinges, H.P., Lassmann, H., Mamoli, B.: Zur nahtlosen interfasziculären Nerventransplantation im Tierexperiment. Wiener Medizinische Wochenschrift *37*, 517 (1972)

Passl, R., Plenk, H.jr., Sauer, G., Spängler, H.P.jr., Radaszkiewicz, T., Holle, J.: Die homologe reine Gelenkknorpeltransplantation im Tierexperiment. Archiv für orthopädische und Unfall-Chirurgie *86*, 243–256 (1976)

Mechanische und histologische Befunde bei Inaktivitätsosteoporose

L. Claes und C. Burri, Ulm

Nach längerer Gipsimmobilisation von Frakturen wurden in einigen Fällen Spontanfrakturen beobachtet, deren Ursachen man in einer röntgenologisch sichtbaren Osteoporose vermutete.

Wir interessierten uns deshalb für die nach einer Immobilisation auftretenden Veränderungen der Knocheneingenschaften und ihren Einfluß auf die Knochenfestigkeit. Während es eine große Anzahl von Publikationen über die physikalischer Eigenschaften normaler Knochen gibt [1], sind nur wenige Arbeiten [2,3,4] bekannt, die die Veränderungen der Knocheneingenschaften nach einer Immobilisationszeit untersuchten.

Die vorliegende Untersuchung soll deshalb dazu dienen, die Veränderungen biomechanischer, morpohologischer und physikalischer Eigenschaften von ruhiggestellten Knochen zu prüfen.

Material und Methoden

Den Einfluß einer Immobilisation auf die Eigenschaften von Knochen prüften wir im Tierexperiment. Dazu wurde 10 männlichen Kaninchen (Neuseeländer, weiß, mittleres Gewicht 2,5 kg) jeweils das rechte hintere Bein so eingegipst, daß Femur und Tibia fest fixiert und in einem Winkel von ca. 30° gebeugt waren. Die Dauer der Gipsimmobilisation betrug 6 Wochen.

Während dieser Zeit wurden die Tiere in Einzelkäfigen gehalten. Weitere 10 Tiere des gleichen Stammes standen als Kontrolltiere ohne Gips unter sonst gleichen Bedingungen. Nach Ablauf der Versuchszeit erfolgte die Tötung der Tiere und die Explanation der rechten Femura. Bis zur Prüfung der Biege-Schlagfestigkeit froren wir die Knochen ein und tauten sie zwei Stunden vor Versuchsbeginn in physiologischer Kochsalzlösung auf.

Biomechanik

Die Bestimmung der Schlag-Biegefestigkeit der Femura erfolgte mit dem Pendelschlagwerk 5101 der Firma Zwick in Form einer Dreipunktbiegung. Die Knochen wurden dazu auf zwei Auflagern mit einem Abstand von 40 mm gelegt und von einem herabfallenden Pendel mit einer Geschwindigkeit von 2,94 m/sec. in der Mitte getroffen. Die Schlagrichtung wählten wir von dorsal nach ventral. Gemessen wurde die zum Zerbrechen des Knochens erforderliche Energie, die aus der potentiellen Energie des Pendels vor und nach dem Schlag bestimmt werden konnte.

Morphologie

Nach dem Bruchversuch betteten wir den distalen Teil der Femura zur Herstellung unentkalkter Knochenschnitte in Methylmethacrylat ein. Von den daraus gewonnenen Diaphysenquerschnitten und Condylenlängsschnitten mit einer Dicke von 60 μm stellten wir Mikroradiographien her (Faxitron).

Die verkalkten Knochenteile stellen sich in diesen Mikroradiographien hellgelb dar, während sich Hohlräume und Bindegewebe schwarz zeigen (Abb. 1). Diese starken Kontrastunterschiede erlauben eine quantitative Auswertung der Knochenporosität mit Hilfe eines automatischen Bildauswertesystems (Zeiss-Mikrovideomat). Das verwendete Gerät nimmt die Präparate mit einer Fernsehkamera auf und bestimmt das prozentuale Verhältnis von hellen und dunklen Bildpunkten mit einer hohen Auflösung.

Die Porosität in den Condylen ermittelten wir an sieben Meßstellen, je drei proximal und distal der Epiphysenfuge, und einer Meßstelle am distalsten Punkt der Condylen. Jede der quadratischen Meßflächen hatte dabei eine Größe von 4 mm^2. Der Mittelwert aus diesen 7 Meßstellen diente als repräsentativer Wert für die Porosität im Condylenbereich. Bei den Diaphysenquerschnitten bestimmten wir den Mittelwert aus den Meßstellen in vier Quadranten, denn jeweils eine Meßfläche von 0,7 mm^2 zugrunde lag.

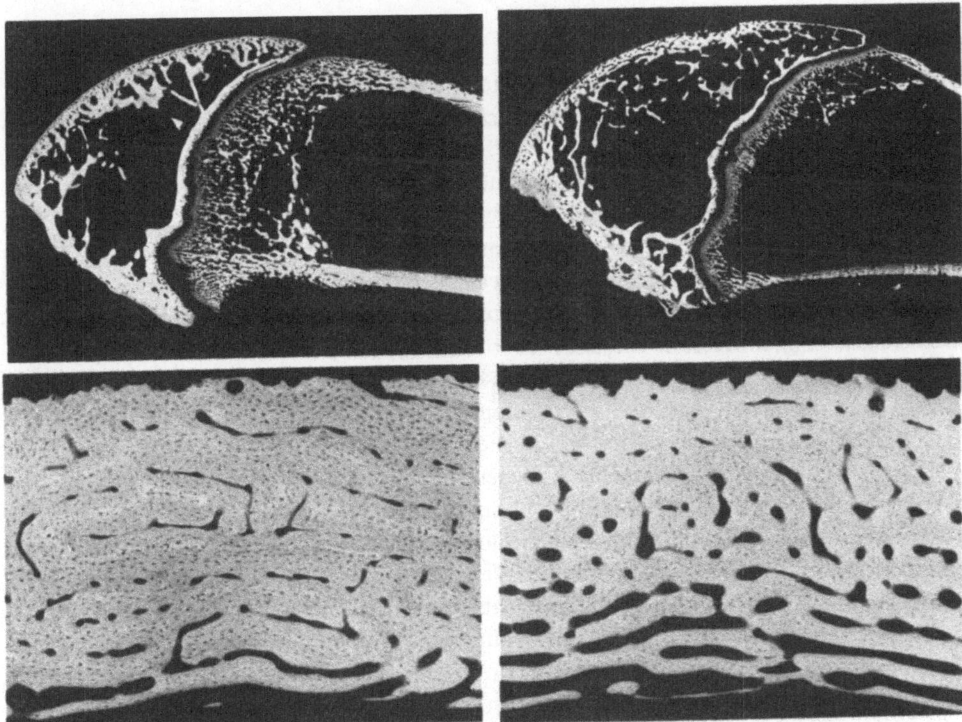

Abb. 1. Obere Reihe, Mikroradiographien der Condylenlängsschnitte (60 μm), Condylendurchmesser ca. 12 mm. *Untere Reihe*: Mikroradiographien der Corticalisquerschnitte (60 μm), Corticalisdicke ca. 1 mm, *linke Spalte*, gesunde Knochen der Kontrollgruppe, *rechte Spalte*, immobilisierte Knochen (6 Wochen)

Physikalische Größen

Dem proximalen Anteil der Femura entnahmen wir in der Diaphyse jeweils einen Querschnittsring von 5 mm Höhe. Diese Knochenringe wurden vor ihrer weiteren Verarbeitung fotografiert. Aus der Vergrößerung dieser Aufnahmen bestimmten wir mit Hilfe eines elektronischen Strukturauswertegerätes (MOP-Digiplan) die Querschnittsflächen, die mittleren Diaphysendurchmesser und die mittleren Corticalisdicken.

Das Volumen der Querschnittsringe, das den weiteren Berechnungen der spezifischen Gewichte zugrunde liegt, wurde aus den Querschnittsflächen und der Ringhöhe berechnet. Das Feuchtgewicht der Knochenproben erhielten wir zwei Stunden nach Einlegen in physiologische Kochsalzlösung und Evakuierung in einem Exikator.

Zur Trockengewichtsbestimmung wurden die Knochenringe bei 8000 g 15 min in einer Kühlzentrifuge (MSE High Speed) geschleudert, um die Fettextrahierung zu beschleunigen. Danach erfolgten zwei Trockenvorgänge über 16 St bei 100°C, zwischen denen eine Fettextrahierung mit Aether p.a. über 16 St vorgenommen wurde.

Anschließend veraschten wir diese Knochenproben bei einer Temperatur von 1000°C über einen Zeitraum von 16 Stunden. Die Knochenasche wurde in 5 ml 20%iger Salzsäure gelöst und mit Aqua bidestillata auf 100 ml aufgefüllt. Den Calciumgehalt bestimmten wir daraus komplexometrisch mit Titriplex III [5].

Ergebnisse

Die Kaninchen mit Gipsimmobilisation zeigten nach 6 Wochen an der fixierten Extremität eine Muskelatrophie und wiesen im Durchschnitt eine geringere Gewichtszunahme auf als die Kontrolltiere.

Die an den explantierten Femura ermittelten Meßwerte sind als Mittelwerte mit den dazugehörigen Standardabweichungen in Tabelle 1 zusammengestellt.

Der Schlag-Biegeversuch ergab für die immobilisierten Femura signifikant ($p < 0{,}01$) kleinere Bruchenergien (Tabelle 1). Die Festigkeitsabnahme ist mit 38% ganz erheblich. Bei den Bruchgeometrien überwogen Schrägbrüche und herausgesprengte Knochendreiecke. In 3 Fällen immobilisierter Knochen beobachteten wir jedoch auch reine Querbrüche. Während bei den Femuraußendurchmessern im Diaphysenbereich zwischen ruhiggestellten und gesunden Knochen kein Unterschied gefunden werden konnte, zeigte sich nach Immobilisation eine deutliche Abnahme der Corticalisdicke (Tabelle 1).

Die Porosität der immobilisierten Knochen nahm generell zu (Tabelle 1, Abb. 1). Die Erhöhung im Condylengebiet betrug 21,5% und jene in der Corticalis der Diaphyse 51,3%.

Die Angaben über die prozentuale Abnahme des Knochens im Condylenbereich täuschen etwas über die effektiven Knochenverluste, da auch bei den gesunden Knochen in der Meßfeldfläche eine niedrige Knochentrabekeldichte vorliegt und Veränderungen auf die Gesamtmeßfläche bezogen werden. Wie aus Abbildung 1 zu ersehen ist, nimmt die Knochendichte lokal wesentlich stärker ab. Distal und proximal der Epiphysenfuge verringert sich der knöcherne Bereich um ca. 60%. Auch die an die Gelenkflächen angrenzenden Teile weisen eine starke Auflockerung auf.

In den mikroradiographischen Aufnahmen der Corticalisquerschnitte (Abb. 1) zeigt sich eine deutliche Vergrößerung der Haverschen Känale, die vor allem von der endostalen Seite her fortzuschreiten scheint und dort zu einer Spongiosierung führt.

Im Gegensatz zu den biomechanischen und morphologischen Meßwerten ergaben sich die Meßergebnisse der spezifischen Feucht-, Trocken-, Asch- und Calciumgewichte (Tabelle 1) keine signifikanten Unterschiede zwischen immobilisierten und gesunden Corticalisknochenproben.

Tabelle 1. Mittelwerte ± Standardabweichungen der Versuchsergebnisse

	Rechte Kaninchenfemura Kontrolle	Gips-immobilisation
Bruchenergie (mJ)	188.000 ± 66.000	117.000 ± 19.000
Mittlerer Femurdurchmesser (mm)	7.305 ± 0.480	7.400 ± 0.392
Mittlere Corticalisdicke (mm)	1.140 ± 0.242	0.945 ± 0.044
Porosität Condylen (%)	65.820 ± 3.470	78.470 ± 4.390
Porosität Diaphysenquerschnitt (%)	4.504 ± 0.707	6.878 ± 1.432
Spez. Feuchtgewicht (mg/mm^3)	2.116 ± 0.271	2.131 ± 0.289
Spez. Trockengewicht (mg/mm^3)	1.767 ± 0.149	1.779 ± 0.208
Spez. Aschgewicht (mg/mm^3)	1.275 ± 0.113	1.268 ± 0.143
Spez. Calciumgewicht (mg/mm^3)	0.476 ± 0.059	0.505 ± 0.059

Diskussion

Die in unserem Experiment gefundene starke Abnahme der Bruchfestigkeit der Knochen nach Immobilisation erklärt die in der Klinik beobachteten Spontanfrakturen. Die Abnahme der Festigkeit von 38% im Diaphysenbereich ist im wesentlichen auf eine Verringerung der Corticalisdicke und nur zu einem kleineren Teil auf die Erhöhung der Corticalisporosität zurückzuführen.

Die wenigen aus der Literatur bekannte [2,3,4] Meßwerte zu Festigkeitsabnahmen ruhiggestellter Knochen schwanken erheblich. Untersuchungen von Eichler an jungen Meerschweinchen ergaben Verluste der statischen Biegefestigkeiten von bis zu 62%, während Experimente an Hundeknochenproben von Semb und Humanknochenproben von Dickenson und Hutton keine bzw. wesentlich niedrigere Werte ergaben. Die Erklärung hierfür dürfte in der Tatsache liegen, daß die beiden letztgenannten Autoren definierte Knochenproben aus der Corticalis entnahmen. Der für die Festigkeit des Gesamtknochens entscheidende Faktor der Corticalisdicke entfiel hier also. Eine Erhöhung der Corticalisporosität um wenige Prozent vermindert dagegen die Festigkeit der Corticalisproben nicht so wesentlich, daß eine Signifikanzaussage bei den vorliegenden Probenzahlen und Meßwertschwankungen möglich ist.

Die Tatsache, daß die an den Corticalisproben bestimmten spezifischen Gewichte der normalen und immobilisierten Knochen (Tabelle 1) keine Unterschiede zeigen, führen wir auf die geringe absolute Veränderung (2%) der Porosität zurück, da Änderungen dieser Größenordnung im Bereich der Meßgenauigkeit der verwendeten Methoden liegen.

Als empfindlichste Indikatoren für die Knochenveränderungen erwiesen sich die Festigkeit und die Morphologie der Knochen. Die von uns gefundenen Ergebnisse deuten darauf hin, daß es durch eine Immobilisation überwiegend zu einem morphologisch beobachtbaren Knochenabbau kommt, der die Festigkeit der Knochen wesentlich herabsetzt. Anhaltswerte für eine Änderung der spezifischen Knocheneigenschaften konnten dagegen nicht gefunden werden.

Die klinische Beurteilung eines möglichen Festigkeitsverlustes nach Immobilisation ist nach diesen Ergebnissen am deutlichsten an der Verringerung der Corticalisdicke zu beobachten.

Zusammenfassung

In einem Tierexperiment wurde der Einfluß einer Immobilisation auf biomechanische, morphologische und physikalische Eigenschaften von Knochen geprüft. Dazu wurde bei 10 Kaninchen ein Hinterbein über 6 Wochen mit Gipsbinden ruhiggestellt. Die immobilisierten Knochen wiesen eine reduzierte Biege-Schlagfestigkeit (-38%), eine verringerte Corticalisdicke (-17%) sowie eine erhöhte Porosität in der Corticalis (+51%) und im Condylenbereich (+21%) auf. Eine Änderung der spezifischen Feucht-, Trocken-, Asch- und Calciumgewichte konnte nicht beobachtet werden.

Literatur

1. Evans, F.G.: Mechanical properties of bone. Springfield, Illinois, Charles C. Thomas Publisher 1973
2. Eichler, J.: Inaktivitätsosteoporose. Aktuelle Orthopädie, Heft 3. Stuttgart, George Thieme 1970
3. Semb, H.: The breaking strength of normal and immobilized cortical bone from dogs. Acta orthop. Scand. *37*, 131–140 (1966)
4. Dickenson, R.P.: The effect of immobilisation on the tensile strength of human bone. Digest of the 11th international conference on medical and biological engineering – 1976 – Ottawa
5. Klinisches Labor. 12. Auflage, Darmstadt, E-Merck 1974

Experimentelle Untersuchungen zum Strukturverhalten und zur Reißfestigkeit polyglycolsäurehaltigen Nahtmaterials

H.J. Refior, H. Bruns und J. Hinterberger, München und Köln

Bei der Bewertung der synthetischen, absorbierbaren Fäden aus Polyglykolsäure weist Nockemann in seiner Monographie „Die chirurgische Naht" darauf hin, daß lediglich die rauhe Oberfläche dieser Kunststofffäden ein Problem darstelle.

Die rauhe Oberfläche erwies sich, trotz aller anderen Vorzüge dieses Nahtmaterials als insbesondere nachteilig für das richtige Gleiten des Knotens. Nicht zuletzt wurde immer wieder über schmerzhafte Hautfissuren nach der Verwendung von polyglykolsäurehaltigen Fäden geklagt.

Da das Phänomen der rauhen Oberfläche bei beiden auf dem Markt befindlichen Produkten nachweisbar war, andererseits für eine der beiden Fadensorten darauf hingewiesen wurde, daß die allen Polyesterfäden eigene Oberflächenfriktion und die dadurch bedingte Sägewirkung hier auf ein klinisch bedeutungsloses Minimum reduziert sei (Muxfeldt), sahen wir uns veranlaßt, dieses Phänomen zu untersuchen.

Diese Untersuchungen beschränkten sich ausnahmslos auf polyglykolsäurehaltige Fäden der Fadenstärke 0.

Zur Beurteilung der Oberfläche des Nahtmaterials wurden zunächst auflichtmikroskopische Untersuchungen angestellt, die erste Hinweise für oberflächenbezogene Veränderungen ergaben.

Das rasterelektronenmikroskopische Bild brachte in der Folge dann Gewißheit und ließ unter vorausgegangener Ausschaltung möglicher Artefakte, die Zuordnung der palpatorisch nachweisbaren Rauhigkeiten zu Schädigungen der Filamentstruktur zu.

Auffällig war dabei die ausnahmslose Lokalisation der Filamentdefekte auf der Konvexität der Filamentbündel, die auf eine mechanische Ursache der Schädigungen schliessen ließ.

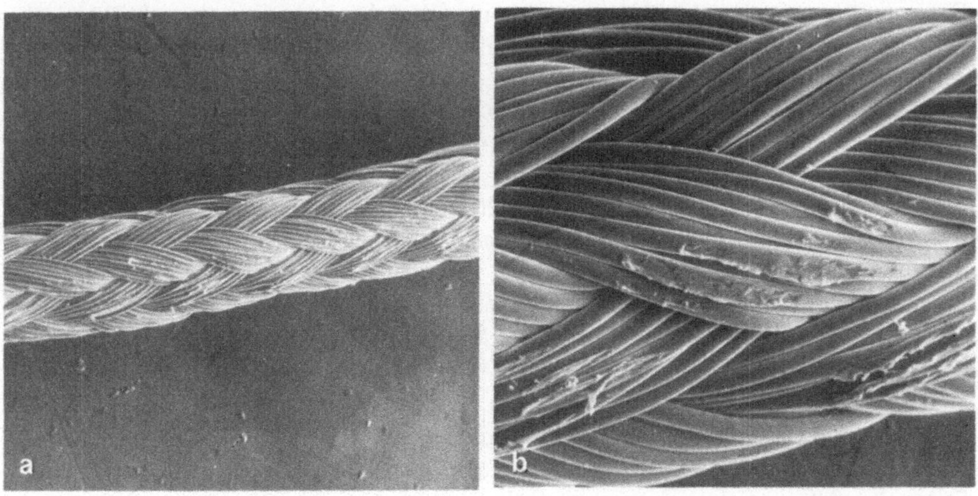

Abb. 1 a, b. Polyglykolsäurehaltiges Nahtmaterial mit deutlichen Filamentschädigungen auf der Konvexität der Filamentbündel. Original-Vergrößerungen: **a** 50 x; **b** 200 x

Der Ausprägungsgrad der Filamentdefekte erwies sich allerdings als unterschiedlich (Abb. 1 a, b).

Diese Beobachtungen veranlaßten uns, Reißkraftmessungen der polyglykolsäurehaltigen Fäden mit dem Zwick-Universalprüfgerät durchzuführen, wobei wir die Reißkraft im Knoten und im Faden prüften. Nach Nockemann entspricht die Reißkraft von Polyglykolsäurefäden in etwa den Werten von Polyesterfäden.

Diese Reißkraft wird von Seiten eines Herstellers im Knoten für die von uns geprüfte Fadenstärke 0 mit durchschnittlich 4.75 kp angegeben.

Unsere Ergebnisse, die auf seit 1976 immer wieder stichprobenartig durchgeführten Untersuchungen basieren, zeigten aber, daß die Mittelwerte der Fadenstärke 0 bei beiden auf dem Markt befindlichen Produkten höher zu veranschlagen sind. So konnten wir Durchschnittswerte für die Knotenreißkraft von 5.36 bzw. 5.92 kp ermitteln.

Noch günstigere Durchschnittswerte ergaben die Untersuchungen der Reißkraft im Faden, für die in der gleichen Serie produktabhängig 7.58 und 8.02 kp registriert werden konnten.

Den in diesem Zusammenhang nachweisbaren 10%-igen Unterschied im Dehnungsverhalten zwischen den beiden Fadensorten führen wir auf den zusätzlichen Lactid-Anteil in einem der beiden Produkte zurück.

Die bei den vergleichenden Reißkraftprüfungen nachgewiesenen geringfügigen Unterschiede sowie die Kenntnis der Filamentschädigungen veranlaßte uns, nach etwaigen Zusammenhängen zwischen diesen Befunden durch Messungen der Fadenstärke zu suchen. Die nachgewiesenen Schwankungen der Fadenstärke lagen jedoch im Bereich der vorgeschriebenen Abweichungsmöglichkeiten.

Ein Zusammenhang zwischen Filamentschädigungen und Reißfestigkeit ließ sich nicht nachweisen. Allerdings ließ sich die erwartete Abhängigkeit zwischen Fadendurchmesser und Reißkraft bestätigen.

Zur Beurteilung der Verwendungsmöglichkeiten von polyglykolsäurehaltigen Nahtmaterialien in der Gelenkchirurgie wurden tierexperimentelle Untersuchungen angeschlossen.

Dazu wurden ganze Fadenschleifen unter sterilen Kautelen in die Sprung- und Kniegelenke von Schafen eingebracht und nach einer Implantationsdauer von 14 bzw. 21 Tagen wieder entnommen.

Die danach durchgeführten rasterelektronenmikroskopischen Untersuchungen dieser Fäden ließen in den meisten Fällen einen vermutlich von der Synovia ausgehenden Überzug erkennen.

In umschriebenen Bereichen konnten allerdings unbedeckte Filamentbündel nachgewiesen werden, die, abhängig von der Versuchsdauer, eine zunehmende Fragmentierung der einzelnen Filamente zeigten.

Diese Texturänderung ging erwartungsgemäß mit einer Abnahme der Reißkraft einher, die im Knoten für beide geprüften Produkte nach 14 Tagen Versuchsdauer unter 50% der Ausgangsfestigkeit lag.

Diese auf die speziellen Bedingungen des hydrolytischen Abbaues im Gelenk zurückgeführten Befunde erlauben die Schlußfolgerung, daß die zeitlich begrenzte Aufgabe der Naht im Rahmen der Wundheilung bei der Verwendung von polyglykolsäurehaltigen Fäden als erfüllt angesehen werden kann.

Die noch nach einer Versuchsdauer von 14 Tagen nachweisbare Reißkraft dürfte als ausreichend angesehen werden, wenn man davon ausgeht, daß die festen Bindegewebsschichten der Fascie bis zur belastbaren Ausheilung etwa 11 bis 16 Tage benötigen (Nockmann).

Zusammenfassend kann festgestellt werden, daß das untersuchte, absorbierbare Nahtmaterial eine hohe Knoten- und Fadenreißfestigkeit sowie eine ausreichende Dauerreißkraft nach intraarticulärer Implantation im Tierexperiment aufweist. Herstellungstechnische Verbesserungen der als störend empfundenen Oberflächenrauhigkeit müssen als Zeichen für eine fortschreitende Entwicklung auf dem Sektor der resorbierbaren Nahtmaterialien gewertet werden.

Literatur

Muxfeldt, H.: Synthetisch und doch resorbierbar – die neue Ära des chirurgischen Nahtmaterials. Ethicon OP-Forum *85*/1 1976

Nockemann, P.F.: Die chirurgische Naht. 2. bearbeitete und wesentlich erweiterte Auflage. Stuttgart: Thieme 1975

Die Stabilität eines Fixateur externe aus Polymer-Werkstoffen – Messungen am Modell und Vergleich mit Fixateur externe-Systemen aus Metall

R. Spier und E. Strickle, Ludwigshafen/Rhein

In enger Zusammenarbeit mit der BASF wurde – auf Anregung von Arens – an der BG-Unfallklinik Ludwigshafen ein Fixateur externe aus Polymer-Werkstoffen entwickelt, dessen klinische Erprobung jetzt als abgeschlossen gelten kann.

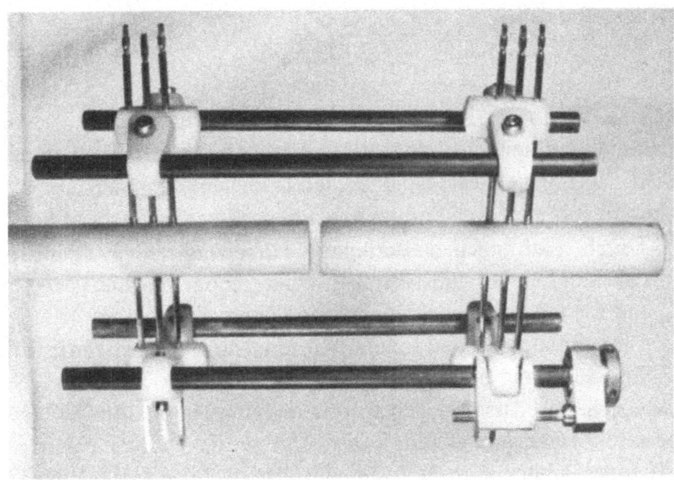

Abb. 1

Seine Hauptmerkmale sind ein niedriges Gewicht und eine weitgehende Röntgenstrahlentransparenz. Über Kugelschnappverbindungen werden die einzelnen Bauteile verbunden. So lassen sich mit wenigen Handgriffen alle denkbaren Montagevarianten leicht und dennoch stabil zusammensetzen. Kompressions- und Distraktionskräfte werden über eine abnehmbare Spannvorrichtung aufgebracht.

Da der Elastizitätsmodul der Polymer-Werkstoffe wesentlich niedriger ist als derjenige eines Metalls, waren bei der Konzeption einer Verankerung aus Kunststoffen Steifigkeitsprobleme nicht ohne weiteres auszuschließen.

Die Stabilität des Fixateur externe aus Polymer-Werkstoffen mit den eben geschilderten Eigenschaften wurde daher mit derjenigen von 5 – im deutschen Sprachraum gebräuchlichen – Verankerungssystemen vergleichend untersucht. Von letzteren weiß man, daß ihre Applikation bei bekanntem Indikationsspektrum zu klinisch guten Ergebnissen führt.

Die Systeme A-C sind nur in einer Ebene anzulegen, D und E lassen sich – mit oder ohne zusätzliche, winkelversetzte Knochenschrauben – auch räumlich montieren.

Als Prüfkörper wurden 2 Stäbe aus thermoplastischem Polymer-Werkstoff verwendet. Die Auslenkkraft griff bei allen Auslenkmessungen in einem Abstand von 220 mm vom Prüfspalt an, die Stützweite war vergleichbar. Knochenschrauben bzw. -nägel waren den geprüften Systemen entsprechend angeordnet.

Die Auslenk- und Axialkräfte sowie die Drehmomente wurden mit geeichten Meßeinrichtungen, die Auslenkungen und Verformungen mittels Feinmeßwerken ermittelt. Die Messungen wurden also unter gleichen Meßbedingungen durchgeführt, die Verankerungssysteme waren vorschriftsmäßig angeordnet und verschraubt.

Die gemessenen Verformungen setzten sich selbstverständlich aus der Verformung des gesamten Verankerungssystems zusammen, also aus derjenigen der Knochenschrauben und der Systemeinzelglieder.

Aus Zeitgründen kann ich hier auf weitere Charakteristika der geprüften Systeme leider ebensowenig eingehen, wie auf weitere Einzelheiten der Meßmethode.

Meßergebnisse

Die Auslenkung aus der Frontalebene steigt bei allen Systemen mit der Auslenkkraft nahezu linear an. Schon geringe Belastungen bewirken – vor allem in Neutralisationsstellung, das heißt bei einer Prüfspaltweite von 10 mm – hohe Auslenkungen. Hier wirkt sich die geringe Biegefestigkeit der Knochenschrauben und ihre meist reibschlüssige Verbindung mit der Verankerung selbst besonders ungünstig aus.

Durch Einbringen zusätzlicher, winkelversetzter Schrauben und deren Einbeziehung in den Montageverband läßt sich – wie schon von Hierholzer angegeben – für die Systeme D und E ein deutlicher Stabilitätsgewinn erzielen.

Dies gilt auch für den Fixateur externe aus Polymer-Werkstoffen.

Bei Ausübung einer Vorspannkraft – in der Klinik spräche man von Kompression – läßt sich das Ausmaß der Frontalauslenkung bis zu 75% reduzieren. Aus Gründen der besseren Übersichtlichkeit sind hier nur die Werte für den neuen Fixateur externe eingetragen. Bei den übrigen Systemen zeigt sich eine vergleichbare Tendenz.

Bei der Auslenkung aus der Sagittalebene ist die Schraubenverformung wesentlich geringer. Es sind etwa die dreifachen Auslenkkräfte erforderlich, um das gleiche Ausweichen des Prüfkörperoberteils wie bei der Frontalauslenkung zu bewirken. Auch in dieser Auslenkrichtung bringt das Aufbringen einer Vorspannkraft einen deutlichen Steifigkeitsgewinn.

Durch zusätzliche, winkelversetzte Knochenschrauben und deren Einbeziehung in den Montageverband läßt sich bei dieser Belastungsrichtung – ebenso wie beim Aufbringen axialer Kräfte – eine merkliche Stabilitätszunahme nicht registrieren.

Die Auswirkung dieser Axialkräfte auf die Prüfspaltverringerung hängt vornehmlich von der Biegesteifigkeit der Knochenschrauben bzw. -nägel ab.

Bei gleichzeitiger Ausübung einer Vorspannkraft zeigt sich bei der Verankerung aus Polymer-Werkstoffen eine sichtbare Verformung der Verbindungsstäbe. Sie ist deutlich höher als bei den Metallsystemen, liegt aber im elastischen Bereich und bedeutet keinen Stabilitätsverlust.

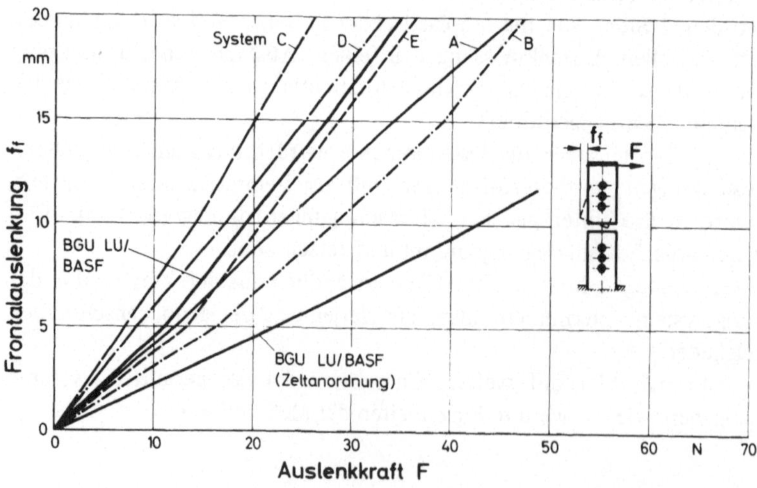

Abb. 2

Frontalauslenkung f_f
mm
f_f ← 35mm, wenn F_v = 0
f_f ← 25mm, wenn F_v = 0
f_f ← 17mm, wenn F_v = 0
f_f
F
Auslenkkraft
F = 60 N
F = 45 N
F = 30 N
0 250 500 750 1000 N 1250
Vorspannkraft F_v

Abb. 3

Sagittalauslenkung f_s
mm
System B
A
C
D
E
BGU LU/ BASF
f_s
F
0 10 20 30 40 50 60 70 80 90 N 100
Auslenkkraft F

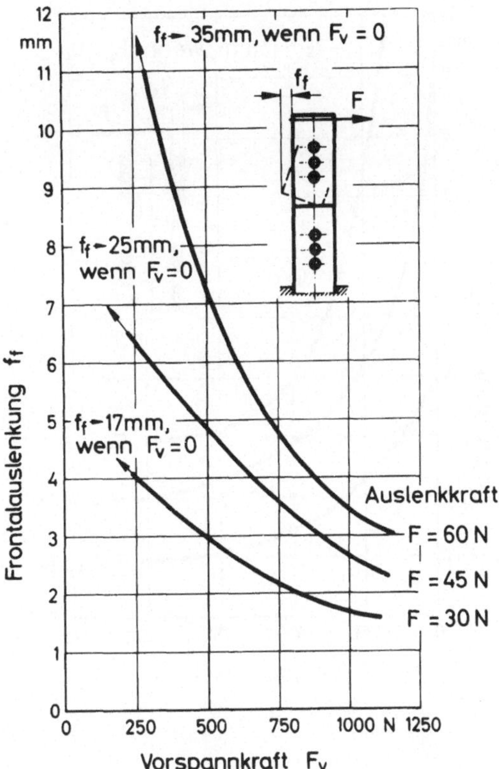

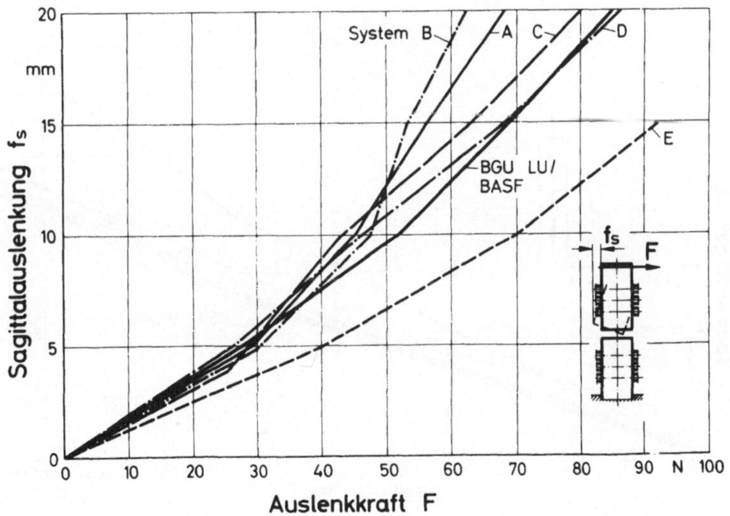

Abb. 4

10
mm
9
8
7
6
5
4
3
2
1
0
Sagittalauslenkung f_s
$f_s \to 17$ mm, wenn $F_v = 0$
f_s
F
Auslenkkraft
F = 75 N
F = 50 N
F = 25 N
0
250
500
750
1000 N 1250
Vorspannkraft F_v

Abb. 5

7
mm
6
5
4
3
2
1
0
Spaltverringerung f
F
f
System A
B
C
D
E
BGU LU/BASF
0
100
200
300
400
500
600
700
800
900
1000
1100 N 1200
Axialkraft F

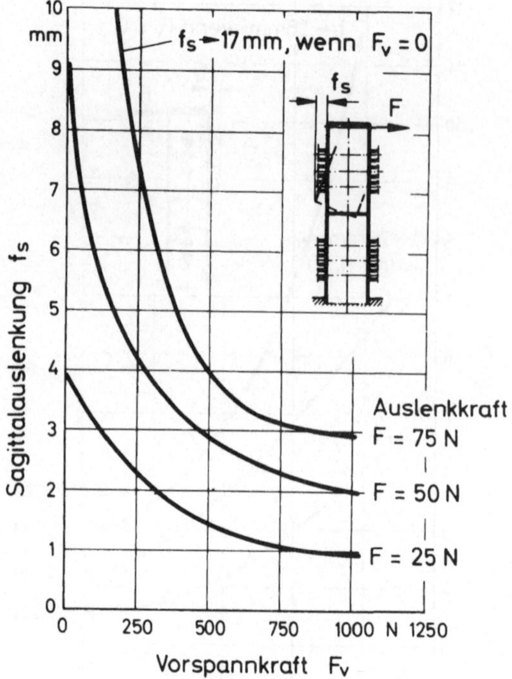

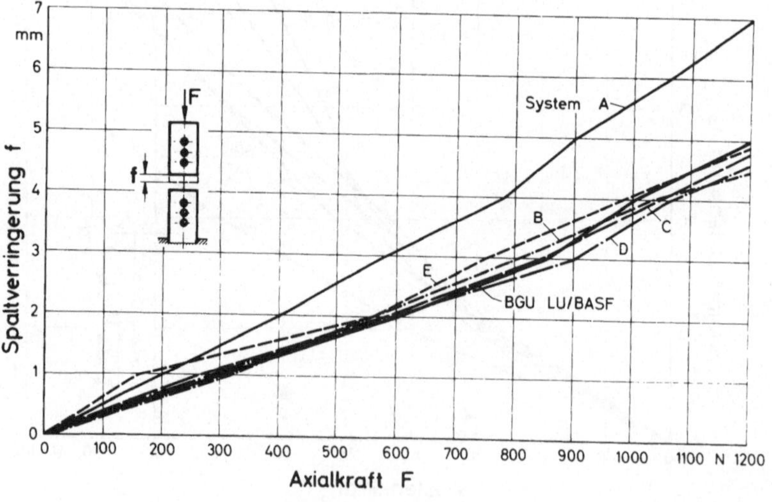

Abb. 6

7
mm
6
5
4
3
2
1
0
Systemverformung Δh
Δh
0
250
500
750
1000 N
1250
Vorspannkraft F_v

Abb. 7

5
mm
4
3
2
1
0
Verdrehung U
M_t
U
A
E
C ≙ D
BGU LU/ BASF
B
BGU LU/BASF (Zeltanordnung)
0
5
10
Nm
15
Verdrehmoment M_t

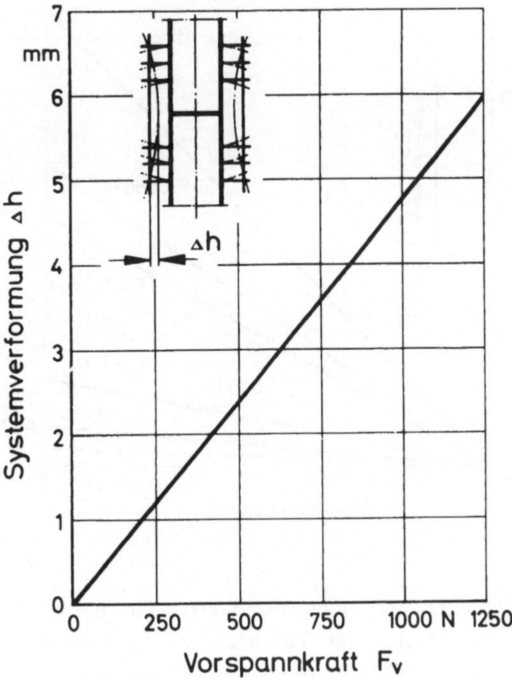

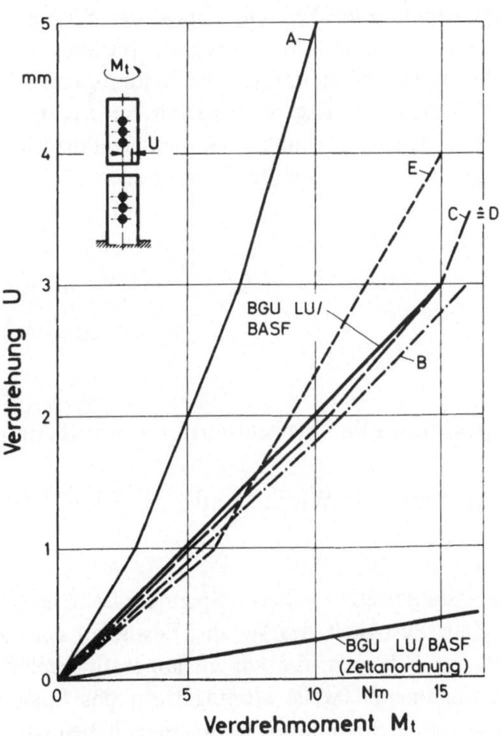

Abb. 8

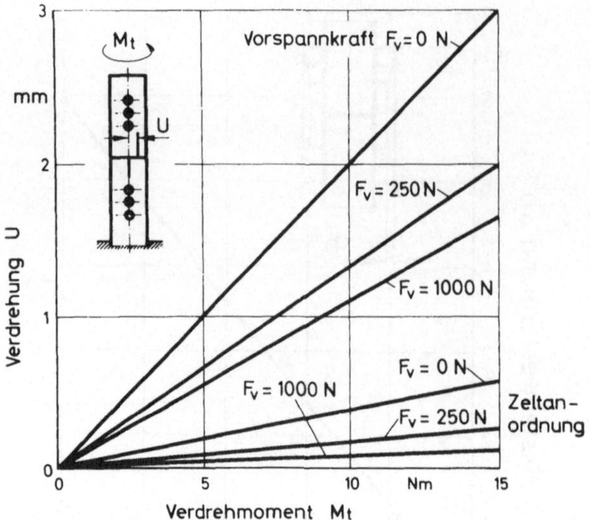

Abb. 9

Abschließend noch die Werte, die bei Einleitung eines Verdrehmoments gefunden wurden. Rechts der Vergleich der Systeme bei einer Prüfspaltbreite von 10 mm, links wieder diejenigen in Abhängigkeit von einer zunehmenden Vorspannkraft. In den beiden Dias erkennt man unten den Stabilitätsgewinn nach Einbringen winkelversetzter Knochenschrauben.

Bei einer Analyse dieser Ergebnisse zeigt sich, daß die Stabilität sämtlicher Verankerungssysteme zum Teil eine Frage der Steifigkeit der Knochenschrauben ist. Ihr Anteil soll im einzelnen jetzt nicht erörtert werden.

Bei Verwendung der jeweils systemspezifischen Knochenschrauben ist die Stabilität eines beanspruchungsgerecht gestalteten Fixateur externe aus Polymer-Werkstoffen durchaus mit derjenigen äußerer Knochenverankerungen aus Metall gleichzusetzen. Dies bestätigen die guten klinischen Erfahrungen – nicht nur an unserer Klinik.

Experimentelle Untersuchungen zur dynamischen Stabilität äußerer Spanner

H. Martinek, B. Wielke und E. Egkher, Wien

Die Stabilität eines äußeren Spanners ist abhängig von vorgegebenen, nicht veränderlichen Größen (Festigkeit des Metalls, Festigkeit des Knochens, Rahmenfestigkeit des Spanners) und von Faktoren, die wir intraoperativ beeinflußen können (Dicke und Einspannlänge des Steinmann-Nagels, Montageform des Spanners). Den Einfluß dieser variablen Faktoren auf die Stabilität eines Spanners haben wir experimentell untersucht.

Stabilität der Steinmann-Nägel

Der Grad der Durchbiegung eines Nagels bei querer Belastung ist von der Größe der einwirkenden Kraft, der freien Einspannlänge und dem Nageldurchmesser abhängig. Die Durchbiegung nimmt bei gleicher Kraft mit größerer Einspannlänge und kleinerem Nageldurchmesser zu.

Ein wesentliches Kriterium für die Festigkeit eines Steinmann-Nagels ist seine Elastizitätsgrenze, also jene maximale Durchbiegung, die ohne bleibende Verformung toleriert wird. Diese maximale Durchbiegung und die dazu notwendige Kraft haben wir experimentell untersucht und in Relation zur Einspannlänge und zum Nageldurchmesser gesetzt (Abb. 1) Liegt die am Röntgenbild direkt messbare Durchbiegung des Nagels unter Berücksichtigung seiner Dicke und Einspannlänge unterhalb u_{max} (Abb. 1a) läßt dies den Schluß zu, daß die Kraft P_{max} (Abb. 1b) noch nicht überschritten und der Nagel nicht plastisch deformiert wurde. Die Bedeutung der Einspannlänge und des Nageldurchmessers für die Stabilität eines Spanners wird daraus ersichtlich.

Einfluß der Montageform

Beim Einwirken von Biegekräften auf eine durch äußere Spanner stabilisierte Fraktur kommt es zur Verkippung des distalen Fragmentes um den Winkel α und zu einer Verschiebung im Frakturbereich um die Strecke x (Abb. 2). Die Stabilität eines Spanners läßt sich durch diese beiden Größen definieren und es kommt nun darauf an, durch eine

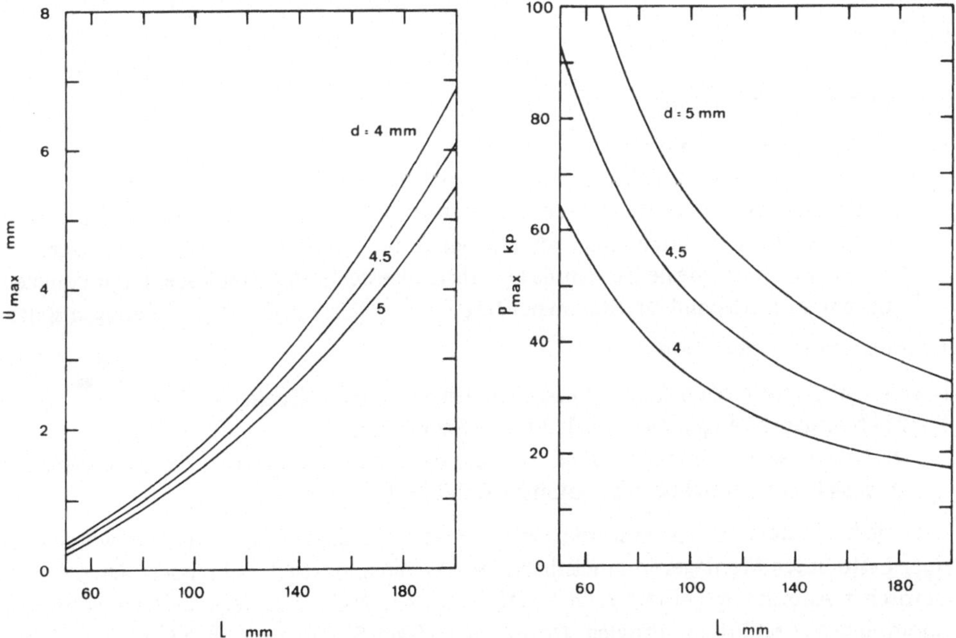

Abb. 1. Maximale Belastbarkeitsgrenze P_{max} (Fließgrenze ist erreicht) und dabei auftretende maximale elastische Durchbiegung u_{max} für verschieden lang eingespannte Steinmann-Nägel

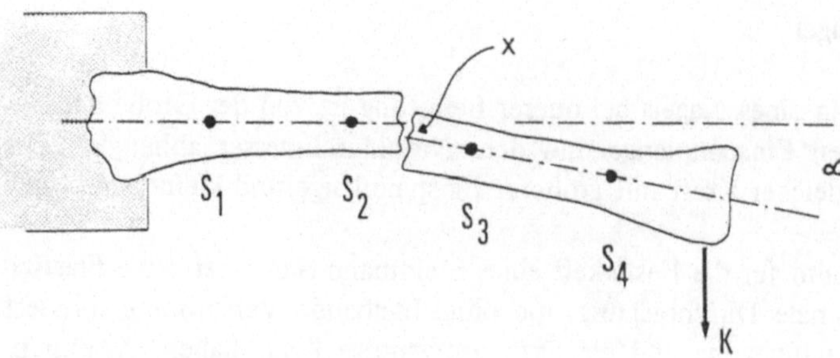

Abb. 2. Schema unserer Versuchsanordnung, der zeltförmige Aufbau und die Schanzschen Schrauben sind nicht eingezeichnet

geeignete Anordnung der Steinmann-Nägel und eine optimale Lage der Schanz'schen Schrauben diese Frakturbewegungen möglichst klein zu halten.

Im Experiment haben wir in der Mitte durchsägte Tibiaknochen mit Spannern in verschiedener Anordnung stabilisiert. Das proximale Teilstück wurde fest eingespannt, das distale belastet und die jeweils auftretende Verkippung α und Verschiebung x mit Mikrometern gemessen. Der interfragmentäre Druck wurde mit einer eigens für diese Messungen konstruierten Lastzelle gemessen. Wir suchten jene Montageform bei der α und x ideal kleine Werte bilden.

Ergebnisse

x wurde maximal klein durch:

1. eine interfragmentäre Kompression,
2. zwei frakturnahe eingebrachte Schanz'schen Schrauben,
3. bei unsymmetrischer Anordnung des Spanners (z.B. bei einer Fraktur im distalen Drittel des Unterschenkels) durch einen verschieden großen Abstand der Steinmann-Nägel zueinander, wobei das ideale Verhältnis des Abstandes der Steinmann-Nägel im proximalen Fragment zum Abstand der Steinmann-Nägel im distalen Fragment 2: 1 betragen sollte.

α wurde maximal klein durch:

1. einen möglichst großen Abstand zwischen den Steinmann-Nägeln,
2. zwei frakturnahe eingebrachte Schanz'sche Schrauben,
3. vier Schanz'sche Schrauben (zwei frakturnahe, zwei frakturfern), die besonders bei einem Defekt im Bruchbereich optimale Stabilität brachten.

Da jedes System nur so stark sein kann wie sein schwächster Punkt suchten wir den bei einer bestimmten Montageform meistbelasteten Steinmann-Nagel und fanden, daß bei symmetrischer Anordnung (=Fraktur in Schaftmitte) der Nagel S_2, bei nicht symmetrischer Anordnung (=Fraktur im distalen Drittel) der Nagel S_4 am meisten auf Biegung beansprucht wird (Abb. 2). Diesem Nagel sollte daher beim Aufbau eines Spanners besondere Beachtung geschenkt werden. Man sollte ihn als ersten Nagel einbringen und möglichst stark wählen und auf diesem Nagel erst den Spanner weiter aufbauen. Bringt man ihn später ein, ist man in Bezug auf seine Lage bereits gebunden und muß vielleicht einen nicht idealen Sitz in Kauf nehmen.

Für die klinische Praxis wäre daher zu fordern:

1. Bei Defekten im Bruchbereich 4 Schanz'sche Schrauben in richtiger Anordnung (2 frakturfern, 2 frakturnahe, dazwischen pro Fragment 2 Steinmann-Nägel in möglichst großem Abstand voneinander).
2. Besondere Beachtung ist dem jeweils meistbelasteten Steinmann-Nagel im Hinblick auf Stärke und optimalen Sitz zu widmen.
3. Bei Frakturen im distalen Drittel des Unterschenkels ist das ideale Verhältnis der Steinmann-Nägel zueinander zu beachten (das Verhältnis des Abstandes im proximalen Fragment zum Abstand im distalen Fragment sollte 2: 1 betragen).
4. Bei interfragmentärer Kompression ist eine plastische Verformung der Steinmann-Nägel zu vermeiden (grober Richtwert: ein mehr als 2 mm gebogener Nagel ist bereits bleibend verbogen).

Literatur

1. Hild, P., Hofmann, H., Burger, H., Kraus, J.: Festigkeitsuntersuchungen am Fixateur externe unter Biegebeanspruchung. Unfallchirurgie *4*, 77 (1978)
2. Sass, F., Bouche, Ch.: Dobbel's Taschenbuch für den Maschinenbau. 13. Aufl., Berlin-Heidelberg-Göttingen: Springer 1974

Versuche zur Federosteosynthese am Leichenknochen und beim Hund

H.C. Nonnemann, Berlin

Nachdem Maatz 1944 einen eiternden Schußbruch am Oberarm mit einer federähnlichen Konstruktion heilen konnte, sind in der früheren Maatz'schen Klinik und anderen Kliniken etwa 500 veröffentlichte und ohne Zweifel weitere unveröffentlichte Osteosynthesen mit der Feder vorgenommen worden.

Die Feder unterscheidet sich wesentlich von allen anderen bekannten Osteosynthesehilfsmitteln. Denn die Feder ist ein elastischer Körper, der mechanische Arbeit als potentielle Energie aufnehmen und diese wieder in mechanische Arbeit zurückverwandeln kann. Die Feder hat im gespannten Zustand Federkraft und Federweg gespeichert.

Aus den klinischen Beobachtungen bei der Federosteosynthese meint man herauslesen zu können, daß durch die Federkraft eine festere Fixationsstabilität erreicht werden konnte und außerdem durch den dynamischen Federdruck die Knochenneubildung bei der Heilung von Frakturen beschleunigt wurde.

Dieses sollte mit Hilfe von Experimenten geprüft werden.

Zu diesem Zweck wurden zunächst an 64 Leichenknochen typische Tibiakopf- und Malleolarfrakturen und Abscherungen des hinteren Volkmann'schen Dreiecks gesetzt. Die entsprechenden Fragmente wurden mit einfachen Schrauben und im Gegenversuch mit Federkopfschrauben fixiert. Anschließend wurde die erforderliche Kraft bis zum Abriß des angeschraubten Fragmentes gemessen. Es stellte sich heraus, daß zwischen 25 und 50% mehr Kraft notwendig war, um die Federosteosynthese zu lösen, verglichen mit der Schraubenosteosynthese.

Die erste Hypothese war durch diese Versuche mit statistischer Signifikanz von – je nach Versuchsreihe – 1–10% nachgewiesen. Da der rechnerisch ermittelte Druck der verwendeten Federköpfe weniger als die Hälfte der zusätzlich notwendigen Abrißkraft ausmachte, muß als zusätzliche Stabilität die „innere Verhakung" der spongiösen Fragmente unter dem dynamischen Druck der Feder angenommen werden.

Die Hypothese der beschleunigten Frakturheilung unter Federdruck war nur im Tierexperiment zu prüfen. Zu diesem Zweck wurden 13 Hundeversuche unternommen.

In der ersten Serie mit 7 Versuchen wurden fern der Anlegestelle entnommene Anlegespäne mit verschiedenen Federelementen fixiert. So wurde z.B. ein unter einer starren Platte fixierter Span mit einem unter Federstahl mit einem errechneten Druck von 8 kp verglichen. In weiteren Versuchen wurden Federligaturen und Federkopfschrauben mit einfachen Drahtligaturen und einfachen Platten verglichen. Zur Beurteilung dieser Resultate wurden Röntgenbilder und histologische Schnitte herangezogen. Die Versuchsdauer betrug 8–10 Wochen.

In der zweiten Serie mit 6 Versuchen wurde eine andere Versuchsanordnung gewählt. Hier wurde der Femur des Hundes quer osteotomiert und diese Osteotomie mit einer Markraumfeder und einem theoretischen Druck von 10 kp versorgt, im Gegenversuch mit einer DC-Platte und einem theoretischen Druck von 100 kp nach Angaben des Herstellers. Die Auswertung erfolgte hier nach 6–8 Wochen. Röntgenbilder konnten aus technischen Gründen nur zur Kontrolle der Implantate angefertigt werden. Die wesentliche Auswertung erfolgte durch die Szintigraphie, wobei man sich durchaus bewußt war, daß dieses eine sehr grobe Methode ist.

Die röntgenologische Auswertung schien nun zu zeigen, daß unter starrer Fixation nach 3 Wochen keine Ossifikation zwischen Span und Bett, nach 6 Wochen sogar eine Resorption des Spanes stattgefunden hat. Währenddessen scheint sich unter der dynamischen Federosteosynthese nach 3 Wochen bereits eine knöcherne Reaktion darzustellen und nach 6 Wochen die knöcherne Vereinigung vollendet zu sein.

Soweit schienen sich also klinische Beobachtungen und Experiment zu decken.

Bei der szintigraphischen Auswertung läßt sich eine vermehrte Einschwemmung von knochenbildenden Zellen unter Federdruck, verglichen mit der starren Fixation nicht erkennen. Das Integral der Impulse zeigt bei beiden Methoden eine mehr oder minder identische, szintigraphisch erfaßbare Durchblutung. Ganz erstaunlich deckt sich diese Integralkurve aller Hunde mit der eines einzelnen Hundes, bei dem die beiden Fixationsmethoden kollateral ausgeführt wurden.

Die histologische Auswertung beweist nun, daß das Röntgenbild irreführend sein kann.

Bei einem Hund, bei dem röntgenologisch unter einfachen Drahtligaturen nach 10 Wochen der Span resorbiert zu sein scheint, hat tatsächlich eine Vereinigung zwischen Span und Bett stattgefunden. Bei nur einem weiteren der histologisch ausgewerteten Hunde allerdings läßt sich nur auf einem der Serienschnitte noch eine schmale Brücke unter starrer Fixation erkennen, bei zwei weiteren nicht. Währenddessen zeigen alle drei Hunde unter dynamischer Federfixation eine breite knöcherne Vereinigung.

Der Vergleich der Knochenneubildung unter starrer bzw. dynamischer Federosteosynthese kann also eindeutig nur histologisch dargestellt werden. Die Röntgen-Übersichtsaufnahme vermittelt keine eindeutigen Aufschlüsse, die Szintigraphie ist eine zu grobe Methode.

Die erste der beiden Hypothesen wurde also bestätigt: Durch die Federosteosynthese kann mit Sicherheit eine stabilere Fragmentfixation erreicht werden, als durch die starre Fixation.

Die Frage, ob die Federosteosynthese eine beschleunigte Knochenneubildung provoziert, kann nach den hier geschilderten Versuchen noch nicht schlüssig beantwortet werden.

Die Versuche werden mit einer geeigneten Versuchsanordnung und allein histologischen Auswertung fortgesetzt werden.

Das sogenannte Meniscusregenerat im Tierversuch

H. Schilling, Lünen

Das Kniegelenk befindet sich unter regelrechten Bedingungen in einem ausgewogenen, jedoch labilen Gleichgewicht, das bei Krankheiten, unfall- oder operativbedingten Störungen nur mit begrenzten reparativen oder regenerativen Fähigkeiten ausgleichen kann.

Eine dieser Reparationsfähigkeiten ist die Ersatzgewebsbildung, das sogenannte Meniscusregenerat nach vollständiger Meniscusentfernung.

Man kann nach den feingeweblichen Befunden feststellen, daß kein spezifisches Gewebe an die Stelle tritt, wo „wesentliches Gewebe" (Herxheimer) wie der Faserknorpel entfernt wurde.

Dieses falsche Regenerat, ein Ergebnis von nutritiven, formativen und funktionellen Reizen nimmt die Lücke ein, die durch die Meniscusentfernung entstanden ist.

Die wesentlichen Reize müssen spezifisch, d.h. gezielt und systemgerecht einwirken. Ein Nichtfunktionieren durch Infekt, zu lange Ruhigstellung, unsachgemäße Behandlung oder zu baldige Irritation durch die „Gewebsmühle" (Bier) führt zwangsläufig zur Ausbildung eines unvollständigen und auch schadensbereiten Ersatzgewebes.

Bier schreibt in seinen „Beobachtungen über Regeneration beim Mensch" 1917/1918, daß noch ein fast jungfräuliches Gebiet vorliegt, wo es noch viel zu beobachten und zu erforschen gibt.

Neue Erkenntnisse über die Wundheilung haben in den letzten Jahren mitgeholfen, viele Fragen zu klären, es bleiben jedoch noch weitere komplizierte, wirkstoffbedingte Steuerungs- und Integrierungsmechanismen zu erforschen (Kühnau, Lindner).

Die Bereitschaft des Organismus zur Auffüllung von Lücken durch echte oder falsche Regenerate ist bekannt. Bei der sogenannten Regeneratbildung nach Meniscusentfernung formt sich Bindegewebe, das nicht mit der Umgebung verbacken ist, keine Beschwerden verursacht, nicht zur Kontraktur neigt und das insbesondere formlich zweckmäßig und geordnet ist.

Solche Ersatzgewebe sind auch bei Rearthrotomien, Arthrographie und Arthroskopie beim Menschen zu beobachten. Ihre Höhe und insbesondere Breite ist durchaus variabel, die sogenannte Dreikantfigur jedoch immer festzustellen (Schilling).

Bereits 1898 hat Lenail bei Beobachtungen an Hunden 10 und 12 Wochen nach einer Meniscusentfernung festgestellt, daß sich ein „neuer Meniscus" aus Sehnengewebe entwickelt hätte und zu ähnlichen Feststellungen kamen später Pfab, Lukjanow und Pakrovskij, Turco, Leni u.a.

Mandic (1969) fand bei seinen Hundeversuchen „eine totale Regeneration", während Cox (1975) nur von einer gewissen Regeneration spricht.

Daß auch Versuche an Kaninchen, Hasen und Affen durchgeführt wurden, sei nur der Vollständigkeit halber erwähnt.

Der Zweck eigener Versuche am Hund war, den Ablauf nach einer vollständigen Meniscusentfernung makroskopisch und feingeweblich zu überprüfen.

Es konnte dabei festgestellt werden, daß die Ersatzgewebsbildung feingeweblich, wie in ihrem Ablauf, der Wundheilung mit den drei bekannten Phasen ähnelt:

1. Die exsudative Phase bis 48 Stunden nach Wundentstehung.
2. Die proliferative Phase von der 24. bis zur 72. Stunde.
3. Die reparative Phase zwischen dem 3. bis 21. Tag, wo der noch vorhandene Zellreichtum schwindet und die Capillaren obliterieren. Die Fibroblasten dagegen strukturieren sich zu geordneten und funktionsausgerichteten Bündeln.

Die Beobachtungszeit bei 70 Versuchen an Hunden reichte von 3 Tagen bis zu 16 Monaten nach Meniscusentfernung und hier fand sich die Bestätigung der bereits aufgeführten Parallele mit der Wundheilung.

In den ersten Tagen zeigte sich im früheren Meniscusbett der inneren Gelenkkapsel aufliegend eine hellrote und später eine dunkelrote Fibrinauflagerung.

Nach 1 bis 12 Tagen fand sich ein halbmondförmiges, raumangepaßtes Fibrinmaschenwerk, das dann 14 Tage bis 4 Wochen später zunehmend meniscusähnlicher und festanhaftender wurde mit Organisierung des Fibrinmaschenwerkes durch junges und gefäßreiches Bindegewebe (Abb. 1).

Nach 1 bis 2 Monaten war die Umwandlung über lockeres bis zum ausgereiften Bindegewebe nach 2 bis 4 Monaten festzustellen.

Nach 4 bis 8 Monaten war die Form zunehmend meniscusähnlich, funktionsgerecht und feingeweblich bindegewebig durchstrukturiert mit vereinzelten nachweisbaren Knorpelzellen und umschriebenen kapselnahen Gefäßzellen im Bereich der sogenannten Indifferenzzone.

Ein 8 bis 12 Monate altes Ersatzgewebe war sowohl makroskopisch als auch feingeweblich als abgeschlossen zu betrachten mit der Ausbildung eines strukturierten, mehrschichtigen Ersatzgewebes, das auch 12 bis 16 Monate alt noch die gleiche Struktur und Form zeigte (Abb. 2).

Die Randzone war vermehrt bindegewebig durchstrukturiert und die Konsistenz ließ gelenkwärts an Dichte nach.

Rißbildungen und Lockerungszeichen waren sowohl makroskopisch als auch feingeweblich nachweisbar. Es konnten dabei reparative Vorgänge nach Rißbildungen beob-

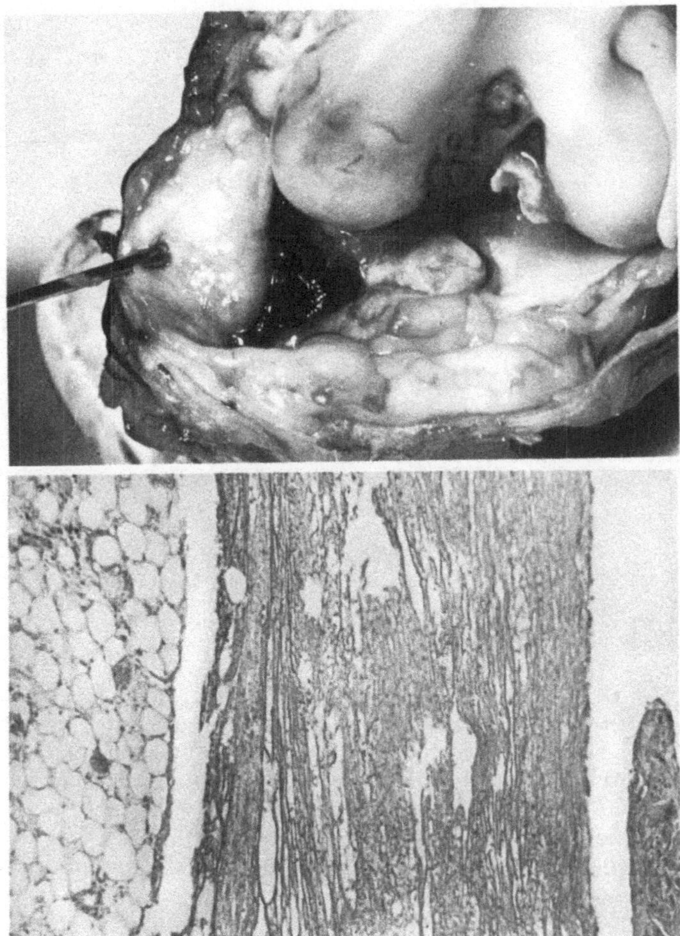

Abb. 1. 8 Tage nach Innenmeniscusentfernung. Es fand sich ein weicher, schwammiger, leicht anhaftender Randsaum, der vom Vorder- bis zum Hinterhorn reichte. Histologie: Raumangepaßtes, lockeres Fibrinmaschenwerk

achtet werden, die in ihrem Ablauf durchaus mit den Feststellungen von Könn bei menschlichen Meniscusverletzungen zu vergleichen sind.

Im Gegensatz zu Cox konnten jedoch keine degenerativen Knorpelveränderungen am Schienbeinkopf oder der Oberschenkelrolle beobachtet werden, wenn das Meniscusersatzgewebe form- und funktionsgerecht ausgelegt und der Heilverlauf ungestört war.

Die Versuche bei Hunden, deren Menisken nach Funktion, Belastung, Form und feingeweblichem Aufbau durchaus mit dem menschlichen Meniscus vergleichbar sind, konnten den Nachweis der Entwicklung und funktionellen Anpassung eines sogenannten Regenerates erbringen. Weiterhin war festzustellen, daß diese Entwicklung Parallelen hatte mit der foetalen Entwicklung des menschlichen Meniscus (Schilling).

Die klinische Folgerung ist, und das ist Klinikern bekannt, daß die nach einer Meniscusoperation entstandene Lücke nicht bestehen bleibt, sondern daß die örtlichen reparativen Fähigkeiten der parameniscalen Zone zusammen mit der formbildenden und för-

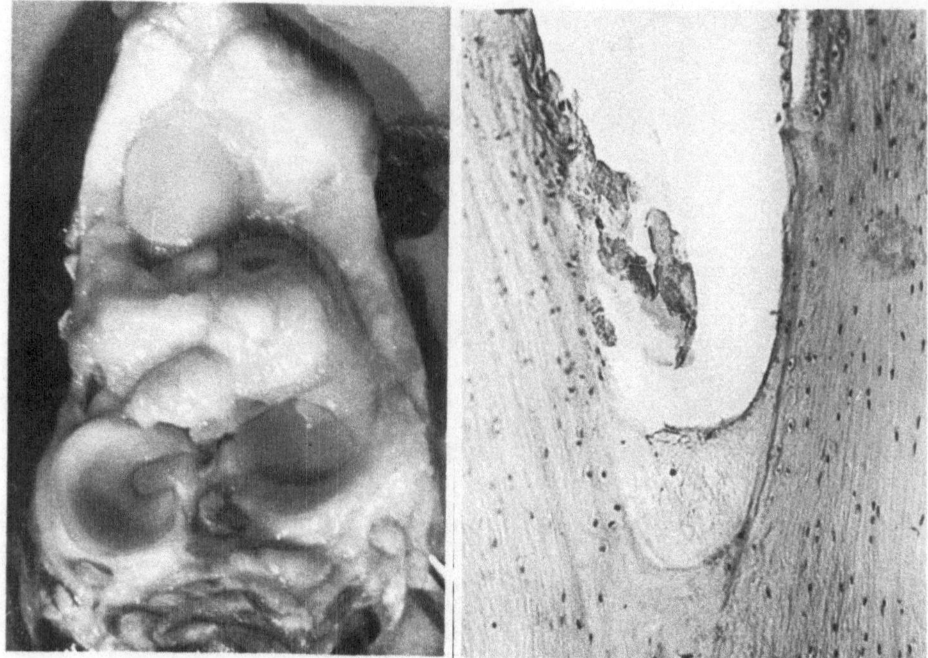

Abb. 2. 16 Monate nach Innenmeniscusentfernung. Formgerechte Ersatzgewebsbildung ohne degenerative Veränderungen im Kniebinnenraum. Histologie: Jugendlicher Faserknorpel mit feingeweblich nachweisbarer Rißbildung an der Gelenkinnenkante, synovialer Ablagerung und bindegewebigen reparativen Vorgängen

dernden Funktion genügen, diese Lücke zu schließen und ein durchaus belastungsfähiges Ersatzgewebe entstehen lassen.

Zusammenfassung

Daß es nach einer Meniscusentfernung beim Menschen zur Ausbildung eines sogenannten Regenerates kommen kann, ist bei Rearthrotomien zu beobachten.

Die entstandene Lücke wird, und das konnte durch Hundeversuche bestätigt werden, ausgefüllt durch ein formgerechtes strukturiertes Bindegewebe, das sich aus einem ortsständigen Fibrinmaschenwerk, ausgehend von einer Indifferenzzone entwickelt.

Die feingewebliche und formative Entwicklung läßt dabei Parallelen mit den Wundheilungsphasen erkennen, wenn Funktion und Wundheilung nicht beeinträchtigt wurden.

Literatur

Bier, A.: Regeneration und Narbenbildung in offenen Wunden, die Gewebslücken aufweisen. Berliner Klin. Wschr. *54*, 201, 227 (1917)

Cox, J.S.: The Degenerative Effects of Medial Meniscus Tears in Dogs' Knees. Clinical Orthopaedics and Related Research *125*, 236 (1977)

Kühnau, J.: Biochemie der Wundheilung. Langenbecks Arch. Klin. Chir. *301*, 23 (1962)

Schilling, H.: Das Verhalten von Meniscusresten und Ersatzgewebsbildungen. Mschr. Unfallheilk. *67*, 63 (1964)
Schilling, H.: Der Meniskus, embryonal und funktionell betrachtet. Münch. Med. Wschr. *117*, 977 (1975)
Struck, H.: Morphologische und biochemische Grundlagen der Wundheilung. Unfallheilk. *79*, 449 (1976)

In vitro kultivierte Chondrocyten als homologes Knorpeltransplantat

G. Helbing, R. Neugebauer und W. Mohr, Ulm

Im Tierexperiment sind regenerative Vorgänge in der Umgebung von Knorpeldefekten nur bei heranwachsenden Tieren zu beobachten. Nach Abschluß des Wachstums überwiegen regressive Veränderungen [1]. Die klinische Erfahrung läßt gleiches auch für traumatische Knorpelschäden beim Menschen vermuten. Um einer posttraumatischen Arthrose nach Knorpelläsionen vorzubeugen, bietet sich gegenwärtig nur die Transplantation von gesundem Knorpel – entweder frischen autologen oder konservierten homologen Gewebes – an. Als limitierender Faktor ist aber auch hierbei die fehlende Regenerationsfähigkeit der Chondrocyten im Transplantat anzusehen [2,3,4]. Wir haben uns unter diesem Aspekt der Frage zugewandt, ob die Transplantation kultivierter Chondrocyten von neonatalen Tieren möglich und gegebenenfalls Transplantaten aus Knorpelgewebe gleichwertig oder überlegen ist.

Chondrocytenkultur

Steril entnommener und mechanisch zerkleinerter Gelenkknorpel vom Kaninchen wurde mit Trypsin und Kollagenase in eine Einzelzellsuspension überführt. Die mehrfach gewaschenen Einzelzellen wurden in geeigneten Konzentrationen auf runden Deckgläschen in kleinen Petri-Schalen bei 37° in Ham's F 10 Kulturmedium gezüchtet und nach 2 Wochen transplantiert.

Transplantationsversuche

24 ausgewachsene 3 bis 3,5 kg schwere weibliche Kaninchen vom Stamm CHBB:CH wurden in Nembutal-Halothan-Narkose an beiden Kniegelenken arthrotomiert. Am linken medialen Condylus wurde retropatellar ein 1 mm dickes Knorpeltransplantat mit 3 mm Durchmesser entnommen. Rechts wurde am retropatellaren Femur sowie an beiden Condylen je ein Knorpeldefekt von 3 mm Durchmesser und 1 mm Tiefe gebohrt. Die Defekte wurden wechselweise mit dem kontralateral entnommenen Knorpeltransplantat bzw. einem Transplantat aus gezüchteten Chondrocyten besetzt (Abb. 1); ein Defekt blieb zur Kontrolle unbesetzt. Nach Verschluß der Arthrotomiewunden wurden die rechten Hinterläufe für 1 Woche eingegipst. Gruppen von je 8 Tieren wurden nach 4, 8 und 12 Wochen getötet,

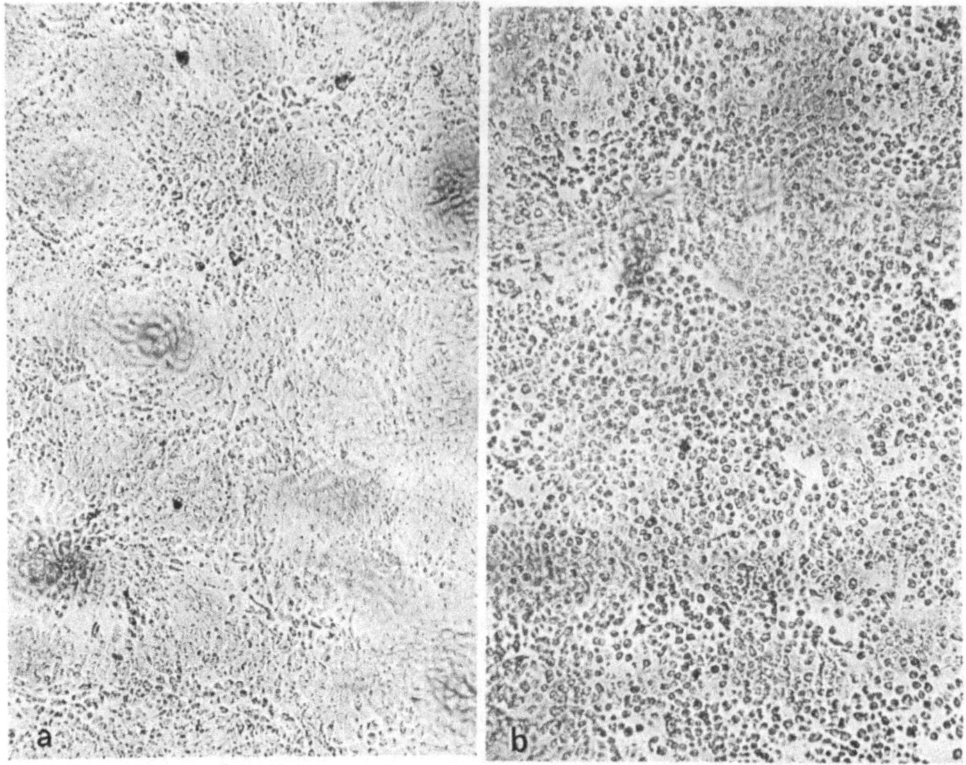

Abb. 1. Monolayer aus in vitro kultivierten Chondrocyten, 1 Woche alt, viabel (**a**) und 2 Wochen alt in Formalin fixiert (**b**)

die Condylen entnommen, fixiert und entkalkt. Serienschnitte wurden mit Hämatoxilin-Eosin sowie mit Safranin gefärbt und beurteilt.

Ergebnisse

Sämtliche Tiere überlebten. Drei entwickelten postoperativ ein Kniegelenksempyem, die Präparate konnten nicht beurteilt werden. Bei den übrigen Tieren waren die Defekte nach 4, 8, und 12 Wochen makroskopisch gut sichtbar, teils als eingezogene Knorpelnarben, teils ausgefüllt mit einem weißlichen, opalescierenden und in einigen Fällen das Knorpelniveau überragenden Gewebe.

Histologisch fand sich bei den Kontrolldefekten, die kein Transplantat enthielten, sowohl nach 4 wie auch nach 8 und 12 Wochen ein fibröses Gewebe. Einzelne Präparate zeigten an der Basis dieses fibrösen Gewebes eine chondroide Metaplasie.

Bei den frischen, autologen Knorpeltransplantaten war nach 4 Wochen eine gute Einheilungstendenz zu erkennen, wobei das Anwachsen zur subchondralen Schicht hin durch vascularisiertes Gewebe vermittelt zu werden scheint.

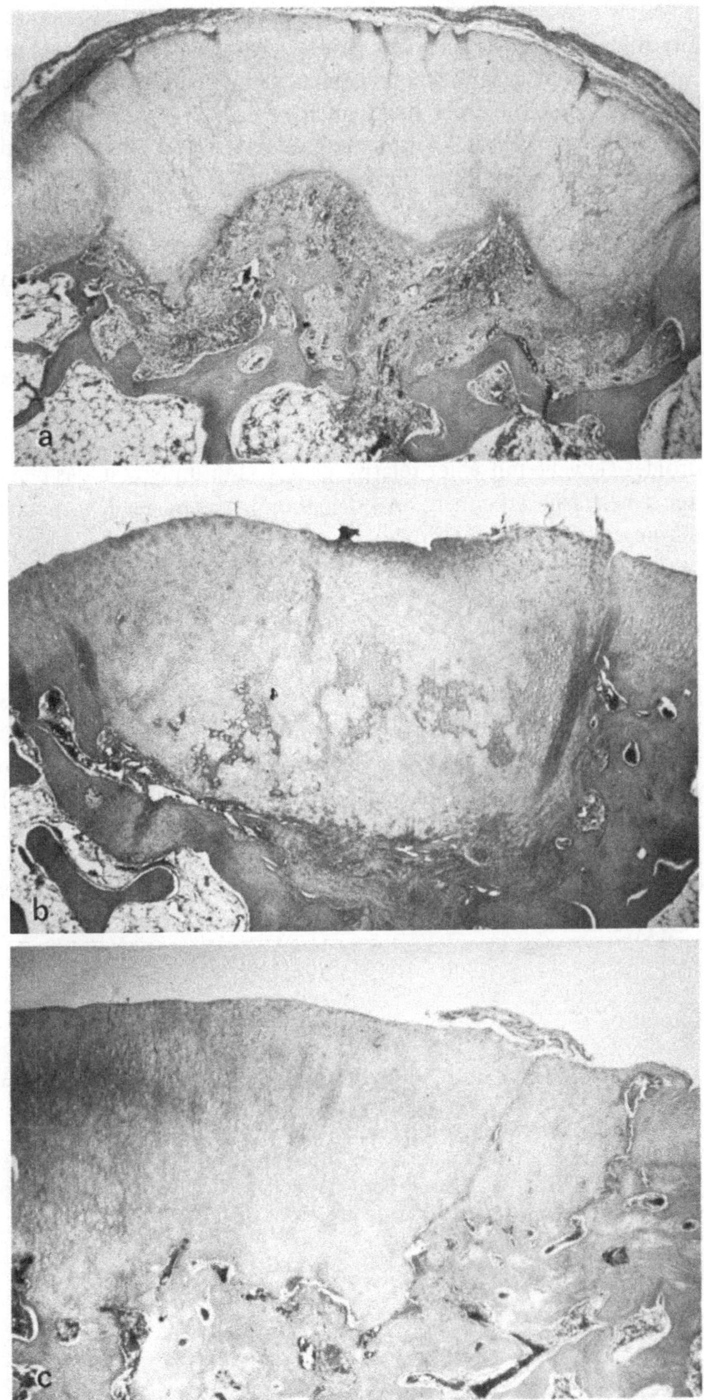

Abb. 2. Knorpeldefekt 4 Wochen (**a**), 8 Wochen (**b**) und 12 Wochen (**c**) nach Transplantation homologer Chondrocyten

Nach 8 Wochen waren ebenfalls Einbauvorgänge zu erkennen; dabei fiel die Tendenz zur Bildung einer knöchernen Brücke zwischen Transplantat- und Empfängerknorpel auf mit Ausnahme der seitlichen Begrenzungen, wo meistens Spalten vorhanden waren.

Nach 12 Wochen war meist auch seitlich zwischen dem Transplantat und dem autochthonen Knorpel eine Verbindung zustande gekommen. An der Oberfläche der Transplantate fand sich jetzt fibröses Gewebe, das seinen Ursprung möglicherweise in den Randbereichen hatte.

Bei den homologen Chondrocytentransplantaten waren die Defekte nach 4 Wochen zum Teil mit einem chondroiden Gewebe aufgefüllt. Die Oberfläche war oft mit fibrösem Gewebe bedeckt (Abb. 2a).

Ähnlich gestaltete chondroide Gewebe waren auch nach 8 Wochen vorhanden. Dabei fanden sich Inseln aus wohl proliferierten Chondrocyten, zwischen denen jedoch häufig auch Kalkeinlagerungen zu sehen waren (Abb. 2b).

Nach 3 Monaten ließen die Präparate ein, wenn auch teilweise stärker verkalketes chondroides Gewebe mit einer relative glatten und im Niveau des benachbarten Knorpel liegenden Oberfläche erkennen. An den Randbezirken des Knorpeldefektes waren noch Spaltbildungen vorhanden (Abb. 2c).

Diskussion

Die vorliegenden Untersuchungen bestätigen die Erfahrung, daß ein autologes Knorpeltransplantat vollständig eingebaut werden kann. Darüberhinaus zeigen unsere Ergebnisse aber, daß isolierte und in vitro gezüchtete neonatale Chondrocyten die Fähigkeit haben, sich in einem Knorpeldefekt zu vermehren, und daß sie dort auch eine chondroide Matrix bilden können. Ob das Transplantat aus gezüchteten Einzelzellen sich zu einem belastbaren Ersatzgewebe im Sinne einer funktionellen Anpassung strukturieren kann, bleibt weiteren, gegenwärtig über einen längeren Zeitraum laufenden Transplantationsversuchen vorbehalten.

Literatur

1. Dustmann, H.O., Puhl, W.: Altersabhängige Heilungsmöglichkeiten von Knorpelwunden. Z. Orthop. *114*, 749 (1976)
2. Freeman, M.A.R.: Adult Articular Cartilage. London: Pitman 1973
3. Morscher, E.: Transplantation von Gelenkknorpel, Zbl. Chirurgie *102*, 935 (1977)
4. Simon, W.H. et al.: Long-Term Effects of Chondrocyte Death on Rabbit Articular Cartilage in vivo, J. Bone Jt. Surg. *58-A*, 517 (1976)

Tierexperimentelle Untersuchungen zur Knochenheilung nach septischer Osteosynthese*

H.K. Kaufner, Würzburg

Zur Untersuchung der Knochenheilung nach Osteosynthese im Stadium der akuten posttraumatischen Osteitis haben wir zunächst bei Kaninchen durch instabile Plattenosteosynthese und gleichzeitige bakterielle Infektion durch Instillation von Staphylokokken eine akute posttraumatische Osteitis erzeugt.

Nach Entwicklung der eitrigen Infektion im Frakturgebiet wurde die instabile Osteosynthese 1–2 Wochen nach der Erstoperation in einem zweiten Eingriff durch eine stabile Plattenosteosynthese ersetzt.

Stabilisierungsversuche zu einem späteren Zeitpunkt erwiesen sich als äußerst schwierig und mißlangen fast regelmäßig. Entzündliche Knochenneubildung einerseits und Destruktion andererseits waren dann immer schon so stark ausgeprägt, daß keine exakte Adaptierung der Fragmente mehr gelang.

Insgesamt wurde bei 45 Tieren die infizierte Fraktur durch eine Druckplattenosteosynthese stabilisiert. 2 Tiere verstarben, ehe die Frakturheilung beurteilt werden konnte, 4 mal mißlang der Stabilisierungsversuch – einmal kam es dennoch zur sekundären Knochenheilung unter erheblicher Callusbildung, 3 mal entwickelte sich eine Pseudarthrose.

In 39 Fällen, entsprechend 86%, gelang dagegen bei der Zweitoperation eine nach klinischen Kriterien stabile Osteosynthese.

Zunehmende Callusbildung bei den nachfolgenden Röntgenkontrollen zeigte jedoch, daß auch bei 24 dieser Tiere eine exakte Stabilisierung nicht gelungen war. Gleichwohl zeigten 21 dieser Tiere röntgenologisch einen – wenn auch teilweise stark verzögerten – Durchbau der Osteotomie. Auch histologisch war hier die Osteotomie knöchern überbrückt. Eingeschlossen in die überbrückende Knochenneubildung immer wieder kleinere und größere Sequester und Abszesse.

3 mal bestand röntgenologisch und histologisch der Eindruck einer Pseudarthrose; klinisch hätte die kräftige Callusmanschette jedoch auch nach der Metallentfernung wahrscheinlich ausreichende Stabilität gewährt.

Bei den restlichen 15 Tieren, entsprechend 38,5% der Tiere mit klinisch stabiler Osteosynthese, verlief die röntgenologisch kontrollierbare Knochenheilung sogar ohne wesentliche Callusbildung. Resorptionserscheinungen waren gering oder gar nicht vorhanden und die Osteotomie baute nach der Zweitoperation kontinuierlich durch.

Dem entsprach nach der Sektion auch das histologische Bild mit nur minimaler oder fehlender periostaler Reaktion bei primär durchgebautem Frakturspalt.

Sogar bei anhaltend florider Osteitis im Osteotomiebereich ließ sich ein solcher primärer Durchbau der Osteotomie nachweisen (s. Abb. 1): Während bei diesem Tier die eine Corticalis durch einen großen Abszess weitgehend aufgelöst und sequestriert war, war die Osteotomie an der Gegenseite ohne erkennbare Callusbildung durchgebaut.

---

*Für die Hilfe bei der Bearbeitung und Befundung der histologischen Präparate danke ich Herrn PD Dr. Romen (Patholog. Institut der Universität Würzburg, Direktor Prof. Dr. Altmann).

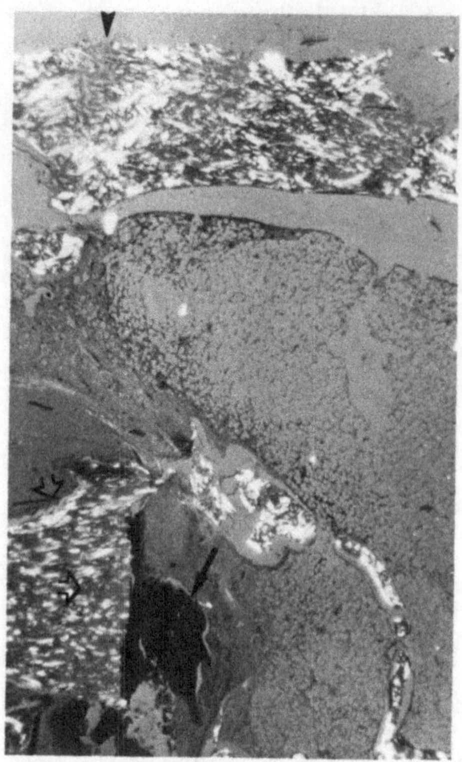

Abb. 1. Primäre Knochenheilung bei florider posttraumatischer Osteitis. Primärer Durchbau der Osteotomie (▼) im Bereich einer Corticalis bei florider Osteitis mit ausgedehnter Abscedierung (↓) und weitgehender Sequestrierung der Gegencorticalis (⇒). Färbung HE, polaris. Licht, Vergr. 13,2 x

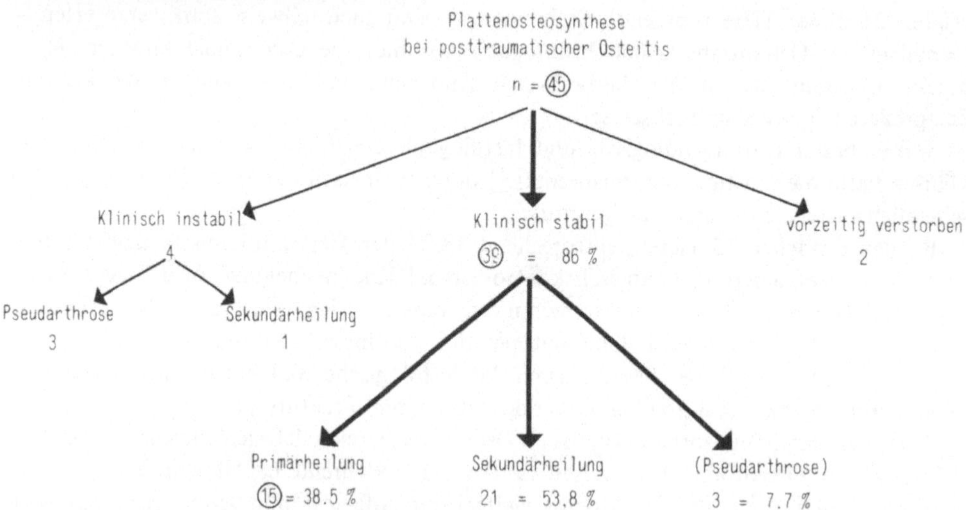

Abb. 2. Knochenheilung nach Plattenosteosynthese im Stadium der akuten posttraumatischen Osteitis. Nach 39 klinisch stabilen Osteosynthesen kam es 36 mal (= 92,3%) zur knöchernen Heilung, 15 mal ließ sich sogar eine primäre Knochenheilung nachweisen. Bei den 3 übrigen Tieren war die Osteotomie histologisch nicht durchgebaut, klinisch bestand jedoch ausreichende Festigkeit. Deshalb wurde hier die Pseudarthrose in Klammer gesetzt. Bei 4 Tieren, bei denen eine Stabilisierung nicht gelungen war, entwickelte sich 3 mal eine Pseudarthrose, 1 mal kam es zur sekundären Knochenheilung

Insgesamt ließ sich damit bei 39 von 45 Tieren durch eine stabilisierende Plattenosteosynthese eine knöcherne Frakturheilung erzielen (auch 3 histologisch nicht durchgebaute Osteotomien waren klinisch über die ummantelnde Knochenneubildung fest), 15 mal ließ sich sogar trotz anhaltender Osteitis röntgenologisch wie histologisch eine primäre Knochenheilung nachweisen.

Im übrigen wurde auch das klinische Erscheinungsbild der Osteitis durch die Stabilisierung deutlich positiv beeinflußt: Boten bei der 2. Operation noch alle 45 Tiere Zeichen der schweren akuten Entzündung, so waren es bei Sektion der 39 Tiere mit klinisch stabiler Osteosynthese nur noch 22, also etwas mehr als die Hälfte. Dabei fanden sich etwa gleich häufig entzündliches Exsudat und Granulationsgewebe, frische und ältere Abszesse.

Histologisch fanden sich dagegen in allen Sektionspräparaten frische oder ältere Abszesse.

Diese Ergebnisse, insbesondere die hohe Rate von Frakturheilungen nach Osteosynthese im Stadium der akuten Osteitis, wobei sogar in einem Drittel der Fälle eine primäre Knochenheilung nachweisbar war, unterstreichen die Bedeutung der Stabilisierung gerade der infizierten Fraktur. Sie zeigen weiterhin (übereinstimmend mit klinischen Erfahrungen), daß man, wenn es für die Stabilisierung notwendig ist, auch ruhigen Gewissens eine Plattenosteosynthese im infizierten Gebiet durchführen darf.

Experimentelle Untersuchungen zum mechanischen Verhalten reoperierter Knochenzemente nach Langzeitimplantation im menschlichen Körper

P. Kirschner und G. Ritter, Mainz

Neben biologischen und biomechanischen Faktoren werden bei der Auslockerung zementverankerter Hüftprothesen immer wieder Gefügeänderungen des Polymethylacrylates im Sinne einer Alterung als Lockerungsursachen diskutiert.

Die bisher vorliegenden mechanischen Untersuchungen an Knochenzementen resultieren aus in vitro-Versuchen und Tierexperimenten. Die ständig steigende Zahl reoperierter Hüfttotalendoprothesen haben es ermöglicht, Knochenzemente, die zwischen ein und einhundert Monaten implantiert waren, bezüglich ihrer mechanischen Eigenschaften Biegefestigkeit und Kugelhärte zu untersuchen und die Ergebnisse mit den bekannten Laborkennwerten zu vergleichen.

Aus naheliegenden Gründen der Implantationsform wurde ein Dynstatprüfkörper gewählt, der durch spanende Behandlung aus den Reoperationsproben gewonnen wurde. Bei der Wahl der Entnahmerichtungen wurden eventuelle Anisotropien berücksichtigt, in dem die Prüfkörper nach den drei Richtungen des Raumes aus dem Reoperationspräparat entnommen wurden. Zur Simulation körperähnlicher Umgebungsbedingungen waren Laborproben und Reoperationsproben in Ringerlösung, bis zum Eintreten der Gewichtskonstanz, gelagert.

Die hierbei festzustellende, deutlich höhere Gewichtszunahme der Reoperationspräparate ist, um es vorwegzunehmen, auf Risse und Spaltenbildung im reoperierten Knochen-

(100-P)
Schaft
n = 65
Pfanne
n = 155
Laborprobe
n = 90
b =
Biegefestigkeit σ bB in N/mm²
CMW
P
U

Diagramm I

(100-P)
Schaft
n = 122
Pfanne
n = 307
Laborprobe
n = 169
b =
Kugeldruckhärte H 357/30 in N/mm²
CMW
P
U

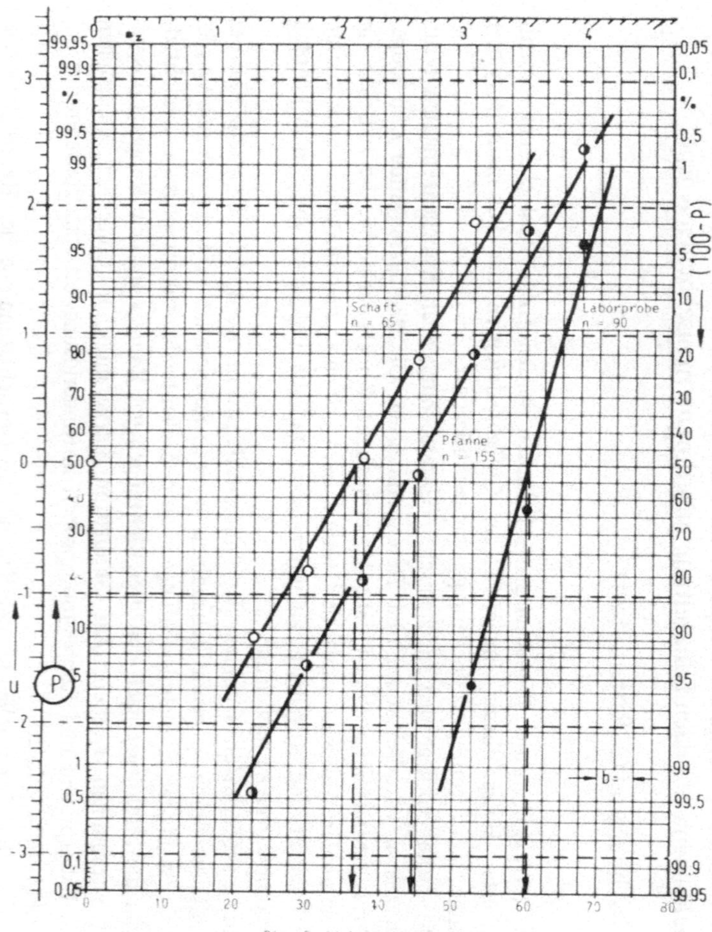

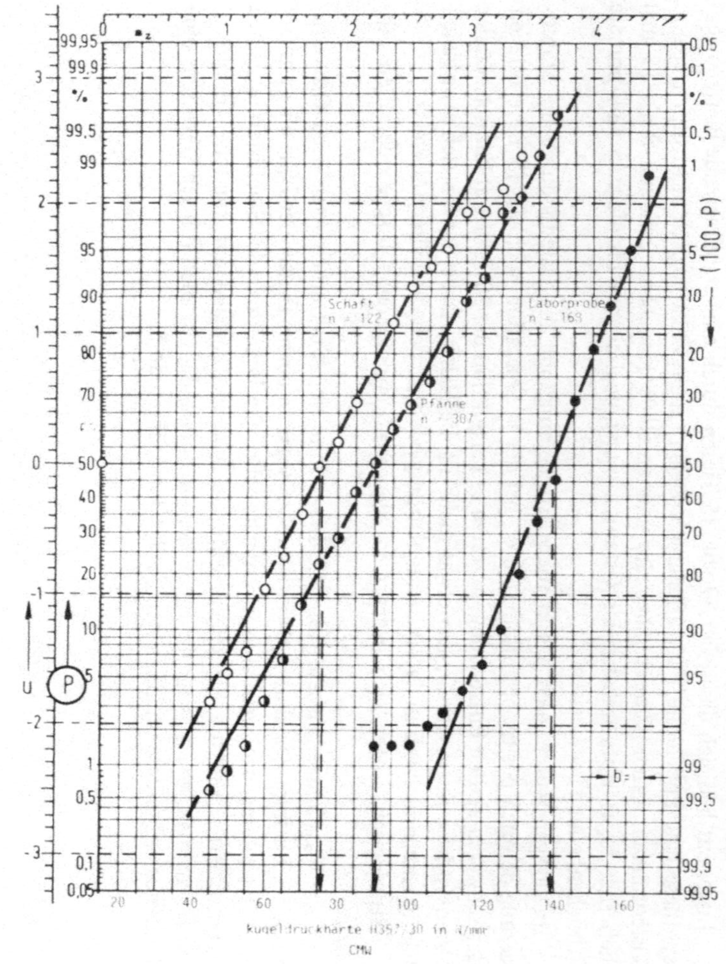

Pfanne
n = 71
Schaft
n = 52
Laborprobe
n = 90
(100-P)
Biegefestigkeit σ_{bB} in N/mm²
Palacos
Pfanne
n = 141
Schaft
n = 97
Laborprobe
n = 169
(100-P)
Kugeldruckhärte H357/30 in N/mm²
Palacos

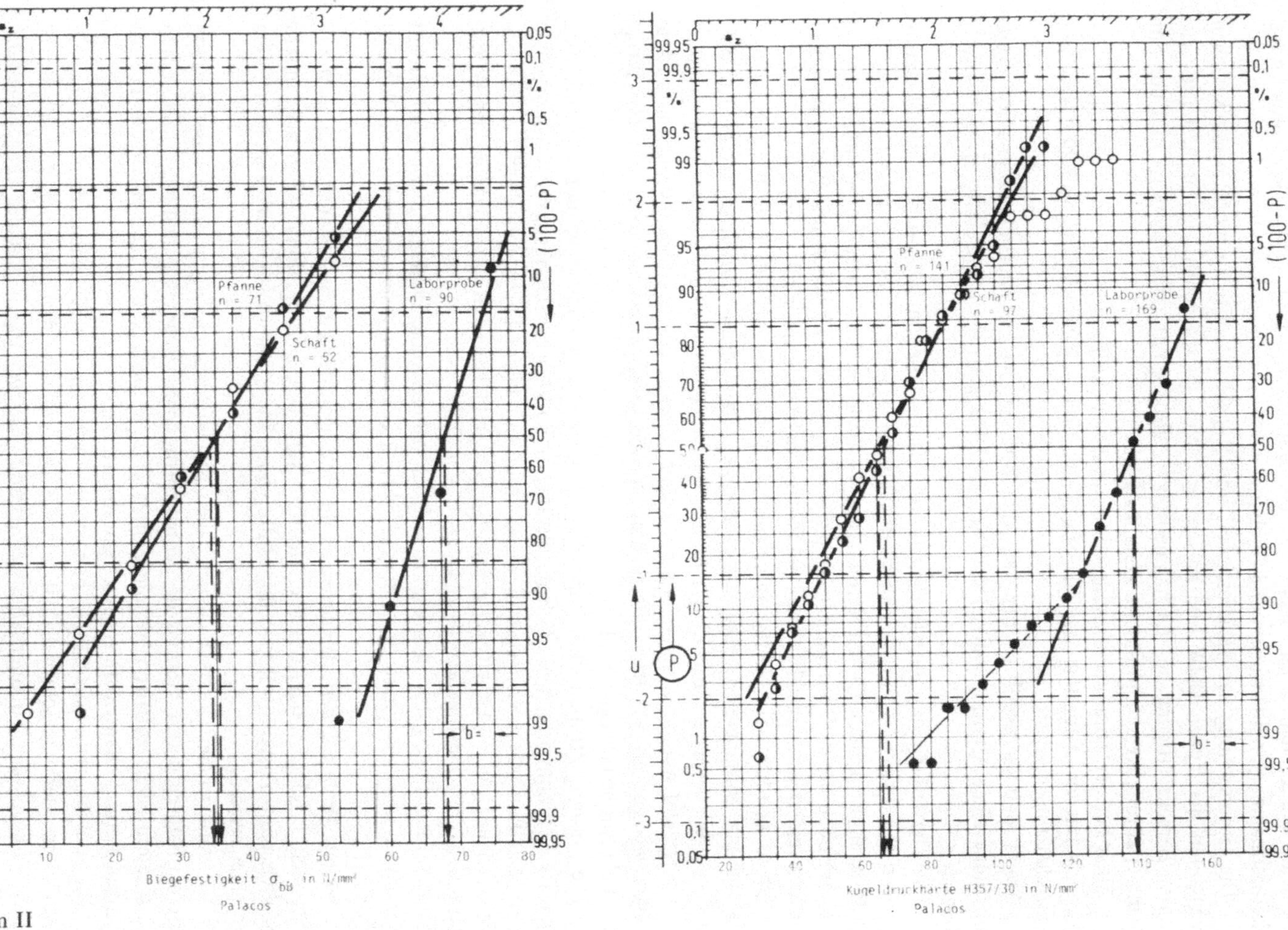

Diagramm II

zement zurückzuführen und nicht wie bei den Laborproben ausschließlich auf Flüssigkeitsaufnahme durch Diffusion und Quellung.

Die Untersuchung der Biegefestigkeit und Kugeldruckhärte an reoperierten Knochenzementen der Typen CMW und Palacos erbrachte für die genannten Eigenschaftswerte, unter Berücksichtigung des Entnahmeortes – also Schaft oder Pfanne – und der Entnahmerichtung, keine signifikante Zeitabhängigkeit.

Auch bei der Zusammenfassung der Entnahmerichtungen A, B und C läßt sich keine kennzeichnende Änderung der Biegefestigkeit und Kugeldruckhärte von der Implantationsdauer nachweisen.

Somit muß festgestellt werden, daß eine Veränderung des Gefüges in Polymethylacrylat im Sinne einer Alterung anhand der Parameter Biegefestigkeit und Härte nicht nachweisbar ist.

Die Darstellung der Biegefestigkeits- und Härtewerte im Vergleich zu Reoperationsproben in Form eines Summenhäufigkeitsdiagrammes zeigt jedoch, daß die Mittelwerte der untersuchten mechanischen Eigenschaften zu 25% bis 50% unter den Mittelwerten der Laborproben liegen. Während sich bei CMW die Ergebnisse für Schaft und Pfanne nochmals unterscheiden, ist dieses Phänomen bei Palacos nicht nachweisbar.

Ob es sich hier bei CMW um ein signifikantes Merkmal handelt ist in Frage zu stellen, da sich die Streubereiche gegenseitig erheblich überdecken. Auffallend bleibt dennoch, daß nur bei wenigen Proben und hunderten von Prüfungen an Reoperationspräparaten Werte erreicht werden konnten, wie bei Laborproben. Bezüglich Biegefestigkeit und Härte liegen weniger als 1% der untersuchten Reoperationspräparaten über dem Mittelwert der Laborproben (Diagr. I u. II).

Die rasterelektronenmikroskopischen Untersuchungen ausgewählter Bruchflächen von Reoperationsproben mit hohen, mittleren und niedrigen Biegefestigkeitswerten, zeigen nun feine Porositäten als Regelfall. Diese Poren sind in den Laborproben nicht vorhanden. Die Tendenz der Festigkeitswerte bestätigt sich rein visuell in der Zunahme des Porositätsanteiles mit abnehmender Festigkeit.

Außerdem finden sich Beispiele, in welchen nahezu keine Bindung im Knochenzement vorhanden war. Die Probe ist in der Schichtung gebrochen, es findet sich reines Perpolymerisat.

Weitere Proben zeigen, daß entweder die Homogenisierung von Polymer mit dem Monomer nicht erfolgt ist, oder was auch deutbar wäre, eine Deformation des Zementes in sehr hochviscosem Zustand während der Einbringungsphase, wie dies auch die längsgerichteten Poren ausweisen.

Die vorliegenden Untersuchungen haben gezeigt, daß im Gegensatz zu unseren empirischen Befürchtungen Alterung des Kunststoffknochenzementes in den hier untersuchten Parametern nicht auftritt und somit nicht für die mangelhafte Haltbarkeit der Prothesenverankerung verantwortlich gemacht werden kann.

Die polymerisationstechnisch bedingten Probleme des Knochenzementes liegen in der Polymerisationsgeschwindigkeit und der Porenbildung durch Verdampfen des Monomers infolge hoher Polymerisationstemperatur, die wesentlich von der Umgebungstemperatur beeinflußt wird, sowie in der Einbringtechnik von Hand mit Schichtenbildung, Blutbeimengungen und Lufteinschlüssen, und Nachbewegungen in der späten Gelphase.

Literatur

Charnley, J.: Acrylic Cement in orthopedic surgery. Edinburgh: Livingstone 1970
Kirschner, P.: Experimentelle Untersuchungen mechanischer und chemischer Eigenschaften von Knochenzementen nach Langzeitimplantation im menschlichen Körper. Habilitationsschrift der Medizinischen Fachbereiche der Johannes Gutenberg-Universität, Mainz 1978
Oest, O., Müller, K., Hupfauer, W.: Die Knochenzemente. Stuttgart: F. Enke 1975

Histologische Untersuchung von Osteosynthesen unter Verwendung von Cyanoacrylat

Th. Tiling, O. Meffert und P. Stanković, Göttingen

Auf der unfallchirurgischen Tagung in Mainz 1972 berichtete Poljakov über die Ultraschallschweißung am Knochen, die seit den ersten experimentellen Untersuchungen 1964 über 200 mal am Menschen angewandt wurde [1].

Bei diesem Verfahren einer internen Fixation von Knochenbrüchen oder Osteotomien wird auf die Knochenoberfläche homologes Knochenmehl definierter Korngröße aufgetragen und mit einem flüssigen Cyanoacrylatkleber durchtränkt. Dieses Gemisch kann dann spontan auspolymerisieren oder mittels Ultraschall auf den Knochen geschweißt werden.

Drei generelle Forderungen müßten an diese neue Methode gestellt werden:

1. Keine Weichteilhistotoxizität;
2. Ausreichende Stabilität;
3. Keine Störung der Knochenbruch- bzw. Osteotomieheilung.

Weichteilhistotoxizität

In Übereinstimmung mit Untersuchungen anderen Gewebes [2, 3] fanden wir für Aethyl- und Butylcyanoacrylat eine reizlose Einheilung mit bindegewebiger Umscheidung ohne Zeichen einer entzündlichen Reaktion nach 3 Wochen am Kaninchenmuskel, wogegen Methyl-Cyanoacrylat noch eine deutliche Rundzellinfiltration hervorrief [4].

Mechanische Stabilität

Auf dem Nordwestdeutschen Chirurgenkongreß in Lübeck 1977 [4] konnten wir über erstmals gelungene stabile Osteosynthesen am Kaninchen in vivo berichten. Durch vorherige Kühlung der Knochenoberfläche und Trocknung mit Aceton vor Verschweißung konnten wir zum Zeitpunkt der Osteosynthese eine Biegefestigkeit von 131 und 141 kp/cm^2

für Butyl- und Aethylcyanoacrylat erreichen. Die Last in Prozent gegenüber einem nicht osteotomierten Femur bei Zugrundelegung gleicher Schweißmanschetten- und Knochendurchmesser zeigt entsprechend den Ergebnissen für die Biegefestigkeit für Aethyl- und Butylcyanoacrylat keine signifikanten Unterschiede und lag im Mittel bei etwa 50%, für Aethyl-Cyanoacrylat reproduzierbar zwischen 45 und 70% gegenüber einem intakten Femur.

Bei 20 Tibiaosteotomien am Kaninchen mit einer 2/3 zirkulären Knochenmehl-Aethylcyanoacrylat-Klebemanschette konnten wir mit dieser Methode über eine Versuchsdauer von bis zu 5 Wochen immer eine stabile Osteosynthese bei zusätzlicher Immobilisation des operierten Hinterlaufes im Pflasterverband erreichen.

Knochenbruchheilung

Da wir über die Osteoidbildung der Osteocyten einen Indikator für die Stoffwechselaktivität des Osteocyten besitzen, wurden bei den folgenden Kaninchenserien Markierungen mit Tetracyclin und Calcein durchgeführt.

Bei der ersten Serie von 20 Kaninchen wurde ohne Oberschenkelosteotomie eine 3 cm lange und 0,7 cm dicke Manschette ohne Ultraschall angebracht, wobei wir am rechten Femur Butyl- und am linken Aethylcyanoacrylat verwandten. Jeweils 5 Kaninchen wurden nach 11, 18, 25 und 32 Tagen getötet und Serienknochenschliffe zur fluorescenzmikroskopischen Untersuchung angefertigt. Über die gesamte Versuchsdauer konnte eine regelrechte Osteoidbildung gegenüber einer Nullserie beobachtet werden und zwar bei allen Serien ohne Unterschied für Aethyl- und Butylcyanoacrylat. Lediglich im äußeren Corticalisbereich direkt unter der Manschette bestand bei fehlendem Periost ein feiner Saum ohne Osteoidbildung. Endostal und am Manschettenende periostal findet sich ab 11 Tagen eine kräftige Callusbildung.

Bei einer zweiten Serie von 20 Kaninchen und zusätzlicher Nullserie wurde die Tibia in Blutsperre quer osteotomiert und eine 2/3-zirkuläre Aethylcyanoacrylat-Klebemanschette mit einer Länge von 2,5 cm und Dicke von 0,6 cm ohne Ultraschall angebracht. Um die Osteosynthese vor größerer mechanischer Belastung zu schützen, wurde der Kniebandapparat durchtrennt und der Hinterlauf mit Pflaster am Stamm immobilisiert. Es wurden nach Markierung mit Tetracyclin und Calcein je 5 Tiere nach 11, 18, 25 und 32 Tagen getötet und die Knochenserienschliffe fluorescenzmikroskopisch ausgewertet.

Auffällig ist zunächst, daß nach 11 Tagen die gesamte Tibia keine Osteonenmarkierung aufweist. Nach 11 Tagen findet sich zunehmend bis zur Versuchsdauer von 32 Tagen proximal und distal der Manschette eine periostale und endostale Callusbildung und corticale Osteonenmarkierung. Im gesamten Bereich der Klebemanschette läßt sich keine Osteoidmarkierung über die ganze Versuchsdauer nachweisen, wogegen bei der Vergleichsserie mit Kniebanddurchtrennung eine regelrechte Osteonenmarkierung zu beobachten war. Die Längsschnitte im Osteotomiebereich zeigen im Spalt eine sich auch in dem Markraum erstreckende strukturlose Zone. Die Osteotomieenden sind leicht abgerundet, Zeichen einer Knochenbruchheilung sind nicht nachweisbar.

Aufgrund unserer Untersuchungen ist eine histotoxische Wirkung des Klebers auf die Osteocyten insbesondere beim Kontakt mit der endostalen Blutversorgung zu diskutieren, da das Eindringen des hochviscösen Klebers in den Osteotomiebereich nicht zu vermeiden ist. Eine Knochenbruchheilung konnte daher über eine Versuchsdauer von 32 Tagen nicht beobachtet werden.

Literatur

1. Poljakov, V.A.: Resultate und Ausblicke der Anwendung des Ultraschallverfahrens in der Traumatologie. In: Weit, T.: Bericht über die unfallmedizinische Tagung. Landesverband der gewerblichen Berufsgenossenschaften *16*, 85–91 (1972)
2. Pani, K.C.: Histotoxicity of cyanoacrylate plastics. In: Healy, J.E.: Symposium on Physiological Adhesives. Houston, Texas: 1966
3. Heiss, W.H., Guthy, E., Becker, H.M.: Experimentelle Untersuchungen zum Ersatz der chirurgischen Naht durch Klebstoff. Langenbecks Arch. klin. Chir. *308*, 793–797 (1964)
4. Tiling, Th., Lattermann, D., Stanković, P.: Ergebnisse der Ultraschallschweißosteosynthese am Schwein und Kaninchen. Vortrag: 119. Tagung der Vereinigung Nordwestdeutscher Chirurgen. Lübeck 2.–4.6.1977

Ergebnisse nach mikrochirurgischer Nervennaht am Kaninchen

H.-J. Gronert, M. Weigert und H. Mellerowicz, Berlin

Für die Wahl optimaler Behandlungsmethoden bei peripheren Nervenverletzungen sind objektive Aussagen über die Regenerationsfähigkeit von Nerven erforderlich.

Hierbei interessieren vor allem folgende Fragen:

– Welche Spannung ist im Nahtbereich tolerabel?
– Wieviele Nähte pro Nahtstelle sind günstig?
– Sind einfache Naht und Transplantat gleichwertig?

Für eine systematische Untersuchung über die Nervenregeneration nach peripherer Durchtrennung wurde deshalb eine Versuchsanordnung gewählt, die den Seitenvergleich mit der unverletzten Seite am selben Individuum gestattet und auch einen direkten Vergleich von einfacher Nervennaht und autologem Transplantat ermöglicht.

Am Nervus tibialis des Kaninchens wurde die primäre Naht nach glatter Durchtrennung vorgenommen. Autologe Transplantate wurden durch Doppeldurchtrennung in einem Abstand von 35 mm voneinander gewonnen. Die Nähte erfolgten mit monofilem Nylon der Stärke 10–0. Eine postoperative Ruhigstellung erfolgte nicht. Die mittlere Versuchsdauer betrug 19 Wochen. Von 91 operierten Tieren kamen 52 zur vollständigen Auswertung.

Die klinische Beobachtung umfaßte wöchentliche Kontrollen hinsichtlich Atrophie der dorsalen Unterschenkelmuskulatur, der Plantarflexion und des Laufverhaltens.

Elektrophysiologische Untersuchungen betrafen die elektrische Stimulierung der Plantarflexion und Bestimmung der Nervenleitungsgeschwindigkeit nach Wiederkehr der aktiven

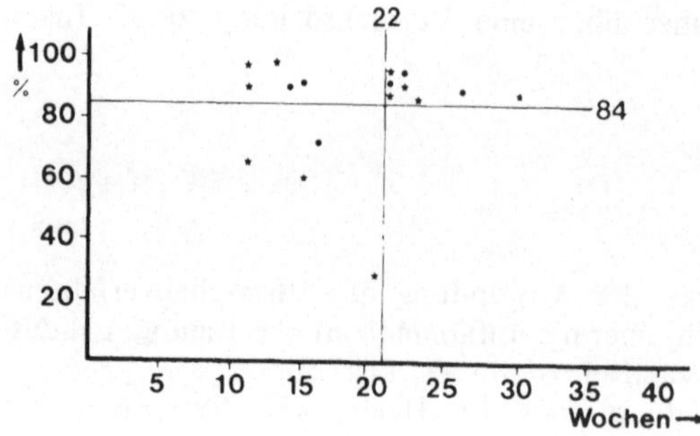

Abb. 1. Regeneration des N. tibialis nach *Nervennaht*, gemessen an der Nervenleitungsgeschwindigkeit in Abhängigkeit von der Zeit, berechnet in Prozent der nicht operierten Kontrollseite

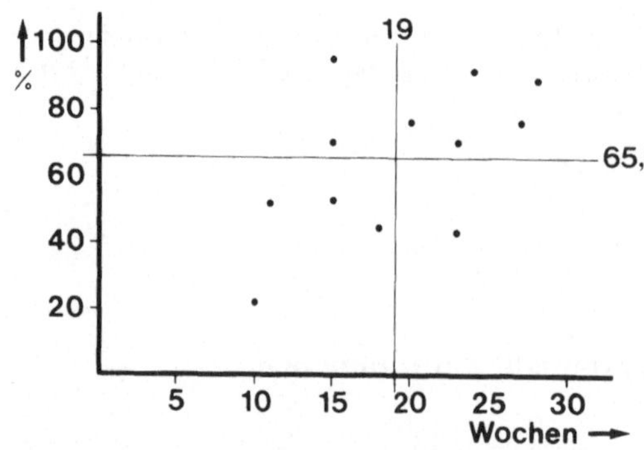

Abb. 2. Regeneration des N. tibialis nach *autologem Nerventransplantat*, gemessen an der Nervenleitungsgeschwindigkeit in Abhängigkeit von der Zeit, berechnet in Prozent der nicht operierten Kontrollseite

Plantarflexion oder spätestens nach 30 Wochen, immer im Vergleich mit der unverletzten Seite.

Die histologische Untersuchung der Nerven im Nahtbereich erfolgte mit verschiedenen Färbungen zur Darstellung der bei der De- und Regeneration ablaufenden Vorgänge zur Aussage über den Erfolg der Nervennaht bzw. der Transplantation.

Am Musculus soleus wurden lichtmikroskopische Untersuchungen zur Darstellung der Atrophie durchgeführt. Histochemische Untersuchungen am Musculus soleus betrafen Succinatdehydrogenase, Adenosintriphosphatdehydrogenase und Nicotinamid-Adenin-Denucleotidphosphat-Dehydrogenase zur Differenzierung der motorischen Muskelfasereinheiten.

In Ergänzung zu den genannten morphologischen Untersuchungen wurden einige Nerven im Nahtstellenbereich rasterelektronenoptisch untersucht.

Die Zusammenfassung der bei diesen Untersuchungen gewonnenen Ergebnisse ergibt folgendes:
Eine gute Wiederherstellung der klinischen Funktion wurde erreicht nach primärer Nervennaht in 30 von 36 Fällen, bei den Transplantaten in 11 von 16 Fällen. Die relative Nervenleitungsgeschwindigkeit erreichte nach Naht im Schnitt 84% (Abb. 1) der gesunden Kontrollseite, nach Transplantation 65% (Abb. 2).

Die histologischen, histochemischen und rasterelektronenmikroskopischen Untersuchungen ergaben eine vollständige Regeneration nach Naht in 23 von 30 Fällen, nach Transplantation nur in 3 von 16 Fällen. Dabei zeigte sich eine deutliche Abhängigkeit von der Anzahl der pro Anastomose verwendeten Fäden sowohl bei einfachen Nähten wie auch bei den Transplantaten. Die günstigsten Resultate wurden dann erreicht, wenn nur ein bis zwei Fäden angelegt wurden. Mit steigender Zahl kam es infolge einer auftretenden Fibrose zu einer Behinderung beim Durchwachsen der Axone und somit zu unvollständiger Regeneration, was sich auch in der Herabsetzung der Nervenleitungsgeschwindigkeit und in den Befunden der abhängigen Muskulatur darstellte.

Die nach einfacher Durchtrennung infolge Retraktion auftretende Dehiscenz zwischen den Nervenstümpfen betrug im Schnitt 4,6 mm. Sie konnte durch ein bis zwei Nähte in jedem Falle folgenlos neutralisiert werden, so daß eine vollständige Regeneration eintrat. Bei einer durchschnittlichen Stumpfdehiscenz von 4,3 mm genügte sogar nur eine Naht zur Adaptation mit nachfolgender vollständiger Regeneration. Ist die Distanz größer als 5 mm, so kommt es infolge der höheren Spannung im Nahtbereich zu verstärkter Fibrosierung mit entsprechender Behinderung der aussprossenden Axone.

Bei den 16 autologen Transplantaten kam es in 12 Fällen zur Regeneration mit guter elektrischer Leitfähigkeit. Histologisch finden sich jedoch häufiger Narben im distalen Nahtbereich. Es ist zu vermuten, daß durch die zweite Naht ein relatives Regenerationshindernis geschaffen wird, weil sich bis zum Eintreffen der vorsprossenden Axonspitzen bereits eine Narbe gebildet hat. Möglicherweise kommt es auch durch Schrumpfung des Transplantates zu einer Erhöhung der Spannung im distalen Nahtbereich mit sekundärer Schädigung der bereits regenerierten Axone, weshalb die Länge des Transplantates etwa 10% über dem Dehiscenzmaß liegen sollte.

Unsere experimentell gewonnenen Ergebnisse unterstützen demnach den Standpunkt zur Frage des Operationszeitpunktes beim Menschen dahingehend, daß die primäre Nervennaht nach glatter Durchtrennung und bei sauberen Wundverhältnissen die besten Erfolgsaussichten hat. Kann jedoch primär keine sichere Aussage über die Ausdehnung der Schädigung am Nerven gemacht werden oder gelingt keine spannungsfreie Vereinigung der Nervenstümpfe, so ist die frühestmögliche Überbrückung des Defektes durch ein autologes Transplantat sicherer.

V. Freie Vorträge zu den Hauptthemen I und II

Schuß- und Stichverletzungen des Rückenmarks

M.H. Ruidisch und D. Lang, Murnau

Offene Verletzungen des Rückenmarks durch Schuß- oder Sticheinwirkungen sind in Friedenszeiten sehr selten. In der Literatur werden zumeist nur Einzelfälle beschrieben.

In den Jahren 1953 bis Ende 1977 wurden in der Unfallklinik Murnau nur 18 Schuß- und 6 Stichverletzungen mit Rückenmarksschädigung stationär behandelt. Bei einer Gesamtzahl von 1788 Rückenmarkverletzten, die in diesem Zeitraum ein- oder mehrmals zur stationären Behandlung kamen, entspricht dies einem Anteil von knapp 1%. Die tatsächliche Häufigkeit liegt allerdings etwas höher, da, bedingt durch die Zentrumsfunktion der Klinik, in diesen Zahlen sowohl die Sofort-Todesfälle als auch die Patienten mit nur flüchtigen anfänglichen neurologischen Ausfällen fehlen, ebenso wie diejenigen, die aufgrund anderer schwerer Verletzungen in den ersten Tagen nach dem Unfall verstarben und nicht mehr in die Abteilung für Rückenmarkverletzte verlegt werden konnten.

Die Ursachen der Schußverletzungen waren – wie in der Literatur – mannigfaltig. Sie kamen zustande bei heimlichen Spielereien zweier oder mehrerer Kinder mit einer Waffe, zweimal beim Gewehrreinigen, durch Kriegseinwirkung, viermal durch Schießereien in Gastwirtschaften sowie bei der Verfolgung oder Ausübung krimineller Delikte.

Die Stichwunden wurden zweimal durch Sturz auf herausragende Maschinenteile verursacht. Ein Patient wurde durch einen Amokläufer in den Hals gestochen. Zwei Stichverletzungen kamen durch Messerstechereien in der Gastwirtschaft zustande und einmal wurde eine Patientin von ihrem schizophrenen Sohn in den Rücken gestochen.

Mit 13 Schuß- und 4 Stichverletzungen war die Brustwirbelsäule am häufigsten beteiligt. Im Bereich der Halswirbelsäule sahen wir 3 Schuß- und 2 Stichverletzungen. Die Lendenwirbelsäule war nur von 2 Schußverletzungen betroffen. Erstaunlich häufig waren der Schuß und Stich von hinten eingedrungen ohne zusätzlich innere Organe zu schädigen. Lungenverletzungen konnten wir insgesamt nur 5 mal beobachten. Zur Verletzung abdomineller Organe kam es 3 mal, einmal wurde der Kehlkopf zertrümmert.

Tabelle 1. BG-Unfallklinik Murnau 1953–1977. Schuß- und Stichverletzungen der WS

Lokalisation	Schußverletzungen	Stichverletzungen
HWS	3	2
BWS	13	4
LWS	2	0
Gesamt:	18	6

9 unserer Patienten wurden laminektomiert. Dabei fand man bei den Schußverletzten häufiger kontusionelle Schäden am Rückenmark als direkte Zerstörungen. Nicht bestätigt hat sich bei unserem Krankengut die Angabe, daß Brüche der Wirbelkörper bei Schußverletzungen selten seien. Die Ursache dafür ist wohl darin zu suchen, daß die in der Literatur beschriebenen Rückenmarkschädigungen durch Schußverletzungen, vornehmlich durch aus größerer Entfernung abgegebene Infanteriegeschosse, also Vollmantelgeschosse, hervorgerufen wurden, während in Friedenszeiten Teilmantelgeschosse mit ihrer Sprengwirkung und aus nächster Nähe abgegebene hochenergetische Pistolengeschosse ähnlicher Wirkung die Verletzungen verursachen.

Die Behandlung ist nach zwei Richtungen hin orientiert, nämlich nach der örtlichen Sofortbehandlung der offenen Wirbelsäulen- und Rückenmarkverletzung und nach der sofort einsetzenden Rehabilitation der Querschnittlähmung, die sich nicht von der bei anderweitig traumatisch bedingten Rückenmarkverletzungen unterscheidet.

Die Therapie der Schuß- oder Stichstelle selbst richtet sich vornehmlich nach der Lokalisation. Bei Verdacht auf Verletzung innerer Organe ist die Thoracotomie bzw. Laparotomie notwendig. Im übrigen erfolgen sorgfältige Excision der Weichteilwunde und offene Wundbehandlung. Die Geschoßentfernung aus dem Wirbelsäulen-Rückenmarksbereich ist nur angezeigt, wenn Verdacht besteht, daß das Verbleiben des Projektils zu einer weiteren Schädigung nervaler Elemente führt. Bei Liquorausfluß ist der Versuch der Duranaht bzw. deren plastische Deckung angezeigt.

Eine Laminektomie mit dem Ziel der Entlastung des Rückenmarks ist ansonsten nur bei fortschreitender Lähmung oder bei Lähmungserscheinungen nach einem freien Intervall indiziert. Wegen des nicht einwandfrei aseptischen Wundzustandes ist die zur Laminektomie gehörige gleichzeitige Stabilisierung hier nicht immer durchführbar. Die weitere Frakturbehandlung erfolgt durch Lagerungstherapie. Eine Ruhigstellung im Gipsbett oder Gipskorsett ist wegen der Gefahr der Druckgeschwürsbildung kontraindiziert.

Eine örtliche Infektion der Wirbelsäule bzw. des Rückenmarks, wie sie unter Kriegsverhältnissen erwartet werden muß, ist bei dem von uns beobachteten Krankengut nicht aufgetreten.

Insgesamt kann den Schuß- und Stichverletzungen der Wirbelsäule und des Rückenmarks eine gute Prognose quoad vitam zugemessen werden, wobei die zumeist erhaltene Stabilität der Wirbelsäule den frühzeitig remobilisierenden Behandlungsmaßnahmen entgegenkommt. Die Prognose quoad sanationem medullae unterscheidet sich nicht von den stumpfen gedeckten Rückenmarkverletzungen.

Zugangswege zum Knochen bei offenen Verletzungen

K. Tittel und F. Schauwecker, Wiesbaden

Fast jede offene Fraktur führt, je nach Dislokation der Fragmente und Art der Gewalteinwirkung, zusätzlich zu weniger oder mehr ausgeprägten Weichteilkontusionen und Zerreissungen. Die unmittelbar nach einem Trauma im Wundgebiet einsetzenden katabolen Prozesse leisten dem Infekt Vorschub und limitieren die Zeit, in der ein operatives Vorgehen ohne wesentliche zusätzliche Schäden möglich ist.

Da die Klassifizierung von offenen Frakturen nach Anderson nicht allen diesen Gegebenheiten gerecht wird, haben wir diese modifiziert und teilen ein in:
Grad 1. Umschriebene scharfe Eröffnung der Haut, welche mit der Fraktur in Verbindung steht.
(Der Entstehungsmechanismus und die Distanz zwischen Haut und Fraktur sind irrelevant.)
Grad 2. Eröffnung der Haut mit deutlicher Weichteilkontusion im Wundbereich und teilweiser Gewebszerreißung.
Grad 3. Ausgedehnte Haut- und Weichteilzerreißung mit funktionellen Ausfällen.
(Mangeldurchblutung, Sensibilitätsstörungen, Paresen.)

Die Weichteilprobleme stehen somit im Zentrum der Behandlung offener Frakturen, und um diese beherrschen zu können, ist unter anderem die Stabilisierung der Fragmente vorrangig.

Der Zugang zur Fraktur richtet sich:

1. Nach dem Zeitraum, der zwischen Trauma und Operationsbeginn verlorengegangen ist,
2. nach der vorgegebenen Wunde,
3. nach der Art der vorgesehenen Osteosynthese.

Der Zeitraum spielt insofern eine wichtige Rolle, da nur während der ersten sechs bis acht Stunden nach dem Trauma die Wunde in den Hautschnitt einbezogen werden darf.

Der Zugang zum Knochen über die vorgegebene Wunde erfordert eine strikte Beachtung der Grundsätze chirurgischer Wundbehandlung. Danach ist der primär z.B. am Unfallort angelegte Verband unter sterilen Kautelen im Operationsvorbereitungsraum zu entfernen. Nach Inspektion der Wunde wird deren Umgebung gereinigt und die ganze verletzte Extremität nach Hautdesinfektion steril eingepackt. Wir verwenden zur Zeit Lösungen mit elementarem Jod zur Hautdesinfektion.

Erst im Operationssaal darf die 'Wundtoilette durchgeführt werden. Hierzu gehören:

1. Wundausschneidung nach Friedrich mit Excision der Hautränder und flacher Ausschneidung der Wundflächen,
2. Débridement der durch Kontusion und Zerreißung stark geschädigten Weichteile,
3. häufiges Spülen und mechanisches Auswaschen der Wunde mit Ringerlösung,
4. Säuberung der Frakturflächen durch Absaugen. Eingesprengte Schmutzteile werden mit dem Meißel oder scharfen Löffel entfernt.

Anschließend ist Instrumenten- und Handschuhwechsel erforderlich.

Neben der Wundtoilette ist die Ruhigstellung der Fraktur die beste Infektionsprophylaxe. Um diese zu erreichen, muß eine ausreichende Übersicht über die frakturierten

Knochen geschaffen werden. Die zusätzlich anzulegenden Hautschnitte sollen genügend lang sein, um weitere Weichteilschäden durch Druck und Zug der Instrumente zu vermeiden. Bei erst- und zweitgradig offenen Frakturen kann mitunter die Wunde in eine der Standardincisionen einbezogen werden. Bei allen nicht standardisierten Zugängen können die Langerschen Spaltlinien der Haut im Hinblick auf gute Heilung, Funktion und Narbenbildung als Richtlinien für den Hautschnitt gelten.

Längs- oder schrägverlaufende Wunden können in einen leicht S-förmigen Hautschnitt einbezogen werden.

Querverlaufende Verletzungen sollten Z-förmig verlängert werden. Liegen diese Wunden im proximalen oder distalen Schaftdrittel, so muß unter Umständen nach einer 5 cm breiten Hautbrücke eine Längsincision angeschlossen werden. Bei semizirkulären Wunden empfiehlt sich ein Längsschnitt auf der der Wunde gegenüberliegenden Seite.

Wunden, die mit der Längsachse der Extremität einen Winkel von mehr als 70° bilden, dürfen nur dann in die Incision einbezogen werden, wenn eine distal gestielte Lappenbildung zu vermeiden ist.

Hautbrücken müssen mindestens 5 cm breit sein.

Große Weichteilzerstörungen lassen meist einen Zugang über die Wunde nicht zu. Hier empfiehlt sich, möglichst einen separaten Zugang zu wählen.

Immer muß vor der Versorgung mitverletzter Weichteile, insbesondere der Gefäße und Nerven, die Fraktur stabilisiert werden. Hierzu kommen neben Schrauben und Platten der Fixateur externe zur Anwendung.

Die zusätzlich angelegten Hautschnitte können vernäht werden, die Wunden selbst sollten offengelassen und mit Schaumstoff (Aeroplast) abgedeckt werden.

Literatur

Allgöwer, M.: Weichteilprobleme und Infektionsrisiko der Osteosynthese. Langenbecks Arch. Klin. Chir. *329*, 1927 (1971)

Anderson, L.D.: Fractures. Campbells operative orthopaedics. St. Louis: Mosley 1971

Lindner, J.: Biochemie und Morphologie der Wundheilung. Melsunger Med. Mitteilungen, Bd. *47*, 117 (1973)

Schweiberer, L.: Weichteilschaden beim Knochenbruch. Langenbecks Arch. Klin. Chir. *339*, 461 (1975)

Tscherne, H., Brüggemann, H.: Die Weichteilbehandlung bei Osteosynthesen, insbesondere bei offenen Frakturen. Hefte Unfallheilk. *79*, 467–475 (1976)

Erfahrungen mit der Marknagelung bei offenen Tibiafrakturen

W. Kurock und C.-H. Schweikert, Mainz

Die Marknagelung hat sich als zuverlässiges, aber technisch anspruchsvolles Osteosyntheseverfahren bei der Behandlung von Schaftfrakturen an der unteren Extremität bewährt. Je nach Land und Schule wird das operative Vorgehen unterschiedlich gehandhabt und die Indikation teils enger, teils weiter gestellt. Grundsätzlich kann die Osteosynthese primär innerhalb von sechs bis acht Stunden erfolgen. Wir führen die Marknagelung routinemäßig verzögert primär durch, nicht nur aus organisatorischen Gründen. Operationstechnisch entscheiden wir uns, wenn immer möglich, für die gedeckte Nagelung. Der Verzicht auf eine Freilegung der Fraktur bietet für uns gerade am Unterschenkel ein Hauptargument für den Marknagel.

Querfrakturen, kurze Schrägfrakturen mit und ohne Biegungskeil sowie Pseudarthrosen im mittleren Tibiaschaftdrittel stellen auch in unserem Krankengut die Domäne der Marknagelung dar. Die Vorteile gegenüber anderen Operationsverfahren sind hier am augenfälligsten. Daneben nimmt aber auch die relative Indikation einen breiteren Raum ein. Es handelt sich hierbei in erster Linie um Frakturen und Pseudarthrosen des distalen Tibiaschaftdrittels, die im Dienste der Weichteile mit einem Marknagel stabilisiert wurden.

In der Frage, ob frische offene Frakturen grundsätzlich für eine Marknagelung geeignet sind, herrscht keine Einigkeit. Wir behandeln die erstgradig offenen Frakturen primär nach den Richtlinien der konservativen Knochenbruchbehandlung mit Extension und Gipsverband. Bei reizloser Abheilung der Durchspießungswunde werden die nagelgerechten Frakturen verzögert primär, also etwa in der dritten Woche, mit einem Marknagel versorgt. Bis 1968 wurden in Einzelfällen auch zweit- und drittgradig offene Frakturen mit einem dünnen Nagel stabilisiert, allerdings ohne Aufbohren der Markhöhle. Dieses Vorgehen wurde jedoch wieder völlig verlassen. In den letzten zehn Jahren wurde lediglich dreimal eine Marknagelung bei zweitgradig offenen Unterschenkelfrakturen durchgeführt (Tabelle 1).

Tabelle 1. Tibiamarknagelungen (n = 427)

Geschlossene Frakturen	270
Offene Frakturen I°	136
Offene Frakturen II°	17
Offene Frakturen III°	4

Tabelle 2. Sekundäre Tibiamarknagelungen (n = 56)

Geschlossene Frakturen	25
Offene Frakturen I°	19
Offene Frakturen II°	7
Offene Frakturen III°	5

Die Indikation zur sekundären Marknagelung wird von den verschiedenen Chirurgenschulen recht unterschiedlich gestellt. Das Spektrum reicht von der ausschließlichen Nagelung aseptischer Pseudarthrosen nach geschlossenen Unterschenkelfrakturen bis zur sogenannten septischen Nagelung. Wir führen eine sekundäre Marknagelung durch bei verzögerter Knochenbruchheilung bzw. Pseudarthrose und bei Achsenfehlstellungen nach geschlossenen und offenen Frakturen, sofern sich klinisch und röntgenologisch ein Infekt ausschließen läßt (Tabelle 2).

Bei den Pseudarthrosen ging sechsmal eine Nagelung voraus. In vier Fällen war wegen einer breit offenen Unterschenkelfraktur die primäre Versorgung mit einer Platte durchgeführt worden. Vier Patienten hatten einen Osteosyntheseversuch mit Einzelschrauben, Rush-pin oder Drahtcerclagen hinter sich. In allen Fällen konnte mit der sekundären Marknagelung ein knöcherner Durchbau erreicht werden.

Die Frage, ob für offene Tibiaschaftfrakturen eine Marknagelosteosynthese bei der Erstversorgung und bei etwaigen Sekundärmaßnahmen angezeigt ist, muß sich letztlich an der Infektrate entscheiden. Im eigenen Krankengut fand sich eine Infektionshäufigkeit von 1,8% für die Erstversorgung geschlossener Frakturen und auch für die sekundäre Nagelung nach geschlossenen und offenen Frakturen. Eine Infektrate von 5,1% bei der Versorgung offener Unterschenkelfrakturen mit dem Marknagel entspricht den Erfahrungen mit anderen Osteosyntheseverfahren. Dabei schlagen hier unsere Mißerfolge mit Nagelungen zweit- und drittgradig offener Frakturen aus früheren Jahren voll zu Buche. Pseudarthrosen und Achsenfehlstellungen nach Marknagelungen traten erwartungsgemäß in den Kollektiven etwa gleich häufig auf.

Zusammenfassung

Von 1965 bis 1977 wurden in der Unfallchirurgischen Universitätsklinik Mainz 157 offene Unterschenkelfrakturen verzögert primär mit einem Marknagel versorgt. Die Infektrate betrug bei gedeckter Nageltechnik 5,1%. Im gleichen Zeitraum wurden 32 offene Unterschenkelfrakturen sekundär wegen einer Pseudarthrose oder wegen einer Fehlstellung genagelt. Infekte traten bei 1,8% der Fälle auf.

Literatur

Knapp, U., Weller, S.: Indikation und Ergebnisse der Marknagelung. Med. Welt *27*, 1991–1996 (1976)

Kuner, E.H. et al.: Die Marknagelung von Femur und Tibia mit dem AO-Nagel. Erfahrungen und Resultate bei 1591 Fällen. Unfallchirurgie *2*, 155–162 (1976)

Kurock, W., Ahlers, J., Walde, H.-J.: Ergebnisse der Marknagelung an der Tibia. Akt. traumatol. *6*, 403–405 (1976)

Kurock, W., Ahlers, J., Walde, H.-J.: Ergebnisse der Marknagelung aus relativer Indikation bei proximalen und distalen Tibiaschaftfrakturen. Hefte Unfallheilk. *129*, 418–419 (1977)

Schweikert, C.-H.: Die Nagelung. Langenbecks Arch. Chir. *337*, 403–409 (1974)

Ergebnisse nach Versorgung offener Frakturen mit dem Küntscher-Marknagel

R. Spier und D. Michel, Ludwigshafen/Rhein

Voraussetzung einer primären Wundheilung bei offenen Frakturen ist bekanntlich eine weitgehende Stabilität in der Bruchzone. Das Therapiependel ist daher wohl allgemein zu einem operativen Vorgehen ausgeschlagen.

Je nach Bruchform, Bruchlokalisation, Grad der Weichteilschädigung oder auch nur nach operativer Schule kommen extramedulläre Verfahren, die intramedulläre Fixation nach oder in Anlehnung an Küntscher und in den letzten Jahren der Fixateur externe zur Anwendung.

Dennoch wird nach der Literatur die Rate posttraumatischer Knocheninfekte mit z.B. 2,7, 8,3 oder mehr als 10% angegeben – Sie kennen diese Zahlen –.

In der BG-Unfallklinik Ludwigshafen wurden in den letzten Jahren 547 Brüche am Ober- oder Unterschenkel mit dem Küntscher-Marknagel versorgt. In 157 Fällen handelte es sich um offene Frakturen verschiedener Grade.

Der Gesichtspunkt minimaler zusätzlicher Traumatisierung der Weichteile leitet unser Vorgehen. Das heißt: Wundversorgung nach Friedrich mit großzügiger Drainage des Bruchhämatoms. Keine offenen Repositionsversuche. Anschließend Marknagelung nach Küntscher – am Oberschenkel auf dem Extensionstisch –. Der gleichzeitige Verzicht auf eine zusätzliche Aufweitung der Markhöhle erfüllt unseres Erachtens am ehesten das Postulat der Minimalisierung des Eingriffs. Bei einer Umfrage anläßlich eines Symposions über die

Tabelle 1. Offene Frakturen am Oberschenkel 1.1.1969–31.12.1977. (BG-Unfallklinik Ludwigshafen/Rhein)

	N	Bruchformen			Marknagelung	
		Quer	Schräg	Trümmer	Typ.	Atyp.
1. Grades	14	11	3	0	7	7
2. Grades	20	16	4	0	8	12
3. Grades	3	0	0	3	1	2
Gesamt:	37	27	7	3	16	21

Tabelle 2. Offene Frakturen am Oberschenkel 1.1.1969–31.12.1977. (BG-Unfallklinik Ludwigshafen/Rhein)

Ergebnisse	N	Verkürzung > 1 cm	Fehlstellung > 3 Grad	Osteomyelitis
1. Grades	14	0	3	0
2. Grades	20	2	4	0
3. Grades	3	1	0	1
Gesamt:	37	3	7	1

Tabelle 3. Offene Frakturen am Unterschenkel 1.1.1969–31.12.1977. (BG-Unfallklinik Ludwigshafen/Rhein)

	N	Bruchformen Quer	Schräg	Trümmer	Nerven-Gefäß-Beteiligung	Marknagelung Typ.	Atyp.
1. Grades	21	5	14	2	0	14	7
2. Grades	76	27	41	8	8	49	27
3. Grades	23	9	4	10	9	12	11
Gesamt:	120	41	59	20	17	75	45

Tabelle 4. Offene Frakturen am Unterschenkel 1.1.1969–31.12.1977. (BG-Unfallklinik Ludwigshafen/Rhein)

	N	Scarifizierung	Primäre Hautplastik	Operationsdauer < 30	< 60	< 90	> 90	Gipsfixation
1. Grades	21	14	0	2	15	3	1	13
2. Grades	76	53	9	1	52	19	4	47
3. Grades	23	14	8	0	9	12	2	22
Gesamt:	120	81	17	3	76	34	7	82

intramedulläre Frakturfixation vor einigen Wochen in Ludwigshafen fand diese Einstellung jedoch keine allgemeine Zustimmung.

Bei Frakturen an den oberen Gliedmaßen gehört die Marknagelung zu den Raritäten, bei offenen Brüchen haben wir sie nie durchgeführt (Tabellen 1 und 2).

Bei insgesamt 235 Küntscher-Marknagelungen am Oberschenkel trat in 3 Fällen eine Osteomyelitis auf, zweimal bei geschlossenen Brüchen, einmal bei einem drittgradig offenen Trümmerbruch.

Pseudarthrosen, eine Refraktur oder lokale Weichteilinfekte über der Nageleinschlagestelle oder im Bruchbereich waren bei den 37 offenen Oberschenkelfrakturen nicht zu verzeichnen. Ärgerlich ist dagegen eine Verkürzung von 4 cm bei einem offenen Trümmerbruch 3. Grades.

Mit Hilfe eines Verriegelungsnagels hätte sie sicherlich vermieden werden können (Tabellen 3 und 4).

Am Unterschenkel stellt sich die Situation differenzierter dar. Die bekanntlich schlechtere Weichteildeckung macht Begleitmaßnahmen erforderlich. Eine ausgedehnte Scarifizierung gehört in unserer Klinik fast zur Routine, in selteneren Fällen kommen Spalthaut-, Verschiebe- oder Visierlappenplastiken in Frage. Seit kurzem nehmen wir – bisher mit Erfolg – tiefgefrorene Schweinehaut zur primären Weichteildeckung, die endgültige Hautplastik erfolgt dann sekundär.

Bei weitem über der Hälfte der Eingriffe lag die Operationsdauer unter 60 min. OP-Zeiten über 90 min waren selten.

Bei 82 der 120 offenen Unterschenkelfrakturen wollten wir auf eine zusätzliche Gipsfixation nicht verzichten. Sie dauerte in der Regel 10 bis 14 Tage, das heißt bis zum Ab-

Tabelle 5. Offene Frakturen am Unterschenkel 1.1.1969–31.12.1977. (BG-Unfallklinik Ludwigshafen/Rhein)

Ergebnisse	N	Fehlstellung Ab 3 Grad	Verkürzung > 1 cm	Pseudarthrose
1. Grades	21	3	0	0
2. Grades	76	11	1	2
3. Grades	23	4	3	1
Gesamt:	120	18	4	3

Tabelle 6. Offene Frakturen am Unterschenkel 1.1.1969–31.12.1977. (BG-Unfallklinik Ludwigshafen/Rhein)

Ergebnisse	N	Primäre Heilung	Haut-Nekrose	Postop. Wund-Infektion	Osteomy-elitis
1. Grades	21	13	5	2	1
2. Grades	76	53	15	5	3
3. Grades	23	11	4	5	3
Gesamt:	120	77	24	12	7

schluß der Wundheilung. Bei einem Teil der atypischen Nagelindikationen und allen Trümmerbrüchen betrug sie 3–4 Wochen, in Einzelfällen länger.

Ob eine – und wenn ja – welche Antibioticaprophylaxe außerdem betrieben wird, ist an unserer Klinik in das Ermessen des verantwortlichen Operateurs gestellt (Tabellen 5 und 6).

Bei 120 offenen Unterschenkelbrüchen kam es dreimal zu einer Pseudarthrose. Nach Aufbohrung und neuerlicher Marknagelung sind sie knöchern überbrückt. Insgesamt 18 Fehlstellungen und 4 Verkürzungen sind viel. Sie sind jedoch ab 3 Grad bzw. 1 cm gemessen und erscheinen insofern tolerabel, als sie den hohen Anteil atypischer Nagelindikationen einschließen.

77 mal kam es zu einem primären Heilverlauf. Hier sei erwähnt, daß bei 53 Abstrichuntersuchungen des wieder entfernten Marknagels die Kultur 50 mal steril war.

Trotz ausreichender Scarifizierung bzw. Hauttransplantationen kam es 24 mal zu örtlichen Hautnekrosen. 13 postoperativen Wundinfektionen, die unter üblicher lokalchirurgischer Therapie beherrscht wurden, stehen insgesamt 7 Osteomyelitiden gegenüber.

Eine Osteomyelitisrate von nur 3% bei 131 offenen Unter- und Oberschenkelbrüchen 1. und 2. Grades liegt unter den in der Literatur angegebenen Prozentwerten. Wir sehen hierin die Rechtfertigung, das in unserer Klinik geübte operative Vorgehen bei der Küntscher-Marknagelung dieser offenen Frakturen fortzusetzen.

Für drittgradig offene Frakturen wurde die Situation überdacht. Seit bald 3 Jahren bevorzugen wir hier die Stabilisierung mit äußeren Knochenverankerungen, in letzter Zeit mit dem von uns entwickelten Fixateur externe aus Polymer-Werkstoffen.

Die Gasbrandinfektion nach offenen Verletzungen

J. Voigt, D. Havemann und K. Seemann, Kiel

In Zusammenarbeit mit dem Schiff.-Med. Institut der Marine hat die Chirugische Univ. Klinik Kiel in den letzten 11 Jahren 65 Patienten mit Gasbrandverdacht zur Behandlung übernommen. In 52 Fällen (Abb. 1) wurde die Infektion bakteriologisch bestätigt und die Toxizität der Erreger im Tierversuch nachgewiesen. Es fanden sich Clostridium perfringens, bifermentans, novyi, sordellii und histolyticum in Reinkultur oder als Mischinfektion jeweils mit einer aeroben Begleitflora.

Letalität und Amputationsrate

Während nur 3 der nach offenen Verletzungen betroffenen Patienten verstarben, lag die Letalität bei Patienten mit arterieller Durchblutungsstörung vergleichsweise bei über 80% (Abb. 2). Bei den 2 Verstorbenen nach geschlossenen Frakturen handelte es sich um eine fortgeschrittene Ausbreitung bei Zustand nach operativer Versorgung von Schenkelhalsfrakturen.

Die erheblich niedrigere Letalität der Gasbrandinfektion nach offenen Verletzungen sollte nicht über die unveränderte Gefährlichkeit der Erkrankung hinwegtäuschen. Von den 27 Überlebenden mußten trotz hyperbarer Behandlung 14 Patienten in unserer Klinik amputiert werden. Da in 3 Fällen vor der Verlegung zu uns schon amputiert worden war, liegt die Gesamtrate der Amputationen in unserem Krankengut bei 63%. – Zu den 3 Verstorbenen gehört eine 72jährige Frau, die uns nach einer Weichteilverletzung in schon moribundem Zustand überwiesen wurde; die Sektion zeigte zusätzlich ein zerfallendes Coecumcarcinom. Bei einem 28jährigen nach offener Unterschenkelfraktur und bei einem 33jährigen nach schwerer Weichteilverletzung des Oberschenkels konnte die hyperbare O_2

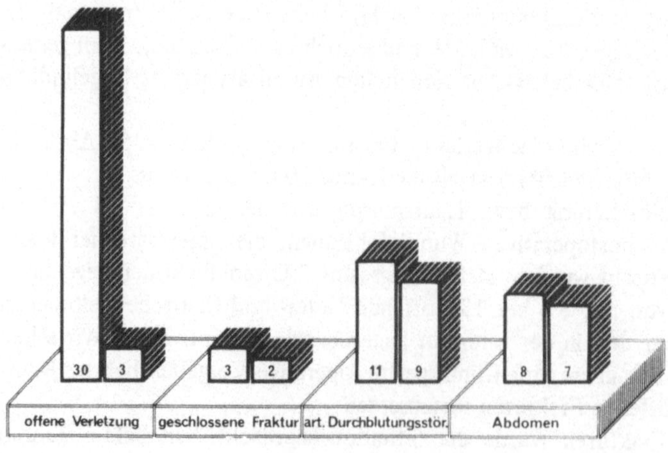

Abb. 1. Letalität bei Gasbrandinfektion. (Chirurg. Univ.-Klinik Kiel und Schiffahrt Med.-Institut Kiel 1968–1978) (n = 52)

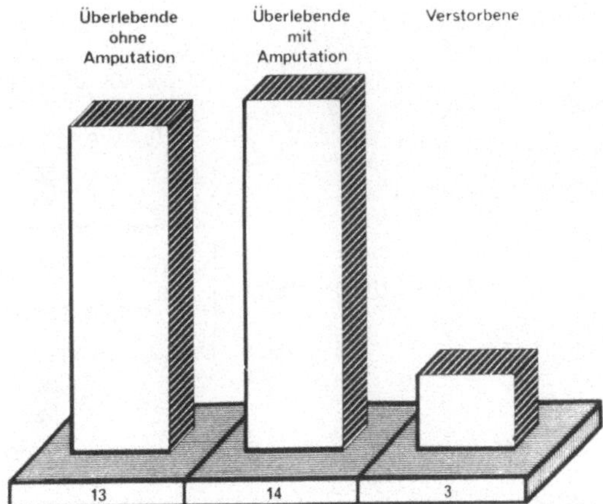

Abb. 2. Letalität und Amputationsrate (Chirurg.-Univ.-Klinik Kiel und Schiffahrt Med.-Institut Kiel 1968–1978) (n = 30)

Therapie nicht fortgesetzt werden, da auch sie sich zum Übernahmezeitpunkt schon in einem weit fortgeschrittenen Stadium der Erkrankung befand.

Verletzungstyp und Versorgungsart

Bei den Überlebenden muß als Eintrittspforte der Anaerobierinfektion in 5 Fällen ausschließlich eine Weichteilverletzung angesehen werden, während 22 Patienten offenen Frakturen erlitten hatten. Hier war im Unterarm- und Hand- sowie im Unterschenkel- und Fußbereich 14-mal konservativ und 8-mal mit Metallimplantaten fixiert worden. Nur einmal sahen wir eine clostridieninfizierte offene AO-versorgte Oberschenkelfraktur.

Pathogenetische Faktoren, klinisches Bild, therapeutische Konsequenzen

Hauptfaktor für das Entstehen einer Gasbrandinfektion im kontaminierten Wundgebiet ist zweifellos das Vorhandensein eines anaeroben Milieus, das maßgeblich beeinflußt wird von der lokalen Zirkulationssituation und der Präsens avitalen Gewebes. Diese Bedingungen sind Voraussetzung für die Herabsetzung des Redoxpotentials, das seinerseits erst die Vermehrung von Anaerobiern ermöglicht und damit die zur Hämolyse führende Toxämie verursacht. Die unfallbedingte Gewebsschädigung mit der Ausbildung geschlossener Wundräume wird verstärkt durch die meist unumgängliche operative Traumatisation bei der Versorgung, durch nicht ausreichende Wundbehandlung mit Debridement und durch die exogen bedingte Zirkulationsminderung. Diese entsteht neben dem stets auftretenden posttraumatischen Ödem unter schnürenden Verbänden oder nach erzwungenem Wundverschluß.

In Anbetracht der deletären Folgen ist die klinische Symptomatik besonders im Hinblick auf die unverzüglich einzuleitenden therapeutischen Schritte vor allem in Frühstadium von entscheidender Bedeutung: das Auftreten von sehr starken Schmerzen ohne klassische Entzündungszeichen, bräunlich-livide Verfärbung der Haut im Verletzungs- oder Operationsgebiet, Nachweis von subcutan gelegenem Gas durch Palpation oder Röntgenbild und das Auftreten des charakteristisch süßlich-faden Geruchs in Einheit mit sich rasch verschlechterndem Allgemeinzustand fordern unverzügliche Maßnahmen.

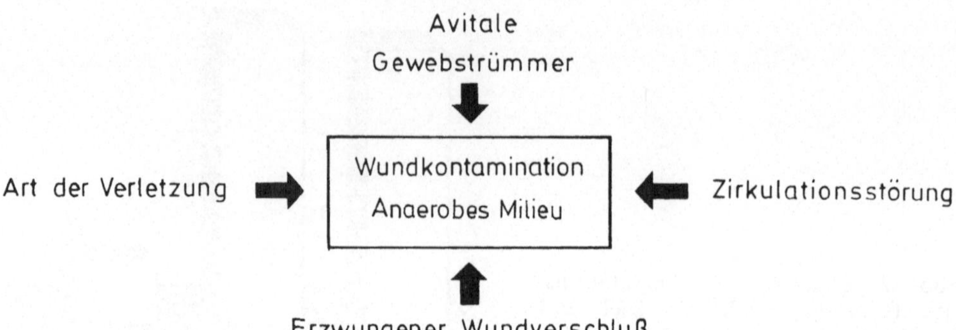

Abb. 3. Gasbrand nach offener Verletzung

Die Entfernung von Verbänden, die ausgiebige Eröffnung des gesamten Wundgebietes muß simultan begleitet werden von intensiv-medizinischen Maßnahmen wie Flüssigkeitssubstitution und hochdosierter antibiotischer Therapie. Nur ausnahmsweise halten wir die primäre Amputation für gerechtsfertigt – vielmehr sollte schnellstmöglich der Transport gegebenenfalls mit Helikopter in ein Zentrum mit Möglichkeit der hyperbaren O_2-Behandlung erfolgen. Da der mikrobiologische Beweis angesichts der zunehmenden vitalen Bedrohung nicht abgewartet werden kann, muß auch unter Umständen die später als unnötig erkannte Verlegung bei Infektion mit anderen Gasbildnern in Kaufgenommen werden.

Kasuistik

Abschließend möchten wir die Wirksamkeit der von uns durchgeführten Behandlungsmethoden an 3 Beispielen demonstrieren:

Bei einem 26jährigen Dachdecker war nach Sturz aus 12 m Höhe die Wunde über einer offenen Calcaneustrümmerfraktur nach Excision devitalisierter Knochenanteile verschlossen worden. Nach einer Inkubationszeit von 48 Std erfolgte die Diagnose: Gasbrand und hierauf die sofortige Verlegung nach Spaltung des betroffenen Wundgebietes. Schon nach 4 Druckkammerfahrten bestanden keine Anzeichen mehr für eine Gasbrandinfektion und der Patient konnte ohne Amputation nach 6 Tagen zurückverlegt werden.

Auch die klinische Ausbreitung bis über das Leistenband, wie ursprünglich bei einem 14jährigen nach AO-Versorgung einer offenen Oberschenkelfraktur konnte zurückgedrängt werden. – In diesem Falle hatte der erzwungene Wundverschluß einer ventralen und medialen Weichteilverletzung in Verbindung mit dem operativen Zugang zur Osteosynthese die pathogenetisch entscheidende Ischämie verursacht.

Im Gegensatz zu diesen beiden Fällen, bei denen durch die frühzeitige Diagnose und konsequente Hubschrauberverlegung eine Amputation vermieden werden konnte, sahen wir bei einem 17jährigen Patienten den fortgeschrittenen Zerfall der Unterschenkelmuskulatur und die voll ausgebildeten Allgemeinsymptome der Toxämie. Nach sofortiger Oberschenkelamputation war der klinisch eindeutige Befall des Oberschenkelstumpfes bei hyperbarer O_2 Therapie rückläufig.

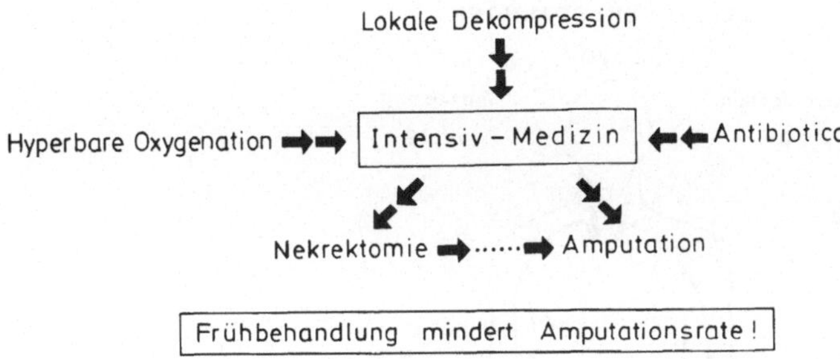

Abb. 4. Therapie

Zusammenfassung

Aufgrund unseres Krankengutes können wir feststellen, daß der Einsatz moderner Behandlungs- und Transportmethoden die vitale Bedrohung der Gasbrandinfektion nach Unfällen vermindert hat. Das Problem der Clostridieninfektion ist und bleibt die möglichst frühzeitige Erkennung eines sich entwickelnden Gasödems. Nur durch die Früherkennung und entschlossene Einleitung gezielter Maßnahmen könnte die immer noch erschreckend hohe Amputationsrate gesenkt werden.

Die Behandlung offener Gefäßverletzungen an den Extremitäten

G. Lob, B. Guenther und H.M. Becker, München

Offene Gefäßverletzungen sind relativ selten (Fischer). Innerhalb der letzten 10 Jahre (1968–1978) wurden an der Chirurgischen Klinik der Universität München 320 Gefäßverletzungen operativ behandelt. Darunter waren 291 geschlossene und 29 offene Verletzungen. In diesen Zahlen sind weder iatrogene Gefäßverletzungen noch die Gefäßversorgungen bei Replantationen enthalten. Die Lokalisation der Verletzungen ist in Abb.1 dargestellt.

Diagnose und Form der Verletzung

Im Gegensatz zur geschlossenen Gefäßverletzung ist die Diagnose der offenen Verletzung einfach. Die Blutung weist den Weg. Die chirurgische Versorgung kann daher schnell erfolgen. Sie richtet sich nach der Form der Gefäßverletzung (Denck). Wir unterscheiden vereinfachend:

a) die Stich- oder Schnittverletzung,
b) die vollständige scharfe Durchtrennung des Gefäßes,
c) die Zerreißung bzw. Zerquetschung mit oder ohne Wandverlust.

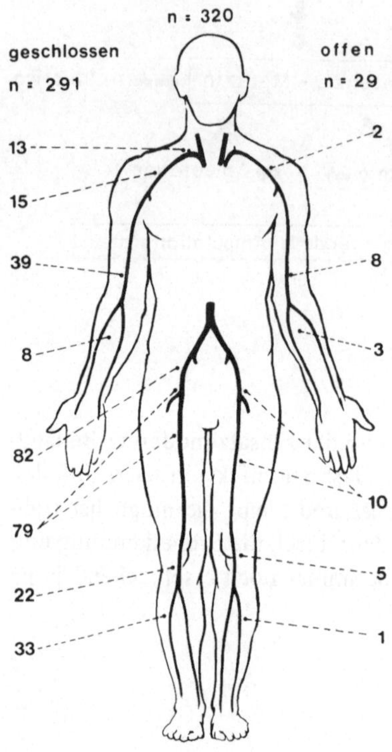

Abb. 1. Lokalisation von 320 chirurgisch versorgten Gefäßverletzungen (1968–1978) davon 291 geschlossen und 29 offen; ohne traumatische Amputation und iatrogene Verletzungen

Operatives Vorgehen

Entsprechend der Verletzung wird entweder eine fortlaufende Naht angelegt oder bei längsverlaufenden Schnitten ein autologer Venenstreifen als Erweiterungsplastik zur Erhaltung des Gefäßquerschnittes eingenäht. Läßt sich eine direkte Naht nur unter Spannung erreichen, so soll nach Möglichkeit ein autologes Venentransplantat den Defekt überbrücken (Van Dongen). Hierzu eignet sich die Vena saphena magna. Bei Verletzungen eines Beines soll grundsätzlich die Vene der gesunden Seite verwandt werden. Bereits bei der Operationsvorbereitung soll an die Notwendigkeit einer Transplantatentnahme gedacht werden. Nur wenn ein autologes Transplantat nicht zur Verfügung steht, z.B. bei ausgedehnter Varicosis der Vena saphena magna wird der Substanzverlust mit einem gleichkalibrigen Kunststoffimplantat überbrückt. Vor der Gefäßnaht wird die Peripherie thrombektomiert und durch Gabe von Heparin-Kochsalzlösung eine weitere Thrombosierung verhindert.

Die Rekonstruktion sollte sich im allgemeinen an die Reihenfolge:

1. Knochen;
2. Vene;
3. Arterie;
4. Nerven und Weichteile.

halten (Heberer). Dies hängt jedoch von der präoperativen Ischaemiezeit ab (Gaudernak). Ist nach einer 4stündigen Ischaemiezeit noch eine längerdauernde Osteosynthese vorge-

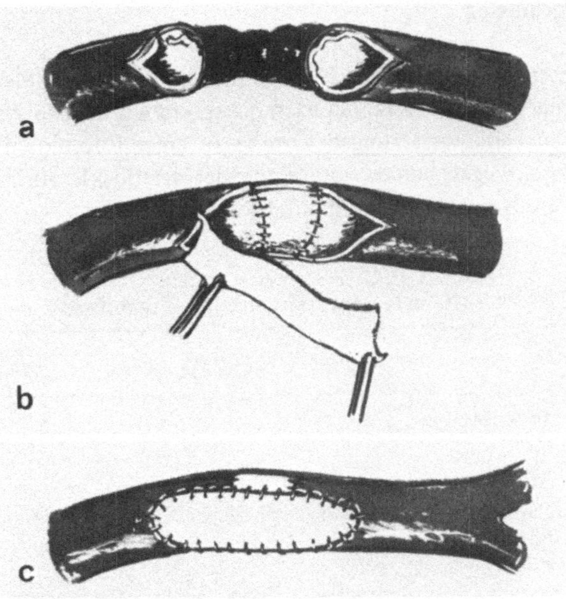

Abb. 2. a Zerquetschung der A. brachialis mit Wandverlust, Coagel interponiert, **b** Spannungsfreier Ersatz der dorsalen Wand durch autologes Venentransplantat, **c** Erweiterungsplastik mit autologem Venenstreifen

sehen, so ist zu prüfen, ob die Gefäßrekonstruktion ausnahmsweise vorgezogen werden kann, bzw. ein temporärer Shunt angelegt werden muß.

An einem Beispiel soll die Rekonstruktion einer zerrissenen A. brachialis erläutert werden. Die Gefäßlumina sind sichtbar, dazwischen liegt ein Coagel (Abb. 2a).

Eine direkte Naht ist spannungsfrei nicht möglich. Es wird zunächst der dorsale Wandverlust durch ein autologes Venentransplantat überbrückt (Abb. 2b).

Da eine direkte ventrale Naht zur Stenosierung der Arterie führen würde, wird ventral ebenfalls ein autologer Venenstreifen als Erweiterungsplastik eingebracht. Nach Freigabe des Blutstromes zeigt sich eine in ihrem Durchmesser und ihrer Kontinuität wiederhergestellte Arterie (Abb. 2c).

Besondere Überlegungen verlangt eine gleichzeitige Verletzung großer Extremitätenvenen (Schneiders). Im allgemeinen können Venen distal des Ellbogen- bzw. Kniegelenkes unterbunden werden. Am Oberarm und Schulter, Oberschenkel und Leistenbeuge sollten große Venen, wenn möglich, operativ wieder hergestellt werden.

Einfache Schnittverletzungen werden fortlaufend genäht. Größere Defekte werden durch autologe Venentransplantate überbrückt. Rekonstruierte Venen kollabieren leicht, da sie von ihrer Aufhängung im umliegenden Gewebe befreit sind. Die Folge ist eine Durchflußminderung mit Stase und thrombotischem Verschluß.

Dies kann verhindert werden durch das Anlegen einer arteriovenösen Fistel, durch die die Durchflußgeschwindigkeit in der Vene erhöht wird.

Um eine kompensatorische Kreislaufüberlastung zu vermeiden, muß die AV-Fistel nach 3 Monaten wieder verschlossen werden. Auch durch andere Verfahren kann die Venennaht offengehalten werden, so z.B. durch die ringsuspendierte Naht nach Kunlin.

Ergebnisse

Unsere Ergebnisse bei 29 Patienten mit offenen Gefäßverletzungen, die über einen Zeitraum von 1 – 10 Jahren nachuntersucht wurden, zeigen: bei 11 von 12 Patienten mit solitären Gefäßverletzungen kam es zu einer folgenlosen Ausheilung. Bei einem Patienten mußte wegen bereits vorbestehender arteriosklerotischer Schädigung der Beingefäße eine Oberschenkelamputation durchgeführt werden.

Tabelle 1. Offene Gefäßverletzungen – Ergebnisse

	gut	unbefriedigend	Amp./†
Gefäßverletzung solitär n = 12	11	0	1
Gefäßverletzung bei Polytrauma n = 17	8	2	7
n = 29	19	2	8

In der Gruppe der polytraumatisierten Patienten kam es zu einer restitutio ad integrum bei 8 von 17 Patienten mit offenen Gefäßverletzungen. Zwei Patienten behielten eine eingeschränkte Beweglichkeit des Kniegelenkes nach ausgedehnten Weichteilverletzungen. Bei 4 Patienten mußte die betroffenen Extremität wegen der ausgedehnten Weichteil- und Knochenschädigung letztlich amputiert werden. Drei Patienten starben an den Folgen des Polytraumas.

Die schlechten Ergebnisse waren in keinem Fall die direkte Folge der Gefäßverletzung, sondern waren jeweils durch die Schädigung des Knochens und Weichteilmantels bedingt.

Auf drei bei der Versorgung von offenen Gefäßverletzungen wichtige Punkte sei nochmals besonders hingewiesen:

1. Gefäßdefekte sollen spannungsfrei versorgt werden; wenn möglich sollen autologe Venen interponiert werden.
2. Große periphere Venen sollen rekonstruiert werden, hierdurch können postthrombotische Syndrome häufig verhindert werden.
3. Die postischaemische Ödemphase bedingt das sogenannte Kompartment-Syndrom. Diesem kann vorgebeugt werden durch eine rechtzeitige, ausreichende bzw. prophylaktische Fasciotomie.

Literatur

Denck, H.: Gefäßverletzungen bei Frakturen und Luxationen. Chirurg *44*, 207 (1973)

van Dongen, R.J.A.M.: Chirurgische Behandlung von Arterienverletzungen. Langenbecks Arch. *322*, 1108 (1968)

Fischer, H.: Gefäßverletzungen (Literaturübersicht). Akt. traumatologie 7, 221 (1977)

Gaudernak, T.: Periphere Gefäßverletzungen. Unfallheilkunde *80*, 515 (1977)
Heberer, G.: Verletzungen der Gliedmaßenschlagadern. Langenbecks Arch. *332*, 307 (1972)
Kunlin, J., Kunlin, A., Richard, S., Tregovet, T.: Le remplacement et l'anastomose latéro-latérale des veins par greffon avec suture suspendue à anneau. J. Chir. (Paris) *85*, 305 (1965)
Schneiders, H., Medrano, J., Boettcher, I.: Zur Diagnostik und Behandlung von Gefäßverletzungen. Unfallheilkunde *79*, 241 (1976)

Klinische und therapeutische Gesichtspunkte bei Schußverletzungen

H. Rudolph, Rotenburg/Wümme und K.H. Jungbluth, Hamburg

Drei Faktoren sind neben einer Vielzahl anderer Einzelfaktoren für den Schweregrad einer Schußverletzung bestimmend:

1. Die Waffe;
2. Die Munition;
3. Der Schußkanal.

Allein in Deutschland werden nur für Jagdzwecke über 400 verschiedene Waffen angeboten. Bei den Patronen ist der Markt noch unübersichtlicher.

Jagdgeschosse sind auf maximale Energieabgabe im Körper und Herbeiführung eines Schocktodes, Militärvollmantelgeschosse dagegen auf Durchschlagskraft und Nichtzerlegung konstruiert. Diese Pseudohumanität bei letzten wird durch schnellere Schußfolge bei automatischen Waffen wieder mühelos beseitigt.

Der den Notfall versorgende Arzt sollte sich auf folgende 2 Punkte konzentrieren:
1. den Zustand des Verletzten und
2. die Bestimmung des Schußkanals, insbesondere bei fehlendem Ausschuß.

Daraus resultiert eine Einteilung von Schußverletzungen in 4 Gruppen:

1. akute Lebensgefahr;
2. keine akute Lebensgefahr;
3. keine Lebensgefahr;
4. ungefährlich.

Bei akut lebensbedrohendem Zustand darf keine zeitraubende Diagnostik betrieben werden.

Ist der Pat. operabel – es handelt sich dabei in der Regel um Verletzungen des Herzens, der großen Gefäße und blutreicher Organe, muß sofort operiert werden.

Ein Beispiel:

40jährige Pat. mit Thoraxdurchschuß links in suicidaler Absicht mit einer 9 mm Parabellum-Pistole und Vollmantelgeschoß. Einlieferung mit präfinaler Schnappatmung. Im re. Bild das Geschoß, welches sich nach dem Körperaustritt an Blumentopf und Stahlfensterrahmen zerlegte. Bei der Notthoracotomie noch während der Intubation großflächiges Abklemmen der durchschossenen A. pulmonalis und der abgerissenen Unterlappensegmentresektion. Glatter postoperativer Verlauf.

Ein 2. Fall:

18jähriger Pat. beim Rauschgifthandel mit einer 9 mm Parabellum-Pistole mit Vollmantelgeschoß beschossen. Bei Einlieferung schwerster Schockzustand und Dyspnoe. Einschuß vordere untere Thoraxhälfte re., Ausschuß bei leicht schrägem Schußkanal nach unten rechts paravertebral. Notfallmäßige Thoracotomie und Laparotomie: Durchschuß von 8. Rippe re., re. Lungenunterlappen, Zwerchfell, Leber, Gallenblase und Pankreas. Nach entsprechender Versorgung komplikationsloser Verlauf. Entlassung 15 Tage post op. Viele Beispiele aus den beiden Weltkriegen zeigen uns, daß schwere Schußverletzungen auch unversorgt ausheilen können:
Der liegende Soldat erhielt einen Schuß von vorn rechts paraclaviculär in die obere Thoraxapertur ohne Ausschuß. Im Feldlazarett erfolgreiche Behandlung eines Pneu ohne Röntgenkontrolle. Erst nach 35 Jahren bei einer Röntgenuntersuchung des Magens wurde der Litersteckschuß zufällig entdeckt.

Sehr gefährlich sind Geschoßverletzungen des Gehirns, die nach Wundtoilette und -drainage abwartend behandelt werden und gelegentlich ohne Schaden ausheilen können. Meist führen sie jedoch zum Tode, wie auch bei diesem Pat. mit temporo-parietalem Schädeldurchschuß und Kalottensprengung auf der Ausschußseite 24 Stunden nach der Verletzung.

Liegt keine akute Lebensgefahr vor, besteht die Möglichkeit der röntgenologischen Geschoßlokalisation oder der exakten Diagnose von Verletzungen an Knochen, Gefäßen und parenchymatösen Organen. Hierzu ein Beispiel:
37jähriger Pat., den bei der unvorsichtigen Untersuchung einer halbautomatischen Jagdflinte mit klemmendem Verschluß ein Schrotschuß bei aufgesetztem Lauf in den li. Oberschenkel traf. Schwerster Schockzustand. Das Röntgenbild li. spricht für sich. Erstaunlicherweise blieben die Hauptnerven- und Gefäßstränge verschont. Revision der Wunde, Entfernung von etlichen Schrotkörnern und Schrotpatronenanteilen, Stabilisierung der Fraktur durch Fixateur externe und nach Ausheilung der sekundär heilenden Weichteilwunde durch Condylenplatte. Knöcherner Durchbau bei weitgehend erhaltener Kniegelenksfunktion nach 3 1/2 Jahren (Abb. 1a und 1b).

Schrotschußverletzungen auf kurze Entfernung sind in der Regel sehr schwer und verlieren an Gefährlichkeit nur bei zunehmender Entfernung. Nicht zu vernachlässigen ist jedoch stets die Gefahr einer nachfolgenden Infektion durch Gasbrand und Tetanus.

Selbst leichte Geschosse können bei nicht oder nur ungenügend geschützten Organen gefährliche Verletzungen hervorrufen. Dazu ein Beispiel:
Luftgewehrverletzung bei einem 10jährigen Mädchen durch einen Diabolo mit Einschuß am unteren Orbitarand und Geschoßendlage unmittelbar unterhalb des Orbitadaches ohne Bulbusverletzung. Geschoßentfernung ohne Augenverletzung, komplikationsloser Verlauf.

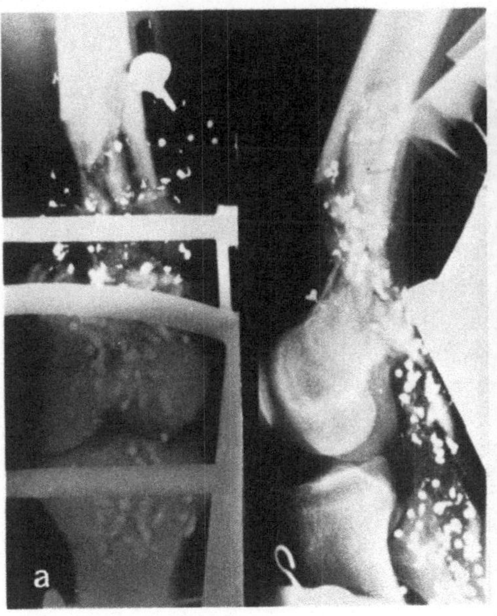

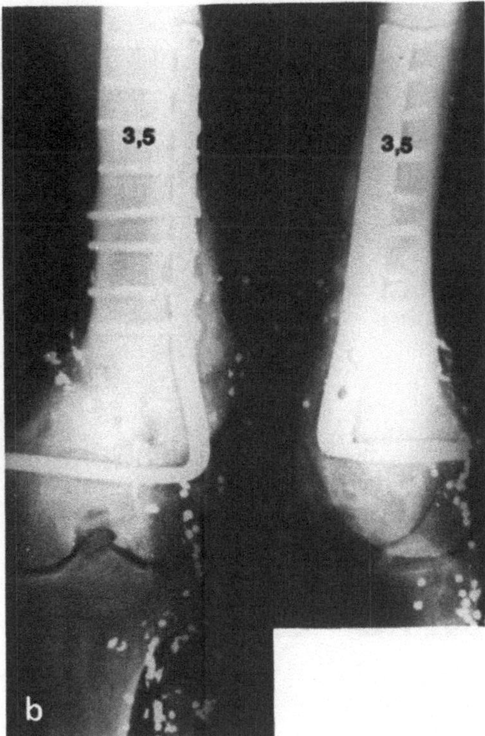

Abb. 1 a, b

12jähriger Knabe mit Einschuß am re. seitlichen Thorax und Querschnittslähmung. Bei der Röntgenkontrolle fand sich erst nach mehrmaligen Untersuchungen das relativ schwache Kleinkalibergeschoß 22. kurz am untersten Ende des Wirbelkanals, in dem es nach Aufbrauchen aller Energie passiv nach unten geglitten war. Entfernung des Geschosses, langsame Rückbildung des Querschnittsyndroms im Verlauf von 12 Monaten.

Besteht keine unmittelbare Lebensgefahr durch die Schußverletzung, müssen alle diagnostischen Möglichkeiten genutzt werden. Ein Beispiel:

24jähriger Pat. mit Einschuß an der Außenseite der re. Oberschenkelmitte durch ein aufgesetztes Kleinkalibergewehr im Kaliber 22. long und Ausschuß an der Innenseite in gleicher Höhe. Erst nach 10 Std. Einlieferung mit Ischiadicusparese und arterieller Ischämie. Im Angiogramm Unterbrechung der A. femoralis superficialis. End-zu-End-Anastomosierung mit Teflonprothese der zerrissenen Arterie. Der N. ischiadicus wurde freigelegt, er war auf einer Strecke von 4 cm blutig imbibiert. Postoperativ glatter Verlauf. Die Parese bildete sich im Verlauf von 6 Wochen spontan zurück.

Ein fehlender Ausschuß erfordert stets eine gründliche Röntgenkontrolle, da sonst der Schußkanal nicht rekonstruiert werden kann. Dazu ein Beispiel:

Verletzungen des Knochens sind wie 3.-gradig offene Frakturen zu behandeln. Hierbei hat sich als besonders segensreich der Gebrauch des Fixateur externe erwiesen. Dazu ein Beispiel:

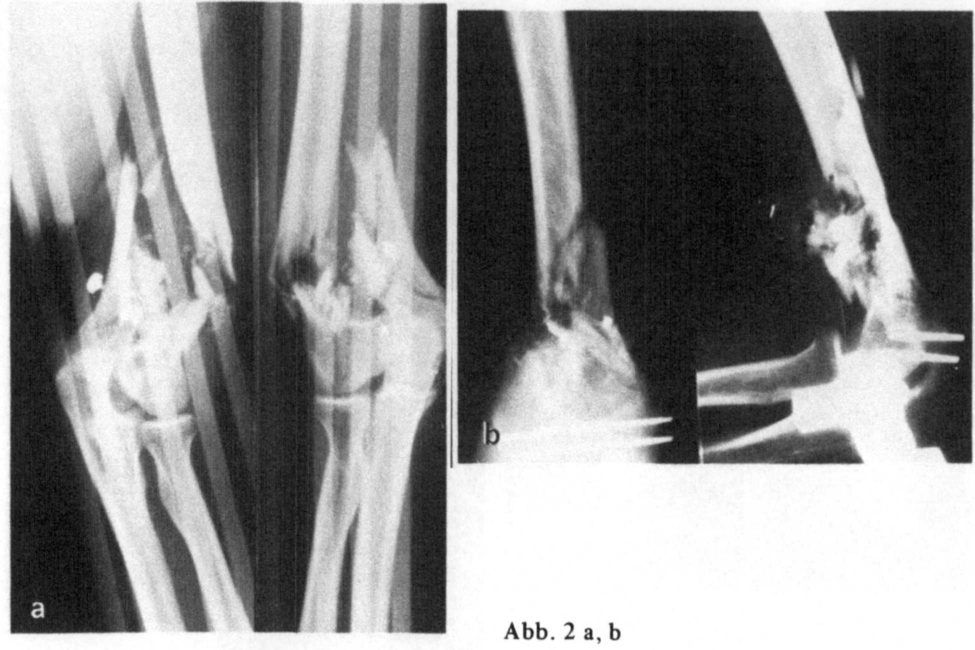

Abb. 2 a, b

22jährige Patientin mit Schußbruch des re. Oberarmes und Ellbogengelenksbeteiligung. Behandlung durch Fixateur externe und 2 Bohrdrähte. Ausheilung bei erhaltener Ellbogenfunktion nach 4 Monaten (Abb. 2a und 2b).

Bei ungefährlichen Schußverletzungen besteht kein Zeitdruck. Es handelt sich dabei in der Regel um unmittelbar unter der Haut sitzende Projektile, häufig Schrot- oder Luftgewehrschußverletzungen, wie die letzten 4 Fälle zeigen.

Wegen der Infektgefahr können die Geschosse meist leicht unter Bildverstärkerkontrolle entfernt werden. Der durch die Operation verursachte Schaden darf jedoch nie größer sein als der durch das oft reizlos einheilende Projektil.

Untersuchungen über den Einfluß einer Antibiotica-prophylaxe bei der Behandlung offener Frakturen

M. Rojczyk und R. Malottke, Hannover

Die Frage prophylaktischer Antibioticaanwendung in der Chirurgie wird immer wieder kontrovers diskutiert. Neben den heute weitgehend standartisierten Richtlinien zur Behandlung offener Frakturen wurde auch von uns bisher der Einsatz von Antibiotica abgelehnt. Ergebnisse aus der amerikanischen Literatur, die über eine deutliche Senkung von Infektionsraten durch Antibioticaanwendung berichten, waren Anlaß für uns, unsere Einstellung an Hand einer prospektiven Studie erneut zu überprüfen.

Methodik

Seit Juni 1977 erhalten daher alle Patienten, die an einem ungeraden Tag zur Aufnahme kommen, ein Antibioticum, in der Regel Cephazolin in einer Dosierung von 4 x 1 g/d. Die erste Dosis wird prä- oder intraoperativ gegeben, die Dauer der Behandlung beträgt 5 Tage. Nach Voruntersuchungen war bei 70% der Infekte mit Staphylococcus aureus als Erreger zu rechnen, der im allgemeinen gut gegen Cephalosporine empfindlich ist.

Wegen der besonders resistenten Problemkeime auf unserer Intensivstation, mußte das dort eingeführte Acyl-Ureido-Penicillin Azlocillin in einer Dosierung von 3 x 5 g/d in die Studie aufgenommen werden.

Patienten, die an geraden Tagen mit offenen Frakturen zur Aufnahme kommen, erhalten kein Antibioticum.

Die Keimbesiedling aller Wunden wird durch wiederholte Wundabstriche erfaßt.

Der erste Abstrich wird entweder am Unfallort oder beim ersten Öffnen des Wundverbandes im Operations-Vorbereitungsraum entnommen.

Der zweite Abstrich wird nach Wunddebridement und nach Wundspülung mit Ringer-Lösung unter Zusatz von Neomycin-Bacitracin-Lösung zu Beginn der eigentlichen Operation entnommen.

Der dritte und letzte Routineabstrich wird kurz vor Wundverschluß am Ende der Operation entnommen.

Bei Vorliegen einer Wundheilungsstörung wird die Keimflora durch weiter Abstriche kontrolliert.

Ergebnisse

Zur Zeit liegen die Ergebnisse von 96 offenen Frakturen vor, die vom 01.06.77 bis 31.7.78 zur Aufnahme kamen. In der Gruppe mit Antibiotica wurden 49, in der ohne Antibiotica 47 offenen Frakturen behandelt. Der Unterschenkel war 48 mal und damit am häufigsten betroffen, an zweiter Steller der Oberschenkel 14 mal, desweiteren Oberarm 9 mal, Patella und oberes Sprunggelenk je 8 mal betroffen.

Die Erstversorgung erfolgte 11 mal durch den Notarztwagen, 46 mal durch den Rettungshubschrauber, 17 mal durch Rettungswagen und 22 mal in einem anderen Krankenhaus mit anschließender Verlegung zu uns.

28 Frakturen waren erstgradig, 43 zweitgradig und 25 drittgradig offen.

Die Wundabstriche zeigen eindrucksvoll die Wirkung von Wunddebridement und Spülung: Die Anzahl der sterilen Abstriche nimmt – fast identisch in beiden Gruppen – vom ersten zum dritten Abstrich hin zu, während die Anzahl der angezüchteten Keimestark zurück geht. Die für spätere Infektionen verantwortlichen pathogenen Keime wie Staphylococcus aureus, Escherichia coli und andere waren nur selten in den ersten Abstrichen nachzuweisen und ebenso selten als Infektionskeime weiter zu verfolgen. Vielmehr überwogen hier saprophytäre Keime wie Diphtheroide, Mikrokokken und aerobe Sporenbildner.

Tabelle 1 zeigt die mit 83% führende Rolle von Staphylococcus aureus unter den Infektionserregern. In 50% der Fälle lag Staphylococcus aureus als Reinkultur vor. Alle übrigen Keime bis auf Staphylococcus epidermidis kamen in der angegebenen Häufigkeit nur in Mischkulturen vor. Zweimal wurden Clostridien angezüchtet, ohne daß es zum Gasödem kam.

Primäre Resistenz gegen Azlocillin wurde nur einmal bei Pseudomonas aeruginosa beobachtet. Gegen Cephazolin war – wie erwartet – Pseudomonas aeruginosa regelmäßig resistent. Zweimal bestand eine primäre Resistenz gegen Enterobacter cloacae sowie jeweils einmal gegen Staphylococcus aureus und gegen Staphylococcus epidermidis.

Bei der Beurteilung der Wundheilung wurde unterschieden zwischen Weichteilinfekten und ossären Infekten (Tabelle 2). Die hier angegebenen Weichteilinfekte kamen ausnahmslos unter geeigneten Maßnahmen in kurzer Zeit zur Ausheilung. Dreimal mußte bei Erhaltungsversuchen kurz nach der Erstoperation amputiert werden. Für diese Mißerfolge war jedoch die Ischämie und nicht ein etwaiger Infekt verantwortlich.

Tabelle 1. Antibioticaprophylaxe bei offenen Frakturen

Infektionskeime	mit Antibiotica	ohne
Staph. aureus	3	5
Staph. epid.	2	–
E. coli	1	1
Enterobacter	1	2
Pseud. aerug.	1	–
Clostridien	–	2
β-hämol. Strepto.	–	1

Tabelle 2. Antibioticaprophylaxe bei offenen Frakturen

Wundheilungsstörungen mit Antibiotica n = 49	
Weichteilinfekte	1 = 2 %
ossäre Infekte	1 = 2 %
Amputationen	2 = 4,1%
Wundheilungsstörungen ohne Antibiotica n = 47	
Weichteilinfekte	2 = 4,3%
ossäre Infekte	4 = 8,5%
Amputationen	1 = 2,1%

Summiert man Weichteilinfekte und ossäre Infekte in beiden Gruppen, so stehen 4,1% infizierter Wunden in der Gruppe mit Antibiotica, 12,8% infizierter Wunden in der Gruppe ohne Antibiotica gegenüber.

Dieser beachtliche prozentuale Unterschied der Infektraten ergibt bei der statistischen Berechnung nach der Chi-Quadrat-Verteilung einen P-Wert von > 0,1 und ist damit nicht signifikant. Für den mathematischen Beweis der Wirksamkeit einer Antibioticaanwendung bei offenen Frakturen ist somit eine größere Gesamtzahl erforderlich. Bei gleicher Tendenz wäre dieses Ziel mit weiteren 50 bis 60 offenen Frakturen zu erreichen.

Zusammenfassung

In einer prospektiven Studie wurden bisher 96 offene Frakturen, alternierend an geraden und ungeraden Tagen, mit Antibiotica bzw. ohne Antibiotica behandelt. Durch wiederholte, regelmäßig entnommene Abstriche wurde die Keimflora der Wunden erfaßt. In der Gruppe mit Antibioticagabe traten 4,1%, in der ohne Antibiotica 12,8% infizierter Wunden auf.

Literatur

1. Calvin, M. Kunin et al: Prophylaxis in Surgery. JAMA *237*, 1003 (1977)
2. Decoulx, P.: L'antibiotherapie preventive en chirurgie osseuse. Revue de chirugie orthopedique et reparatrice de l'appareil moteur *60*, 386 (1974)
3. Patzakis, M.J.: The Use of Antibiotics in open Fractures. Surgical Clinics of North America *55*, 1439 (1975)

Mikrochirurgische Versorgung total und subtotal abgetrennter Finger

K. Saur, P. Hertel, P. Hesoun, L. Zwank und L. Schweiberer, Homburg/Saar

Die mikrochirurgische Versorgung von Extremitätenverletzungen wird in der Unfallchirurgischen Abteilung der Chirurgischen Universitätsklinik Homburg seit Juni 1977 durchgeführt. Unser mikrochirurgischer Bereitschaftsdienst wird von 4 Operateuren mit je einem Assistenten im 24-Std.-Rhythmus besetzt. Die bisher eingewiesenen Patienten kamen aus einem Umkreis von ca. 80 bis 90 km, aus dem saar-pfälzischen und elsässisch-lothringischen Raum.

Indikation

Die Indikation zum mikrochirurgischen Eingriff wurde von uns in Übereinstimmung mit Biemer bisher sehr weit gestellt. Dabei wurde keine Einschränkung gemacht hinsichtlich

Alter des Patienten, Amputationshöhe und Amputationsmechanismus. Weiterhin wurde weder die berufliche Tätigkeit berücksichtigt, noch die zu erwartende Minderung der Erwerbsfähigkeit mit und ohne Replantation.

Eine Kontraindikation sahen wir nur, wenn nach ausführlicher Aufklärung des Patienten über Nachteil und Erfolgschancen eine Replantation abgelehnt wurde und wenn zweitens der Allgemeinzustand des Patienten auf Grund einer vorliegenden Grunderkrankung oder Polytraumatisation eine mikrochirurgische Versorgung nicht zuließ oder wenn drittens infolge vollständiger Zerstörung des Amputates eine Replantation operationstechnisch nicht durchführbar war.

Technik

Die Replantation erfolgte in der von Biemer angegebenen operationstaktischen Reihenfolge: Axiale Spickdrahtosteosynthese des durchtrennten Fingergliedes, danach Naht der Beugesehne und mikrochirurgische Anastomose der beugeseitig gelegenen Arterien und Nerven. Anschließend Naht der Strecksehne und mikrochirurgische Anastomose der streckseitig gelegenen Venen.

Die postoperative Nachbehandlung erfolgte nach der von O'Brien und Biemer angegebenen Medikation mit Dipyridamol, Acetylsalicylsäure und niedermolekularem Dextran sowie Heparinisierung über 6 Tage, auf die nur bei ganz sicheren Mikroanastomosen und bei Patienten über 60 Jahren verzichtet wurde. Die fortlaufende Überwachung der Durchblutung erfolgte durch eine mit Monitor verbundene Thermossonde, die auf der Fingerkuppe befestigt wird. Dadurch gelingt es, eine Thrombosierung der Mikroanastomosen frühzeitig zu erfassen. Die eingebrachten Spickdrähte wurden in der Regel 4 bis 6 Wochen nach der Osteosynthese entfernt.

Frühergebnisse

Unter Berücksichtigung der o.g. Indikationskriterien haben wir von 184 eingewiesenen subtotalen und totalen Fingeramputationen 168 replantiert, wobei insgesamt 143 Daumen und Finger wieder einheilten, das bedeutet eine Einheilungsrate von 85%. Im einzelnen betrug die Einheilungsrate bei den total und subtotal amputierten Daumen 78% und bei den Langfingern 87%. Von den 25 eingeheilten Daumen waren 17 total amputiert und 8 subtotal. Bei den 118 eingeheilten Langfingern waren 48 total und 70 subtotal abgetrennt (Tabelle 1 und 2). Unberücksichtigt in dieser Aufstellung sind die Kleinreplantationen im Mittelhand- und Fußbereich.

Tabelle 1. Fingerreplantationen Juni 1977 - Oktober 1978

	Daumen	Langfinger	Gesamtzahl
eingeliefert	33	151	184
replantiert	33	135	168
eingeheilt	25	118	143
Einheilungsrate	78%	87%	85%

Tabelle 2. Fingerreplantation – Einheilung

	Daumen	Langfinger	Gesamtzahl
eingeheilt	25	118	143
total abgetrennt	17	48	65
subtotal abgetrennt	8	70	78

Postoperative Komplikationen

Unter den postoperativen Komplikationen stand die Thrombosierung der Mikroanastomosen eindeutig im Vordergrund. Bei den total abgetrennten Fingern mußte in 16 Fällen revidiert werden, wobei in 11 Fällen anstelle der primären Mikroanastomose ein Veneninterponat von der Handgelenksbeugeseite eingesetzt wurde. Auch bei den subtotal abgetrennten Fingern war eine operative Revision in 10 Fällen wegen Durchblutungsstörung erforderlich, wobei nur in 2 Fällen ein Veneninterponat eingesetzt werden mußte. In 7 von 16 Fällen der total amputierten Finger war die operative Revision erfolglos, während bei den 10 revidierten subtotal abgetrennten Fingern die Revision 4 mal ohne Erfolg blieb. Die Entwicklung einer Pseudarthrose bei der axialen Spickdrahtfixation sahen wir in 23 Fällen und eine Infektion der Weichteile nur bei 4 Patienten. Nur in einem Fall kam es zu einer knöchernen Infektion um den eingebrachten Spickdraht (Tabelle 3).

Tabelle 3. Postoperative Komplikationen

Operativ nachgewiesene Thrombosen	arteriell	venös	Gesamt-	Venen-	erfolglos
total abgetrennt	11	5	16	11	7
subtotal abgetrennt	8	2	10	2	4
Pseudarthrosen			23		
Weichteilinfekt			4		
Knocheninfekt			1		

Zusammenfassung

Die Zusammenfassung unserer Frühergebnisse zeigt trotz weitgestellter Indikation einmal eine hohe Einheilungsrate von durchschnittlich 85% sowie eine geringe Zahl an Infektionen und Pseudarthrosen, obwohl es sich in der Regel um stark verschmutzte drittgradig offene Frakturen bzw. Amputationen gehandelt hat, die durch Spickdrahtosteosynthese und ohne zusätzliche Ruhigstellung und Gipsschiene nur relativ stabil fixiert waren. Insbesondere kam es nie zu einer fortgeleiteten Infektion der Sehnen und Sehnenscheiden. Häufigste postoperative Komplikation war die Thrombose der arteriellen und venösen Mikroanastomosen, deren frühzeitige Revision in über der Hälfte der Fälle erfolgreich war.

Literatur

Biemer, E.: Replantation von Fingern und Extremitätenteilen. Chirurg *48*, 353 (1977)
O'Brien, B., Macleod, A., Hayhurst, J., Morrison, W.: Clinical replantation of digits. Plast. reconstr. Surg. *52*, 490 (1973)

Offene Beckenringfrakturen

P. Stanković, Th. Stuhler und P. Krause, Göttingen

Die offene *Beckenringfraktur* ist ein relativ seltenes Ereignis. Wegen ihrer spezifischen Problematik verdient diese dennoch eine besondere Beachtung. Man unterscheidet in Anlehnung an Böhler – die nach *außen* – bzw. die nach *innen* offene Beckenfraktur. Die letztgenannte bedeutet eine Kommunikation des Bruchspaltes mit der Blase, Uretra, mit dem Rectum oder mit dem weiblichen Genitale.

In der Chirurgischen Universitätsklinik Göttingen wurden in der Zeit von 1926 bis 1977 682 Patienten mit einer Beckenringfraktur stationär behandelt. 9,4% (76) hatten eine nach innen – lediglich 2,3% (16) die nach außen komplizierte Fraktur. Diese geringe Zahl der äußerlich komplizierten Brüche wird durch mehrere Faktoren erklärt, so z.B. durch ein federndes Nachgeben des Beckenringes bei seitlicher und frontaler Kompression.

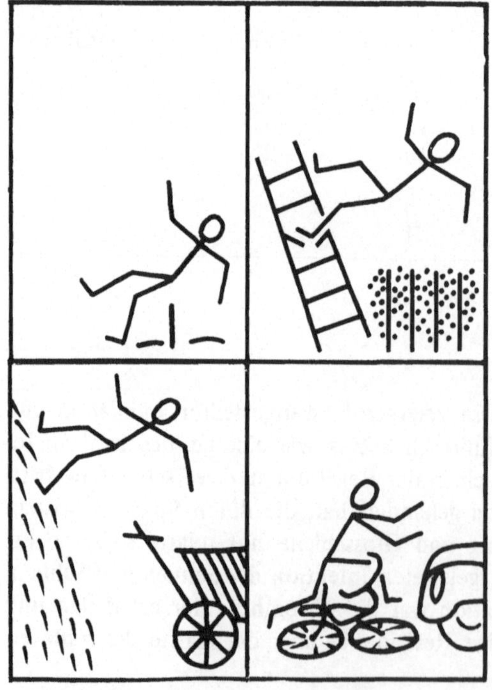

Abb. 1. Pfählungsverletzungen mit offenen Beckenringfrakturen

Die auf den Beckenring einwirkende Kraft wird dadurch zum Teil abgebaut. Ein weiterer Faktor ist zweifellos die über den ossären Anteilen besonders im dorsalen Bereich liegende Muskelschicht. Der Kleidung kommt hierbei auch eine schützende Rolle zu.

Analysiert man den Unfallmechanismus, der zu einer Fraktur geführt hat, so wird man neben den Schuß- und Granatsplitterverletzungen Quetschungen, Verschüttungen, Überfahrunfälle und schließlich Pfählungen feststellen können (Abb. 1).

Die Sichtung der Wundtypen und der Richtung der einwirkenden Kraft ergibt differente Arten der Weichteil- und Knochenverletzungen. Unter Beachtung dieser Punkte läßt sich unser Krankengut folgendermaßen einteilen:

Als Typ 1 bezeichnen wir die Verletzungen, bei denen primär die Weichteile und erst dann der Knochen lädiert wurden, wie z.B. bei einer durch den Schuß oder kantige Gegenstände entstandene Fraktur.

Dem Typ 2 sind Fälle zuzuordnen, bei dem die dislocierten Bruchfragmente für die Zerreißung der Harnblase verantwortlich zu machen sind.

Als Typ 3 betrachten wir den Fall, bei dem es durch ein stumpfes von dorsalwärts einwirkendes Trauma zu einer Sprengung zunächst des hinteren, dann des Vorderrings und schließlich zur Perforation der ventralen Weichteile kam.

Der Typ 4 entspricht einer Verbindungslinie zwischen den äußeren Weichteilen über den Knochen zum Rectum, Blase oder Uretra.

Typ 5, für die Pfählung stellvertretend, bedeutet eine Rectum- oder Vaginaläsion, von der aus die einwirkende Kraft den Beckenring sprengt, ohne die darüber liegende Haut zu perforieren.

Schließlich Typ 6 ebenfalls bei Pfählung festgestelltes Fortleiten der einwirkenden Kraft, in unserem Falle von der Vagina über den Knochen, alle weiteren Weichteilschichten penetrierend nach außen, d.h. die Ausdehnung einer innerlich offenen zu einer äußerlich offenen Fraktur.

Als *Komplikationen* konnten wir Uretrastrikturen, statische Beschwerden, neurologische Ausfälle sowie auch die rezidivierend fistelnde Osteomyelitis feststellen.

Die Mortalität betrug in unserem Krankengut ca. 10% und war in erster Linie auf die Sepsis und Urinphlegmone, seltener auf die Peritonitis zurückzuführen.

Zusammenfassend ist zu sagen: Die Mitverletzungen der Blase, der Uretra, des Mastdarmes und des weiblichen Genitale können von außen nicht immer ausreichend inspiziert werden und erfordern eine *apparative*, nicht selten auch eine *operative* Diagnostik. Im Rahmen der therapeutischen Maßnahmen kommt den Drainagen – sei es den Wunddrainagen, der suprapubischen Fisteln, dem Blasenkatheter oder dem Anus praeter – eine besondere Rolle zu. Vergleicht man die komplizierten Extremitätenfrakturen von Grad I–III mit den offenen Beckenfrakturen, so wird man den *innerlich* offenen Beckenbrüchen wegen der hohen Sepsis- bzw. Phlegmonagefahr einen besonderen Schmerzgrad zuerkennen müssen.

Offene Verletzungen in der Gravidität

H. Erasmi-Körber, Köln

Die Versorgung von graviden Frauen nach Unfällen stellt den behandelnden Arzt vor die Entscheidung: Welche Maßnahmen muß er ergreifen, um die Mutter zu heilen und welche Maßnahmen darf er ergreifen, um den Föten nicht zu schädigen. Denn Röntgenuntersuchungen, Narkosen und Operationen sind nicht zu vermeiden. Besonders die offenen Verletzungen lassen häufig keine konservative Behandlung zu.

In sieben Jahren wurden in der Chirurgischen Universitätsklinik Köln-Lindenthal unter 670 Kombinationsverletzten 264 Frauen im gebärfähigen Alter stationär behandelt. Bei 7 von ihnen bestand eine Schwangerschaft im 3. bis 8. Monat. Wie Tabelle 1 zeigt, lagen bei 6 Patientinnen Frakturen der unteren Extremität vor. Vier der Frakturen waren drittgradig.

Alle Frauen haben ihre teilweise schweren Verletzungen überlebt. In 2 Fällen kam es zum Abort. Di übrigen Schwangerschaften blieben intakt und die Geburt der Kinder erfolgte spontan und termingerecht. Weder organische noch psychische Schädigungen wurden bei diesen Kindern, die inzwischen bis zu 12 Jahre alt sind, festgestellt – wie unsere Nachforschungen zeigten.

Tabelle 1. Kombinationsverletzungen bei graviden Frauen

	Mens	Art der Extremitätenverletzung	Sonstige Verletzungen	Unfallmechanismus
E.B. 23J	III	Offene O'schenkelfraktur Patellafraktur	Schambein-, Clavicula-, Rippenserien-, Kieferfraktur Commotio cerebri	Sturz aus 8 m Höhe
M.K. 22J	VIII	Offene U'schenkelfraktur	Schädelfraktur Commotio cerebri	von Auto angefahren
M.G. 29J	III	Offene Patellafraktur	Leberriß, Pankreaskontusion Augenverletzung	Auffahrunfall
M.E. 32J	III	Offene O'schenkelfraktur Offene Patellafraktur mit Gelenkeröffnung	Rippen-, Claviculafraktur, Stumpfes Bauchtrauma, Contusio cerebri	Frontalzusammenstoß
G.P. 29J	VIII	Bimalleoläre Luxationsfraktur		von Auto angefahren
I.F. 21J	IV	O'schenkelfraktur	Contusio cerebri, Traumat. Diab. insipidus	Auffahrunfall
U.S. 35J	VIII	Radiusfraktur	Schädelbasisfraktur, Commotio cerebri	Treppensturz

Zum Problem Röntgen

Röntgenuntersuchungen waren bei allen Frauen erforderlich. In Tabelle 2 sind die einzelnen Untersuchungen dem Schwangerschaftstrimester zugeordnet, in dem sie durchgeführt wurden. Gleichzeitig ist vermerkt, ob die Schwangerschaft mit einem Abort beendet wurde.

Tabelle 2. Röntgenuntersuchungen bei Schwangeren

	Röntgenuntersuchungen	Trimester	Abort
E.B. 23J	H.W.S., Kniegelenke, Thorax, Schädel, O'schenkel 4x, Füße, Beckenübersicht	I	X
M.G. 29J	Kniegelenke, Thorax, Hand, Schädel, B.W.S., L.W.S.	I	
M.E. 32J	Thorax, O'schenkel 2x, H.W.S. O'schenkel-Durchleuchtung	I	X
I.F. 21J	Schädel 6x, O'schenkel 4x, Hüftgelenk, O'schenkel-Durchleuchtung	II	
M.K. 22J	U'schenkel 5x, Thorax 5x, Carotisangiographie	III	
G.P. 29J	Sprunggelenk 3x	III	
U.S. 35J	Schädel 3x, Handgelenk 3x	III	

Bekannt ist die Gefährdung des Föten durch die Röntgenuntersuchung. Wie alle Gewebe mit besonders hoher Stoffwechselrate ist auch der Fötus wähend der gesamten Schwangerschaft strahlensensibel. In der Phase der Organogenese ist die Gefahr von Strahlenschäden – die sich als Mißbildungen zeigen – am größten. Das reife Kind ist bereits deutlich strahlenresistenter. Für das Ende der Schwangerschaft soll nach Röntgenuntersuchungen, bei denen der Uterus der direkten Strahlung ausgesetzt war, allerdings die Gefahr der kindlichen Leukämie erhöht sein.

Nach der Röntgenverordnung darf die Strahlenbelastung eines Embryos während der ersten beiden Schwangerschaftsmonate 1 rem nicht überschreiten. Dieser Grenzwert wird bei Untersuchungen, bei denen der Uterus außerhalb des Strahlengangs liegt, kaum erreicht. Die mittlere Strahlendosis für den Föten beträgt z.B. bei einer Röntgenuntersuchung der mütterlichen Thoraxorgane 0,0002 rem, bei einer Abdomenübersicht 0,1 rem.

Zum Problem Narkose

Alle unsere Patientinnen mußten sich wenigstens einer Narkose unterziehen. Drei Patientinnen erhielten 2 Narkosen, zwei erhielten sogar 3 Narkosen. Es handelte sich dabei um eine Lumbalanästhesie mit Tetracain und Suprarenin, um 2 Kurznarkosen mit Epontol, 1 Lachgasanalgesie und in allen anderen Fällen um Vollnarkosen mit Barbituraten, Halothan, O_2 und N_2O.

Während im Tierexperiment alle üblicherweise gebrauchten Anästhetica teratogene Eigenschaften haben, ist ein Zusammenhang zwischen Narkosemittel und Mißbildungen menschlicher Föten nicht beobachtet worden.

Abgesehen von der direkten Wirkung der Narkotica auf den Föten, muß auch die Wirkung auf den mütterlichen Kreislauf bedacht werden. Ein Blutdruckabfall mit Minderdurchblutung des Uterus kann eine fetale Hypoxie und damit möglicherweise kindliche Mißbildungen oder einen Abort zur Folge haben.

Zum Problem Operation

Bis auf eine Patientin, bei der eine Radiusfraktur reponiert wurde, mußten sich alle anderen Verletzten einer größeren Operation unterziehen. Das operative Konzept wurde durch das Vorliegen der Schwangerschaft nicht geändert.

Zwei Frauen erlitten ein stumpfes Bauchtrauma und mußten probelaparotomiert werden. Eine Luxationsfraktur des Sprunggelenks und eine komplizierte Patellafraktur wurden sofort endgültig versorgt. Bei den 3 Schwangeren mit Oberschenkelfraktur wurde der Bruch zunächst durch Drahtextension und Gipsschiene ruhiggestellt. Ein bis zwei Wochen nach dem Unfall wurde dann die Osteosynthese durchgeführt. Bei den übrigen Eingriffen handelte es sich um Wundversorgungen, eine Patellaresektion und um die Enucleation eines Auges. Intraoperative Komplikationen und Narkosezwischenfälle traten nicht auf.

Die Frage, ob dringlich erforderliche Röntgenuntersuchungen, Narkosen und Operationen bei unfallverletzten Schwangeren ohne zusätzlichen Schaden für Mutter und Föten durchzuführen sind, können wir in Übereinstimmung mit der Literatur auch bei unseren sieben Beispielen mit Ja beantworten. Der Unfallchirurg ist berechtigt, Verletzungen von Schwangeren nach den allgemeingültigen chirurgischen Regeln zu behandeln, also nicht prinzipiell ein konservatives Vorgehen anzustreben. Schwangerschaftskomplikationen nach solchen Eingriffen sind eher durch die Unfallverletzung selber als durch die oben erwähnten Maßnahmen bedingt.

Literatur

Dyer, J., Barclay, D.L.: Accidental trauma complicating pregnancy and delivery. Am. J. Obstet. Gynec. *83*, 907 (1962)

Ford, D.D., Paterson, J.C.S., Treuting, W.L.: Fetal exposure to diagnostic x-rays and leukemia and other malignant diseases in childhood. J. nat. Cancer Inst. *22*, 1093 (19)

Frischkorn, R.: Hat die Röntgendiagnostik in der Schwangerschaft noch ihre Berechtigung? Geburtsh. u. Frauenheilk. *33*, 125 (1973)

Shnider, S.M., Webster, G.M.: Maternal and fetal hazards of surgery during pregnancy. Am. J. Obstet. Gynec. *92*, 891 (1965)

Slater, B.L.: Multiple anaesthetics during pregnancy. Brit. J. Anaesth. *42*, 1131 (1970)

Stieve, F.-E.: Strahlenexposition als Indikation zum Schwangerschaftsabbruch. Internist *5*, 299 (1978)

Die Unterschenkelosteomyelitis nach offenen Frakturen und deren Bezug zur primären Behandlung

G. Feldkamp, K.-H. Müller und A. Lies, Bochum

Für die Prognose osteomyelitischer Komplikationen nach indiziert und sachgerecht operativ versorgten Unterschenkelbrüchen gelten bisher allgemein folgende zwei Thesen:

1. Nach *Marknagelung* führt eine Infektion über das Drainagerohr des Nagels ungehindert zur Markphlegmone. Diese Komplikation muß sich angesichts der als dominierend angesehenen endostalen Vascularisierung als besonders folgenschwer erweisen. Dies ist der Hauptgrund die Indikation zur primären Marknagelung für 3.-gradig offene Brüche erheblich einzuschränken.
2. Die *Plattenosteosynthese* begrenzt den Herd. Die Osteomyelitis schreitet bei einem angenommenen Infektionsweg von außen nach innen bei interfragmentär stabilisierten Fragmenten langsamer voran und bleibt besser beherrschbar.

Trotz der meist grundsätzlich verschiedenen Indikationsmerkmale für Platten- und Nagelosteosynthese kamen uns in der Praxis der Osteomyelitisbehandlung Zweifel, ob die Markphlegmone tatsächlich die Katastrophe par excellence darstellt und ob auf der anderen Seite nach Plattenosteosynthese infizierte oder infektbedrohte plattennahe Corticalis- und Fragmentanteile revitalisiert werden, wenn sie nur lange genug interfragmentär stabilisiert bleiben.

Wir haben daher 50 fast ausschließlich zur Weiterbehandlung der bereits eingetretenen Infektion zugewiesene Osteomyelitisfälle diesbezüglich kritisch analysiert. Dabei sollte die Indikation für das primär gewählte Operationsverfahren nicht in Frage gestellt werden.

Zur besseren Überschaubarkeit haben wir uns von den 50 Fällen auf die Plattenosteosynthesen, Marknagelungen und konservativ behandelte Fälle beschränkt.

Für die gegenüberstellende Analyse des Infektverlaufs wurden folgende Kriterien gewählt:

1. Weichteilbefund im Infekt;
2. Knöcherne Abstützung und Defekt nach Debridement;
3. Manifestation der Osteomyelitis;
4. Behandlungsverfahren und Operationsfrequenz;
5. Ergebnisse und Dauer der Behandlung;
6. Weitere Komplikationen.

Während bei der Platte die meist überhandtellergroßen infizierten Weichteildefekte überwogen, traten nach Marknagelung nur kleine Defekte – vor allem Fisteln – auf. Im Mittelfeld bewegen sich die primär konservativ behandelten Fälle.

Die vitale Fragmentbeziehung schwankt zwischen der sich noch ossär abstützenden Pseudarthrose oder kleineren bis 3 cm messenden und größeren, mehr als 10 cm messenden Defekten. Hierbei sind sowohl Mulden als auch komplettes Fehlen ganzer Schienbeinstücke eingeschlossen. Ähnlich den Weichteilverhältnissen dominieren bei den Platten die großen Defekte, während beim Marknagel mehr als die Hälfte kleine Defekte mit ossärem Kontakt aufweisen (Tabelle 1).

Tabelle 1. Knöcherne Abstützung

		Platte	Nagel	Konservativ
Gut		–	2	–
Defekt	Groß	10	3	2
	Mittel	8	3	3
	Klein	2	8	2

Form und Ausdehnung der knöchernen Defekte spiegelt die Manifestation der Osteomyelitis wider. Der Marknagel führt in großer Zahl zu sonst nie beobachteten Markphlegmonen mit konsekutiven zylindrischen Sequestern. Bei der Plattenosteosynthese und den konservativen Verfahren bestehen die Sequester aus freien Bruchstücken und plattennahen Corticalisanteilen.

Die Zahl der operativen Eingriffe pro Patient variiert deutlich in den einzelnen Gruppen: primär mit Platten versorgte Patienten mußten sich im Mittel 5,4 mal, solche mit Nagel "nur" 3,2 mal einer Operation unterziehen. Die Zahl der einzelnen Eingriffe entspricht der Größe der Knochen und Weichteildefekte der gewählten Verfahren.

Unabhängig von der Voroperation sind bei Behandlungsabschluß bis auf Ausnahmen die Weichteile geschlossen und die knöcherne Kontinuität wieder hergestellt. Im Gegensatz zur Nagelung sind aber nach Plattenosteosynthesen verheilte Weichteile in der Mehrzahl als gefährdet anzusehen.

Fast identisch sind die Ergebnisse der röntgenologisch beurteilten Belastbarkeit des knöchernen Durchbaus. Während die Marknägel fast komplett breitbasig durchbaut wurden, sind die konservativen in 2/3 der Fälle und die Plattenosteosynthesen nur in 1/3 der Fälle so belastbar, daß keine erhöhte Refrakturgefahr besteht (Tabelle 2).

Die Gelenkbeweglichkeit von Knie- und oberem Sprunggelenk wurde in drei Qualitäten eingeteilt, wobei Einschränkungen der Kniegelenke schlechter bewertet wurden. Auch hier die gleiche Tendenz in der Reihenfolge der Osteosyntheseverfahren.

An weiteren Komplikationen wurden Achsenfehler, Arthrosen, Peronaeusparesen und Amputationen in die Wertung einbezogen. Sie korrelieren mit der Schwere des Traumas, Lagerungsschäden, Operationsfrequenz, Defektstrecke und Infektdauer. Die Fälle nach Marknagelung schneiden durchweg am günstigsten ab. Die schwerwiegendste Komplikation der Amputation trat 6 mal = 12% der Fälle auf. Plattenosteosynthesen und konservative Verfahren waren mit je 3 Fällen belastet. Bei den Konservativen Verfahren resultierte die Amputation aus der Unmöglichkeit aufgrund der schlechten Ausgangssituation einen operativen Versuch zu wagen, während bei den Plattenosteosynthesen foudrouyant infizierte Stückbrüche oder über 15 cm messende knöcherne Defekte einen Erhaltungsversuch aussichtslos machten. Die Analyse der Ausheilungsdauer rundet das bisherige Bild ab: nach

Tabelle 2. Ergebnisse knöcherne Belastbarkeit (Rö)

	Platte	Nagel	Konservativ
Nicht eingeschränkt	5	14	4
eingeschränkt	12	2	2

24 Monaten war in 62% der Marknagelungen und nur in 40% der Plattenosteosynthesen der osteomyelitische Prozeß zum Stillstand gekommen.

Schlußfolgerung

1. Die für die Indikation zur Marknagelung kennzeichnende traumatische Ausgangssituation führt bei osteomyelitischen Komplikationen zu relative begrenzten Knochen- und Weichteildefekten. Sachgerechte Behandlung vorausgesetzt, ist die gefürchtete Markphlegmone beherrschbar.
2. Schwere primäre Weichteil- und Knochenschäden als Ausgang einer Plattenosteosynthese sind unvermeidbar mit einer hohen Infektrate und Defektheilung verbunden. Dennoch belasten auch stabile Plattenimplantate bei eintretender Infektion die Revitalisierung derartiger Risikoosteosynthesen so, daß ausgedehnte Knochen- und Weichteilverluste zu beobachten sind. Unter der Osteomyelitis wird der Biegungskeil zum mittleren, der Zweietagenbruch zum langstreckigen Defekt.
3. Wenn die Indikation einen Entscheidungspielraum zuläßt, führt die Marknagelosteosynthese zu besseren Ergebnissen. Für alle Risikofälle steht der Fixateur externe zur Verfügung.

Literatur

1. Feldkamp, G., Müller, K.-H.: Fehler und Gefahren in der Behandlung offener Unterschenkelbrüche. Therapiewoche (in Vorb.)
2. Müller, K.-H.: Der Fixateur externe als Alternative zu internen Osteosyntheseverfahren bei Infektgefährdung. Therapiewoche (in Vorb.)
3. Müller, K.-H.: Der Stellenwert des Röntgenbildes bei der posttraumatischen Osteomyelitis. Unfallheilkunde *81*, 129 (1978)
4. Müller, K.-H., Rehn, J.: On Prophylaxis, Early Recognition and Early Treatment of Infected Osteosyntheses. Arch. orthop. Unfall-Chir. *92*, 127 (1978)
5. Rehn, J.: Osteosynthesen bei posttraumatischer Osteomyelitis. Zbl. Chir. *99*, 1488 (1974)
6. Willenegger, H.: Die Therapie der Infektionen nach Osteosynthesen. H. Unfallheilk. *102*, 41 (1970)

Knie- und Sprunggelenksarthrodese in der Behandlung der gelenknahen Knocheninfektion

G. Hörster, E. Ludolph und L. Schlosser, Duisburg

Die Indikationsstellung zur Arthrodese im Infekt wird beeinflußt von Bedenken, eine vorliegende Knocheninfektion in bisher nicht beteiligte Knochenabschnitte zu verschleppen, da im Gelenkbereich nach Entknorpelung breite spongiöse Flächen freiliegen. Die

Zurückhaltung der Arthrodese gegenüber wird je nach Ausgangslage unterschiedlich groß sein.

Während die Arthrodese in der Behandlung der akut infizierten Osteosynthese einer Fraktur mit Gelenkbeteiligung am ehesten unumstritten ist, wird bei der sekundären Arthrodese einer zur Zeit latenten Gelenkinfektion immer die Gefahr eines Aufflackerns der Osteomyelitis mit zu berücksichtigen sein. Die Stabilisierung einer infizierten gelenknahen Pseudarthrose erfordert häufig die Einbeziehung des benachbarten Gelenkes in Form einer Arthrodese, um eine regelrechte Stabilisierung mittels Fixateur externe durchführen zu können. In diesem Fall muß dann ein primär aseptischer Gelenkbereich eröffnet werden.

Der Frage, ob eine Arthrodese im Infekt ohne übermäßige Gefahr der Keimverschleppung durchgeführt werden kann, soll im folgenden nachgegangen werden.

Wir überblicken an der BG-Unfallklinik Duisburg-Buchholz 68 Knie- und Sprunggelenksarthrodesen im Infekt, wobei 43 Arthrodesen im Bereich des Kniegelenkes sowie 25 im Bereich des oberen Sprunggelenkes durchgeführt worden waren. In 39 Fällen handelte es sich um eine akute Gelenkinfektion, zumeist nach operativer Behandlung eines körpernahen bzw. körperfernen Schienbeinstückbruches mit Gelenkbeteiligung. In 15 Fällen wurde eine Arthrodese im Latenzstadium des Infektes erforderlich, wobei jeweils eine Gelenkdestruktion mit schmerzhafter Wackelbeweglichkeit oder kontrakter Fehlstellung bestand. Gleichzeitig mit Stabilisierung eines infizierten Falschgelenkes wurde eine Arthrodese bei primär aseptischem Gelenkzustand in 14 Fällen durchgeführt. Die Indikation zur Arthrodese bei diesen Patienten stellte sich gleichfalls aus der Notwendigkeit, eine gelenknahe Pseudarthrose mittels Fixateur externe stabilisieren zu müssen.

Zusätzlich zur Fixateur-externe-Arthrodese wurde in 16 Fällen entsprechend einer jeweils vorliegenden Defektsituation eine Spongiosaplastik durchgeführt.

Wir konnten durch unsere operativen Maßnahmen 67 der 68 Arthrodesen zum knöchernen Durchbau bringen, wobei bei einer 84jährigen Patientin 10 Tage nach durchgeführter Arthrodese aus vitaler Indikation eine Oberschenkelamputation vorgenommen werden mußte. Nach bereits verheilter Arthrodese wurden insgesamt 7 Amputationen durchgeführt, wobei jedoch lediglich in einem einzigen Fall die Amputation erforderlich wurde, da durch eine Arthrodese eine Knocheninfektion im direkten Gelenkbereich nicht saniert werden konnte. Ursache für die übrigen Amputationen waren nicht beherrschbare Infektionen bzw. Defektsituationen im ehemaligen Bruchbereich oder aber in 3 Fällen eine Ober- und Unterschenkelmarkphlegmone nach Entfernung einer infizierten Kniegelenksscharnierprothese. Eine Rearthrodese war in 2 Fällen notwendig.

Im übrigen war im Verlauf der weiteren Behandlung im Mittel 1 Folgeeingriff erforderlich. Auffällig war, daß nach Arthrodesen in der Latenzphase des Infektes sowie bei primär aseptischen Gelenkverhältnissen jeweils ein komplikationsloser Verlauf festzustellen war. Die Dauer bis zum knöchernen Durchbau der Arthrodese betrug im Mittel 3,7 Monate, also nicht wesentlich mehr als bei aseptischem Verlauf.

Insgesamt wurden alle 61 Patienten wieder gehfähig, bei denen das Bein im Verlaufe des Heilverfahrens aus obengenannten Gründen nicht amputiert werden mußte. 3 Patienten sind aufgrund eines Knochendefektes im ehemaligen Bruchbereich auf einen Schienenhülsenapparat angewiesen. Die Weichteilverhältnisse sind bei 51 der Patienten vollständig geschlossen, bei 9 Patienten kommt es hin und wieder zu einem Narbenaufbruch, während in einem Fall ein florider Infekt besteht.

Aus unserer Erfahrung mit 68 Knie- und Sprunggelenksarthrodesen im Infekt glauben wir sagen zu können, daß die Arthrodese einen wesentlichen Faktor der Behandlung der Gelenkinfektion sowie auch der gelenknahen Knocheninfektion darstellt. Das Risiko einer Arthrodese im Infekt ist überschaubar, die Gefahr einer Verschleppung der Infektion in weitere, bisher nicht betroffene Knochenanteile durch Eröffnung von Spongiosaflächen scheint nicht zu bestehen.

Ergebnisse der stabilen Osteosynthese bei bestehender postoperativer Osteomyelitis

R. Rahmanzadeh, F. Enes-Gaiao, Berlin

Die Problematik in der Behandlung der postoperativ infizierten Frakturen bei gleichzeitiger Instabilität des Osteosynthesematerials ist bekannt.

Zunächst sollte darauf hingewiesen werden, daß eine ausgiebige Aufklärung und psychische Führung der häufig ungeduldigen und mißtrauischen Patienten vor allen operativen Eingriffen unerläßlich ist, da mit langen Behandlungszeiten und häufig auch wiederholten Eingriffen zu rechnen ist.

Die Wahl der Behandlungsmethode dieser schweren Erkrankung hängt ab von

a) der Lokalisation der Fraktur,
b) der Form der bereits durchgeführten Osteosynthese und
c) dem Ausmaß des Defektes und der Art der Infektion.

In jedem Fall ist der erste Schritt die chirurgische Ausräumung allen nicht vitalen Gewebes, also das exakte Debridement.

Hierbei gilt es, sowohl die Sequester inclusive aller mangeldurchbluteten Knochenanteile, wie auch das gesamte nekrotische Weichteilgewebe zu entfernen. Die zu sparsame Excision mangeldurchbluteter Knochenanteile führt in jedem Fall zu Mißerfolgen und verlängert damit die Behandlungsdauer.

Eine Vitalfärbung mit Disulphin blue führen wir nicht durch.

Nach Excision der instabilen Hautpartien mitsamt den Fistelgängen erfolgt die temporäre Stabilisierung mit einem Wagnerschen Fixateur externe.

Der entscheidende Vorteil dieses Gerätes besteht meiner Meinung nach darin, daß durch vorübergehende Kürzung der betroffenen Extremität

a) der infekttragende Hohlraum verkleinert wird und
b) besteht die Möglichkeit, trotz großzügiger Entfernung nekrotischer Haut- und Weichteilbezirke, einen spannungslosen Verschluß der Haut zu erreichen.

Der verbleibende Resthohlraum wird mit PMMA-Gentamycin-Kugeln ausgefüllt und eine Redon-Drainage als Überlauf eingelegt.

Ab dem 1. postoperativen Tag beginnen wir mit einer täglichen Verlängerung der Extremität um 2–3 Millimeter, bis zum Längenausgleich mit der Gegenseite. In der Regel ist nach 2–3 Wochen der Infekt saniert und auch die Länge ausgeglichen. Voraussetzung sind allerdings gute Haut- und Weichteilverhältnisse. Dann erfolgt die zweite Operation.

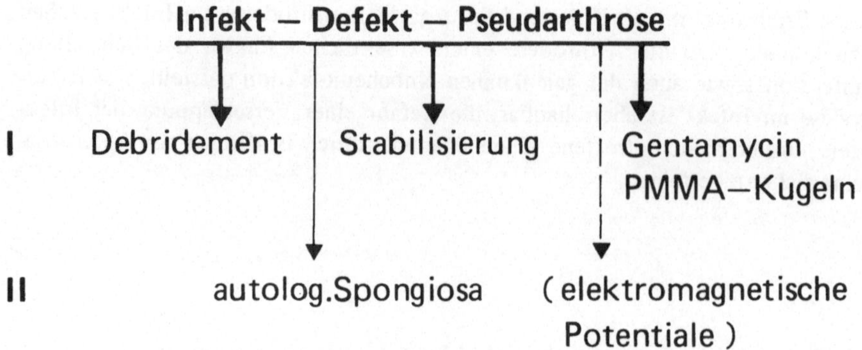

Abb. 1. Schema zur Behandlung der Infekt-Defekt-Pseudarthrose bei gleichzeitiger Lockerung des Osteosynthesematerials

Unter Beibehaltung des Fixateur externe werden die PMMA-Gentamycin-Kugeln, die bis zu diesem Zeitpunkt als Platzhalter für die Spongiosa dienten, entfernt und der Defekt mit autologem cortico-spongiösen Span überbrückt und mit einer Platte zusätzlich stabilisiert. Entnahme des cortico-spongiösen Spans erfolgt aus dem Beckenkamm, wobei besonderer Wert darauf zu legen ist, daß diese Späne durch Schrauben oder durch die bereits vorher eingelegte Platte stabil mit dem Wirt-Knochen in Verbindung gebracht werden. Bei geringer osteogenetischer Potenz und damit verzögertem Einbau der Spongiosa, hat sich das Einbringen von Elektroden bewährt, um im elektromagnetischen Feld den Knochenbau zu beschleunigen.

Wir sind aufgrund eigener tierexperimenteller und klinischer Untersuchungen inzwischen der Meinung, daß diese Behandlung doch den Heilverlauf beeinflussen kann.

Im folgenden sollen nun einige ausgewählte Fälle demonstriert werden.

Fall 1

39jährige Patientin, die sich infolge eines Verkehrsunfalles eine Commotio cerebri, eine Rippenserienfraktur rechts und einen Oberarmschaftbruch zugezogen hatte. Einlieferung in ein Krankenhaus nahe des Unfallortes. Dort vierwöchige Behandlung mit einer Olecranon-Draht-Extension. Verlegung in ein anderes Krankenhaus. Nach vorübergehender konservativer Behandlung Durchführung einer offenen Küntscher-Nagelung mit Cerclage. Postoperative Radialis-Läsion, Absceßbildung und Fistelung. Abstrichergebnis: Staphylococcus aureus. Vier Wochen später erfolgte die Verlegung in unser Krankenhaus. Es wurde in einer Sitzung, nach Entfernung des Nagels und der Cerclage der Sequester entfernt und nach einer etwa 2 cm langen Verkürzung des Oberarmes eine stabile Osteosynthese mit einer breiten AO-Platte durchgeführt mit Einlage von Gentamycin-PMMA-Kugeln. Entfernung der Kugeln nach 14 Tagen bei primärer Wundheilung. Die viermonatige Röntgenkontrolle nach der Operation ergibt einen knöchernen Durchbau mit guten Weichteilverhältnissen.

Fall 2

Hier handelt es sich um eine 21jährige Patientin, die infolge eines Verkehrsunfalles sich eine Oberschenkelstückfraktur links, eine Kniegelenksluxation mit vorderer und hinterer

Kreuzbandläsion, eine Ruptur des Außenbandes mit Abriß des Condylus lateralis tibiae und eine Läsion des Nervus fibularis rechts zugezogen hatte. Die primäre Versorgung erfolgte in einem auswärtigen Krankenhaus. Dabei wurde eine Außenbandnaht am rechten Knie und eine offene Nagelung am linken Oberschenkel vorgenommen. Drei Monate später erfolgte die Verlegung zu uns mit einer nach wie vor bestehenden totalen Instabilität des rechten Kniegelenkes, Pseudarthrose des linken Oberschenkels, etwa 7 cm Beinverkürzung und Wanderung des Nagels in die Glutealgegend mit zusätzlicher Infektion und Fistelbildung in der Nageleinschlagstelle. Der Abstrichbefund ergab ein Wachstum von Staphylococcus aureus. In der ersten Sitzung wurde der Nagel entfernt, die Beinlänge ausgeglichen und mit einer Platte stabilisiert. Entfernung des Sequester und des nekrotischen Gewebes und einer Saug-Spül-Drainage. In zweiter Sitzung bei noch bestehenden Fisteln am oberen und unteren Wundanteil, nochmaliges exaktes Debridement und erneute Stabilisierung mit einer breiten AO-Platte und Überbrückung des Defektes mit einem stabilen Cortico-Spongiosa-Span. Anlegen von Elektroden zur Behandlung mit elektromagnetischen Potentialen mit Gentamycin-PMMA-Kugeln. Nach primärer Wundheilung waren alle Fistelgänge abgeschlossen. Dann erfolgte die plastische Versorgung der Kreuzbänder und des Außenbandes des rechten Kniegelenkes. Sechs Monate später zeigten die angefertigten Röntgenaufnahmen des linken Oberschenkels einen weitgehenden knöchernen Durchbau ohne Zeichen eines Infektes mit guter Funktion beider Kniegelenke.

Fall 3

Hierbei handelt es sich um einen 57jährigen Patienten, der sich infolge eines Verkehrsunfalles neben einer Commotio cerebri, einer Rippenserienfraktur 2–7 rechts und 6–7 links mit schwerer Lungencontusio, auch eine linksseitige Femurschaftfraktur zuzog. Am Aufnahmetage erfolgte die Thoracotomie und Ausräumung des Hämathorax, 8 Tage später die Versorgung der Oberschenkelfraktur bei dem sehr übergewichtigen Patienten mit einer DC-Platte. Drei Monate darauf Plattenbruch, dann Versorgung durch Nagelung. Postoperative Thrombose und Entwicklung einer Infekt-Pseudarthrose. Nach erfolgloser Behandlung mit Spül-Saug-Drainagen Entfernung des mittlerweile instabil gewordenen Nagels. Entfernung der gesamten Sequester und Anlage eines Wagnerschen Fixateur externe mit Verkürzung des Oberschenkels bei gleichzeitiger Lagerung von PMMA-Gentamycin-Kugeln. Nach primärer Wundheilung und Verlängerung des Oberschenkels erfolgte eine ausgedehnte autologe Cortico-Spongiosa-Plastik. Bei Belassen des Fixateur externe zusätzliche Stabilisierung mit einer Platte. Jetzt, Zustand 6 Monate nach der letzten Operation, finden sich gute Weichteilverhältnisse, keine Fistel, keine Zeichen einer Infektion bei voller Belastbarkeit. In Kürze ist die Entfernung des Fixateur externe bei dem Patienten vorgesehen.

Fall 4

Ein 48jähriger Patient, der beim Hantieren mit Betonblöcken von einem herabstürzenden Block am rechten Knie getroffen wurde. Dabei zog er sich einen Drehbruch im distalen Tibiadrittel, eine hohe Fibulafraktur mit einer Syndesmosensprengung zu. Es erfolgte die sofortige Versorgung durch intrafragmentäre Verschraubung in einem auswärtigen Krankenhaus, danach erneute Verlegung in ein anderes Krankenhaus. Dort Behandlung mit einem Unterschenkelgehgips, Verlegung in ein weiteres Krankenhaus. Dort Entfernung des Metalls und Durchführung einer Beckschen Bohrung mit Ruhigstellung im Unterschenkelliegegips. Danach trat zusätzlich zu der Pseudarthrose auch eine Infektion mit schlechten Weichteilverhältnissen im distalen vorderen Anteil des rechten Unterschenkels auf. Im gleichen Krankenhaus wurde eine Spongiosa-Plastik mit Fixateur externe und Ruhigstellung im Oberschenkelliegegips vorgenommen. Ein Jahr später erfolgte die Verlegung zu uns.

Nach kurzer Vorbereitung der Haut wurde durch eine hintere Schnittführung die dorsale Tibia freigelegt und nach exakter Reposition mit einer schmalen AO-Platte stabilisiert und der Defekt durch autologen Cortico-Spongiosa-Span überbrückt bei gleichzeitigem Anbringen von Elektroden zur Behandlung mit elektromagnetischen Potentialen. Im vorderen Anteil wurde eine offene Gentamycin-PMMA-Kugel-Behandlung durchgeführt. Nach Säuberung und guter Granulation erfolgte eine Spalthautdeckung. Fünf Monate nach der Operation zeigten die angefertigten Röntgenaufnahmen einen knöchernen Durchbau mit voller Belastbarkeit und guten Haut- und Weichteilverhältnissen.

Fall 5

Hier handelt es sich um einen 34jährigen Patienten, der infolge eines Verkehrsunfalles neben einer subcapitalen Humerusfraktur links auch eine drittgradige Unterschenkeltrümmerfraktur im Ausland erlitten hatte. Nach Erstversorgung mit einem Fixateur externe Verlegung in ein Krankenhaus nach Deutschland.

Dort wurde der Fixateur externe entfernt. Dabei bekam der Patient eine Infekt- und Defekt-Pseudarthrose mit 6 cm Beinverkürzung. Bei der Aufnahme in unserer Klinik war der rechte Unterschenkel stark deformiert mit schlechten Hautverhältnissen. Es wurde zunächst die nekrotische Haut und der Fistelgang entfernt und gleichzeitig nach Anlegen eines Fixateur externe nach Wagner die Unterschenkel verlängert. Nach Ausgleich der Länge Stabilisierung durch eine Platte, von einem separaten Zugang von dorsal her und zusätzlichem Cortico-Spongiosa-Span. Drei Monate später Wechsel der Platte und nochmaliger Cortico-Spongiosa-Span. Die 12 Wochen nach der Operation angefertigten Röntgenaufnahmen zeigen einen knöchernen Durchbau bei voller Belastbarkeit.

Zusammenfassung

In der Behandlung der schweren postoperativen Infekt-Defekt-Pseudarthrosen ist der erste Schritt die vollständige Ausräumung des Infektionsherdes mit Einlage von PMMA-Gentamycin-Kugeln eine sichere Stabilisierung mit Platte und evtl. zusätzlich mit Wagner'schen Fixateur externe sowie der nachfolgenden Spongiosa-Plastik ggf. auch noch unterstützt durch eine Behandlung im elektromagnetischen Feld. Seit Einführung dieser Maßnahmen sehen wir heute zunehmend weniger eine Indikation zur Anlage einer Saug-Spül-Drainage.

Diagnostische und therapeutische Probleme bei offenen Kombinationsverletzungen des Brustkorbes und des Bauchraumes

E. Gross, H. Stiller und U. Weber, Gießen und Hanau

Penetrierende Verletzungen der Bauchhöhle und des Brustkorbes werden weit seltener als stumpfe Traumen beobachtet, können aber auch in Friedenszeiten regional an Bedeutung gewinnen.

Sie erfordern öfter als geschlossene Verletzungen aktives chirurgisches Eingreifen und besitzen günstigere Heilungschancen, wenn die Behandlung schnell einsetzen kann und keine mit dem Leben unvereinbare Organverletzung vorliegt.

Ein Grund für die besseren therapeutischen Aussichten ist der geringere Traumatisierungsgrad anliegender Gewebsbezirke insbesondere bei Stichverletzungen. Auch ergeben sich bei perforierenden Abdominalverletzungen nicht die indikatorischen Probleme des stumpfen Bauchtraumas, wenn auch hier die Peritoneallavage die diagnostische Unsicherheit nahezu beseitigt hat.

Diagnostik abdomineller Begleitverletzungen

Die diagnostischen Schwierigkeiten bei offenen Brustkorbverletzungen stehen denen bei stumpfen Traumen nicht wesentlich nach. Neben der Beurteilung, ob Verletzungen der Mediastinalorgane oder wesentliche Lungenverletzungen vorliegen, sind Mitverletzungen des Abdomens auszuschließen oder zu objektivieren. Das gelingt in der Regel bei Schußverletzungen bei sicherer Beurteilung des Schußkanals aufgrund der Ein- und Ausschußstelle oder der im Röntgenbild nachweisbaren Lage des Projektils.

Solche Hinweise fehlen bei Stichverletzungen. Erlaubt auch die Lokalisation der Einstichstelle Rückschlüsse auf eine abdominelle Mitverletzung, so gelingt ihre Objektivierung selten.

Bei penetrierenden Verletzungen des Thorax unter Mitbeteiligung abdomineller Organe registriert man eine höhere Mortalität. In unserem Krankengut eine von ca. 21%.

Zahlreiche zunächst als Einhöhlenverletzungen imponierende Thoraxstichverletzungen sind thoraco-abdominale Kombinationstraumen. Bei der Hälfte der bei uns beobachteten offenen Zweihöhlenverletzungen lag primär der klinische Befund einer Thoraxstichverletzung vor. Der hohe Anteil einer abdominellen Mitbeteiligung bei Thoraxstichverletzungen von etwa 20% überrascht nicht unter Berücksichtigung des Zwerchfellstandes in Höhe des 5. Intercostalraumes bei Exstirpation und hohem intraabdominellen Druck. Bei Thoraxstichverletzungen unterhalb des 5. Intercostalraumes ist deshalb durch Peritoneallavage die Mitbeteiligung des Abdomens zu klären.

So konnten wir bei einem 23-jährigen Patienten mit Thoraxstichverletzung und positiver Peritoneallavage die frühzeitige Operationsindikation stellen. Es lag eine Milz- und Zwerchfellverletzung vor.

Daß nach transthoraco-abdominellen Stichverletzungen die thoracalen Auswirkungen klinisch und röntgenologisch unauffällig sein oder gar fehlen können, beobachteten wir bei einem 48-jährigen Patienten. Hier erfolgte die Operation wegen akutem Abdomen bei verletzter Magenvorderwand verzögert 12 Stunden nach dem Unfallereignis.

Die Mitverletzung des Brustkorbes bei perforierenden abdominellen Traumen hat zahlenmäßig nur wenig Bedeutung. Bei der absoluten Operationsindikation ist sie für das Vorgehen irrelevant. Brauchbare Hinweise auf das taktische Vorgehen im Einzelfall liefert bei Flankenstichverletzung mit Verdacht auf abdominelle Beteiligung die 1967 von Weil empfohlene Sinographie. Für die Operationsindikation ist sie jedoch ohne Wert. Der negative Ausfall ist nicht beweisend für die Intaktheit des Bauchraumes.

Thoraco-abdominale Schußverletzungen

Bei Zweihöhlenschußverletzungen läßt der Verlauf des Schußkanals leichter die Beurteilung verletzter Organe zu. Zweifel kann die Peritoneallavage ausräumen. Der Vorteil der besseren Diagnostik wird mehr als aufgehoben durch die größere Traumatisierung, besonders durch die Hochgeschwindigkeitsgeschosse. Das trübt die Prognose gegenüber Stichverletzungen, besonders der thoraco-abdominellen.

Der Cavitationseffekt mit druckbedingter Contusionswelle auf die Umgebung kann zu indirekten Verletzungen von Nachbarorganen selbst außerhalb der primär verletzten Körperhöhle führen (Abb. 1).

Dazu ein Beispiel:

Eine 19-jährige Frau erlitt einen Lungenschuß rechts. Der Verlauf des Schußkanals schloß eine Mitverletzung des Bauchraumes aus. Ein konsekutiver Haematothorax wurde durch Bülau-Drainage beherrscht. Am 4. Tag nach der Verletzung erfordert ein haemorrhagischer Schock mit abdomineller Symptomatik die Laparotomie.

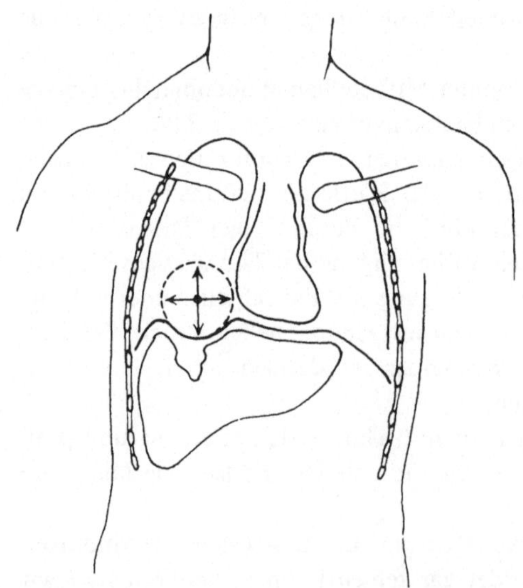

Abb. 1. Kontusionierung von Nachbarorganen durch Cavitationseffekt bei Hochgeschwindigkeitsgeschossen

Ein ruptiertes subcapsuläres Leberhaematom bei gequetschtem, aber sonst intaktem Zwerchfell war die Ursache des Blutungsschocks.

Therapeutische Probleme

Operatives Vorgehen

Wird das operative Vorgehen bei getrennter Zweihöhlenverletzung ohne Zwerchfelläsion von der Dringlichkeit bestimmt, so wählen wir bei abdominellen Begleitverletzungen primär den thoracalen Zugang zur Behebung der Ursachen thoracaler Notzustände mit dem Vorteil der sichereren Versorgung des Zwerchfells. Ist durch die Erweiterung der Verletzungsstelle des Diaphragmas die Versorgung intraabdomineller Organe nicht sicher, wird zusätzlich laparotomiert. Zweimal mußten wir so vorgehen. Von unseren 8 Fällen mit getrennter Zweihöhlenverletzung wurden 4 nur laparotomiert. Die Thoraxverletzung konnte konservativ behandelt werden.

Bei einem Patienten mit Schußverletzung der Bauchaorta und Lungenverletzung erfolgte nach Laparotomie sekundär die Thoracotomie. Bei 3 Patienten war der umgekehrte Weg notwendig.

Akute sekundäre Notzustände

Sekundär auftretende abdominelle oder thoracale Notzustände sind nicht ausschließlich die Folge übersehener Verletzungen. Das zeigt das Beispiel der sekundären Leberruptur nach isolierter Thoraxschußverletzung und folgender Fall (Abb. 2).

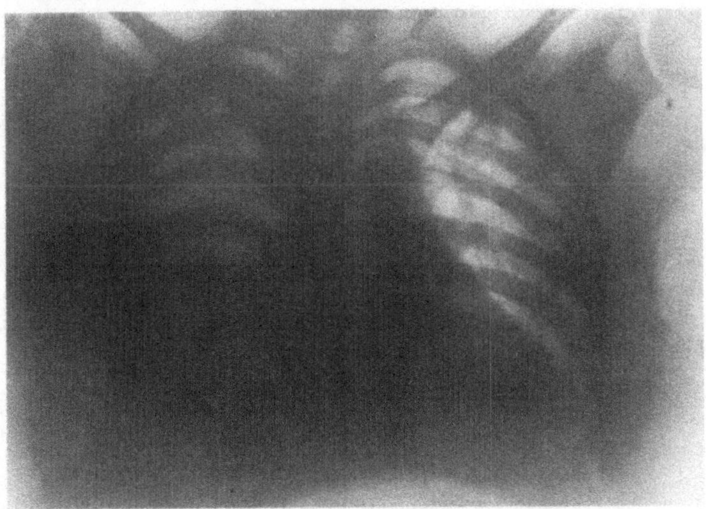

Abb. 2. Sekundär aufgetretener Hämatothorax rechts nach operativer Versorgung einer thorakalen Stichverletzung links mit abdomineller Beteiligung

Bei einer 32-jährigen Patientin kommt es nach Versorgung einer linksseitigen Thoraxstichverletzung mit abdomineller Beteiligung zu einem erneuten thoracalen Notzustand infolge kontralateralem Haematothorax rechts von 1000 ml, der durch Bülau-Drainage behandelt werden konnte. Offenbar war ohne nachweisbare Läsion der Mediastinalorgane die rechte Lunge durch die Messerschneide mitverletzt worden.

Zeitfaktor und taktisches Vorgehen

Wesentlich für den Behandlungserfolg offener Zweihöhlenverletzungen ist neben dem Zeitfaktor das taktische Vorgehen, das erneute thoracale Notsituationen ausschließt und alle Maßnahmen aktiver Wiederbelebung zuläßt. Eine 19-jährige Frau mit ausgeprägtem Schockindex befindet sich nur 15 Minuten nach erlittener Schußverletzung in unserer Klinik. Der Einschuß findet sich im Bereich der rechten Mamille. Das Geschoß liegt in den Weichteilen der linken Flanke. Der Thorax ist röntgenologisch unauffällig. Notthoracotomie rechts. Nach Ausräumung des intrapericardialen Blutergusses wird die Schußwunde des rechten Ventrikels versorgt. Nach Lungennaht und Naht des Zwerchfells Laparotomie. Exstirpation der Milz wegen großem subcapsulärem Haematom; Naht der Magenvorder- und hinterwand und Entfernung der völlig zerstörten Niere. 14 Tage nach dem Eingriff verläßt die Patientin die Klinik.

Eigenes Krankengut

Von 135 offenen Verletzungen der zwei großen Körperhöhlen waren 58 Thorax-, 53 Abdomen- und 24 Kombinationstraumen (Tabelle 1).

Die Letalität der letzten Patientengruppe liegt mit 20,8% über der der anderen Gruppen.

Wie bei den Thorax- und Bauchverletzungen überwiegen auch bei Kombinationstraumen die Stichverletzungen zahlenmäßig den Schußverletzungen, die eine deutlich schlechtere Prognose haben.

Tabelle 1. Ursache, Art und Letalität der penetrierenden Verletzungen der großen Körperhöhlen bei 135 Patienten (1965–1977) Chir. Klinik, Stadtkrankenhaus Hanau

	Stich	Schuß	Sonstige Ursache	Gesamt	Letalität (%)
Thorax	31	16	11	58	9 (15.5)
Abdomen	29	19	5	53	4 (7.5)
Thoraco-abdominal	20	4	–	24	5 (20.8)

Von den 15 offenen Herzverletzungen überlebten 11; dreimal lagen abdominelle Begleitverletzungen vor.

Wenn bei penetrierenden thoraco-abdominalen Kombinationstraumen der Versorgung lebenswichtiger Organe und der Beseitigung akuter Notsituationen Priorität eingeräumt wird, abdominelle Begleitverletzungen und auch sekundäre Notzustände frühzeitig erkannt werden, sind die Chancen für eine erfolgreiche Behandlung nicht schlecht.

Literatur

Amato, J.J., Billy, L.J., Gruber, R.P., Rich, N.M.: Temporary cavitation in high-velocity pulmonary injury. Ann. Thorac. Surg. *18*, 565–570 (1974)

Gross, E.: Technik und Aussagekraft der Peritoneallavage. In: Chirurgie der frischen Verletzung, S. 86–88. Hrsg.: G. Börger. Stuttgart: Georg Thieme 1978

Schwemmle, K., Selbach, K.D.: Perforierende Bauchverletzungen – Sofortmaßnahmen. Notfallmedizin *2*, 732 (1976)

Stiller, H., Reuter, C., Weber, U.: Thorax. In: Chirurgie der frischen Verletzung, S. 20–33. Hrsg.: G. Börger. Stuttgart: Georg Thieme 1978

Viikari, S., Mattila, S., Linna, M.: Stichverletzungen der Lunge und des Herzens. Zbl. Chir. *101*, 97–101 (1976)

Weil, H.: Some new aspects in management of penetrating injuries of the abdomen. Soc. Internat. Chirurgie (1967)

Mechanisches Verhalten der Femurspongiosa bei axialer Kompression*

H. Zilch, A. Rohlmann, R. Kölbel und G. Bergmann, Berlin

Untersuchungen über das mechanische Verhalten der Spongiosa sind selten [1, 2] und im wesentlichen an Wirbelkörpern durchgeführt worden [3]. Sie sind aber unter anderem für die Optimierung der Gestaltung von Endoprothesen von Nutzen, da diese auch im spongiösen Bereich verankert werden.

Fragestellung

In dieser Arbeit werden die Materialkennwerte wie Elastizitäts- und Bruchgrenze und der Elastizitätsmodul von Spongiosaproben des menschlichen Femurs bestimmt. Weiter wird das zeitabhängige Verhalten der Spongiosa unter statischer Dauerbelastung untersucht

---

*Als Manuskript abgegeben.

und 1. das Kriechverhalten und 2. das Relaxationsverhalten unterhalb der Bruchgrenze ermittelt. Da die Spongiosa ein inhomogener anisotroper Werkstoff mit nicht konstanter Dichte ist, wird überprüft, ob ein Zusammenhang zwischen den Materialkennwerten und der scheinbaren Dichte besteht.

Material und Methode

Zur Untersuchung standen uns 20 ganze Femura von 10 Leichen zur Verfügung, die ein Lebensalter von 58–85 Jahre erreichten. Anamnestisch und röntgenologisch ließen sich Erkrankungen des Knochens ausschließen. Aus jedem Femur wurde aus dem Kopf und den Condylen in tiefgekühltem Zustand, um am Trabekelwerk der Spongiosa Schäden durch Sägen oder Bohren zu vermeiden, nach einem festgelegten Schema zylindrische Proben entnommen. Die Gesamtproben der spongiösen Bezirke wurden im Bereich der Condylen parallel zur Femurachse und im Bereich des Kopfes parallel zur Hauptbelastungsrichtung beim Einbeinstand gewonnen. Aus dem Kopf wurden mit einem Hohlbohrer 4, aus den Condylen 7 Zylinderproben entnommen und auf einer Drehmaschine auf einen Durchmesser von 10 mm abgedreht. Durch Teilung der Proben auf 12 mm Länge gewannen wir aus dem Kopf 8 und aus den Condylen 14–21 Einzelproben.

Zur Ermittlung der Elastizitäts- und Bruchgrenze sowie des E-Moduls wurden die Spongiosaproben einzeln auf einer Prüfmaschine in Achsrichtung bis zum Bruch auf Druck belastet. Die Kraft und Verformung (Stauchung) wurden gleichzeitig gemessen und aufgetragen. Zur Untersuchung des Kriechverhaltens, also der zeitabhängigen plastischen Verformung unter ruhender Last, diente eine Vorrichtung, in der die Proben über einen langen Zeitraum mit konstanter Druckkraft belastet werden konnten. Die Stauchung der Probe wurde auf einem Präzisionswegaufnehmer gemessen und über der Zeit aufgetragen. Beim Relaxationsversuch wurden die Proben in der Prüfmaschine gestaucht und die Verformung anschließend konstant gehalten. Der hierbei aufgetretene Spannungsabfall ist ein Maß für die Relaxation des Werkstoffes. Anschließend wurde die scheinbare Dichte bestimmt. Diese ist definiert als Trockengewicht/Gesamtvolumen der Probe und ist ein Maß für den Volumenanteil der Bälkchen am Gesamtvolumen der Probe.

Ergebnisse

a) Materialkennwerte: Von den Proben mehrerer Femura wurden die Bruchfestigkeit, die Elastizitätsgrenze, der E-Modul, das Trockengewicht und die scheinbare Dichte bestimmt. Ein typisches Spannungs-Dehnungsdiagramm einer Spongiosaprobe zeigt Abb. 1. Die Steigung des linearen Spannungsanstieges (tan α) wird als E-Modul bezeichnet. In diesem Bereich, der sich nach oben bis zur Elastizitätsgrenze erstreckt, sind die Verformungen reversibel. Bei weiter gesteigerter Belastung beginnt ein Bereich plastischer Materialverformung, der bis zum Spannungsmaximum, der Bruchgrenze, reicht. Anschließend brechen einzelne Knochenbälkchen, so daß bei weiter zunehmender Verformung die Spannung

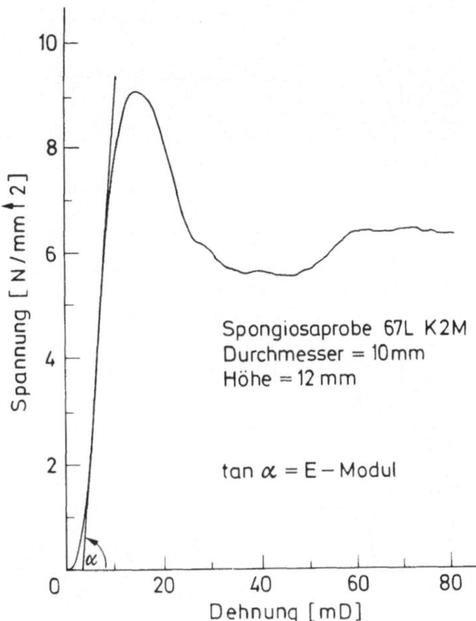

Abb. 1. Spannungs-Dehnungs-Diagramm

Tabelle 1

	Bruch-festigkeit (N/mm^2)	Elastizitäts-grenze (N/mm^2)	E-Modul (N/mm^2)	Trocken-gewicht (mg)	scheinbare Dichte mg/cm^3)
arithm. Mittel	9,31	7,70	497,4	461,7	490,1
Standardabweichung	4,32	3,46	275,5	131,7	139,8
Maximalwert	19,87	14,27	1475,4	752,5	798,8
Minimalwert	1,02	0.89	43,72	250,5	265,9

wieder sinkt. Tabelle 1 zeigt von 42 Proben eines Femurpaares die arithmetischen Mittelwerte, die Maximal- und Minimalwerte und die Standardabweichung der obengenannten Größen.

Um festzustellen, ob die Bruchfestigkeit von der scheinbaren Dichte abhängt, wurde der Korrelationskoeffizient bestimmt. Abbildung 3 zeigt für die 42 Proben den Zusammenhang zwischen diesen beiden Größen. Der Korrelationskoeffizient beträgt 0,87, die Signifikanzgrenze auf dem 1%-Niveau 0,39. Es ist also mit hoher Wahrscheinlichkeit ein Zusammenhang zwischen Bruchfestigkeit und scheinbarer Dichte gegeben.

b) Zeitabhängiges Verhalten:

Kriechversuch: Eine typische Meßkurve zeigt Abb. 2 oben. Der anfängliche schnelle Dehnungsanstieg resultiert aus der Belastung der Probe mit 200 N. Nach Aufbringung der Belastung beginnt das Kriechen, also die plastische Verformung des Materials. Nach etwa 8–15 Minuten ändert sich die Verformung nicht mehr, das Kriechen hört auf. Aus 21 Spongiosaproben einer Leiche ergab sich für das Kriechen ein arithmetischer Mittelwert

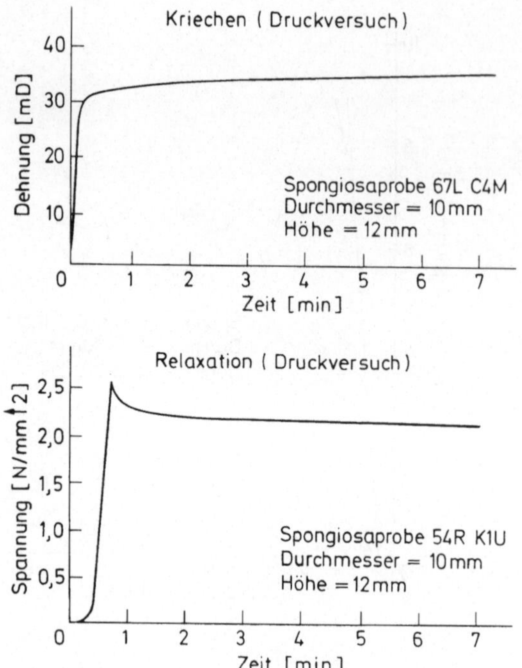

Abb. 2

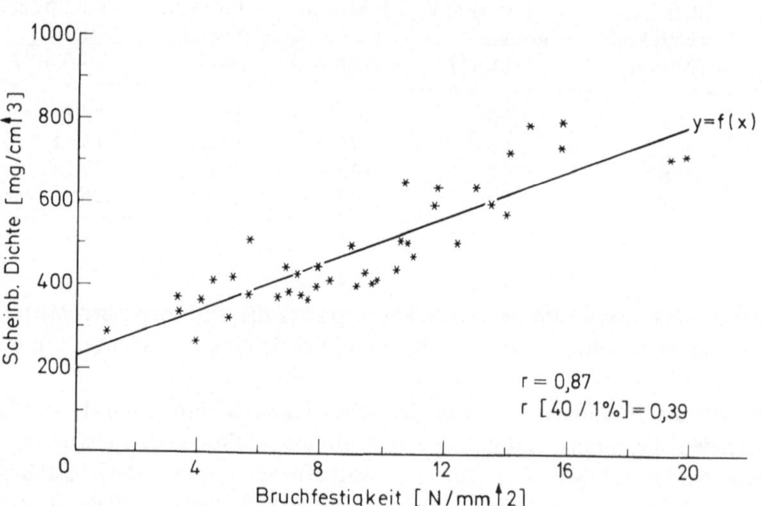

Abb. 3. Korrelation zwischen Bruchfestigkeit und scheinbarer Dichte (n = 42)

von 2% (mD) mit einer Standardabweichung von 1,1%. Der Maximalwert betrug 6% und der Minimalwert 0,7%. Der Korrelationskoeffizient zwischen Kriechen und scheinbarer Dichte betrug -0,32. Die Signifikanzgrenze auf dem 1%-Niveau lag bei 0,55. Eine eindeutige Abhängigkeit des Kriechens von der scheinbaren Dichte ist demnach nicht gege-

ben. Wahrscheinlich hat die Lastrichtung einen viel größeren Einfluß auf die Größe des Kriechens.
Relaxation: Abbildung 2 unten zeigt eine typische Meßkurve. Der Spannungsabfall ist gleich nach der Belastung am größten. Nach etwa 8 bis 15 Minuten ist die Spannung auf einen bestimmten Endwert gesunken. 21 Proben einer Leiche wurden getestet. Der Mittelwert des Spannungsabfalles betrug 16%, der Maximalwert 25%, der Minimalwert 7%, die Standardabweichung lag bei 6%. Es bestand eine Korrelation zwischen Relaxation und der scheinbaren Dichte; der Koeffizient betrug -0,61, die Signifikanzgrenze auf dem 1%-Niveau 0,55. Im Gegensatz zum Kriechen ist bei der Relaxation eine Abhängigkeit von der scheinbaren Dichte gegeben.

Bewertung

Die Ergebnisse zeigen eine größere Streuung innerhalb eines Femurknochens. Ähnlich starke Abweichungen treten auch beim Vergleich der Mittelwerte verschiedener Femura auf. Der Nutzen dieser Untersuchung liegt in der Angabe der Materialkonstanten, die für jede Berechnung von Knochenbeanspruchungen und bei der Gestaltung der Endoprothesen benötigt werden. Das zeitabhängige Verhalten zeigt auch, bis zu welchem Zeitpunkt die Schrauben bei einer Osteosynthese noch nachgezogen werden sollten.

Unser Dank gilt Herrn Prof. Stolpmann, Chefarzt des Pathol. Institutes des Krankenhauses Berlin-Zehlendorf, für die Überlassung der Leichenknochen.

Literatur

1. Carter, D.R., Hayes, W.C.: The Compressive Behavior of Bone as a Two-Phase Porous Structure. J. Bone Jt. Surg. *59A*, 954–962 (1977)
2. Ducheyne, P., Heymans, L., Martens, M., Aernoudt, E., de Meester, P., Mulier, J.C.: The Mechanical Behavior of Intracondylar Cancellous Bone of the Femur at Different Loading Rates. J. Biomechanics *10*, 747–762 (1977)
3. Plaue, R.: Die Mechanik des Wirbelkompressionsbruches. Zbl. Chir. *98*, 761–770 (1973)

Diskussion zum IV. und V. Hauptthema: „Experimentelle Unfallchirurgie" und „Freie Vorträge"

N.N.: Die Frage der Stabilität beim Fixateur externe betrifft im Grunde genommen eine Crux. Ich gehe nicht auf den direkten Gegenstand ein, sondern spreche etwas allgemeiner.

Wir können die Stabilität nicht als Maß der Güte eines Fixateur externe nehmen. Wir müssen einfach ein Minimum an Stabilität haben. Aber wieviel wir tatsächlich brauchen, ist nicht direkt in absoluten Zahlen zu messen, sondern muß im Zusammenhang mit der Dehnung im Bruchspalt gesehen werden. Es ist tatsächlich so, daß eine gewisse Beweglichkeit im Frakturspalt durchaus tolerabel ist, sofern der Frakturspalt nicht zu klein ist, und umgekehrt.

Ein spezifischer Kommentar: Die Vorspannkraft beim Fixateur externe ist im Grunde genommen als Fixateur-externe-Vorspannkraft an zwei Stellen aktuell: zwischen den Nägeln, um die Resorption durch Bewegung zu verhindern. Auf der anderen Seite ist sie zwischen den Frakturfragmenten nur aktuell, wenn die Fraktur quer verläuft. Verläuft sie nicht quer, möchte ich auf die Methode der Zugschraubenzusätze hinweisen; denn die Zugschraube, sofern die Fraktur dies erlaubt, erzeugt Kompressionen bis zu 200, 300 Kilogramm und wirkt weitgehend quer auf den Frakturspalt. Ich würde mich also nicht zu stark auf Vorspannkräfte zwischen den Fragmenten durch den Fixateur externe versteifen. Grundsätzlich werden wir noch eine Menge über die Frage zu diskutieren haben, wieviel Beweglichkeit erlaubt ist.

Ich hätte einen Vorschlag. Ich glaube, daß wir uns bald einmal zusammentun sollten in den verschiedenen Arbeitsgruppen, um die Prüfung des Fixateur externe zu normalisieren.

N.N.: Zum Vortrag Nonnemann: Ich glaube, die Grundidee der Federosteosynthese ist eine ganz grundlegende Idee in der Osteosynthese, denn auch sämtliche sogenannten rigiden Methoden beruhen auf der Feder. Es ist vielleicht nicht ganz korrekt, wenn wir die Platte als rigides Mittel der Feder gegenüberstellen. Die Platte beruht auch auf der Federung, hauptsächlich auf der Federung des Knochens.

Je mehr Federprinzip in einer Osteosynthese verwirklicht werden kann – ich spreche damit die interfragmentäre Kompression an –, desto weniger Rigidität brauchen wir. Die Rigidität ist ungewollt. Mit 10 Kilogramm Kompression ist – sei es in einem mehr oder weniger deformierbaren System – immer die gleiche Stabilität zu gewinnen. Da scheint es, daß die Grundlagen des Versuchs nicht ganz gleich interpretiert werden. Aber grundsätzlich möchte ich zustimmen: je mehr Feder, desto besser, solange wir die Stabilität erhalten können. Da liegt wahrscheinlich das Problem. Meist ist es doch so, daß zum Beispiel durch Biegebelastung quere Frakturen sehr hohen Zugkräften ausgesetzt sind, die mit der Feder allein nicht mehr behalten werden können; oder besser gesagt: mechanisch nicht mehr neutralisiert werden können. Deshalb kommt die Neutralisationsplatte dazu.

Nonnemann: Die Biegebeanspruchung kommt eigentlich nur zum Tragen bei der Markraumfeder. Die hat einen zentralen Pin, der die Biegebeanspruchung aufhängt, so daß wir zwei Fragmente unter Zug setzen können, die sich aber nicht gegeneinander verbiegen können.

Rüter: In der Klinik sieht man häufig, wenn man Patienten, die menisectomiert sind, nach einigen Jahren aus anderen Gründen nachoperiert, daß dort eben kein Regenerat zu finden ist, sondern daß der Tibiakopf wie eine Tischdecke glatt ist. Ist das nur bei jüngeren Individuen zu erwarten?

Schilling: Nein, keinesfalls. Es kommt darauf an: Entfernen Sie den Meniscus partiell? Ein Reizknie, ein belastungsunfähiges Kniegelenk antwortet nicht mehr mit dieser zu erwartenden Regeneration, mit der Ersatzgewebsbildung.

Hesse: Zum Vortrag Helbing: Vielleicht sollten Sie doch zu definieren versuchen, was man unter „chondroider Matrix" versteht; denn die Verkalkungen in diesem Bereich deuten natürlich darauf hin, daß vielleicht dieses Gewebe so gut wie gar nichts mehr mit normalem hyalinen Knorpelgewebe zu tun hat, daß es letztlich nur die beginnende Entwicklung einer weiteren degenerativen Veränderung im Sinne Arthrose ist. Diese Verkalkungen sind letztlich nur möglich, wenn Zellen vorhanden sind, die weder den normalen Kollagentyp II des Hyalin-Gelenkknorpels noch die spezifischen Proteoglykane des Hyalin-Gelenkknorpels bilden.

Helbing: Es ist sicher so, daß die Verkalkungen als Hinweis auf degenerative Prozesse in diesem Gewebe anzusehen sind. Das einzige, was wir gegenwärtig sagen können, ist, daß die transplantierten Zellen zumindest in der Lage sind, diesen Defekt aufzufüllen. Die Idee dabei ist eigentlich, daß man Zellen mit einer großen Proliferationsfähigkeit, d.h. neonatale oder besser sogar noch fötale Zellen in diesen Defekt hineinbringt. Man kann gegenwärtig nicht sagen, daß da ein komplettes und hervorragendes Knorpelgewebe gebildet wird, aber wir arbeiten weiter daran.

Willenegger: Ich möchte hier nur eine ganz kurze Bemerkung anbringen. Es ist sicher so – alle Experimente bestätigen dies, auch die Ihren –, daß die chirurgische Stabilisierung beim infizierten Knochen eine prinzipielle und wichtige Behandlungsmaßnahme ist.

Man sollte aber bei diesen Experimenten auf einen zweiten Gesichtspunkt hinweisen, der auch in Ihren Darlegungen sehr schön zum Ausdruck kam, nämlich die Tatsache, daß relativ frisch biogen infizierte Knochen ein hohes spontanes Ossifikationsvermögen haben. Wenn wir diese Tatsache etwas mehr beherzigen würden, könnte man wahrscheinlich auch mit viel mehr Erfolg erwarten, daß frisch infizierte Osteosynthesen richtig behandelt werden.

Das sieht man gerade im Ausland: Eine rechtzeitig richtig behandelte infizierte Osteosynthese hat ungeheure Chancen, ein Heilresultat zu ergeben, das wir bei den verschleppten Fällen niemals in dem hohen Prozentsatz finden. Ich glaube, man sollte bei diesen Experimenten diesen zweiten Gesichtspunkt immer auch betonen.

Müller (Bochum): Ich möchte gerade an das anschließen, was Herr Professor Willenegger gesagt hat. Ich glaube, daß man diese tierexperimentellen Versuche im Stadium der chronischen sequestrierenden Osteomyelitis eben doch nicht so ohne weiteres auf den Menschen übertragen kann. Beim Tier sind die Vascularisationsbedingungen und die osteogenetische Potenz und die kurzfristige Osteomyelitis anders, als wenn wir sie auf die chronische Osteomyelitis beispielsweise an der Tibia übertragen.

Wer viele klinische Operationen macht, sieht, daß unter den Platten-Osteosynthesen ausgedehnte Sequestrationen zu beobachten sind und daß wir eben nur in ausgewählten Fällen bei einer wirklich blanden chronischen Osteomyelitis zu einer Platten-Osteosynthese greifen sollten gegenüber dem Fixateur externe, wenn aus anatomischen Bedingungen die Möglichkeiten für einen Fixateur externe nicht so günstig sind.

Kaufner: Ich wollte selbstverständlich nicht die Platten-Osteosynthese in Konkurrenz zum Fixateur externe stellen. Das ist klar. Es gibt aber Situationen, in denen man mit der Platten-Osteosynthese besser hinkommt. Ich glaube, das ist vielleicht nicht genug herausgekommen: Ich habe in der akuten Osteomyelitis operiert. Nach vier Wochen hatte ich so ausgedehnte Sequestrierungen, daß dann eine vernünftige Knochenheilung nur in seltenen Fällen zu erzielen war. Das stimmt dann schon wieder mit der chronischen Osteomyelitis beim Menschen überein.

Schweiberer: Große Unterschiede zu den schon bekannten Untersuchungen von Herrn Rittmann sehe ich bezüglich Ihrer Untersuchungen nicht. Oder sehen Sie da große Unterschiede?

Kaufner: Nur insoweit, als Herr Rittmann am gesunden Knochen operiert und dann infiziert hat, während ich wirklich zuerst eine auch bakteriologisch und histologisch nachweisbare Osteomyelitis mit instabiler Osteosynthese erzeugt und dann diese Stabilisierung durchgeführt habe.

Hertel: Frau Lang, bis zu welchem Zeitpunkt ist mit einer Besserung eines neurologischen Querschnitts zu rechnen?

Frau Lang: Wenn innerhalb von sechs Wochen keine Besserung eingetreten ist, dann ist die komplette Schädigung endgültig.

Hertel: Haben Sie bei Ihren Fällen einen Rückgang der Segmenthöhe feststellen können?

Frau Lang: Das gab es schon, daß anfangs nur die kontusionelle Schädigung da war, und dann hat sie sich zurückgebildet.

Hertel: Ich möchte eines kurz erwähnen. Der Begriff „z-förmiger Verlauf einer querverlaufenden Wunde" darf nicht zu der zipfelförmigen Hautlappenbildung führen. Man sollte lieber bei dem Ausdruck „s-förmige Verlängerung" bleiben. „Z-förmig" ist etwas gefährlich.
Frage an Herrn Kurock: Die 5 Prozent Infektionen, acht Fälle: Sind das die 5 Prozent von den genagelten Tibiafrakturen oder von allen Tibiafrakturen einschließlich der Platten-Osteosynthesen?

Kurock: Das ist die Infektrate der genagelten offenen Frakturen, in erster Linie der erstgradigen, aber auch der zweit- und drittgradigen offenen Frakturen aus den Gründerjahren.

Hertel: Die Indikation ist sicherlich tatsächlich nur bei erstgradig offenen Frakturen gegeben, wie Herr Kurock das gesagt hat.

Die Erfahrungen von Herrn Spier sprechen allerdings dagegen. Er hat wesentlich mehr offene Frakturen, auch schwere offene Frakturen, mit der Marknagelung behandelt. Dazu habe ich eine Frage zur Aufbohrung. Haben Sie bei den Frakturen generell nicht aufgebohrt, auch bei den erstgradig offenen Frakturen nicht?

Spier: Bei uns an der Klinik wird nicht aufgebohrt, auch bei geschlossenen nicht.

Schweiberer: Frage an Herrn Spier: Wann haben Sie genagelt?

Spier: Wenn die Patienten operationsfähig waren, d.h. nach Aufnahme, nach Nüchterngrenze, in der Regel in den ersten acht Stunden.

Schweiberer: Dann sind die Ergebnisse in der Tat eine Weltpremiere. Bei offenen Frakturen Nagelung in den ersten sechs Stunden; dann sind die Ergebnisse ganz phantastisch.

Vecsei: Herr Spier, haben Sie zusätzlich eine äußere Fixation bei den nicht aufgebohrten genagelten Fällen gemacht, habe Sie gegipst usw.?

Spier: Auf die Gipse bin ich zu sprechen gekommen. Wir haben in weitaus den meisten Fällen zusätzlich einen Gips genommen, in der Regel 10 bis 14 Tage bis zur Wundheilung. Manchmal bei den atypischen Nagelindikationen bis vier Wochen. Gelegentlich auch länger.

Schweikert: Herr Spier, darf ich dazu etwas fragen. Haben Sie beim breit offenen Oberschenkel-Stückbruch den Patienten in einen Beckengips gelegt? Ich weiß sonst nicht, wie man einen Oberschenkel ruhigstellen soll bei dünnem Nagel. Oder haben Sie in Ludwigshafen ein eigenes Verfahren?

Spier: Wir haben gelegentlich eine zusätzliche Drahtextension genommen. Wir nehmen in der letzten Zeit den Verriegelungsnagel.

Schauwecker: Ich wollte noch fragen, ob Sie Ihre Fälle nicht nur nach der Achse, sondern auch nach Rotationsfehlern überprüft haben?

Spier: Die haben wir überprüft, allerdings nur klinisch. Da kann man die Gradzahl von 3 nicht halten.

Hertel: Dann kommen wir zum Vortrag über die Gasbrandinfektion nach offenen Verletzungen von Herrn Voigt. Hier besteht die Diskrepanz zum Vortrag von Herrn Schott gestern, der auch bei Anwendung der Überdruckkammer gelegentlich ein Fortschreiten der Gasbrandinfektion beobachtet hat und mehr das chirurgische Vorgehen in den Vordergrund geschoben hat. Es überwiegt offenbar die Tendenz – zusammenfassend aus den gestrigen Vorträgen –, der Überdruckbehandlung den Vorrang zu geben. Es bleibt natürlich der aufnehmenden Klinik überlassen.

Eine Frage noch zur Diagnostik. Wie ist die proximale diagnostische Incision zur Diagnose einer Gasbrandinfektion zu bewerten, wie Herr Schott es gestern schon angeschnitten hat?

Voigt: Wir meinen, daß zur Diagnose der Gasbrandinfektion 1. das klinische Bild, 2. der Nachweis von Erregern im Bereich gehört, und zwar nicht nur aufgrund eines Abklatschpräparats aus der im Wundbereich excidierten Muskulatur. Wir meinen nicht, daß es notwendig ist, weit proximal der offenen Verletzung, der Infektionsstelle, noch zu excidieren, vor allen Dingen, weil man dann ja auch nur Spätfälle zur Diagnose bekäme und diese Spätfälle erst dann behandeln könnte.

Hertel: Sie würden immer einen positiven bakteriologischen Nachweis fordern, bevor Sie einen Patienten überwiesen bekommen möchten?

Voigt: Ganz kurz unsere Erfahrung: Nach Übernahme des Patienten wird sofort ein Konsil zwischen Anästhesisten, Chirurgen und den Herren des schiffahrtsmedizinischen Institutes anberaumt. Wenn der klinische Verdacht auf einen Gasbrand besteht, wird die hyperbare Behandlung eingeleitet. Wir haben allerdings die Möglichkeit – aufgrund der Mitarbeit des veterinärmedizinischen Instituts der Marine, das uns innerhalb von 48 Stunden Erreger- und Resistenzbestimmungen übermittelt –, unsere Behandlung abzubrechen oder zu modifizieren.

Hertel: Dann ist der Zeitpunkt allerdings sehr weit vorangeschritten.

Voigt: Der Zeitpunkt der Behandlung ist sofort da, auch wenn wir den bakteriologischen Beweis noch nicht haben.

Vecsei: Herr Lob, es war ein Fall dabei, bei dem bei einer offenen Femuralis-Verletzung Kunststoff interponiert worden ist. Das ist sicher die Ausnahme. Aber warum haben Sie das gemacht?

Lob: Bei diesem Fall war kein Kunststoff implantiert. Wir lehnen generell die Kunststoffimplantation ab und verwenden Kunststoff nur, wenn kein autologes Material zur Verfügung steht, wenn zum Beispiel die Vena saphena magna varicös verändert ist.

Schweiberer: Zum Vortrag Lob: Zur Offenhaltung des Venenstromflusses haben Sie einen Shunt gemacht, einen arteriovenösen Shunt. Bis zu welcher Höhe körpernah kann man diesen Shunt machen, ohne daß es hämodynamisch zu Rechtshypertrophie und Rechtsinsuffizienz kommt?

Lob: Zum Shunt ist zu sagen, daß er bei uns jeweils nach drei Monaten verschlossen wird, um diese hämodynamische Wirkung nicht zu bekommen. Wir machen ihn an der oberen Extremität bis zur Arteria axillaris, und bis zum Leistenband.

Schweiberer: Der Einfluß auf die Venen spielt da keine große Rolle?

Lob: Innerhalb der Dreimonatsgrenze wird ein Metallfaden eingenäht, um den Shunt wiederzufinden. Nach drei Monaten wird der Shunt verschlossen. Wir haben bisher keine nachteilige Wirkung auf die Venen gesehen.

Hertel: Man sollte nicht die Naht der Vene in den Vordergrund stellen. Es ist bei Verletzungen der großen Gefäße doch eminent wichtig, den frühen Wiederanschluß des arteriellen Gefäßsystems zu erreichen. Die Vene ist meiner Meinung nach doch sekundär. Es ist also ganz wichtig, früh eine ausreichende Durchblutung der Muskulatur zu bekommen, da Sie sonst mit erheblichen Nierenschädigungen und sekundären Amputationen rechnen müssen. Die Arterie sollte in jedem Fall vor der Vene genäht werden.

Lob: Wenn die Ischämie-Zeit kurz ist, sollte man in jedem Fall versuchen, große periphere Venen zu rekonstruieren; denn die postthrombotischen Syndrome bzw. die Komplikationen dadurch sind hinterher schlecht zu korrigieren.

Jungbluth: Ich habe eine Frage zur Zusammensetzung der beiden Kollektive hinsichtlich der offenen Frakturen bzw. des Schweregrades der offenen Frakturen, denn das scheint mir für die temporäre Beurteilung doch sehr wesentlich.

Rojczyk: Es kam in dem Dia zum Ausdruck, daß in der Gruppe mit Antibiotica-Prophylaxe eine gewisse Überrepräsentierung von drittgradig offenen Frakturen vorgekommen ist. Es stehen 18 drittgradig offene Frakturen in der Gruppe mit Antibiotica 7 drittgradig offenen Frakturen ohne Antibiotica gegenüber. Diese immer erkennbare Differenz ist dadurch zu erklären, daß – stets zugunsten der Gruppe mit Antibiotica-Prophylaxe – bei uns sehr viele schwere Polytraumen aufgenommen werden und daß dies häufig Patienten mit drittgradigen Frakturen sind. Es ist ganz schwer, solche Patienten über die Intensivphase zu bekommen, ohne daß sie ein Antibioticum bekommen. Deswegen ist diese Überrepräsentierung entstanden. Dieser Unterschied spricht natürlich nicht gegen die Ergebnisse, sondern eher dafür.

Schweikert: Wir haben in Mainz sieben Jahre jede offene Fraktur – ob ersten, zweiten oder dritten Grades – prophylaktisch mit Antibiotica behandelt. Die nächsten sieben Jahre haben wir die offenen Frakturen nicht mehr alle mit Antibiotica behandelt. Selbstverständlich, das haben Sie auch gestern gehört, gibt es Frakturen – drittgradig, breit offen und verschmutzt –, bei denen wir es getan haben.

Unsere Ergebnisse sind so, daß man sagen kann: Beide Kollektive über zweimal sieben Jahre waren gleich gut oder gleich schlecht. Durch die Gabe von Antibiotica konnte die Infektionsrate bei uns sicher nicht gesenkt werden.

Rojczyk: Ich glaube, das ist das Problem, daß man solche Fragen an sich nur mit einer kontrollierten prospektiven Studie regeln und beurteilen sollte, denn in sieben Jahren passiert sehr viel an einer Klinik.

Vecsei: Herr Schweikert, ich kann Ihnen Zahlen nennen von zweimal vier Jahren an unserer Klinik, die einen deutlichen Rückgang bei unterschiedlicher Antibioticaanwendung ausweisen bei gleichen Operateuren, bei annähernd gleicher Lokalisation der Fraktur, bei annähernd gleichen Schweregraden und annähernd ähnlichen Operationsmethoden. Da ist der Unterschied 6 Prozent. Aber es ist immerhin nicht signifikant, weil die Zahlen zu klein sind.

Meinecke: Herr Saur, darf ich fragen, ob Sie uns über die funktionellen Ergebnisse kurz etwas sagen können. Die Einheilungsrate allein reicht leider nicht aus.

Saur: Ich habe in der Zusammenfassung ausdrücklich betont, daß es sich um Frühergebnisse handelt. Unser Patientengut ist hinsichtlich der Operation zu jung, als daß man sagen könnte, welche Funktion endgültig geblieben ist. Es laufen zur Zeit Nachuntersuchungen. Aber über die vorläufigen Ergebnisse möchte ich noch nichts sagen.

Hertel: Es wurden Nachuntersuchungsergebnisse von Herrn Biemer mitgeteilt, der 100 Fälle nach Replantationen mit ähnlicher Indikation nachuntersucht hat. Sein Schema ist nicht so streng in der Beurteilung. Aber unter Einbeziehung der subjektiven Verwendbarkeit ist er zu einem 70-prozentig guten bis sehr guten Ergebnis bei diesen 100 Fällen gekommen. Es war keiner darunter, der sich den Finger wegen Funktionsstörungen wieder abnehmen lassen wollte.

Tscherne: Ganz unabhängig von den funktionellen Ergebnissen müssen wir doch sehen, daß das Ergebnisse innerhalb eines Jahres sind. Es wurde vor knapp einem Jahr damit begonnen. An dieser großen Zahl und dieser doch erfolgreichen hohen Rate der Einheilung kann man sehen, daß es von einem hohen Stand der Unfallchirurgie zeugt. So sollte man es zunächst einmal sehen, auch wenn in dieser ersten Serie die Ergebnisse schlecht wären.

Viskovic: Ich wollte Frau Erasmi-Körber fragen, ob sie mit Anticoagulantien Erfahrung hat, ob ihre Geburtshelfer sich dagegen wehren, weil es zu einer Placenta-Blutung kommen könnte. Wir haben eine Patientin verloren, die konservativ wegen eines Oberschenkelschaftbruchs behandelt wurde und an einer Lungenembolie verstarb.

Frau Erasmi-Körber: Wir haben mit Anticoagulantien behandelt und hatten keine Probleme mit den Geburtshelfern.

Schweiberer: Würden Sie Ihre Aussage bezüglich der Röntgenkontrolle auch ausdehnen über die gesamten Frakturheilverläufe? Sie haben ja einige Patienten dabeigehabt mit Oberschenkelfraktur Mens III. Würden Sie die ganze Röntgenkontrolle über den Frakturheilungsverlauf auch so sehen, daß man hier nicht zurückhaltend sein müsse?

Frau Erasmi-Körber: Ich meine nicht, daß man grundsätzlich nicht zurückhaltend sein sollte; nur das, was prä- und postoperativ unbedingt erforderlich ist und nicht eine dichte Folge der Röntgenkontrolle, wie wir das normalerweise täten.

Viscovic: Zum Vortrag Feldkamp: Ich habe die Ergebnisse sehr interessant gefunden. Ich wollte Sie fragen, ob Sie offen oder gedeckt genagelt haben und ob Sie immer aufgebohrt haben. Wenn ja, dann spricht das noch mehr dafür, daß doch die endostale Durchblutung gar nicht so wichtig ist wie die periostale; denn sonst könnten die Ergebnisse ja nicht so gut sein.

Feldkamp: Dazu muß ich sagen, daß die Behandlungsmaßnahmen fast ausschließlich in den gezeigten Fällen auswärts durchgeführt wurden. Wir wissen im Detail nicht, ob es sich um aufgebohrte Fälle gehandelt hat oder nicht. Es ist, soweit wir das nachprüfen konnten, in der großen Zahl der Fälle aufgebohrt worden.

Jungbluth: Zur dritten Schlußfolgerung, die Sie sagten, bei vergleichbaren Frakturen seien die Ergebnisse der Marknagelung als besser anzusehen: Man sollte angesichts des Kollektivs etwas vorsichtiger sein. Ich sah, daß Sie zum Teil bei den erstgradigen und zweitgradigen Frakturen Frakturformen hatten, die sich gar nicht für die Nagelung eigneten. Ich glaube, daß Sie da ein klein wenig Frakturen miteinander verglichen haben, die sich in der Behandlung nicht unbedingt vergleichen lassen. Auch war nicht klar ersichtlich, ob sie alle dem Unterschenkel oder dem Oberschenkel zugehörten. Ich nehme an, daß bei der Zahl der Nagelungen doch ein gewisser Teil Oberschenkelfrakturen waren.

Feldkamp: Es handelt sich ausschließlich um offene Unterschenkelbrüche.

Jungbluth: In welchem Abschnitt? Diejenigen, die Sie gezeigt haben, waren zum Teil sehr weit im distalen Anteil, so daß die Bedingungen relativ ungünstig waren.

Feldkamp: Über die gesamte Länge, ausgenommen der Tibia-Kopf und der das Sprunggelenk umfassende Anteil.

Jungbluth: Können wir vielleicht so sagen, daß die Behandlungsergebnisse deutlich besser waren nach der Nagelung, als Sie erwartet haben?

Feldkamp: Das ist richtig. Ich habe gesagt: Wenn man wählen kann, wenn die Indikation es zuläßt, und es bleibt mir unbenommen, zwischen den zur Verfügung stehenden Maßnahmen zu wählen, dann ist doch wohl die Marknagelung der günstigere Weg. Ich wollte nicht sagen, daß der Marknagel in der distalen oder in der proximalen Metaphyse bei Schrägbrüchen oder beim Stückbruch die günstigere Behandlungsform ist.

Jungbluth: Ist das ein objektiver Schluß oder mehr ein klinischer Eindruck?

Müller (Bochum): Das Krankengut war uns zugewiesen. Uns kam es eigentlich nicht so sehr darauf an, irgendeine Änderung der Indikationsstellung darzustellen. Wir haben weiterhin die strenge Indikationsstellung, daß offene Frakturen zweiten und dritten Grades operativ entweder mit Platte oder in den allermeisten Fällen mit dem Fixateur externe versorgt werden; offene Frakturen ersten Grades höchstens sekundär nach Abheilung mit Marknagelung. Das sei überhaupt nicht diskutiert.

Wir wollten eigentlich nur sagen, daß nach der Marknagelung eigentlich die Markphlegmone eine solche Katastrophe, wie man das eigentlich vorher immer gedacht hat, gar nicht ist und daß wir bei ausgedehnten Stückfrakturen bei gegebener Indikation zur Plattenosteosynthese häufig sehr viel ausgedehntere Defekte finden – das liegt in der Natur der Sache – als bei der Marknagelung, die natürlich eine ganz andere Indikation hat.

Schweikert: Das stimmt sicher.

N.N.: Man sollte da eigentlich nicht von „Markphlegmone" sprechen, denn die Markphlegmone ist eigentlich vorgesehen für die akute hämatogene Osteomyelitis. Da liegt pathogenetisch ein völlig anderer Vorgang vor. Sie haben keinen Ausgang nach oben, sondern einen Überdruck im Markraum, sie haben eine große Zerstörung des Marks, während sich hier die Infektion längs des Nagels entwickelt und abfließen kann.

Trojan: Wenn ich Sie recht verstanden habe, so war die Zahl der Komplikationen und auch die Zahl der erforderlichen Eingriffe größer als bei jenen Fällen, bei denen Sie die Arthrodese im floriden Infekt gemacht haben. Habe ich Sie richtig verstanden?

Hörster: Das ist zweifellos richtig. Das waren die Fälle, wo gar keine andere Möglichkeit bestand, als eine Arthrodese zu machen, um den Infekt zu beherrschen. In den Fällen war natürlich die Komplikationsrate höher.

Trojan: Dann habe ich es richtig verstanden. Ich wollte daran die Frage knüpfen: Haben Sie aufgrund dieser Erfahrungen oder Beobachtungen Ihre Indikation geändert bezüglich des Zeitpunkts der Arthrodese?

Hörster: Wir machen die Arthrodese in jedem Fall so früh wie möglich, um durch die Arthrodese den Infekt stoppen zu können. Uns schienen die Ergebnisse auch bei diesen Fällen nicht so schlecht, daß wir da von unserem Vorgehen abgehen müssen. Wir haben alle Arthrodesen zum Durchbau gebracht, auch bei diesen akuten Situationen.

Schweikert: Herr Kollege, ich habe Sie doch richtig verstanden: Sie haben die Frage gestellt „Ist die Angst vor der Arthrodese beim Infekt gerechtfertigt?". Dann würde ich sagen: Nein. Ich habe Sie doch richtig verstanden?

Hörster: Ja.

Schweikert: Also sagen Sie doch: Sie ist nicht gerechtfertigt.

Hertel: Ich habe eine Frage zu den gelenknah infizierten Pseudarthrosen. Ich glaube, Sie haben sie in 15 Fällen arthrodesiert. Wie war die Beweglichkeit des Gelenks?

Hörster: In jedem Falle natürlich schlecht, denn sonst hätten wir die Arthrodese nicht durchgeführt. Es war in jedem Fall auch eine Therapie der schlechten Gelenksituation.

N.N.: Ich wollte fragen – auch die Herren Vorsitzenden –, ob und wie häufig die Anfärbung des Patienten vorgenommen wird, um das vitale vom avitalen Gewebe zu trennen?

Rahmanzadeh: Wir führen dieses Verfahren nicht durch. Wir sind der Meinung, daß man mit dem bloßen Auge besser unterscheiden kann, ob Knochen gut durchblutet sind oder nicht. Wenn wir Zweifel haben, entfernen wir auf jeden Fall den nicht gut durchbluteten Knochen.

Hertel: Es wurde bei einer Thoraxstichverletzung mit Verdacht auf abdominelle Beteiligung die Peritoneal-Lavage empfohlen zur Differentialdiagnose. Ich halte es für sehr gefährlich . Da sollte man lieber eine Probelaparotomie machen.

Schlußworte

S. Weller: Wir sind am Ende unserer Kongreßthemen angelangt. Ein Präsident eines solchen Kongresses ist immer froh und dankbar, wenn die Themen zeitgerecht abgehandelt werden konnten und wenn jeder Redner zu Wort kommen konnte. Ich möchte mich bei allen, die dabei so konstruktiv mitgewirkt haben, sehr herzlich bedanken.

Ich möchte auch nochmals am Ende dieser Tagung meinen Dank aussprechen an alle diejenigen, die tatkräftig am Gelingen dieses Kongresses mitgewirkt haben.

H. Tscherne: Meine Damen und Herren, unser Präsident hat mit diesem Kongreß neue Maßstäbe gesetzt. Der Rekordbesuch hat gezeigt, daß einerseits die Persönlichkeit Wellers sehr viele nach Berlin gebracht hat; er hat andererseits aber auch gezeigt, daß dieser mutige Schritt hin zur neuen Art der Tagungsgestaltung, weg von den vielen kleinen Vorträgen, einfach notwendig war.

Herr Weller hat nicht nur ausgezeichnete Experten als Referenten ausgewählt, er hat auch eine glückliche Hand bei der Themengestaltung bewiesen. Wir treten die Heimreise in dem Bewußtsein an, daß Berlin uns diesmal sehr viel gegeben hat, nicht nur in wissenschaftlicher und fachlicher Hinsicht; denn auch an die beiden Abende werden wir dankbar zurückdenken.

Dafür gebührt Herrn Weller, seiner lieben Frau und allen, die ihm bei der Planung und Durchführung der Tagung behilflich waren, unser aller Anerkennung, Dank und Glückwunsch.

Verehrter Herr Präsident! Lieber Siegfried Weller! Die 42. Jahrestagung der Deutschen Gesellschaft für Unfallheilkunde, die „Weller-Tagung", wird uns in bester Erinnerung bleiben.

Bevor Sie nun die Heimreise antreten, wozu ich Ihnen allen gute Fahrt bzw. guten Flug wünsche, darf ich Sie – auch im Namen von Herrn Trojan und Herrn Baur – zu der nächsten gemeinsamen Unfalltagung nach Wien einladen. Auch Wien ist durchaus eine Reise wert.

Auf Wiedersehen im nächsten Oktober in der Hofburg zu Wien!

Schlußworte

Bericht über die Mitgliederversammlung der Deutschen Gesellschaft für Unfallheilkunde e.V. am 24. November 1978 in der Kongreßhalle zu Berlin

J. Probst
1. Schriftführer

Der Präsident der Deutschen Gesellschaft für Unfallheilkunde für 1978, Herr Professor Dr. med. S. Weller, Tübingen, eröffnete um 14,00 Uhr die Mitgliederversammlung; anwesend waren 106 Mitglieder. Er stellte zunächst fest, daß die Einladung zur Mitgliederversammlung ordnungsgemäß und termingerecht ergangen ist und Beschlußfähigkeit nach den Bestimmungen der Satzung besteht.

Aus dem Mitgliederkreise waren Änderungs- oder Ergänzungsvorschläge zur Tagesordnung nicht eingebracht worden und wurden auch auf die jetzige Frage des Präsidenten nicht angemeldet.

Zum *Jahresbericht* führte der Präsident aus, daß in diesem Jahr besondere Vorfälle nicht eingetreten seien; er verwies im übrigen auf den Geschäftsbericht.

Im *Geschäftsbericht* unterrichtete der 1. Schriftführer, Professor Dr. Probst, Murnau, die Mitglieder über den Zugang von 24 Mitgliedschaftsanträgen und wies erneut auf die Bedeutung der Mitgliederwerbung zumal aus der jüngeren Generation hin. Er berichtete über zwei Vorstandssitzungen im abgelaufenen Berichtsjahr. Die Gesellschaft hat bei der Bundesärztekammer an Beratungen über die fachgebundene Röntgendiagnostik, insbesondere zur Frage der Weiterbildung, mitgewirkt. Des weiteren verkündete der 1. Schriftführer, daß das Präsidium die Einführung eines Preises für die wissenschaftliche Ausstellung und eines Reisestipendiums beschlossen habe, die beide ab 1979 zur Ausführung gelangen werden. Erneut wies der 1. Schriftführer darauf hin, daß nur durch unverzügliche Abgabe der Manuskripte die rechtzeitige Herausgabe des Kongreßberichts gewährleistet werde; dies sei insbesondere im Hinblick auf den frühen Termin der nächsten Jahrestagung bedeutungsvoll.

Der Schatzmeister, Dr. Dorka, Berlin, trug den *Bericht über den Haushalt 1977* vor.

Das Vermögen der Gesellschaft betrug am 31.12.1977 DM 61.870,96. Am 15.11.1978 gehörten der Gesellschaft insgesamt 1.108 Mitglieder an, davon 282 beitragsfrei. Im Berichtsjahr sind 11 Mitglieder verstorben, 2 ausgetreten. Gegenwärtig zählen zur Gesellschaft nach den auf diesem Kongreß vorgenommenen Ehrungen 14 Ehrenmitglieder und 16 korrespondierende Mitglieder.

Buchführung und Abschluß sind von Herrn Dipl.-Kaufmann Faerber, Steuerberater in Berlin, überprüft worden. Die Kassenprüfung ist am 22.11.1978 durch Professor Dr. Teubner, Göppingen, und Dr. W. Zimmer, Hamburg, vorgenommen worden. Professor Dr. Teubner schlug der Mitgliederversammlung die Entlastung des Vorstandes vor, die einstimmig gewährt wurde.

Zu den Wahlen ließ der anstelle von Professor Dr. Kuner, der an der Ausübung seines Amtes als Wahlleiter verhindert war, zum Wahlleiter bestellte Dr. Mentzel, Murnau, bei Anwesenheit von 106 Mitgliedern die Saaltüren schließen. Zur Wahl zum 2. stellvertretenden Vorsitzenden wurde vom Präsidium Professor Dr. W. Düben, Hannover, vorgeschlagen. Die Auszählung der im geheimen Wahlgang abgegebenen Stimmen ergab für den Vorgeschlagenen 101 Ja-Stimmen, 4 Nein-Stimmen und 1 Enthaltung. Professor Dr.

Düben nahm die Wahl zum 2. stellvertretenden Vorsitzenden und damit zum designierten Präsidenten für 1980 unter gleichzeitigem Dank für das erwiesene Vertrauen an. Zur Wahl für den nichtständigen Beirat waren vom Präsidenten Direktor Daßbach, Frankfurt/M., Professor Dr. Rüter, Ulm, Professor Dr. Schink, Köln, und Professor Dr. Schweiberer, Homburg/Saar, vorgeschlagen worden. Nach geheimer Wahl waren von 106 abgegebenen Stimmzetteln 105 gültig; 1 Stimmzettel war ungültig. Es entfielen auf die Vorgeschlagenen folgende Ja-Stimmen: Direktor Daßbach 90, Professor Dr. Rüter 92, Professor Dr. Schink 99, Professor Dr. Schweiberer 100. Die Gewählten erklärten einzeln die Annahme der Wahl.

Als Kassenprüfer für das Geschäftsjahr 1978 wurden auf Vorschlag des Präsidenten Professor Dr. Schmit-Neuerburg, Essen, und Dr. Stöhr, Losheim, einstimmig per acclamationem gewählt.

Da Anträge aus dem Mitgliederkreis weder schriftlich noch mündlich gestellt wurden, schloß der Präsident um 14,40 Uhr unter gleichzeitigem Dank an die erschienenen Mitglieder die Versammlung.

Professor Dr. J. Probst
1. Schriftführer

Professor Dr. S. Weller
Präsident für 1978

Sachverzeichnis

Der alte Mensch in der Chirurgie

Vorträge und Podiumsgespräche, die anläßlich der 145. Tagung der Vereinigung Niederrheinisch-Westfälischer Chirurgen vom 5. bis 7. Oktober in Bochum gehalten wurden

Herausgeber: J. Rehn

1979. 85 Abbildungen, 158 Tabellen. XVI, 248 Seiten.
DM 60,–; approx. US $ 33.00
ISBN 3-540-09400-8
Preisänderungen vorbehalten

Inhaltsübersicht: Grundsätzliche Probleme der Diagnostik, Gefährdung, Indikation zum operativen Eingreifen, Vor- und Nachbehandlung sowie Rehabilitation. – Der hüftgelenknahe Oberschenkelbruch des alten Menschen. – Probleme der Bauchchirurgie beim alten Menschen.

„Der alte Mensch in der Chirurgie" war das Leitthema der 145. Tagung der Vereinigung Niederrheinisch-Westfälischer Chirurgen.
Der alternde Organismus mit seinem Organsystem ist nicht oder nur noch begrenzt in der Lage, unvermeidbaren, vor allem allgemeinen Nebenwirkungen des chirurgischen Vorgehens zu begegnen. Infektionen, Blutverlust, Narkosen, häufige Vorerkrankungen, Bettruhe oder auch nur der Verlust der gewohnten häuslichen Umgebung können sich deletär auswirken, obwohl die eigentliche therapeutische Aufgabe kunstgerecht erfüllt wurde.
Zentraler Mittelpunkt der Thematik sind die interdisziplinär wesentlichen Besonderheiten des prä-, intra- und postoperativen Verlaufs, wie sie sich aus der biologischen, altersbedingten, allgemeinen und lokalen Gefährdung ergeben.
Der hüftgelenknahe Oberschenkelbruch und die Besonderheiten der Bauchchirurgie des alten Menschen sind zwei Themenkreise, die beispielhaft die spezifischen Fragestellungen dieser Patientengruppe darstellen sollen.
Dieses Buch behandelt ausführlich die Probleme der Diagnostik, Gefährdung und Indikation des operativen Eingreifens. Vor- und Nachbehandlung, sowie Rehabilitation.

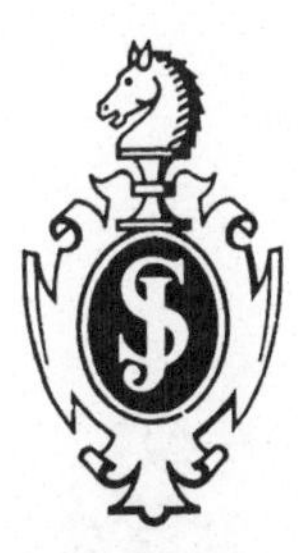

Springer-Verlag
Berlin
Heidelberg
New York

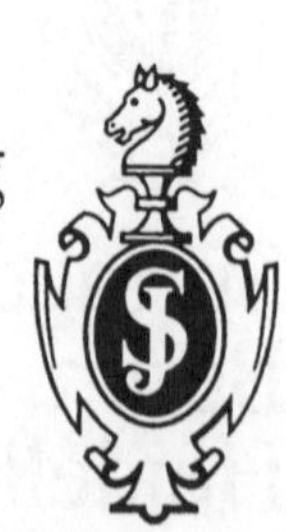